百草良方

李春深◎编著

天津出版传媒集团

天津科学技术出版社

本书具有让你"时间耗费少，养生知识掌握好"的方法

免费获取专属于你的
《百草良方》阅读服务方案

循序渐进式阅读？省时高效式阅读？深入研究式阅读？由你选择！
建议配合二维码一起使用本书

◆ **本书可免费获取三大个性化阅读服务方案**

1、轻松阅读：为你提供简单易懂的辅助阅读资源，每天读一点，简单了解本书知识；
2、高效阅读：为你提供高效阅读技巧，花少量时间掌握方法，专攻本书核心知识，快速掌握本书精华；
3、深度阅读：为你提供更全面、更深度的拓展阅读资源，辅助你对本书知识进行深入研究，透彻理解，牢固掌握本书知识。

◆ **个性化阅读服务方案三大亮点**

时间管理
科学时间计划

阅读资料
精准资料匹配

社群共读
阅读心得交流

微信扫描二维码
免费获取阅读方案

★不论你只是想循序渐进，轻松阅读本书，还是想掌握方法，快速阅读本书，或者想获取丰富资料，对本书知识进行深入研究，都可以通过微信扫描【本页】的二维码，根据指引，选择你的阅读方式，免费获取专属于你的个性化阅读书方案，帮你时间花的少，阅读效果好。

图书在版编目(CIP)数据

百草良方 / 李春深编著 . --天津：天津科学技术出版社，2020.5

ISBN 978-7-5576-5680-5

Ⅰ.①百… Ⅱ.①李… Ⅲ.①验方-汇编 Ⅳ.①R289.5

中国版本图书馆 CIP 数据核字（2018）第 180790 号

百草良方
BAICAOLIANGFANG

责任编辑：王朝闻

出　　版：天津出版传媒集团
　　　　　天津科学技术出版社

地　　址：天津市西康路 35 号
邮　　编：300051
电　　话：(022) 23332390
网　　址：www.tjkjcbs.com.cn
发　　行：新华书店经销
印　　刷：三河市恒升印装有限公司

开本 670×960　1/16　印张 20　字数 500 000
2020 年 5 月第 1 版第 1 次印刷
定价：68.00 元

前　言

　　中医是中国传统文化的一颗明珠，中草药防病治病已有几千年的历史。本草是中医养生的本源，很多草木虫食谷具有滋补抗衰、补血理气、平肝止痛、镇静安神、温里助阳、祛痰止咳、祛风除湿、清热消炎、活血化瘀和健胃消食等诸多功效。为了继承和发扬中医药这一宝贵的民族遗产，使中草药更好地为人民的健康服务，我们广泛收集各方资料，精心编写了这本《百草良方》。

　　本书择其精华，选其简便，重其疗效，利用百草科学养生，达到防病治病之目的。本书精心选取了数百种常见的中草药，分别从形态特征、生长特性、药材性状、药理作用等几个方面予以详细的介绍，便于人们在日常生活中识别和使用。本书所选"百草"，都是普遍存在的，不仅乡村遍地生长，城市中也大多能够找到，不少品种俯拾皆是。

　　本书不仅可供医务工作者参考，城乡居民家藏一册，也有实用价值。

目 录

第一章 解表类

发散风寒药

麻 黄 …………………………… 2
紫苏叶 …………………………… 3
生 姜 …………………………… 4
防 风 …………………………… 5
羌 活 …………………………… 6
白 芷 …………………………… 7
辛 夷 …………………………… 8
胡 荽 …………………………… 9
柽 柳 …………………………… 10
桂 枝 …………………………… 11
香 薷 …………………………… 12
藁 本 …………………………… 13
细 辛 …………………………… 14
苍耳子 …………………………… 15
葱 白 …………………………… 16

发散风热药

薄 荷 …………………………… 17
蝉 蜕 …………………………… 18
菊 花 …………………………… 19
葛 根 …………………………… 20
桑 叶 …………………………… 21
蔓荆子 …………………………… 22

柴 胡 …………………………… 23
升 麻 …………………………… 24
浮 萍 …………………………… 25
木 贼 …………………………… 26

第二章 清热类

清热泻火药

石 膏 …………………………… 28
知 母 …………………………… 29
夏枯草 …………………………… 30
谷精草 …………………………… 31
天花粉 …………………………… 32
淡竹叶 …………………………… 33
莲子心 …………………………… 34
鸭跖草 …………………………… 35
栀 子 …………………………… 36
决明子 …………………………… 37
萝芙木 …………………………… 38
野牡丹 …………………………… 39
苦丁茶 …………………………… 40
无花果 …………………………… 41

清热解毒药

金银花 …………………………… 42
连 翘 …………………………… 43

大青叶 …………………… 44

板蓝根 …………………… 45

蒲公英 …………………… 46

紫花地丁 ………………… 47

木芙蓉叶 ………………… 48

野菊花 …………………… 49

四季青 …………………… 50

鱼腥草 …………………… 51

金荞麦 …………………… 52

穿心莲 …………………… 53

半边莲 …………………… 54

半枝莲 …………………… 55

马齿苋 …………………… 56

土茯苓 …………………… 57

白头翁 …………………… 58

秦皮 ……………………… 59

鸦胆子 …………………… 60

铁苋 ……………………… 61

山豆根 …………………… 62

射干 ……………………… 63

橄榄 ……………………… 64

金果榄 …………………… 65

朱砂根 …………………… 66

绿豆 ……………………… 67

清热燥湿药

黄芩 ……………………… 68

黄连 ……………………… 69

黄柏 ……………………… 70

龙胆 ……………………… 71

苦参 ……………………… 72

白鲜皮 …………………… 73

清热凉血药

鲜地黄 …………………… 74

玄参 ……………………… 75

牡丹皮 …………………… 76

赤芍 ……………………… 77

紫草 ……………………… 78

水牛角 …………………… 79

扶桑花 …………………… 80

吊竹梅 …………………… 81

清虚热药

青蒿 ……………………… 82

白薇 ……………………… 83

地骨皮 …………………… 84

银柴胡 …………………… 85

胡黄连 …………………… 86

第三章 泻下类

攻下药

大黄 ……………………… 88

芒硝 ……………………… 89

番泻叶 …………………… 90

芦荟 ……………………… 91

润下药

火麻仁 …………………… 92

郁李仁 …………………… 93

松子仁 …………………… 94

峻下逐水药

甘遂 ……………………… 95

京大戟 …………………… 96

芫花 ……………………… 97

牵牛子 …………………… 98

第四章 祛风湿类

祛风湿散寒药

独活 ……………………… 100

川乌头 …………………… 101

蚕 沙 ·················· 102

松 节 ·················· 103

丁公藤 ·················· 104

闹羊花 ·················· 105

徐长卿 ·················· 106

寻骨风 ·················· 107

威灵仙 ·················· 108

木 瓜 ·················· 109

伸筋草 ·················· 110

海风藤 ·················· 111

重阳木 ·················· 112

文冠果 ·················· 113

九里香 ·················· 114

祛风湿清热药

防 己 ·················· 115

独一味 ·················· 116

马钱子 ·················· 117

雷公藤 ·················· 118

秦 艽 ·················· 119

络石藤 ·················· 120

桑 枝 ·················· 121

老鹳草 ·················· 122

第五章 化湿类

藿 香 ·················· 124

佩 兰 ·················· 125

苍 术 ·················· 126

厚 朴 ·················· 127

砂 仁 ·················· 128

白豆蔻 ·················· 129

草豆蔻 ·················· 130

草 果 ·················· 131

桃 花 ·················· 132

第六章 利水渗湿类

利水消肿药

茯 苓 ·················· 134

猪 苓 ·················· 135

泽 泻 ·················· 136

薏苡仁 ·················· 137

赤小豆 ·················· 138

冬瓜皮 ·················· 139

玉米须 ·················· 140

葫 芦 ·················· 141

香加皮 ·················· 142

利尿通淋药

车前草 ·················· 143

通 草 ·················· 144

瞿 麦 ·················· 145

萹 蓄 ·················· 146

地肤子 ·················· 147

石 楠 ·················· 148

石 韦 ·················· 149

冬葵子 ·················· 150

酢浆草 ·················· 151

灯芯草 ·················· 152

第七章 温里类

附 子 ·················· 154

肉 桂 ·················· 155

干 姜 ·················· 156

丁 香 ·················· 157

小茴香 ·················· 158

花 椒 ·················· 159

高良姜 ·················· 160

胡 椒 ·················· 161

萆 薢 ································· 162

第八章 理气类

陈 皮 ································· 164
青 皮 ································· 165
枳 实 ································· 166
木 香 ································· 167
香 附 ································· 168
乌 药 ································· 169
沉 香 ································· 170
檀 香 ································· 171
荔枝核 ································· 172
佛手柑 ································· 173
玫瑰花 ································· 174
青木香 ································· 175
柿 蒂 ································· 176

第九章 消食类

山 楂 ································· 178
神 曲 ································· 179
麦 芽 ································· 180
谷 芽 ································· 181
莱菔子 ································· 182

第十章 驱虫类

使君子 ································· 184
苦楝皮 ································· 185
槟 榔 ································· 186
南瓜子 ································· 187
鹤草芽 ································· 188

第十一章 止血类

凉血止血药
大 蓟 ································· 190
小 蓟 ································· 191
地 榆 ································· 192
槐 花 ································· 193
侧柏叶 ································· 194
白茅根 ································· 195
苎麻根 ································· 196
荠 菜 ································· 197
景天三七 ··························· 198
蓍 草 ································· 199
睡 莲 ································· 200

化瘀止血药
三 七 ································· 201
茜 草 ································· 202
蒲 黄 ································· 203
五灵脂 ································· 204
降 香 ································· 205
花蕊石 ································· 206
韩信草 ································· 207
莲 花 ································· 208

收敛止血药
白 及 ································· 209
仙鹤草 ································· 210
紫 珠 ································· 211
棕榈皮 ································· 212
血 余 ································· 213
藕 节 ································· 214

温经止血药
艾 叶 ································· 215
炮 姜 ································· 216

第十二章 活血化瘀类

活血止痛药

川　芎 ················218
延胡索 ················219
郁　金 ················220
姜　黄 ················221

活血调经药

丹　参 ················222
红　花 ················223
桃　仁 ················224
益母草 ················225
泽　兰 ················226
牛　膝 ················227
鸡血藤 ················228
王不留行 ··············229

活血疗伤药

土鳖虫 ················230
骨碎补 ················231
苏　木 ················232
接骨木 ················233
刘寄奴 ················234

第十三章 化痰止咳平喘类

温化寒痰药

半　夏 ················236
天南星 ················237
白附子 ················238
白　前 ················239
皂　荚 ················240

清化热痰药

前　胡 ················241

川贝母 ················242
桔　梗 ················243
瓜蒌仁 ················244
浙贝母 ················245
黄药子 ················246
竹　茹 ················247

止咳平喘药

苦杏仁 ················248
苏　子 ················249
百　部 ················250
紫　菀 ················251
款冬花 ················252
马兜铃 ················253
枇杷叶 ················254
桑白皮 ················255
葶苈子 ················256
白　果 ················257
平地木 ················258
洋金花 ················259
罗汉果 ················260

第十四章 安神类

重镇安神药

朱　砂 ················262
珍　珠 ················263
磁　石 ················264

养心安神药

酸枣仁 ················265
柏子仁 ················266
首乌藤 ················267
远　志 ················268
合欢皮 ················269
灵　芝 ················270

第十五章 补虚类

补气药

人　参 ……………………272
西洋参 ……………………273
党　参 ……………………274
太子参 ……………………275
黄　芪 ……………………276
白　术 ……………………277
山　药 ……………………278
绞股蓝 ……………………279
红景天 ……………………280
白扁豆 ……………………281
甘　草 ……………………282
土人参 ……………………283
大　枣 ……………………284

补阳药

鹿　茸 ……………………285
淫羊藿 ……………………286
巴戟天 ……………………287
补骨脂 ……………………288
仙　茅 ……………………289
海狗肾 ……………………290

益　智 ……………………291
雄蚕蛾 ……………………292
肉苁蓉 ……………………293
杜　仲 ……………………294
海　马 ……………………295

补血药

当　归 ……………………296
熟　地 ……………………297
白　芍 ……………………298
何首乌 ……………………299
阿　胶 ……………………300
龙眼肉 ……………………301

补阴药

北沙参 ……………………302
南沙参 ……………………303
麦门冬 ……………………304
天门冬 ……………………305
百　合 ……………………306
石　斛 ……………………307
玉　竹 ……………………308
黄　精 ……………………309
枸　杞 ……………………310

第一章 解表类

凡以发散表邪、解除表证为主要作用的药物，称解表药，又谓发表药。

本类药物多具有辛味，性能发散，主入肺、膀胱经，偏行肌表，使肌表之邪外散或从汗而解，主要用于感受外邪所致的恶寒、发热、头痛、身痛、无汗（或有汗）、脉浮等证。部分解表药还兼有宣肺利水、平喘、胜湿止痛、透疹等作用，可用于水肿、咳喘、风湿痹痛、疹发不畅等证。

由于表证有风寒和风热之不同，故本类药物根据其性能特点，相应分为发散风寒药和发散风热药两类。

使用解表药时，除针对外感风寒、风热表邪的不同，相应选择长于以散风寒或风热的药物外，还必须根据患者体质的不同和四时气候变化，进行适当配伍。若虚人外感，正虚邪实者，当分别与补气、助阳、滋阴、养血等补养药配伍同用，以扶正祛邪。暑多夹湿，秋多兼燥，又当配伍祛暑化湿、润燥等药。温病初起，邪在卫分，常配伍清热解毒药。

此外，使用解表药时尚应注意，对发汗力较强的解表药，用量不宜过大，以免发汗太过，伤阳耗气，损及津液；对表虚自汗、阴虚盗汗以及疮疡日久、淋病、失血者，虽有表证，也应慎用。并要注意因时、因地适当增减用量，如春夏腠理疏松，用量宜轻；冬季腠理致密，用量宜重；北方严寒地区，用量宜重；南方炎热地区，用量宜轻。此外，本品多为辛散之品，入汤剂不宜久煎，以免有效成分挥发而降低药效。

发散风寒药

本类药物主要用于风寒表证，症见恶寒发热，无汗或汗出不畅等，还可用于治疗咳喘等。

麻黄

别名　龙沙，狗骨，卑相，卑盐，木麻黄，结力根，山麻黄。

来源　为麻黄科麻黄属植物木贼麻黄的草质茎。

性味　温，辛，微苦。

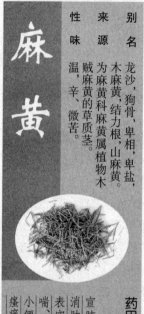

药用功效　发汗解表、宣肺平喘、利水消肿，主治风寒表实证、咳嗽气喘、风水浮肿，小便不利、风湿痹痛、阴疽痰核瘙痒。

·主要成分·

木贼麻黄地上部分含生物碱类，成分有左旋麻黄碱、右旋伪麻黄碱、左旋去甲基麻黄碱、右旋去甲基伪麻黄碱、左旋甲基麻黄碱、右旋甲基伪麻黄碱。喹唑酮类生物碱有麻黄喹唑酮。挥发油成分有（6，10，14—三甲基十五碳—2—酮）、（3，7，11，15—四甲基—2—十六碳烯—1—醇）、十八碳酸甲酯。黄酮醇苷成分有（4′，5，7—三羟基—8—甲氧基黄酮醇—3—O—β—D—吡喃葡萄糖苷）。还含有酚酸类。

植物形态

直立小灌木，高 70 ~ 100 厘米。木质茎粗长，直立，基径 1 ~ 1.5 厘米。小枝细圆柱形，对生或轮生的分枝较多，节间较短，通常长 1.5 ~ 2.5 厘米，直径 1 ~ 1.5 毫米，纵槽纹细浅不明显，被白粉，呈蓝绿色或灰绿色。鳞叶膜质鞘状，下部约 2/3 合生，常呈棕色，上部 2 裂，裂片钝三角形，长 1.5~2 毫米。雄球花单生或 3~4 个集生于节上，无梗或有短梗；雌球花单生，常在节上成对，无柄。雌球花成熟时苞片肉质、红色，成浆果状，长卵形或卵圆形。种子通常 1，窄长卵形，长 5~7 毫米，直径 2~3 毫米，多有明显的纵纹。花为期 6~7 月，种子成熟期为 8~9 月。

生长特性

喜凉爽较干燥气候，耐严寒，对土 8 ~ 10 月间割取部分绿色茎枝，或连根拔起，放通风处晾干，或晾至六成干时再晒干。晾干或晒干后放置于干燥通风处，防潮防霉。用时切段，生用、蜜炙或捣碎用。

药材性状

本品较多分枝，直径 1 ~ 1.5 毫米，无粗糙感。节间长 1.5 ~ 3 厘米。膜质鳞叶长 1 ~ 2 毫米；裂片 2（稀 3），上部为短三角形，灰白色，先端多不反曲，基部棕红色至黑色。

药理作用

本品所含的挥发油有发汗、解热作用。麻黄碱和伪麻黄碱能缓解支气管平滑肌痉挛，麻黄还有抗炎、抗菌、抗病毒等作用。

用法用量

内服：煎汤（宜先煎，去水面浮沫），每次 1.5 ~ 10 克；入丸、散。外用：研末嗜鼻或研末敷。生用发汗力强，发汗利水用之；蜜炙能润肺、止咳平喘。

方剂选用

（1）治太阳病头痛发热、身疼腰痛、骨节疼痛、恶风无汗而喘者：麻黄 150 克（去节）、桂枝 100 克（去皮）、甘草 50 克（炙）、杏仁 70 个（去皮、尖），取水 9 升，先煮麻黄，减 2 升，去上沫，纳诸药，煮取 2.5 升，去滓，温服八合，覆取微似汗，不须啜粥。

（2）治太阳病发汗后不可更行桂枝汤，汗出而喘，无大热者：麻黄 200 克（去节）、杏仁 50 个（去皮、尖）、甘草 100 克（炙）、石膏 250 克（碎、绵裹）。取水 7 升，先煮麻黄，减 2 升，去上沫，纳诸药，煮取 2 升，去滓，温服。

注意事项

①表虚自汗及阴虚盗汗、咳喘（由于肾不纳气的虚喘）者慎用。②不可多服，多服令人虚。③使用时一定要去尽节和煎煮时水面上的泡沫，否则服用后会令人胸闷。

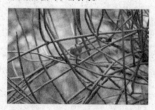

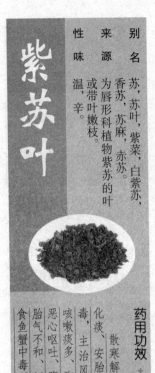

紫苏叶

别名　苏，苏叶，紫菜，赤苏，白紫苏，香苏，苏麻，

来源　为唇形科植物紫苏的叶或带叶嫩枝。

性味　温，辛。

药用功效

散寒解表、行气化痰，安胎，解鱼蟹毒，主治风寒表证、咳嗽痰多、恶心呕吐、胸脘胀满、腹痛吐泻、妊娠恶阻、胎气不和、食鱼蟹中毒。

·主要成分·

其含挥发油，油中主要为紫苏醛（L-Perillaldehyde）、紫苏醇（L-Perillalcohol）、柠檬烯、芳樟醇、薄荷脑、丁香烯，并含香薷酮（elshottziaketone）、紫苏酮、丁香酚等；还含精氨酸、苷类、鞣质，以及铜、铬、锌、镍、铁等微量元素。

·方剂选用·

1. 治疗咳逆短气：紫苏茎叶（锉）50克、人参25克，粗捣筛，每取15克，加水0.2升，煎至七分，去滓，温服，一日两次。

2. 治疗伤风发热：紫苏叶、防风、川芎各5克，陈皮5克，甘草3克，加生姜5克煎服。

·注意事项·

阴虚、气虚及温病者慎服。

植物形态

1年生草本，高30～200厘米，具有特殊芳香气。茎直立，钝四棱形，多分枝，紫色、绿紫色或绿色，密被长柔毛，上部有白色长柔毛。叶对生，具叶柄，叶片阔卵形、卵状圆形或卵状三角形，边缘具粗锯齿，叶下面有细油腺点，侧脉7～8。轮状花序，由2花组成偏向一侧成假总状花序，顶生和腋生；花萼钟状，外有柔毛及腺点；花冠紫红色或淡红色，花冠筒内有环毛，二唇形，上唇微凹，下唇3裂；雄蕊4，二强；雌蕊1，子房4裂。小坚果近球形，灰棕色或黄褐色，有网纹。花期为6～8月，果期为7～9月。全国各地广泛栽培。

生长特性

本品喜温暖、湿润气候，在阳光充足的环境下生长旺盛，产量较高。以疏松、肥沃、排灌方便的壤土栽培为宜。主产于湖北、河南、四川、江苏、广西、广东、浙江、河北、山西等地，以广东、广西、湖北、河北等地所产者品质佳。

采集方法

7～9月，枝叶茂盛时收割，摊在地上或悬于通风处阴干，干后将叶摘下即可。

药材性状

叶片多皱缩卷曲、破碎，完整者展开后呈卵圆形，长4～11厘米，宽2.5～9厘米，先端长尖或急尖，基部圆形或宽楔形，边缘具圆锯齿。两面紫色或上表面绿色，下表面紫色，疏生灰白色毛，下表面有多数凹点状的腺鳞。叶柄长2～5厘米，紫色或紫绿色。质脆。带嫩枝者，枝的直径2～5毫米，紫绿色，断面中部有髓。气清香，味微辛。

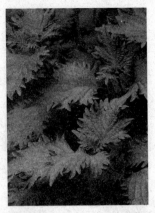

药理作用

（1）抗微生物作用：紫苏叶的水浸液、水煎剂和乙醇提取液对金色葡萄球菌、白念球菌、新型隐球菌、红公毛癣菌、石膏样小孢子癣菌、絮状表皮癣菌有抑制效果。紫苏挥发油对红色毛癣菌等也有效，并能抑制超氧阴离子的生成。

（2）对胃肠道的作用：紫苏叶水煎剂灌胃吸入引起的大鼠小肠黏膜绒毛的损伤有改善作用。紫苏中的紫苏酮灌胃能促进小鼠小肠蠕动。紫苏酮体外松弛小鼠空肠纵行肌，对环状肌则增强其自主性运动，可兴奋小肠环状肌而促进肠内容物通过小肠。

（3）对凝血系统的影响：紫苏叶注射液收缩蟾蜍肠系膜微动脉口径。去鞣酸紫苏和去阳离子紫苏均能使小鼠微血管收缩，这种收缩血管作用不为α－受体阻断剂所阻断。但紫苏注射液体外又能延长大鼠、家兔的凝血时间，其机制可能与抑制血小板功能有关。

用法用量

内服：煎汤（不宜久煎），3～10克。治鱼蟹中毒，单用可用至30～60克。外用：捣敷、研末擦或煎汤洗。

生姜

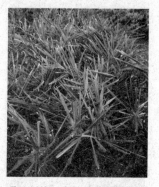

别名　均姜。

来源　为姜科姜属植物姜的新鲜根茎。

性味　温，辛。

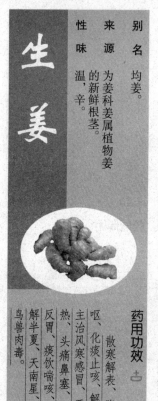

药用功效

散寒解表、降逆止呕、化痰止咳、解诸毒，主治风寒感冒、恶寒发热、头痛鼻塞、呕吐、反胃、痰饮喘咳、泄泻，解半夏、天南星、鱼蟹、鸟兽肉毒。

·主要成分·

α—姜烯、β—檀香萜醇、β—水芹烯、β—甜没药烯、α—姜黄烯、姜醇、紫苏醛、橙花醛、牻牛儿醇、2—蒈醇、3—蒈醇、莰烯、β—罗勒烯、α—香柑油烯、β—金合欢烯、月桂烯、β—蒎烯、2—龙脑等。辛辣成分:6—姜辣醇、3—姜辣醇、4—姜辣醇、5—姜辣醇、8—姜辣醇、10—姜辣醇、12—姜辣醇、6—姜辣二醇、6—姜辣二醇双乙酸酯、6—姜辣二酮、10—姜辣二酮、6—去氢姜辣二酮等。

·注意事项·

阴虚内热者及实热证者忌服。

植物形态

多年生草本，高40～100厘米。根茎肉质肥厚，扁圆横走，分枝，断面黄白色，有浓厚的辛辣气味。叶互生，排成2列，无柄，有长梢，抱茎；叶片披针形至线状披针形，长15～30厘米，宽1.5～2.2厘米，先端渐尖，基部狭，光滑无毛；叶舌长1～3毫米，膜质。花葶自根茎中抽出，长约20厘米；穗状花序椭圆形，稠密，长约5厘米，宽约2.5厘米；苞片卵圆形，淡绿色，边缘淡黄色，长约2.5厘米，先端有小尖头；花萼管状，长约1厘米，具3短齿；花冠绿黄色，管长约2厘米，裂片3个，披针形，略等长，唇瓣长圆状倒卵形，较花冠裂片短，有紫色条纹和黄白色斑点，两侧裂片卵形，黄绿色，具紫色边缘；雄蕊1，微紫色，与唇瓣等长；子房无毛，3室，花柱单生，柱头近球形，为花药包裹。蒴果3瓣裂，种子黑色。花期7～8月（栽培的很少开花），果期12月至翌年1月。

生长特性

生姜喜温暖湿润的环境条件，不耐低温霜冻，怕潮湿、怕强光直射。宜选择坡地和稍阴的地块栽培，以土层深厚、疏松、肥沃、排水良好的砂壤土至重壤土为宜。

采集方法

10～12月茎叶枯黄时采挖，除去须根及泥沙，晒干。

药材性状

根茎呈扁平不规则的块状，并有枝状分枝，长4～18厘米，厚1～3厘米，各柱顶端有茎痕或芽，表面黄白色或灰白色，有光泽，具浅棕色环节。质脆，易折断，折断后有汁液渗出；断面浅黄色，内皮层有明显环纹，中间稍现筋脉。气芳香而特殊，味辛辣。以块大、丰满、质嫩者为佳。

药理作用

（1）生姜乙醇提取物（EZE）静脉注射，可暂降家兔在体胃运动幅度，对离体大鼠胃底肌条则先兴奋后抑制，对离体豚鼠回肠有收缩效应，且对其乙酰胆碱或组胺性量效关系呈非竞争性拮抗作用。

（2）用生姜煎剂0.1克/千克和0.2克/千克灌胃能显著抑制大鼠盐酸和应激性胃黏膜损伤，该作用可能与促进胃黏膜合成和释放内源性PG有关。

（3）生姜浸膏、姜辣酮和姜辣烯酮的混合物皆能抗硫酸铜的催吐作用。

（4）生姜油对大鼠、小鼠四氯化碳性肝损害有治疗和预防作用。姜辣醇和姜辣烯铜骊四氯化碳及半乳糖胺所致的肝损伤也有抑制作用。

用法用量

内服：煎汤，5～15克；捣汁冲服。外用：捣敷擦患处或绞汁调擦。

方剂选用

（1）治风寒感冒:生姜5片，紫苏叶50克，水煎服。

（2）治呕吐：生姜50克，切碎，加700毫升醋浆，煎成400毫升，空腹时和滓徐饮之。

防风

别名　铜芸，回云，百韭，回草，百种，屏风，百枝，风肉。

来源　为伞形科防风属植物防风的根。

性味　微温，辛、甘。

药用功效　解表祛风、除湿、止痉，主治感冒头痛、风湿痹痛、风疹瘙痒、破伤风等症。

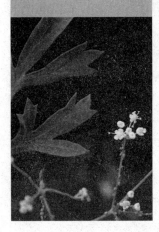

· 主要成分 ·

本品含挥发油，油中主含辛醛、β—没药烯、壬醛、β—桉叶醇等，还含二氢色原酮类、香豆素类、聚炔类、多糖、β—谷甾醇、胡萝卜苷、甘露醇、酚类及苦味苷等。

植物形态

多年生草本，高 30～80 厘米。根粗壮，长圆柱形，有分枝，淡黄棕色，根头处密生纤维状叶柄残基及明显的环纹。茎单生，2 歧状分枝，分枝斜上升，与主茎近等长，有细棱。基生叶丛生，有扁长的叶柄，基部有宽叶鞘，稍抱茎；叶片卵形或长圆形，长 14～35 厘米，宽 6～8 厘米，2～3 回羽状分裂，第一回裂片卵形或长圆形，有柄，长 5～8 厘米，第二回裂片下部具短柄，末回裂片狭楔形，长 2.5～5 厘米，宽 1～2.5 厘米；顶生叶简化，有宽叶鞘。复伞形花序多数，生于茎和分枝顶端，顶生花序梗长 2～5 厘米，伞辐 5～7；无总苞片；小伞形花序有花 4～10，小总苞片 4～6，线形或披针形；萼齿三角状卵形；花瓣倒卵形，白色，无毛，先端微凹，具内折小舌片。双悬果狭圆形或椭圆形，幼时有疣状突起，成熟时渐平滑；每棱槽内有油管 1，合生面有油管 2。花期为 8～9 月，果期为 9～10 月。

生长特性

本品喜阳光充足、凉爽稍燥的气候，耐寒、耐干旱，忌水涝。防风为生根性植物，宜选土层深厚、疏松肥沃、排水良好的砂质壤土栽培，不宜在酸性大、黏性重的土壤中种植，分布于华北、东北及山东、陕西、甘肃、宁夏等地。

采集方法

一般于栽种 2～3 年的 10 月上旬采挖，晒至九成干时，按粗细长短分别扎成小捆，再晒或炕干。

药材性状

本品呈长圆锥形或长圆柱形，下部渐细，有的略弯曲，

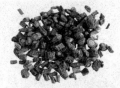

长 15～30 厘米，直径 0.5～2 厘米。表面灰棕色，粗糙，有纵皱纹、多数横长皮孔及点状突起的细根痕。根头部有明显密集的环纹，有的环纹上残存棕褐色毛状叶基。体轻质松，易折断，断面不平坦，皮部浅棕色，有裂隙，木部浅黄色。

药理作用

对金黄色葡萄球菌、乙型溶血性链球菌、肺炎球菌及真菌有抑制作用；还能抑制豚鼠离体气管、回肠平滑肌的变应性收缩；增强小鼠腹腔巨噬细胞的吞噬功能。此外，还有解热、镇痛、镇静和抗炎作用。

用法用量

内服：煎汤，7.5～15 克；研末入丸、散。外用：研末调敷。

方剂选用

（1）治年深不愈的偏头痛、湿热上溯损目及脑痛不止：川芎 25 克，柴胡 35 克，黄连（炒）、防风（去芦）、羌活各 50 克，炙甘草 55 克，黄芩 150 克，上述所有药材均研成细末，每次服 10 克，放入茶杯内，用开水调成膏状，抹在口内，用少许开水送下即可。晚上睡觉时头痛得睡不着，服时可加细辛 1 克。

（2）治偏正头风：防风、白芷各 200 克，研为细末，加蜂蜜和成如子弹大小的丸，偏正头风空腹服 1 丸，身上麻风食后服 1 丸。如有牙风毒，则用茶清调为丸，每服 1 丸，茶汤送下，未愈时可连进 3 丸。

注意事项

阴虚火旺、血虚发痉者慎用。

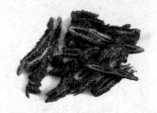

羌活

别名 羌青，护羌使者，胡王使者，退风使者，黑药。

来源 为伞形科羌活属植物羌活的根茎及根。

性味 温，辛，苦。

药用功效

散表寒、祛风除湿，利关节，止痛，主治外感风寒、头痛无汗、风寒湿痹痛、风水浮肿、肩背酸痛。

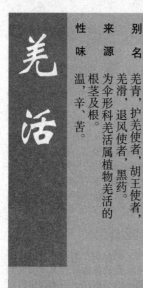

·主要成分·

根茎含香豆素类化合物异欧前胡内脂、8—甲氧基异欧前胡内酯、5′—羟基香柑素等；含酚性化合物花椒毒酚、佛手柑亭等；甾醇类化合物β—谷甾醇葡糖苷、β—谷甾醇等；挥发油成分（约2.7%）α—侧柏烯、β—罗勒烯等；脂肪酸类十四碳烷甲酯、12—甲基十四碳酸甲酯等。

·方剂选用·

1. 治感冒发热、扁桃体炎：羌活20～25克，板蓝根、蒲公英各50克，水煎，每日1剂，分两次服。

2. 治太阳经头痛：防风2克，羌活1.5克，红豆2颗，共研为末，用鼻吸入。

·注意事项·

气血亏虚者慎服。

植物形态

多年生草本，高达1米以上。根茎粗壮，圆柱形或不规则块状，暗棕色至棕红色，顶端有枯萎叶鞘，有特殊香气。茎直立，圆柱形，中空，表面淡紫色，有纵直细条纹。基生叶及茎下部叶有长柄，叶柄由基部向两侧扩展成膜质叶鞘，抱茎；叶片为三出三回羽状复叶，小叶3～4对，末回裂片卵状披针形至长圆卵形，长2～5厘米，宽0.5～2厘米，边缘缺刻状浅裂至羽状深裂；茎上部叶简化成鞘状，近无柄，先端有羽状分裂的小叶片。复伞形花序顶生或腋生，直径3～13厘米，侧生者常不育，总苞片3～6，线形，早落；伞辐7～18，长2～10厘米；小伞形花序直径1～2厘米，小总苞片6～10，线形；花数多，萼齿卵状三角形；花瓣5，白色，倒卵形，先端钝而内凹；雄蕊的花丝内弯，黄色；花柱2，很短，花柱基平压，稍隆起。分果长圆形，长4～6毫米，宽约3毫米，主棱均扩展为宽约1毫米的翅；油管明显，每棱槽内3～4，合生面5～6；胚乳腹面内凹成沟槽状。花期为7～9月，果期为8～10月。

生长特性

本品喜凉爽湿润气候，耐寒，稍耐荫，适宜在土层深厚、疏松、排水良好、富含腐殖质的砂壤土栽培，不宜在低温地区栽种。

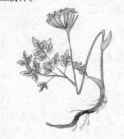

采集方法

本品栽培3～4年时，秋季倒苗后至早春萌芽前挖取根茎，砍去芦头，切成10～13厘米长的短节，晒干或烘干。

药材性状

其为圆柱形略弯曲的根茎，长4～13厘米，直径0.6～2.5厘米；顶端具茎痕。表面棕褐色至黑褐色，外皮脱落处呈黄色。节间缩短，呈紧密隆起的环状，形似蚕；或节间延长，形如竹节状。节上有多数点状或瘤状突起的根痕及棕色破碎鳞片。其体轻，质脆，易折断；断面不平整，有多数裂痕，皮部黄棕色至暗棕色，油润，有棕色油点，木部黄白色，射线明显，髓部黄色至黄棕色；气香，味微苦而辛。

药理作用

（1）解热作用：2%羌活挥发油2毫升/千克腹腔注射，对肌注酵母引起发热的家兔有明显解热作用，但其效不及安乃近。羌活挥发油1.328毫升/千克灌胃或0.133毫升/千克腹腔注射，对皮下注射酵母引起发热的大鼠也有显著解热作用。

（2）镇痛作用：2%羌活挥发油10毫升/千克腹腔注射，小鼠热板法试验能明显提高痛阈。

用法用量

内服：煎汤，3～10克；也可入丸、散。

白芷

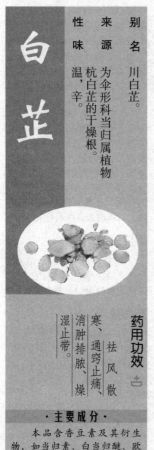

别名　川白芷。

来源　为伞形科当归属植物杭白芷的干燥根。

性味　温，辛。

药用功效　祛风散寒、通窍止痛、消肿排脓、燥湿止带。

·主要成分·

本品含香豆素及其衍生物，如当归素、白当归醚、欧前胡乙素、白芷毒素、东莨菪素等，还含有挥发油，油中有 3－亚甲基－6－环乙烯、十一碳烯－4、檀香烯、棕榈酸、壬烯醇等。

植物形态

多年生草本，根圆锥形，茎和叶鞘均为黄绿色。叶互生，茎下部的叶大，叶柄长，基部扩大呈鞘状，抱茎，2～3 回羽状分裂，深裂或全裂，最终裂片呈阔卵形、卵形或长卵形，长 2～6 厘米，宽 1～3 厘米，先端尖，边缘密生尖锐重锯齿，基部下延成柄，无毛或脉上有毛；茎中部叶小，上部的叶仅存卵形囊状的叶鞘。总苞缺如或呈 1～2 片膨大的鞘状苞片，小总苞 14～16 片，狭披针形，比花梗长或等长；花萼缺如；花瓣 5，白色，卵状披针形，先端渐尖，向内弯曲；雄蕊 5，花丝细长伸出于花瓣外；子房下位，2 室，花柱 2 个，基部黄白色或白色。花期为 6～7 月，果期为 7～9 月。

生长特性

白芷喜温暖湿润气候，耐寒。宜在阳光充足、土层深厚、疏松肥沃、排水良好的砂质壤土栽培。种子在恒温下发芽率低，在变温下发芽较好，以 10～30℃变温为佳。

采集方法

本品春播在当年 10 月中下旬，秋播于翌年 8 月下旬，当地上部分枯萎后采收；先割去茎叶，然后取出白芷根，抖去泥土，晒干或烘干即可入药。

药材性状

本品呈长圆锥形，长 10～25 厘米，直径 1.5～2.5 厘米。表面灰棕色或黄棕色，根头部钝四棱形或近圆形，具纵皱纹、支根痕及皮孔样的横向突起，有的排列成四纵行。顶端有凹陷的茎痕。其质坚实，断面白色或灰白色，粉性，形成层环棕色，近方形或近圆形，皮部散有多数棕色油点。

药理作用

本品有解热、镇痛、抗炎作用，小量白芷素有兴奋延髓血管运动中枢、呼吸中枢、迷走神经及脊髓的作用；能升高血压，使脉搏变慢、呼吸加深，引流涎呕吐，大剂量可引起痉挛而麻痹。所含呋喃香豆类化合物有光敏性作用，对平滑肌有解痉作用。此外，尚有抑制细菌和真菌作用。

用法用量

内服：煎汤，4～10 克；入丸、散。外用：研末或调敷。

方剂选用

（1）治头痛不可忍及赤眼、牙痛：香白芷、干姜各 25 克，蒿角子 5 克，研为末，茶调服，每日 2.5 克。以上分量分作 3 次，慢慢吸入鼻内，然后揉动两太阳穴，其痛立止。

（2）治鼻炎：辛夷、防风、白芷各 4 克，苍耳子 6 克，川芎 2.5 克，北细辛 3.5 克，甘草 1.5 克，水煎，连服 4 剂。服用期间忌食牛肉。

（3）治半边头痛：白芷、细辛、石膏、乳香、没药（去油）各等份，研为细末，吹入鼻中，左痛右吹，右痛左吹。

注意事项

血虚有热及阴虚阳亢头痛者禁服。

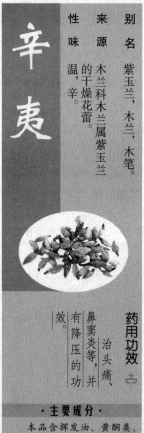

辛夷

别名 紫玉兰，木兰，木笔。

来源 木兰科木兰属紫玉兰的干燥花蕾。

性味 温，辛。

药用功效 治头痛、鼻窦炎等，并有降压的功效。

·主要成分·

本品含挥发油、黄酮类、生物碱及木脂素类等。花蕾含挥发油，油中含柠檬醛、丁香油酚、1.8-桉叶素等；根含玉兰花碱；叶和果实都含芍药素的苷。

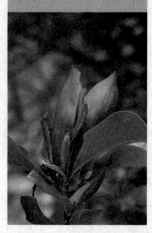

植物形态

落叶大灌木，高达3~5米，常丛生。芽有灰褐色细毛。小枝紫褐色。叶倒卵形或椭圆状卵形，长10~18厘米，宽4~10厘米，顶端急尖或渐尖，基部楔形，背面沿脉有柔毛。一般是先开花后长叶，少量花叶同放。花呈钟状，萼片3，披针形，淡紫褐色，长2~3厘米；花瓣6，长圆状倒卵形，长8~10厘米，外面紫色或紫红色，内面白色；花丝和心皮紫红色；花柱1，顶端尖，微弯。聚合果长圆形，长7~10厘米，淡褐色。花期为4~5月。

生长特性

本品原产湖北，现全国各地均有栽植；喜光，较耐寒。

采集方法

本品在早春花蕾未开放时采摘，剪去枝梗，烘干或晒干即可。

药材性状

干燥的花蕾呈倒圆锥状，形如毛笔头，基部带有木质短枝。花蕾长1~4厘米，中部直径0.7~2厘米。外裹苞片2枚成两层，两层之间尚可见小芽鳞。苞片表面密被黄绿色柔软长毛，毛茸长约5毫米，内表面平滑，棕紫色。除去苞片后可见3片花萼与6~12片紧密相包的棕紫色花瓣，其内有多数棕黄色雄蕊与1枚褐色雌蕊。其质脆易破碎，有特殊香气，味辛凉而稍苦，以花蕾未开、身干、色绿、无枝梗者为佳。

药理作用

①降压作用：以辛夷花苞干燥粉末的水、醇提取物对麻醉动物（狗、猫、兔、大鼠等）静脉、腹腔、肌内注射均有降压作用。②对横纹肌的作用：花蕾中的生物碱结晶在蛙腹直肌标本上，有箭毒样作用；而水煎剂则相反，有乙酰胆碱样作用。③对子宫的作用：在大鼠及家兔离体子宫，狗及家兔在位子宫及子宫瘘管的实验中，证明辛夷煎剂、流浸膏对子宫有兴奋作用，且在未明显影响血压、呼吸之剂量，即能呈现此种作用。④其他作用：15%~30%辛夷煎剂对多种致病性真菌有抑制作用。现代研究证明，辛夷所含的挥发油对鼻黏膜血管有收缩作用，并能促进分泌物的吸收，从而改善鼻孔通气功能。

用法用量

内服：煎汤，5~15克；也可入丸、散。外用：研末塞鼻或用水浸液、蒸馏液滴鼻。

方剂选用

（1）治鼻炎：辛夷25克、苍耳子7.5克、香白芷50克、薄荷叶2.5克，上药并晒干，研为细末，每服10克，用葱、茶清食后调服。

（2）治鼻炎、鼻窦炎：①辛夷15克、鸡蛋3个，同煮，吃蛋饮汤；②辛夷4份、鹅不食草1份，用水浸泡4~8小时后蒸馏，取芳香水，滴鼻。

（3）治鼻漏：辛夷（去毛）、桑白皮（蜜炙）各200克，栀子50克，枳实、桔梗、白芷各100克，共研为细末，每次服10克，取淡萝卜汤调服。

（4）治鼻内室塞不通、不得喘息：辛夷、川芎各50克，细辛（去苗）35克，木通25克，研为细末，每用少许，绵裹塞鼻中，湿则易之。

（5）治急慢性鼻炎、鼻窦炎：辛夷、苍耳子各10克，用纱布包煎，取其浓缩汁滴鼻，每日3~4次，疗效好。

注意事项

阴虚火旺者忌服。

胡荽

别名

芫荽，香菜，莞荽，香荽，胡菜，蒗荽，满天星，莛荽，莛葛草，园荽，胡荽。

来源

为伞形科芫荽属植物芫荽的带根全草。

性味

温，辛。

药用功效

发表透疹、消食开胃、止痛解毒，主治风寒感冒、麻疹透发不畅、食积、脘腹胀痛、呕恶、头痛、牙痛、脱肛、丹毒、疮肿初起、蛇伤。

·主要成分·

本品含挥发油、黄酮类、生物碱及木脂素类等。花蕾含挥发油，油中含柠檬醛、丁香油酚，1,8-桉叶素等；根含玉兰花碱；叶和果实都含芍药素的苷。

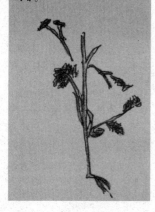

植物形态

1年生或2年生草本，高30～100厘米。全株光滑无毛，有强烈香气。根细长，圆锥形，有多数纤细的支根。茎直立，多分枝，有条纹。基生叶1～2回羽状全裂，叶柄长2～8厘米，裂片广卵形或楔形，长1～2厘米，宽1～1.5厘米，边缘有钝锯齿、缺刻或深裂。茎生叶互生，2～3回羽状细裂，最终裂片线形，全缘。复伞形花序顶生，无总苞，伞幅2～8，小总苞片线形，伞梗4～10个；花小，萼齿5个，不相等；花瓣5个，白色或淡红色，倒卵形，在小伞形花序外缘的花具辐射瓣。双悬果近球形，光滑，果棱稍凸起。花期为4～7月，果期为7～9月。

生长特性

本品原产于地中海地区，现我国各地多有栽培。

采集方法

本品3～5月采收，晒干。

药材性状

干燥的全草多缩卷成团，茎、叶枯绿色，干燥茎直径约1毫米，叶多卷缩、脱落或破碎，完整的叶1～2回羽状分裂。根呈须状或圆锥形，表面类白色。具浓烈的特殊香气，味淡微涩。

药理作用

本品有促进外周血液循环、增进胃肠腺体分泌、促进胆汁分泌及抗菌菌作用。

用法用量

内服：煎汤，干品9～15克，鲜品15～30克；也可将鲜品捣汁或凉拌服用。外用：煎汤洗、捣敷或绞汁服。

方剂选用

（1）治小儿疹痘：胡荽连须3株，荸荠3个，紫草茸3克，加适量水，煎15分钟后滤汁，分两次服，每隔4小时服1次，将要出疹时服用，可防止并发症。也可将500克胡荽放入沸水中煮5～10分钟，将水倒入盆中，先以热气熏，然后用水洗手足，可治麻疹应出不出或疹出不透。

（2）治风寒感冒：胡荽30克，饴糖（麦芽糖）15克，加米汤半碗，糖蒸融化后服。

（3）治虚寒胃痛：胡荽叶1000克，葡萄酒500毫升，将胡荽叶浸入，3日后去叶饮酒，痛时服15毫升。

（4）治肛门脱出：胡荽煮汤，用此汤洗患处。

注意事项

胡荽会损人精神，对人的眼睛不利，故不可多食、久食。疹子已发透者不可应用。患脚气、狐臭、严重口臭、龋齿及生疮者不宜食用。服一切补药或药中有白术、牡丹时均不宜用胡荽。

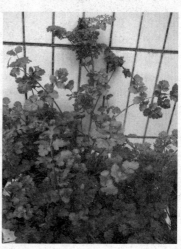

柽柳

性味　来源　别名

别名
柽，河柳，人柳，赤柽木，三春柳，雨师，赤杨，殷柽，春柳等。

来源
为柽柳科柽柳属植物柽柳的干燥嫩枝叶。

性味
平，甘、辛。

药用功效

疏风散寒、解表止咳、升散透疹、消痞解酒，祛风除湿，主治麻疹难透、感冒、咳嗽、风疹身痒、风湿骨痛等证。

·主要成分·

本品含芦丁、槲皮素及有机酸等。干燥柽柳嫩枝叶含柽柳酚、柽柳酮、柽柳醇、β-谷甾醇、胡萝卜苷、4'-二甲醚、槲皮素-3'、硬脂酸、正三十一烷、12-正三十一烷醇，及三十二烷醇乙酸酯等。又含山柰酚-4'-甲醚、槲皮素-4'-二甲醚、山柰酚-7,4'-二甲醚、槲皮素-3'-甲醚及没食子酸等。

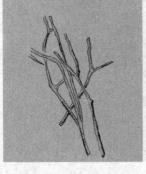

植物形态

灌木或小乔木，高3～6米。幼枝柔弱，开展而下垂，红紫色或暗紫色。叶鳞片状，钻形或卵状披针形，长1～3毫米，半贴生，背面有龙骨状脊。每年开花2～3次；春季在去年生小枝上侧生总状花序，花稍大而稀疏；夏、秋季在当年生幼枝顶端形成总状花序组成顶生大型圆锥花序，花粉红色，花瓣椭圆状倒卵形。雄蕊着生于花盘裂片之间，长于花瓣；子房圆锥状瓶形，花柱3，棍棒状。果子长约3.5毫米，3瓣裂。花期为4～9月，果期为6～10月。

生长特性

适应性强，对气候土壤要求不严，耐水湿、耐盐碱、耐瘠薄，常生长于湖边、岸旁、河滩上。

采集方法

本品夏季末开花前采收，阴干，切段生用。

药材性状

茎枝呈细圆柱形，直径0.5～1.5毫米，表面黄绿色，节较密，有多数互生的鳞片状小叶。其质脆，易折断，断面黄白色，中心有髓。稍粗的枝表面红褐色，叶片常脱落而残留突起的叶基。其气微，味淡。

药理作用

①对呼吸系统的作用：用柽柳煎剂给小鼠腹腔注射（5克/千克），对氨水喷雾所致的咳嗽有明显的抑制作用，经小鼠酚红法试验证明无祛痰作用。对豚鼠腹腔注射（1克/千克），对组胺喷雾所致的豚鼠哮喘无明显的平喘作用。②抗菌作用：

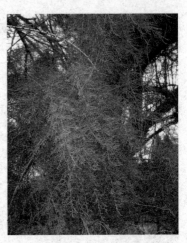

体外试验，柽柳煎剂对肺炎球菌、甲型链球菌、白色葡萄球菌及流感杆菌均有抑制作用。③解热、镇痛作用：给人工发热的家兔皮下注射浸膏溶液（12克/千克），有一定的解热、镇痛作用。

用法用量

内服：煎汤，每次3～10克；也可研成末入丸散。外用：煎水洗。

方剂选用

（1）消风毒、治麻疹透发不快：荸荠90克，干柽柳叶15克（鲜柳叶30克），荸荠、柽柳叶一同水煎，每日分两次饮服。

（2）用于小孩麻疹初期：香菜、柽柳、葛根各9克，水煎服。

（3）治风湿痹痛：柽柳、虎杖根、鸡血藤各30克，水煎服。

（4）治酒病：柽柳适量，晒干研为末，每次服5克，用酒调下。

注意事项

麻疹已透者及体虚汗多者忌服。不宜用量过大，否则会令人心烦。

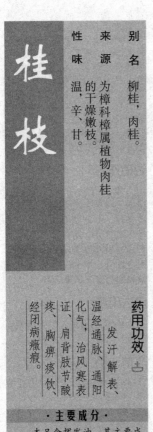

桂枝

别名　柳桂，肉桂。

来源　为樟科樟属植物肉桂的干燥嫩枝。

性味　温，辛，甘。

药用功效

发汗解表、温经通脉、通阳化气，治风寒表证、肩背肢节酸疼、胸痹痰饮、经闭病癥瘕。

·主要成分·

本品含挥发油，其主要成分为桂皮醛、桂皮酸，并含少量乙酸桂皮酯，还含黏液质、鞣质及树脂等。根含玉兰花碱；叶和果实都含芍药素的苷。

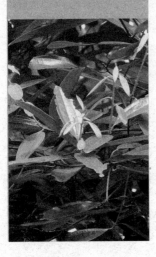

植物形态

常绿乔木，高 12～17 米，芳香，树皮灰褐色，枝条被灰黄色短柔毛。叶互生或近对生，叶片长椭圆形或近披针形。圆锥花序腋生或近顶生，被黄色绒毛；花两性，白色，被黄褐色短绒毛，花被倒筒锥，花被裂片卵状，先端钝或锐尖。果实椭圆形，显紫色，无毛。花期为 6～8 月，果期 10～12 月。

生长特性

本品适宜生长热带与南亚热带高温高湿地区，不耐寒，冬季0℃以下易受冻害，分布于福建、广东、广西、海南、云南等地。

采集方法

肉桂定植 2 年后于 8～7 月间剪取嫩枝，去叶，截成长 30～100 厘米的小段，晒干或阴干，生用。

药材性状

干燥的嫩枝呈圆柱形，长 15～100 厘米，直径 0.8～1 厘米，外表棕红色或紫褐色，表面有枝痕、叶痕、芽痕，并有纵棱线、纵纹及横纹。其质硬而脆，易折断，断面不平坦，外有棕红色边，中心色较深；粗枝断面呈黄白色；气清香，味甜微辛；以幼嫩、棕红色、气香者为佳。

药理作用

本品煎剂有解热作用，对金黄色葡萄球菌、伤寒杆菌、皮肤真菌及流感病毒、孤儿病毒均有抑制作用。桂皮醛有镇静、镇痛、抗惊厥、抗肿瘤作用。桂皮油有止咳、利尿、强心、健胃和抑制结核杆菌作用。

用法用量

内服：煎汤，2.5～10 克，

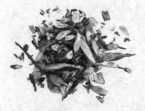

大剂量可用至 15～30 克；研末入丸、散。

方剂选用

（1）治太阳中风、阳浮而阴弱（阳浮者，热自发，阴弱者，汗自出，啬啬恶寒，淅淅恶风，翕翕发热，鼻鸣干呕）：桂枝 200 克（去皮），附子 3 枚（炮，去皮，破），生姜 150 克（切）大枣 12 枚（擘），甘草 100 克（炙），以水 6 升微火煮取 2 升，去滓，适温服，每服 1 升。

（2）治肢节疼痛、脚肿如脱、头眩短气、温温欲吐：桂枝 200 克，芍药 150 克，甘草 100 克，麻黄 100 克，生姜 250 克，白术 250 克，知母 200 克，防风 200 克，附子 1 枚（炮），以水 7 升煮取 2 升，温服，每次服 700 毫升，日服 3 次。

（3）治心中痞、诸逆、心悬痛：桂枝、生姜各 150 克，枳实 5 枚，上 3 味，以水 6 升煮取 3 升，适温时 3 次服完。

（4）治伤寒发汗后脐下悸者：茯苓 250 克，桂枝 200 克（去皮），甘草 100 克（炙），大枣 15 枚，先加适量水煮茯苓，再放入其他药材，煮取 3 升，去滓，每次温服 1 升，日服 3 次。

（5）治血痹阴阳俱微、寸口关上微、尺中小紧、外证身体不仁、如风痹状：黄芪、芍药、桂枝各 150 克，生姜 300 克，大枣 12 颗，以水 6 升煮取 2 升，每次温服 700 毫升，每日服 3 次。

注意事项

凡温热病、阴虚阳盛及血热妄行、月经过多者忌服。

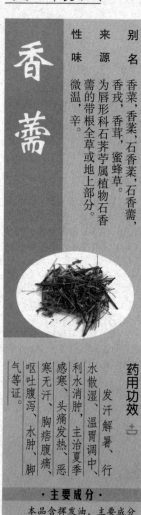

别名 香菜，香荽，香戎，香茸，石香菜，石香薷，蜜蜂草。

来源 为唇形科石荠苧属植物石香薷的带根全草或地上部分。

性味 微温，辛。

香薷

药用功效 发汗解暑，行水散湿，温胃调中，主治夏季感寒，头痛发热，恶寒无汗，胸痞腹痛，水肿，脚气等证。呕吐腹泻、

·主要成分·

本品含挥发油，主要成分为香荆芥酚、百里香酚、对聚伞花素等。

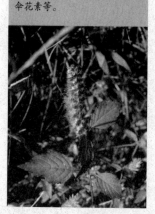

植物形态

直立草本，高9~35厘米。全株香气甚浓。茎细方柱形，多分枝，均四棱形，被灰白色卷曲柔毛。叶对生，呈线状长圆形至披针形，长2.3~3.5厘米，宽3~5毫米，先端锐尖或钝尖，基部广楔形，边缘具疏锯齿，偶近全缘，上面深绿色，密被白色长柔毛，下面淡绿色，密布腺点，沿主脉疏被柔毛。柄短，密被柔毛。轮伞花序密聚成穗状，顶生或腋生；苞片阔倒卵形，绿色，先端骤尖，基部渐狭，全缘，两面均具长柔毛及腺点，下面具凹陷腺点、边缘具睫毛；花萼5裂，裂片三角状披针形，具长柔毛及腺点，每裂片具1条中脉；花冠唇形，淡红紫色，上唇2裂，下唇3裂，中裂片矩形，两侧裂片略呈三角形；雄蕊4个，花药黄色，花丝着生于花冠筒中部以上；雌蕊1个，子房上位，花柱线状，柱头2柱。小坚果近卵圆形，棕色，藏于宿存萼内。花期为6~9月，果期为7~11月。

生长特性

本品适应性较强，喜温暖环境，对土壤要求不严，以排水良好、疏松肥沃的土壤为宜，低洼易积水地不宜栽培，不宜重茬，分布于辽宁、河北、山东、河南、安徽、江苏、浙江、江西、湖北、四川、贵州、云南、陕西、甘肃等地。

采集方法

本品在夏秋二季茎叶茂盛、果实成熟时割取地上部分，晒干或阴干，切段生用。

药材性状

干燥全草，全体被有白色茸毛。茎挺立或稍呈波状弯曲，长30~50厘米，直径1~3毫米；近根部为圆柱形，上部方形，节明显，淡紫色或黄绿色；质脆，易折断。叶对生，皱缩破碎或已脱落；润湿展平后，完整的叶片呈披针形或长圆形，长2.5~3.5厘米，宽3~5毫米，边缘有疏锯齿，暗绿色或灰绿色。茎顶带有穗状花序，呈淡黄色或淡紫色，宿存的花萼钟状，苞片脱落或残存。本品有浓烈香气，味辛，微麻舌；以质嫩、茎淡紫色、叶绿色、花穗多、香气浓烈者为佳。

药理作用

本品有发汗解热、镇静、镇痛、抗菌、抗病毒及增强免疫作用，并能刺激消化腺分泌及胃肠蠕动。酊剂能刺激肾血管而使肾小球充血，有利尿作用。此外，本品还有祛痰、镇咳和抑制皮肤真菌作用。

用法用量

内服：煎汤，5~15克；研末入丸散。

方剂选用

（1）治脾胃不和、三脘痞滞、内感风冷、外受寒邪、憎寒壮热、身体疼痛、肢节倦息、霍乱呕吐、脾疼翻胃、中酒不醒、四时伤寒头痛：香薷（去土）100克，甘草（炙）25克，白扁豆（炒）、厚朴（去皮，姜汁炒）、茯神各50克，共研为细末，盐开水调服，每次服10克。

（2）治霍乱吐利、四肢烦疼、冷汗出、多渴：香薷100克，蓼子50克，粗捣筛，每次取10克，以适量水煎，去渣温服，日服3次。

（3）治水肿或疮中水、通身皆肿：干香薷500克，白术350克，捣细下筛，浓煮香薷取汁，和白术做成如梧桐子大小的丸，每次服10丸，日夜共服5次，利小便即好。夏取花、叶合用亦佳。忌与青鱼、海藻、菘菜、桃、李、雀肉同用。

注意事项

汗多表虚者忌服。利水退肿需浓煎。本品不宜久煎，内服宜凉饮，热饮易致呕吐。

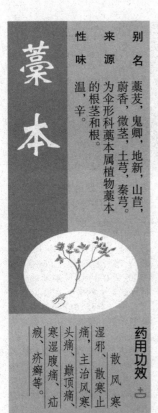

藁本

别名

藁茇，鬼卿，地新，山苣，蔚香，微茎，土芎，秦芎。

来源

为伞形科藁本属植物藁本的根茎和根。

性味

温，辛。

药用功效

散风寒

主治风寒湿邪、散寒止痛，头痛、巅顶痛、疝寒湿腹痛、痈痕、疥癣等。

·主要成分·

本品含挥发油、黄酮类、生物碱及木脂素类等。花蕾含挥发油，油中含柠檬醛、丁香油酚、1,8-桉叶素等；根含玉兰花碱；叶和果实都含芍药素的苷。

·注意事项·

阴血虚及热证头痛忌服。

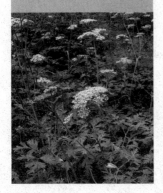

植物形态

多年生草本，高约1米。根茎呈不规则的团块，有多数须根。茎直立，中空，表面有纵直沟纹。叶互生，基生叶三角形，长8～15厘米，2回羽状全裂，最终裂片3～4对，卵形，长2.5～5.5厘米，宽1～2.5厘米，上面叶脉上有乳头状突起，边缘具不整齐的羽状深裂，先端渐尖。叶柄长9～20厘米，茎上部的叶具扩展叶鞘。复伞形花序，顶生或腋生，具羽头状粗毛；总苞片羽状细裂，远较伞梗短；伞梗16～20个或更多；小伞形花序有花多数，小伞梗纤细，不超过1厘米；小总苞片线形或狭披针形，较小伞梗短；花小，无花萼；花瓣5，白色，椭圆形至倒卵形，中央有短尖突起，向内折卷；雄蕊5，花丝细软，弯曲，花药椭圆形，2室，纵裂；花柱2，细软而反折，子房卵形，下位，2室。双悬果广卵形，无毛，分果具5条果棱，棱槽中各有3个油管，合生面有5个油管。花期为7～8月，果期为9～10月。

生长特性

喜冷凉湿润气候，耐寒，怕涝；对土壤要求不严格，但以土层深厚、疏松肥沃、排水良好的砂质壤土栽培生长最好，不宜在黏土和贫瘠干燥的地方种植；忌连作；分布于河北、山西、辽宁、吉林、山东等地。

采集方法

本品栽种两年即可收获，在9～10月倒苗后挖根茎及根，除去茎叶及泥土，晒干或烘干。

药材性状

根茎呈不规则的结节状圆柱形，有分枝，稍弯曲，多横向生长，长3～8厘米，直径0.7～3厘米。外皮棕褐色或棕黑色，皱缩有沟纹。上侧具有数个较长的茎基残留，茎基中空有洞，表面具纵直沟纹。质硬易折断，断面淡黄色或黄白色。气芳香，味苦而辛，微麻。

药理作用

①中枢抑制作用：藁本中性油7.017克（生药）/千克和14.034克（生药）/千克灌胃，能明显减少小鼠自发活动，加强硫喷妥钠引起的睡眠，显著抑制苯丙胺所致的小鼠运动性兴奋和用腹腔注射酒石酸锑钾所致的小鼠扭体反应，明显延长热板法痛阈时间，对伤寒副伤寒混合菌苗引起发热的家兔有明显解热作用，并能降低小鼠的正常体温，表明有显著的镇静、镇痛、解热和降温等中枢抑制作用。②抗炎和抗腹泻作用：藁本75%醇提取物5克/千克和15克/千克，灌胃，能抑制二甲苯性小鼠耳肿、角叉菜性足拓肿胀和乙醇提高的小鼠腹腔毛细血管通透性，抑制蓖麻油或番泻叶引起的腹泻。③对平滑肌的作用：藁本醇提取物对离体兔肠肌有明显的抑制作用，并能对抗乙酰胆碱所致肠肌兴奋。

用法用量

内服：煎汤，3～10克；研末入丸、散。外用：煎水洗或研末调涂。

方剂选用

（1）治风湿关痛：藁本9克，苍术9克，防风9克，牛膝12克，水煎服。

（2）治一切风，偏、正头痛，鼻塞胸闷，大解伤寒及头风，遍身疮癣，手足顽麻：川芎、细辛、白芷、甘草、藁本各等份，研为末。每剂药200克，加煅石膏末500克，水和为丸，每50克做8丸，每次服1丸，饭后就薄荷茶嚼下。

（3）治胃痉挛、腹痛：藁本25克，苍术15克，水煎服。

（4）治疥癣：用藁本煎汤浴之及浣衣。

（5）治头屑：藁本、白芷等份，共研为末，夜掺于发内，明早梳之，头屑自去。

细辛

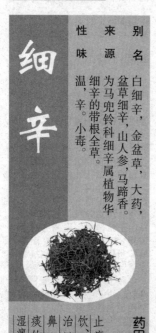

别名
白细辛，金盆草，大药，盆草细辛，山人参，马蹄香。

来源
为马兜铃科细辛属植物华细辛的带根全草。

性味
温，辛。小毒。

药用功效 土

祛风散寒、温肺化饮、止痛、开窍，主治风冷头痛、鼻炎、齿痛、痰饮咳逆、风湿痹痛。

·主要成分·

本品含挥发油约3%，挥发油的主要成分是α—侧柏烯、γ—松油醇、月桂烯等；另含细辛醚，优香芹酮等。

·方剂选用·

（1）治风冷头痛（症见痛则如破、其脉微弦而紧）：细辛50克（净）、川芎50克、附子（炮）25克（净）、麻黄0.5克，细切，入适量连根葱白、姜、枣。每次取25克，加水1升，煎至0.5升，连进3剂。

（2）治牙痛：细辛（去苗叶）、荜茇各等份，粗捣筛，每次取5克，以水1升煎至0.5升，热漱冷吐。

（3）治鼻塞不通：细辛（去苗叶）、瓜蒂各0.5克，捣敷为散，以少许吹入鼻中。

（4）治口臭：细辛、甘草（炙微赤，锉）、桂心各50克，捣细为散。不计时候服用，每次以热水调下50克。

植物形态

多年生草本，高约30厘米。根茎较长，横走，密生须根，节间短，捻之有辛香。叶1～2片，叶片肾状心形，长7～14厘米，宽6～11厘米，顶端锐尖或长锐尖，基部深心形，边缘有粗糙细毛，两面疏生短柔毛；叶柄长10～15厘米。花单生于叶腋。花被筒质厚，筒部扁球形，顶端3裂，裂片平展；雄蕊12，花丝长于花药；子房下位，花柱6；蒴果肉质，近球形。花期为5月，果期为6～7月。

生长特性

喜阴凉湿润，忌强光与干旱，耐严寒，宜在背阴坡富含腐殖质的疏松肥沃土壤中生长，易积水的黏重土壤及涝洼地均不宜栽培，分布于山东、山西、河南、黑龙江、甘肃等地。

采集方法

本品在移栽3～5年，直播5～6年采收，9月中旬挖出全部根须，每1～2克捆成一把，放阴凉处阴干后打包入库。

药材性状

其多数十棵扎成一把，常蜷缩成团。根茎长5～20厘米，直径0.1～0.2厘米，节间长0.2～1厘米。根细长，密生节上，表面灰黄色，平滑或具纵皱纹，质脆易折断，断面黄白色，基生叶1～2，叶片较薄，心形，先端渐尖。花被裂片开展。果近球形，气味较弱。

药理作用

①局部麻醉作用：华细辛水浸剂或乙醇浸剂（20%～100%）能阻断蛙坐骨神经的冲动传导，在豚鼠皮丘试验中，有浸润麻醉效力，但煎剂无效。细辛挥发油尚有表面麻醉（兔角膜反射）作用。②解热、镇痛作用：细辛挥发抽的阿拉伯胶乳剂0.2～1.0毫升/千克给家兔口服，对正常及温刺法引起的体温升高均有降低作用。对四氢–β–萘胺或伤寒副伤寒混合疫苗引起的发热、口服挥发油0.5毫升/千克引起的发热也有某些抑制作用；同样剂量对家兔（电刺激齿髓法）有镇痛作用，强度与阿司匹林相似。③抑菌作用：体外试验，细辛对溶血性链球菌、痢疾杆菌、伤寒杆菌及结核杆菌有某些抑制作用。

用法用量

内服：煎汤，1.5～9克；研末入丸、散。外用：研末吹入鼻内或煎水含漱。

注意事项

阴虚、血虚、气虚多汗及火升炎上者禁服。反藜芦。本品服用剂量过大会有面色潮红、头晕、多汗，甚至胸闷、心悸、恶心、呕吐等副作用。

苍耳子

别名
莫耳实、羊负来、只刺、牛虱子，野茄子，刺儿棵，道人头，苍耳实，疗疮草，粘粘葵。

来源
为菊科苍耳属植物苍耳带总苞的果实。

性味
温，辛、苦。有小毒。

药用功效
古

祛风解表、除湿止痛，宣通鼻窍、除湿止痛。主治风寒头痛、鼻渊、齿痛、风寒湿痹、四肢挛痛、疥癞、瘙痒。

· 主要成分 ·
果实含脂肪油、脂肪酸，如棕榈酸、硬脂酸、油酸、亚油酸等，还含蜡醇、卵磷脂、脑磷脂等。叶含苍耳子苷、苍耳醇、异苍耳醇、苍耳酯等。

植物形态

　　1年生草本，高20～90厘米，全体密被白色短毛。茎直立。单叶互生，具长柄，叶片三角状卵形或心形，长5～10厘米，宽4～9厘米，通常3浅裂，两面均有短毛。头状花序顶生或腋生，花单性，雌雄同株，雄花序球状，总苞片1裂；花托长圆形；花冠管状，先端5裂；雄蕊5个，花药近于分离，花丝连合；雌花序总苞片2～3列，外列总苞片10片或更多，内列总苞片2片，椭圆形，结合成一个囊状体，表面有刺，先端具2喙含小花2朵。无花冠，子房下位，柱头2深裂。瘦果纺锤形，包在有刺的总苞内。花期7～8月，果期9～10月。

生长特性

　　本品常喜温暖稍湿润的气候，以疏松肥沃、排水良好的砂质壤土栽培为宜。

采集方法

　　本品在9～10月割取地上部分，打下果实，晒干，去刺，生用或炒用。

药材性状

　　果实包在总苞内，呈纺锤形，长1～1.5厘米，直径4～7毫米。表面黄棕色或黄绿

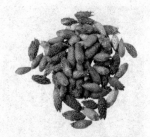

色，全体有钩刺，顶端有较粗的刺（称"喙"）2枚，分离或相连，基部有果柄痕。质硬而韧，横切面可见中间有一纵向隔膜，分成两室，内各有一瘦果。瘦果纺锤形，一面较平坦，顶端具突起的花柱基，果皮薄，灰黑色，具纵纹。种皮膜质，浅灰色，有皱纹；子叶有油性。气微，味微苦。

药理作用

　　本品所含苷类物质有降血糖、镇咳作用。其煎剂对部分细菌及真菌有抑制作用。

用法用量

　　煎汤，3～10克；研末入丸、散。

方剂选用

　　（1）治诸风眩晕或头脑攻痛：苍耳子150克，天麻、白菊花各150克，研末入丸、散，随病酌用。

　　（2）治牙痛：以苍耳子500克，水10升，煮取5升，热含之，疼则吐，吐复含。

　　（3）治目暗、耳鸣：苍耳子5克，捣烂，以水2升，绞滤取汁，和粳米25克煮粥食之，或作散煎服。

　　（4）治大腹水肿、小便不利：苍耳子灰、葶苈子末等份，每次服10克，水下，每日服两次。

注意事项

　　血虚之头痛、痹痛者忌服。过量服用易致中毒。

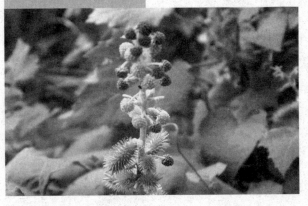

葱白

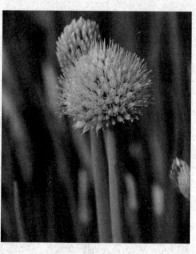

别名　葱茎白，葱白头。

来源　为百合科多年生草本植物葱近根部的鳞茎。

性味　温，辛。

药用功效　发汗解表、散寒通阳、解毒，主治伤寒、寒热头痛、阴寒腹痛、虫积内阻、二便不通、痢疾、痈肿。

·主要成分·

本品含挥发油，其中主要含蒜素，还含有二烯丙基硫酸及维生素C等。茎含挥发油，油中主要成分为蒜素；又含二烯丙基硫醚。叶鞘和鳞片细胞中有草酸钙结晶体，又含维生素C、维生素B1、维生素B2、烟酸、恒量的维生素A、脂肪油和黏液质。脂肪油中含棕榈酸、硬脂酸、花生酸、油酸和亚油酸。

·注意事项·

表虚多汗者忌服。本品忌与蜂蜜、红枣、地黄、常山同食。

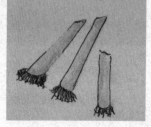

植物形态

多年生草本，高可达50厘米，簇生，全体具辛臭，折断后有辛味之黏液。须根丛生，白色。鳞茎圆柱形，先端稍肥大，鳞叶成层，白色，上具白色纵纹。叶基生，圆柱形，中空，长约45厘米，直径1.5～2厘米，先端尖，绿色，具纵纹；叶鞘浅绿色。花茎自叶丛抽出，通常单一，中央部膨大，中空，绿色，亦有纵纹；伞形花序圆球状，总苞膜质，卵形或卵状披针形；花被6片，披针形，白色，外轮3枚较短小，内轮3枚较长大，花被片中央有一条纵脉；雄蕊6，花丝伸出，花药黄色，丁字着生；子房3室。种子黑色，三角状半圆形。花期为7～9月，果期为8～10月。

生长特性

我国各地均有栽植。

采集方法

本品可随时采挖，采挖后切去须根及叶，剥除外膜，鲜用。

药材性状

鳞茎为圆柱形，先端稍肥大，下有须根；鳞叶成层，白色，上具白色纵纹。

药理作用

本品有发汗、解热、祛痰、利尿等作用，挥发性成分等对白喉杆菌、结核杆菌、痢疾杆菌、葡萄球菌及链球菌均有抑制作用。水浸剂在试管内对多种皮肤真菌有抑制作用。

用法用量

外用：捣敷、炒熨、煎水洗或塞耳鼻中。

方剂选用

（1）治伤寒初觉头痛、肉热，脉洪起一二日：葱白10克，豉1000克，以水3升煮取1升，顿服取汗。

（2）治季节性头痛、发热：连根葱白20根和米煮粥，煮熟后加少许醋，热食取汗即解。

（3）治妊娠7月时赤斑变为黑斑、溺血：葱白15克，水3升，煮取1升，热服汁水及食葱。

（4）治脱阳，因大吐大泻之后四肢逆冷、元气不接、不省人事，伤寒新瘥，小腹紧痛，外肾搐缩，面黑气喘，冷汗自出：葱白数茎炒热，熨脐下，然后用7根连须的葱白，锉细，放砂盆内研细，用酒5升煮至2升，分3次服用。

（5）治胃痛、胃酸过多、消化不良：葱白头4个，红糖200克，将葱头捣烂，混入红糖，蒸熟，每日用3次，每次15克。

（6）治因虫积而卒发的心急痛：老葱白5根，去皮须捣膏，以匙送入喉中，灌麻油200毫升，虫积皆化为黄水而下。

（7）治因霍乱而产生的烦躁、卧不安稳：葱白20根，大枣20颗，以水3升煮取2升，每日服用3次，饭后服用。

发散风热药

本类药物性味多辛凉，发汗作用比较缓和，以发散风热为主要功效。

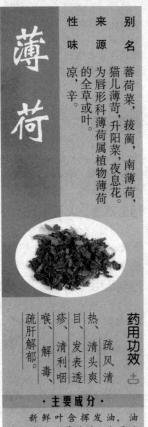

薄荷

别名

蕃荷菜，菝蕳，猫儿薄荷，升阳菜，南薄荷，夜息花。

来源

为唇形科薄荷属植物薄荷的全草或叶。

性味

凉，辛。

药用功效

疏风清热、清头爽目、发表透疹、清利咽喉、解毒、疏肝解郁。

·主要成分·

新鲜叶含挥发油，油中主成分为薄荷醇，含量为77%～78%；其次为薄荷酮，含量为8%～12%，还含乙酸薄荷酯、莰烯、柠檬烯、异薄荷酮、蒎烯、薄荷烯酮、树脂及少量鞣质、迷迭香酸。

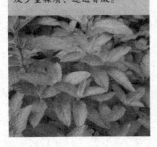

植物形态

薄荷为多年生芳香草本，茎直立，高30～80厘米。茎锐四棱形，被逆生的长柔毛及腺点。单叶对生，叶柄长2～15毫米；叶片长卵形至椭圆状披针形，长2～7厘米，先端锐尖，基部阔楔形，边缘具细尖锯齿，密生缘毛，上面被白色短柔毛，下面被柔毛及腺点。轮伞花序腋生，轮廓球形，花时径约18毫米，愈向茎顶，则节间、叶及花序递渐变小；总梗上有小苞片数枚，线状被针形，长在2毫米以下，具缘毛；花柄纤细，长2.5毫米，略被柔毛或近无毛；花萼管状钟形，长2～3毫米，外被柔毛及腺鳞，具10脉，萼齿5，狭三角状钻形，长约0.7毫米，缘有纤毛；花冠淡紫色至白色，冠檐4裂，上裂片先端2裂，较大，其余3片近等大，花冠喉内部被微柔毛；雄蕊4，前对较长，常伸出花冠外或包于花冠筒内，花丝丝状，无毛；花药卵圆形，2室，药室平行；花柱略超出雄蕊，先端近等于2浅裂，裂片钻形。小坚果长卵球形，长约1毫米，藏于宿萼内，黄褐色或淡黄褐色。花期为7～9月，果期为10～11月。

生长特性

本品在全国各地均有种植，以江苏产者质量最佳。

采集方法

本品收获期因地而异，大部分产区每年收割两次，第1次（头刀）在小暑至大暑间，第2次（二刀）于寒露至霜降间；广东、广西等温暖地区一年可收割3次；割取全草，鲜用或晒干切段用。

药材性状

本品茎呈方柱形，有对生分枝，长15～40厘米，直径0.2～0.4厘米；表面紫棕色或淡绿色，棱角处具茸毛，节间长2～5厘米；质脆，断面白色，髓部中空。

药理作用

本品可使皮肤毛细血管扩张而发汗解热。薄荷醇、薄荷酮局部外用有抗炎、镇痛、止痒作用。薄荷油有解除胃肠痉挛及促进呼吸道腺体分泌作用。煎剂对单纯性疱疹病毒、森林病毒、流行性腮腺炎病毒及葡萄球菌、链球菌等多种病菌有抑制作用。叶含挥发油，油中主要有薄荷脑、薄荷酮、柠檬烯等，可促进皮肤毛细血管扩张，有发汗解热、镇痛、止痒等作用。英国学者最新研究发现，薄荷叶能阻止癌症病变处血管的生长，使癌细胞因得不到血液供应而"饿死"，但却对健康组织血管无损伤。

用法用量

内服：煎汤，3～6克；研末入丸、散。外用：捣汁或煎汁涂患处。

方剂选用

（1）治风热感冒：薄荷、菊花、银花各10克，水煎服。
（2）治风热头痛、目赤：薄荷、桑叶、野菊花各10克，煎水代茶饮。
（3）治风寒感冒：薄荷10克，紫苏叶15克，生姜6克，水煎服。
（4）治急性咽喉炎：薄荷10克，桔梗6克，甘草3克，水煎服。

注意事项

阴虚血燥、表虚汗多者忌服。

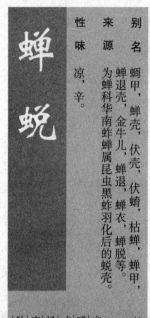

蝉蜕

别　名

蜩甲，蝉壳，蝉退壳，金牛儿，伏壳，伏蜟，蝉衣，枯蝉，蝉退，蝉脱，蝉甲，蝉蜕等。

来　源

为蝉科华南蚱蝉属昆虫黑蚱蝉羽化后的蜕壳。

性味

凉，辛。

药用功效 与

发散风热，宣肺定痉、透疹止痒、退翳明目，主治外感风热、咳嗽音哑、麻疹透发不畅、风疹瘙痒、目赤、翳障、小儿惊痫、疔疮肿毒、破伤风。

·主要成分·

其含甲壳质、氨基酸、有机酸、酚类化合物等，并含可溶性钙。

动物形态

本品体大色黑而有光泽；雄虫长 4.4～4.8 厘米，翅展约 12.5 厘米，雌虫稍短。复眼一对，大形，两复眼间有单眼 3 只，触角 1 对。口器发达，刺吸式，唇基梳状，上唇宽短，下唇延长成管状，长达第 3 对足的基部。胸部发达，后胸腹板上有一显著的锥状突起，向后延伸。足 3 对。翅 2 对，膜质，黑褐色，半透明，基部染有黄绿色，翅静止时覆在背部如屋脊状。腹部分 7 节，雄蝉腹部第 1 节间有特殊的发音器官，雌蝉同一部位有听器。

生长特性

成虫多栖于柳树、枫树、杨树、苹果、梨、桃、杏等阔叶树木上。全国大部分地区均产，主产于山东、河南、河北等地。

采集方法

本品夏秋采收，除净泥土，晒干，生用。

药材性状

全形似蝉而中空，略呈椭圆形而弯曲，长约 3.5 厘米，宽约 2 厘米。表面黄棕色，半透明，有光泽。头部有丝状触角 1 对，多已断落，复眼突出。颈部先端突出，口吻发达，上唇宽短，

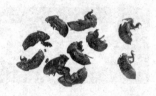

下唇伸长成管状。胸部背面呈十字形裂开，裂口向内卷曲，脊背两旁具小翅 2 对；腹面有足 3 对，被黄棕色细毛。腹部钝圆，共 9 节。体轻，中空，易碎。无臭，味淡。

药理作用

本品提取物有抗惊厥、镇静、解热、抗过敏、免疫抑制及镇痛作用。体外能选择性抑制癌细胞生长。

用法用量

内服：煎汤，3～10 克；单味研末冲服。一般病症用量宜小，止痉则需大量。

方剂选用

（1）治风温初起、风热新感、冬温袭肺、咳嗽：薄荷 5 克，蝉蜕 5 克（去足、翅），前胡 5 克，淡豆豉 20 克，瓜蒌壳 10 克，牛蒡子 5 克，煎服。

（2）治咳嗽、肺气壅滞不利：蝉蜕（去土，微炒）、人参（去芦）、五味子各 50 克，陈皮、甘草（炙）各 25 克，共研为细末，每次服 2.5 克，生姜汤下，不拘时。

（3）治感冒、咳嗽失音：蝉蜕 5 克，牛蒡子 15 克，甘草 5 克，桔梗 5 克，煎汤服。

（4）治痘疹出不快：紫草、蝉蜕、木通、芍药、甘草（炙）各等份，水煎服，每次服 10 克。

（5）治皮肤瘙痒不已：蝉蜕、薄荷叶等份，共研为末，每次 5 克，用酒调服，日服 3 次。

注意事项

孕妇慎服。

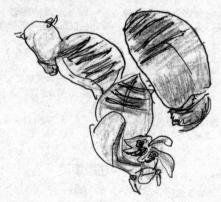

菊花

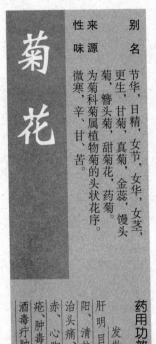

别名

节华，日精，女节，甘菊，真菊，金蕊，馒头更生，女华，女茎，

来源

为菊科菊属植物菊的头状花序。

性味

微寒，辛、甘、苦。

药用功效

发散风热、清热解毒，平抑肝阳，清热解毒，主治头痛、眩晕、目赤、心胸烦热、诸风头眩、疮、肿毒、诸风头眩、酒毒疔肿。

·主要成分·

花和茎含挥发油、菊苷、腺嘌呤、胆碱。河北安国国产祁菊挥发油中含龙脑、樟脑、菊油环酮等。黄酮类成分有木樨草素、芹菜素、芹菜素—7—葡萄糖苷以及有机酸和氨基酸等。

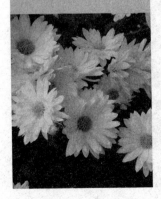

植物形态

多年生草本，高 60～150 厘米，茎直立，全体密被白色绒毛。茎基部稍木质化，略带紫红色，幼枝略具棱。叶互生，有短柄，卵形或卵状披针形，长 3.5～5 厘米，宽 3～4 厘米，先端钝，基部近心形或阔楔形，边缘通常羽状深裂，裂片具粗锯齿或重锯齿，两面密被白绒毛。头状花序顶生或腋生，大小不一，直径 2.5～5 厘米，单个或数个集生于茎枝顶端；总苞多层，外层绿色，条形，边缘膜质透明，外面被柔毛；舌状花白色、红色、紫色或黄色。瘦果不发育。花期为 9～11 月，果期为 10～11 月。

生长特性

喜温暖湿润、阳光充足的气候，忌荫蔽，尤其在开花期间，需要充足的日照时间；耐寒，稍耐旱，忌水涝，喜肥。最适生长温度 18～21℃，花期能耐 -4℃，根可耐 -17℃ 的低温；对土壤要求不严，以地势高、土层深厚、富含腐殖质、疏松肥沃、排水良好的壤土栽培为宜；在微酸性至微碱性土壤中皆能生长；主产于浙江、安徽、山东、四川等地。

采集方法

10 月下旬至 11 月上旬待花瓣平展，有 80% 的花心散开时，晴天露水干后分批采收。采下鲜花，切忌堆放，需及时干燥或薄摊于通风处。加工方法因各地产的药材品种而不同：阴干，适用于小面积生产，待花大部分开放，先晴天，割下花枝，捆成小把，悬吊于通风处，经 30～40 天，待花干燥后摘下，略晒；晒干，鲜菊花薄铺蒸笼内，厚度不超过 3 厘米，待水沸后，将蒸笼置锅上蒸 3～4 分钟，倒至晒具内晒干，不宜翻动；烘干，将鲜菊铺于烘筛上，

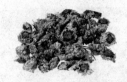

厚度不超过 3 厘米，60℃烘干。

药材性状

干燥头状花序，外层为数层舌状花，呈扁平花瓣状，中心由多数管状花聚合而成，基部有总苞，系由 3～4 层苞片组成。气清香，味淡、微苦。以花朵完整、颜色鲜艳、气清香、无杂质者为佳。

药理作用

本品煎剂能显著扩张冠状动脉，增加冠脉血流量和提高心肌耗氧量，有明显解热、降压、抗炎等作用，对流感病毒、钩端螺旋体及多种致病菌均有抑制作用。

用法用量

内服：煎汤，10～15 克；泡茶或研末入丸、散。外用：煎水洗或捣烂敷。疏散风热多用黄菊花（杭菊花），平肝明目多用白菊花（滁菊花）。

方剂选用

（1）治风热头痛：菊花、石膏、川芎各 15 克，共研为末，每次服 7 克，用茶调下。

（2）治太阴风温（症见咳嗽、身不甚热、微渴）：杏仁 10 克，连翘 7 克，薄荷 4 克，桑叶 10 克，菊花 5 克，苦桔梗 10 克，甘草 4 克，苇根 10 克，水两杯煎取一杯，每日服 3 次。

（3）治热毒风上攻、目赤头旋、眼肉面肿：菊花（焙）、排风子（焙）、甘草（炮）各 50 克，共捣为散，晚上睡觉时用温水调服 15 毫升。

注意事项

气虚胃寒、食少泄泻之病宜少用之。

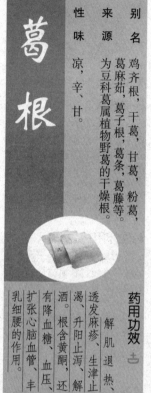

葛根

别名

鸡齐根，干葛，葛麻茹，葛子根，甘葛，葛条，粉葛，葛藤等。

来源

为豆科葛属植物野葛的干燥根。

性味

凉，辛、甘。

药用功效

解肌退热、透发麻疹、生津止渴，升阳止泻、解酒。根含黄酮，还有降血糖、血压，扩张心脑血管、丰乳细腰的作用。

·主要成分·

本品含黄酮类物质大豆素、大豆苷、葛根素、葛根素木糖苷、大豆黄酮、大豆黄酮苷及β－谷甾醇和大量淀粉。

·方剂选用·

1. 治感冒：葛根15克，薄荷10克，水煎服，对风热感冒汗出、烧不退而又口渴者最为适宜。

2. 治颈椎病（颈项痛，伴有头晕、目眩等症）：葛根30克，川芎10克，白芍15克，水煎服。

3. 治脑动脉硬化、慢性脑供血不足：葛根30克，当归10克，生山楂15克，煎水常服。

4. 治乳房发育不良：葛根30克、山药30克，煮成羹，常吃有丰乳、细腰、美容之功效。

5. 治醉酒或慢性酒精中毒：葛花10克，枳椇子（拐枣）5克，砂仁6克，水煎服。

6. 治糖尿病：葛根30克，花粉15克，玉竹15克，煎水饮。

植物形态

多年生落叶藤本，长达10米，全株被黄褐色粗毛。块根肥厚，圆柱状，外皮灰黄色，内部粉质，纤维性很强。叶互生，具长柄，3出复叶，顶端小叶的柄较长，叶片菱状圆形；侧生小叶较小，偏椭圆形或偏菱状椭圆形，有时有2～3波状浅裂。总状花序腋生，总花梗密被黄白色绒毛；花密生；苞片狭线形；花萼5齿裂，萼齿披针形；子房线形，花柱弯曲。荚果线形，扁平，长6～9厘米，宽7～10毫米，密被黄褐色的长硬毛。种子卵圆形而扁，赤褐色，有光泽。花期为4～8月，果期为8～10月。

生长特性

适应性强，在向阳湿润的荒坡、林边都可栽培，以深厚、肥沃、疏松的砂质土壤栽培较好。全国各地均产。

采集方法

本品秋冬两季采挖，洗净，除去外皮，切片，晒干或烘干，生用或煨用；主产于：广东、福建等地切片后，用盐水、白矾水或淘米水浸泡，再用硫黄熏后晒干，色较白净。

药材性状

其呈纵切的长方形厚片或小方块，长5～35厘米，厚0.5～1厘米；外皮淡棕色，有纵皱纹，粗糙；切面黄白色，纹理不明显；质韧，纤维性强；无臭，味微甜。

药理作用

①对循环系统的作用：葛根中提出的黄酮能增加脑及冠状血管血流量。②解痉作用：葛根含大豆黄酮，对小鼠、豚鼠离体肠管具有罂粟碱样解痉作用。③降血糖作用：给家兔口服葛根煎剂，开始两小时血糖上升，随即下降，3～4小时下降至最低。对家兔肾上腺素性高血糖不仅无对抗作用，反而会使之增高，但能促进血糖提早恢复正常。葛根水提取物也能使家兔血糖初上升后下降，让处于饥饿状态的家兔血糖上升作用更显著，乙醚提取物对糖代谢则无明显影响。④解热作用：葛根浸剂对人工发热家兔有明显的解热作用，解热作用可维持4～5小时之久。

用法用量

煎汤，10～15克。退热生津宜生用，升阳止泻宜煨用。生津以鲜葛根为优。

注意事项

表虚多汗与虚阳上亢者慎用。

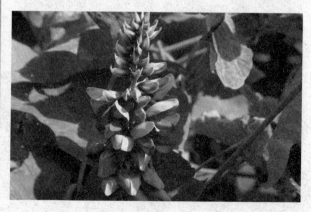

桑叶

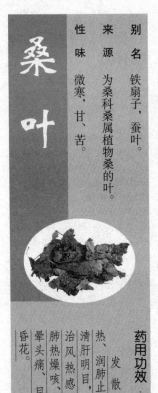

别名　铁扇子，蚕叶。

来源　为桑科桑属植物桑的叶。

性味　微寒，甘、苦。

药用功效

发散风热、润肺止咳，清肝明目，主治风热感冒、肺热燥咳、头晕头痛、目赤昏花。

· 主要成分 ·

本品含牛膝甾酮、脱皮固酮、羽扇豆醇、β－保甾醇、芦丁、桑苷、异槲皮素、伞形花内酯、东莨菪苷、东莨菪素、β－己烯醛、葫芦巴碱、胆碱、腺嘌呤、天冬氨酸、氯原酸等。

· 药理作用 ·

本品煎剂有降低血糖作用，所含脱皮激素还能降血脂，对多种病菌和钩端螺旋体有抑制作用。

· 用法用量 ·

内服：煎汤，9～10克；研末入丸、散。外用：煎水洗或捣敷。蜜炙桑叶能增强润肺止咳作用，故肺燥咳嗽多用蜜炙桑叶。

· 注意事项 ·

肝燥者禁用。

植物形态

本品为落叶灌木或小乔木，高3～15米。树皮灰白色，有条状浅裂；根皮黄棕色或红黄色，纤维性强。单叶互生，叶柄长1～2.5厘米；叶片卵圆形或宽卵圆形，长5～20厘米，宽4～10厘米，先端锐尖或渐尖，基部圆形或近心形，边缘有粗锯齿或圆齿，有时有不规则的分裂，上面无毛，有光泽，下面脉上有短毛，腋间有毛，基出脉3条与细脉交织成网状，背面较明显。花单性，雌雄异株；雌雄花序均排列成穗状葇荑花序，腋生；雌花序长1～2厘米，被毛，总花梗长5～10毫米；雄花序长1～2.5厘米，下垂，略被细毛；雄花具花被片4，雄蕊4，中央有不育的雌蕊；雌花具花被片4，基部合生，柱头2裂。瘦果，多数密集成一圆形或长圆形的聚合果，初时绿色，成熟后变肉质，黑紫色或红色，也有白色的。种子小。花期为4～5月，果期为5～6月。

生长特性

喜温暖湿润气候，耐贫瘠，对土壤适应性强，全国大部分地区均产，尤以长江中下游地区及四川盆地居多。

采集方法

本品在10～11月间霜后采收，除去杂质，晒干，生用或炙用。

药材性状

叶多皱缩、破碎。完整的叶片有柄，展开后呈卵形或宽卵形；先端渐尖，基部截形、圆形或心形，边缘有锯齿或钝锯齿，有的不规则分裂。上表面黄绿色或浅黄棕色，有时可见有小疣状突起；下表面色较浅，叶脉突起，小脉网状，脉上被疏毛，叶腋有簇毛。质脆。气微，味淡、微苦涩。

方剂选用

（1）治太阴风温（只咳嗽、身不甚热、微渴）：杏仁10克，连翘7.5克，薄荷4克，桑叶12克，菊花5克，苦梗10克，甘草4克（生），苇根10克，水二杯煮取一杯，日服两次。

（2）治肝阴不足、眼目昏花、咳久不愈、肌肤甲错、麻木不仁：嫩桑叶（去蒂，洗净，晒干，研为末）500克，黑胡麻子（淘净）200克，将胡麻擂碎，熬成浓汁，和白蜜500克，炼至滴水成珠，入桑叶末做成如梧桐子大小的丸，每次服15克，空腹时用盐汤、晚睡时用温酒送下。

（3）治吐血：晚桑叶不计多少，微焙，捣为细散，每次取15克，用冷腊茶调成膏状，入麝香末少许，夜卧时含化咽津。只能服用1剂，后用补肺药。

（4）治霍乱已吐利后、烦渴不止：桑叶15克，切片，以水煎，去渣，不计时候温服。

（5）治小儿渴：桑叶不拘多少，用生蜜逐叶擦过，将线系叶蒂上，阴干，细切，用水煎汁服用。

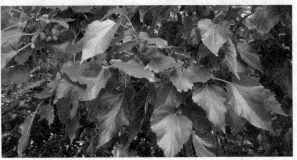

蔓荆子

别名 蔓荆实，荆子，万荆子，蔓青子。

来源 为马鞭草科牡荆属植物蔓荆的果实。

性味 微寒，辛、苦。

药用功效

疏散风热、清利头目，用于治疗风热感冒头痛、齿龈肿痛、目赤多泪、目暗不明、头晕目眩。

·主要成分·

果实含少量（0.01%）蔓荆子碱及含2.6%的脂肪油，主要成分是肉豆蔻酸、棕榈酸、硬脂酸、棕榈油酸和亚油酸，以及0.90%的不皂化物，还有少量的石蜡等。

·方剂选用·

（1）治头风：蔓荆子2000克（末）、酒10升，蔓荆子末用布袋装上，放入酒中泡7天，每次温服45毫升，日服3次。

（2）治风寒侵目，目肿痛出泪、涩胀畏光：蔓荆子15克，荆芥、白蒺藜各10克，柴胡、防风各5克，甘草2.5克，水煎服。

（3）治劳役饮食不节、内障眼病：黄芪、人参各50克，炙甘草4克，蔓荆子10克，黄柏15克（酒拌炒4遍），白芍药15克，水煎服。

·注意事项·

血虚有火之头痛目眩及胃虚者慎服。

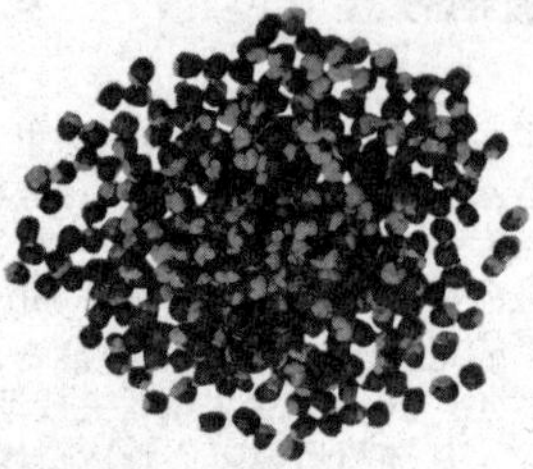

植物形态

落叶灌木，植株高1.5～5米；具香味。幼枝四棱形，密生细柔毛。三叶互出，对生，有时偶有单叶；叶柄长1～3厘米；小叶片卵形、长倒卵形或倒卵状长圆形，长2～9厘米，宽1～3厘米，先端钝或短尖，基部楔形至圆形，全缘，上面绿色，疏生短柔毛和腺点，下面灰白色，密生短柔毛和腺点，侧脉约8对。圆锥花序顶生，长3～15厘米；花萼钟形，先端具5短刺，外面密生白色短柔毛，萼筒长约4毫米；花冠淡紫色或蓝紫色，5裂，中间1裂片最大，下半有毛：雄蕊4个，伸出花冠管外，花药个字形分叉；子房球形，密生腺点；花柱无毛，柱头2裂。浆果球形，直径5～7毫米，熟时黑色，大部为增大的宿存花萼所包围。花期7月，果期9～11月。

生长特性

适应性较强，对环境条件要求不严，但喜温暖湿润，土壤以疏松、肥沃的砂质壤土较好；耐盐、碱，在酸性土壤上生长不良；主产于山东、浙江、江西、福建等地。

采集方法

本品在夏秋季果实成熟时采收，应边成熟边采摘，先在室内堆放3～4天，然后摊开晒或烘干，去净杂质，贮藏于干燥处，防止潮湿霉烂。生用或炒用。

药材性状

干燥果实圆球形，直径4～6毫米，表面灰黑色或黑褐色，被灰白色粉霜，有4条纵沟；用放大镜观察，密布淡黄色小点。底部有薄膜状宿萼及小果柄，宿萼包被果实的1/3～2/3，边缘5齿裂，常深裂成两瓣，灰白色，密生细柔毛。体轻，质坚韧，不易破碎，横断面果皮灰黄色，有棕褐色油点，内分4室，每室有种子1枚，种仁白色，有油性。气特异而芳香，味淡微辛。

药理作用

本品有镇静、止痛和解热的作用。蔓荆子黄素有抗菌、抗病毒作用。

用法用量

内服：煎汤，5～15克；浸酒或研末入丸、散。外用：捣敷。

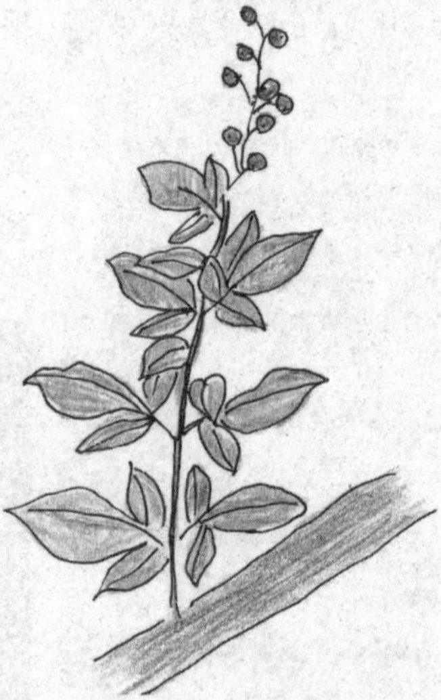

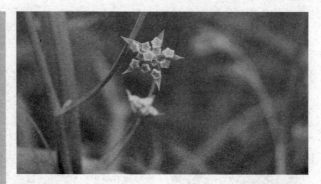

柴胡

别名　南柴胡，红柴胡，蚂蚱腿，软苗柴胡，软柴胡，香柴胡，小柴胡。

来源　为伞形科柴胡属植物狭叶柴胡的根。

性味　微寒，苦、辛。

药用功效

疏散退热、疏肝解郁，升举阳气、清胆截疟，主要用于治疗感冒发热、寒热往来、疟疾、胸胁胀痛、月经不调、子宫脱垂、脱肛。

·主要成分·

本品含柴胡皂苷a，柴胡皂苷b，柴胡皂苷c，柴胡皂苷d，槲皮素、α-菠菜甾醇、柴胡多糖以及挥发油等。

·方剂选用·

（1）治伤寒五六日、中风、寒热往来、胸胁苦满、心烦喜呕、胸中烦而不呕、烦渴、腹中痛、胁下痞鞕、心下悸、小便不利：柴胡250克，黄芩150克，人参150克，半夏500克（洗），甘草（炙）、生姜（切）各150克，大枣12颗（擘），以水渣，去渣，每次温服1升，日服3次。

（2）治邪入经络、体瘦肌热、解利伤寒、时疾、中伏暑：柴胡200克（洗，去苗），甘草50克（炙），共研为细末，每次取10克，水同煎，饭后热服。

植物形态

多年生草本，高30～60厘米。主根发达，圆锥形，外皮红褐色，质疏松而稍脆。茎单一或数分枝，基部留有多数棕红色或棕黑色的叶柄残留纤维。叶细线形，长6～16厘米，宽2～7厘米，先端长渐尖，基部稍变窄，抱茎、质厚，稍硬挺，常对折或内卷，3～7脉，叶缘白色，骨质；上部叶小，同形。总苞片1～4，针形，极细小，1～3脉，常早落；小总苞片5，线状披针形，细而尖锐；小伞形花序有花9～11；花黄色，双悬果深褐色，棱浅褐色，粗钝，略凸，每棱槽中有油管3～4，合生面4～6。花期为7～9月，果期为9～11月。

生长特性

适应性强，喜冷凉而湿润的气候，耐寒、耐旱、忌涝；生于干燥草原，向阳山坡及灌木林缘等处；主产于江苏、四川、湖北、云南、贵州等地。

采集方法

播后第二、第三年9～10月挖取根部，去净茎苗、泥土，晒干，切段，生用、酒炒或醋炒用。

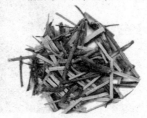

药材性状

根较细，圆锥形，顶端有多数细毛状枯叶纤维，下部多不分枝或稍分枝。表面红棕色或黑棕色，靠近根头处多具细密环纹。质稍软，易折断，断面略平坦，不显纤维性，淡棕色，形成层环色略深。其具败油气。

药理作用

本品有明显的镇静、镇痛、抗炎、解热、降温、镇咳作用，还有利胆、抗肝损伤、抗脂肪肝等作用。尚能增强机体体液免疫和免疫功能，有抗菌、抗病毒、抗疟等作用。粗皂苷能使大鼠血压下降、心率减慢，并有明显溶血作用。

用法用量

内服：煎汤，3～10克；研末入丸、散。外用：煎水洗或研末调敷。和解退热宜生用，疏肝解郁多用醋炙，升举阳气多用蜜炙，行血调经多用酒炙，骨蒸劳热用鳖血拌炒。

注意事项

肝阳上亢、肝风内动、阴虚火旺及气机上逆者忌用或慎用。

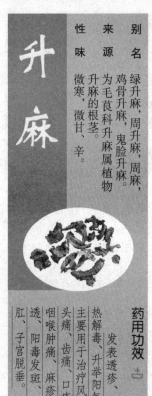

升麻

别名

绿豆升麻，周升麻，鸡骨升麻，鬼脸升麻。

来源

为毛茛科升麻属植物升麻的根茎。

性味

微寒，微甘、辛。

药用功效

发表透疹、清热解毒、升举阳气，主要用于治疗风热头痛、齿痛、口疮、咽喉肿痛、麻疹不透、阳毒发斑、脱肛、子宫脱垂。

主要成分

升麻根茎含升麻碱、水杨酸、鞣质、树脂、咖啡酸、阿魏酸等。

方剂选用

（1）治伤寒、瘟疫、风热壮热、头痛、肢体痛、疮疹已发未发：干葛（锉细）、升麻、芍药、甘草（锉、炙）各等份，共研为粗末，加水适量煎，每次服20克，温服，无时。

（2）治小儿痘、疹疹不明、发热头痛、伤风咳嗽、乳蛾疼腮：升麻2.5克，前胡4克，甘葛2.5克，黄芩5克，栀子4克，炒牛蒡子5克，甘草1.5克，桔梗2.5克，薄荷2.5克，川芎5克，引用灯芯草，加适量水煎服。

（3）治头面疙瘩肿痛、憎寒壮热：升麻、苍术各25克，荷叶1张，煎服。

植物形态

多年生草本，高1～2米。根茎粗壮、坚实，表面黑色，有许多内陷的圆洞状茎痕，须根多而长。茎直立，上部有分枝，被疏柔毛。数回羽状复叶，叶柄密被柔毛；小叶片卵形或披针形，边缘有深锯齿，上面绿色，下面灰绿色，两面被短柔毛。复总状花序着生于叶腋或枝顶，狭窄或有时扩大成大形的圆锥花序；花两性；萼片5片，卵形，覆瓦状排列，有3脉，白色，早落；蜜叶（退化雄蕊）2枚，先端2裂，白色；雄蕊多数，花丝长短不一，比萼片长；心皮2～5枚，被腺毛，胚珠多数。蓇葖果长矩圆形，略扁，先端有短小宿存花柱，略弯曲。种子6～8枚。花期为7～9月，果期为8～10月。

生长特性

喜温暖湿润气候，常生于林下、山坡草丛中，主要分布于云南、贵州、四川、湖北、青海、甘肃、陕西、河南、山西、河北、内蒙古、江苏等地。

采集方法

本品在春栽培4年后采收，秋季地上部分枯萎后，挖出根茎，除去地上茎苗和泥土，晒至八成干时，用火燎去须根，再晒至全干，撞去表皮及残存须根。

药材性状

根茎呈不规则长形方块，多分枝而弯曲，呈结节状，大小粗细不等。表面黑褐色或棕褐色，粗糙不平，上面有数个圆珠笔形空洞，空洞四周内壁有网状花纹，周围有未净的细根，质坚刺手。下侧形似鲜姜，凹凸不平，有多数须根痕。其体轻，质坚硬，不易折断；断面不平坦，有裂隙，纤维性，黄绿色或黄白色；气微，味微苦而涩。

药理作用

本品提取物具有解热、抗炎、解痉作用，水煎剂有镇痛、镇静、抗惊厥等作用。其生药与炭药均能缩短凝血时间，对部分细菌及真菌有抑制作用。

用法用量

内服：煎汤，3～10克；研末入丸、散。外用：研末敷，煎水含漱或淋洗。发表透疹、解毒宜制用，升阳举陷固脱宜生用。

注意事项

麻疹已透、阴虚火旺、肝阳上亢、上盛下虚者忌服。

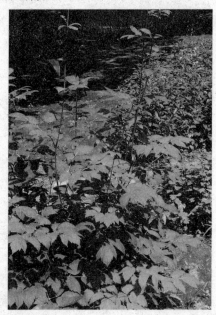

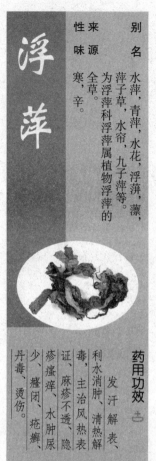

浮萍

别名

水萍，青萍，浮萍，藻，萍子草，水帘，水花，浮荐，九子萍等。

来源

为浮萍科浮萍属植物浮萍的全草。

性味

寒，辛。

药用功效

发汗解表、清热解毒，利水消肿，主治风热表证、麻疹不透、隐疹瘙痒、水肿尿少、癃闭、疮癣、丹毒、烫伤。

·主要成分·

浮萍全草含反式—1，3—植二烯、十氢番茄红素、谷甾醇、植醇、4（R）—羟基植醇、（10R）—羟基—7Z 等。

植物形态

浮水小草本；根 1 条，长 3～4 厘米，纤细，根鞘无翅，根冠钝圆或截切状。叶状体对称，倒卵形、椭圆形、长圆形，长 1.5～6 毫米，宽 2～3 毫米，上面平滑，绿色，不透明，下面浅黄色或紫色，常 3～4 片相连，全缘，具不明显的 3 脉纹。叶状体背面一侧具囊，新叶状体于囊内形成浮出，以极短的细柄与母体相连，随后脱落。花单性，雌雄同株，生于叶状体边缘开裂处；佛焰苞囊状，内有雌花 1，雄花 2；雄花花约 2 室，花丝纤细；雌花具 1 雌蕊，子房 1 室，具弯生胚珠 1 枚。果实近陀螺状，无翅。种子 1 颗。

生长特性

生于湖沼、池塘或水田中，我国各地都有分布。

采集方法

5～7 月捞取，晒干。

药材性状

本品为扁平叶状体，呈卵形或卵圆形，长径 2～5 毫米。单个散生或 2～5 片集生，上表面淡绿色至灰绿色，偏侧有一小凹陷，边缘整齐或微卷曲。下表面紫绿色至紫棕色，着生数条须根。体轻，质松软，易碎。气微，味淡。

药物作用

发汗解表、利水消肿、清热解毒，主治风热表证、麻疹不透、隐疹瘙痒、水肿尿少、癃闭、疮癣、丹毒、烫伤。

①对心血管的作用：浮萍水浸膏对奎宁引起衰竭的蛙心有强心作用，钙剂能增强此强心作用；如剂量过大，可使心脏停止在舒张期。此外，浮萍尚有收缩血管和使血压上升的作用。②解热作用：浮萍煎剂及浸剂 2 克／千克，经口给予因注射伤寒混合疫苗而发热的家兔，有微弱的解热作用。③其他作用：浮萍抗菌、抗疟实验均为阴性，在实验室及现场对库蚊幼虫及蚊蛹有杀灭作用。

用法用量

内服：煎汤，干品 3～9 克，鲜品 15～30 克；捣汁或研末入丸、散。外用：煎水熏洗患处；研末撒或调敷。

方剂选用

（1）治时行热病：浮萍草 50 克，麻黄（去节、根）、桂心、附子（炮裂，去脐、皮）各 25 克，共捣细过筛，每剂取用 10 克，加适量水，放入 0.25 克生姜，煎汁，不计时候和渣热服。

（2）治皮肤风热、遍身生隐疹：牛蒡子、浮萍等份，以薄荷汤调下，每次 10 克，日服两次。

（3）治身上虚痒：浮萍末 5 克，黄芩 5 克，同四物汤煎汤服下。

（4）治热渴不止、心神烦躁：浮萍洗净，晒干研为末，以牛奶和成如梧桐子大小的丸，不计时候，以粥饮调下 30 丸。

（5）治消渴：干浮萍、栝萎根等份，共研为末，以人乳汁和成如梧桐子大小的丸，每次空腹饮服 20 丸，日服 3 次。

注意事项

表虚自汗者禁服。

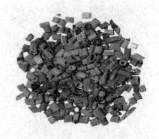

木贼

别名

木贼草，锉草，响草，接骨草，节节草，笔杆草，节骨草，笔简草，擦草，无心草。

来源

为木贼科木贼属植物木贼的全草。

性味

平，甘，微苦。

药用功效

散风止血，退目翳，主治风热目赤、热，散风目生云翳。迎风流泪、目生云翳。

·主要成分·

地上部分含挥发油，其中脂肪酸有琥珀酸、延胡索酸、戊二酸甲酯、对羟基苯甲酸、间羟基苯甲酸、阿魏酸等；又含黄酮苷类，如山柰酚—3,7—双葡萄糖苷，山柰酚—3—双葡萄糖—7—葡萄糖苷等；还含生物碱类。

·方剂选用·

(1) 治目障昏蒙多泪：木贼（去节）50克，研为末，和羊肝捣为丸，早晚饭后各服10克，白汤下。

(2) 治目昏多泪：木贼（去节）、苍术（泔浸）各50克，共研为末，每次服10克，茶调下；做成蜜丸亦可。

(3) 治风寒湿邪、欲发汗者：木贼草（去节）50克，生姜、葱白各25克，水煎热饮，即汗。

(4) 治肠风下血：木贼（去节，炒）50克，木馒头（炒）、枳壳（制）、槐角（炒）、茯苓、荆芥各25克，研为末，每次服10克，用浓煎枣汤调下。

(5) 治血痢不止：木贼25克，水煎温服，每日1剂。

植物形态

多年生常绿草本，根茎粗，棕黑色，地上茎直立，单一，中空，表面有纵棱脊；脊背上有疣状突起2行，其表皮细胞壁含大量硅质，故极粗糙。叶退化成鳞片状，基部连成筒状鞘，叶鞘基部和鞘齿各有一黑色环圈；鞘齿线状钻形，顶部尾状早落而成钝头。孢子囊穗生于茎顶，长圆锥形，由许多轮状排列的六角形盾状孢子叶构成，中央具柄，周围轮列椭圆形的孢子囊；孢子多数，球形，具2条弹丝，遇水就弹开，便于散播。孢子期为6～8月。

生长特性

喜生于山坡林下阴湿处、河岸湿地、溪边，有时也生于杂草地，分布于黑龙江、吉林、辽宁、河北、安徽、湖北、四川、贵州、云南、山西、陕西、甘肃、内蒙古、新疆、青海等地。

采集方法

本品于7～9月割取地上部分，按粗细扎成小捆，阴干或晒干。

药材性状

茎呈长管状，不分枝，长40～60厘米，直径约6毫米。表面灰绿色或黄绿色，有18～30条细纵棱，平直排列，棱脊上有2行细小的疣状突起，触之稍挂手。节上着生筒状鳞叶，叶鞘基部和先端具2圈棕黑色较宽的环。鞘片背面有2条棱脊及1条浅沟。体轻，质脆，易折断，断面中空，边缘有20～30个小空腔，排列成环状，内有白色或浅绿色的薄瓤。其气微，味甘淡、微涩，嚼之有砂粒感。

药理作用

本品有降压、消炎、收敛及利尿等作用。

用法用量

内服：煎汤，3～10克；研末入丸、散。外用：研末撒敷。

注意事项

气血虚者慎服。

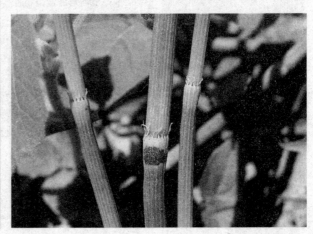

第二章　清热类

凡药性寒凉，以清解里热为主要作用的药物，称为清热药。

清热药药性皆凉，用其寒性除热，此热或因外邪传里化热，或因热邪直中于里，或因阴虚生热。清热药的应用是以《内经》"热者寒之"以及《本经》"疗热以寒药"的原则为指导。因里热证可发生于各个脏腑、部位，故清热药的归经不一。

由于里热证的致病因素、疾病表现阶段及脏腑、部位的不同，里热证有多种证型，需选择不同的清热药进行治疗。清热药均能清除里热，然功或偏泻火，或能凉血，或善解毒，或祛湿热，或疗虚热，各有所长。根据疾病的症型以及药物的主要性能，清热药可分为清热泻火药、清热燥湿药、清热解毒药、清热凉血药及清虚热药五类。

本类药药性大多寒凉，少数平而偏凉，味多苦，或甘，或辛，或咸。此类药物易伤脾胃，故脾胃虚弱、食少便溏者慎用；阴盛格阳、真寒假热者忌用；苦燥容易伤阴，阴虚者慎用，或与养阴生津药同用；注意中病即止，避免克伐太过，以伤正气。

清热药又必须根据兼夹病症予以适当配伍，如表邪未尽里热又盛，可配解表药同用；湿热者可配利水渗湿药；热盛里实者可配攻下药；热盛动风者可配熄风药；热入心包、神志昏迷者，可配开窍药；血热妄行者可配止血药；邪热伤阴者可配养阴药等。此外，如里热气血两燔，又可与清气凉血药相兼同用。

清热泻火药

本节药物以清热泻火为主要功效。体虚有里热证时应注意顾护正气，当配伍补虚药同用。

石膏

别名
细石，细理石，软石膏，寒水石，白虎，

来源
硫酸盐类矿物硬石膏族石膏。

性味
寒，辛，甘

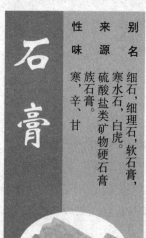

药用功效
生用清热泻火、除烦止渴，用于外感热病、高热烦渴、肺热喘咳、胃火亢盛、牙痛、头痛、煅石膏收湿、生肌、敛疮、止血，外治溃疡不敛、湿疹瘙痒、水火烫伤、外伤出血。

·主要成分·
本品含水硫酸钙。此外，常有黏土砂粒、有机物、硫化物等杂质混入。

·注意事项·
凡阳虚寒症，脾胃虚寒及血虚、阴虚发热者慎服。

矿物形态

其为晶体结构属单斜晶系。完好晶体呈板块状、柱状，并常呈燕尾状双晶。集合体块状、片状、纤维状或粉末状。无色透明、白色半透明，或因含杂质而染成灰白、浅红、浅黄色等。玻璃光泽，解理面呈珍珠光泽，纤维状集合体呈绢丝样光泽。硬度1.5～2，用指甲即可得到划痕。相对密度2.3～2.37。解理薄片具挠性。

生长特性

常产于海湾盐湖和内陆湖泊形成的沉积岩中。

采集方法

本品一般于冬季采挖，挖出后，去净泥土及杂石。

药材性状

本品为纤维状集合体，呈长块状、板块状或不规则块状结晶集合体；白色或类白色，常附有青灰色或灰黄色片状杂质，半透明，易纵向断裂，断面具纤维状纹理，并显绢丝样光泽，质软，用指甲即可刻画成粉；气微，味淡。

药理作用

本品内服对内毒素引起发热的动物有解热作用，并可减轻其口渴状态；能增强家兔肺泡巨噬细胞对白色葡萄球菌及胶体金吞噬的能力，并能促进吞噬细胞成熟；能缩短凝血时间，促进胆汁排泄，并有利尿及降血糖作用；能抑制神经应激能力，减轻骨骼肌兴奋性。小剂量可使心率加快，冠状动脉血流量增加；大剂量则呈抑制状态，血流量反而减少。此外，其还能加速骨缺损的愈合。

用法用量

内服：煎汤，15～50克（大剂量可用至300～400克），打碎先煎；研末入丸、散。外用：多煅过用，研末撒或调敷。

方剂选用

（1）治腹满身重、难以转侧、面垢、谵语遗尿、发汗则谵语、手足默冷：知母300克，石膏500克（碎），甘草（炙）100克，粳米80克，加适量水煮，汤成去滓，温服，日服3次。

（2）治温病初起（症见其脉浮而有力、身体壮热）、感冒初起（症见身不恶寒而心中发热）：生石膏100克（轧细），生粳米120克，以上2味用水3大碗煎至米烂熟，约可得清汁2大碗止，趁热尽量饮之，使周身皆出汗，病无不愈者；若阳明腑热已实，不必趁热顿饮之，徐徐温饮即可。

（3）治湿温多汗、妄言烦渴：石膏、炙甘草等份，共研为末，每次服10克，温开水调下。

（4）治发汗后不可用桂枝汤、汗出而喘、无大热者：麻黄200克（去节），杏仁50个（去皮、尖），甘草50克（炙），石膏250克（碎，绵裹），备水7升，先煮麻黄减去2升，去上沫，再放入其他药，煮取3升，去滓，温服1升。

（5）治牙齿疼痛、口舌糜烂、牙龈出血：石膏60克、冰片3克，分别研为细末，调匀，过筛，取少许药粉敷患处。

知母

别名

蒜瓣子草，水参，连母，野蓼，地参，货母，蝘母。

来源

为百合科多年生草本植物知母的干燥根茎。

性味

寒，苦。

药用功效

清热泻火，生津润燥，用于外感热病，高热烦渴、肺热燥咳、骨蒸潮热、内热消渴、肠燥便秘。

·主要成分·

根茎含总皂苷约6%，从中检出6种皂苷，分别称为知母皂苷A-Ⅰ，知母皂苷A-Ⅱ，知母皂苷A-Ⅲ，知母皂苷A-Ⅳ，知母皂苷B-Ⅰ和知母皂苷B-Ⅱ，其中知母皂苷A-Ⅲ是萨尔萨皂苷元与知母双糖结合而成的双糖苷，知母皂苷A-Ⅰ是萨尔萨皂苷元β-D-吡喃半乳糖苷。

·注意事项·

脾胃虚寒，大便溏泄者禁服。

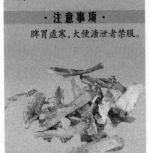

植物形态

多年生草本。根茎横走，其上残留许多黄褐色纤维状的叶基，下部生有多数肉质须根。叶基生，线形，基部常扩大成鞘状，具多条平行脉，而无明显中脉。花葶直立，不分枝，高50～100厘米，其上生有尖尾状苞片，花2～6朵成一簇，生在顶部成穗状；花被6片，2轮，花粉红色，淡紫色至白色；雄蕊3个；子房上位，3室，蒴果卵圆形，长10～15毫米，具3棱。花期为5～8月，果期为7～9月。

生长特性

生于向阳干燥的丘陵地及固定的沙丘上，分布于黑龙江、吉林、辽宁、内蒙古、河北、河南、山东、陕西、甘肃等地。

采集方法

本品春、秋均可采挖，以秋季采者较佳；除去枯叶和须根，晒干或烘干为"毛知母"；趁鲜剥去外皮，晒干为"知母肉"。

药材性状

本品呈长条状，微弯曲，略扁，偶有分枝，长3～15厘米，直径0.8～1.5厘米。一端有浅黄色的茎叶残痕。表面黄棕色至棕色，上面有一凹沟，具紧密排列的环状节，节上密生黄棕色的残基，由两侧向根茎上方生长；下面隆起而略皱缩，并有凹陷或突起的点状根痕。其质硬，易折断，断面黄白色；气微，味微甜、略苦，嚼之带黏性。

药理作用

本品浸膏有解热作用，能防治大肠杆菌所致家兔高热且作用持久。有抑制血小板聚集、降低血糖、抗炎、利尿、祛痰、抗菌、抗癌、抗溃疡作用。所含皂苷能明显降低甲状腺素造成的耗氧量，抑制Na^+，K^+-ATP酶活性。还能调整β-肾上腺素受体及M-胆碱能受体的相互关系。

用法用量

内服：煎汤，6～12克；研末入丸、散。

方剂选用

（1）治伤寒邪热内盛、齿牙干燥、烦渴引饮、目黄唇焦：知母25克，石膏15克，麦门冬10克，甘草5克，人参40克，水煎服。

（2）治温疟壮热、不能食：知母、鳖甲（炙）、地骨皮各150克，常山100克，竹叶（切）1000克，石膏200克（碎），上6味切碎，以水7升煮取2升，去滓，分3次服。

（3）治火冲眩晕、暴发倒朴、昏迷不醒、遗尿不觉，少顷汗出而轻、仍如平人，右关脉细敷，脾阴不足者：知母、黄柏、黄芪、当归各等份，水煎服。

（4）治消渴：生山药50克，生黄芪25克，知母30克，生鸡内金（捣细）10克，葛根7.5克，五味子15克，天花粉15克，水煎服。

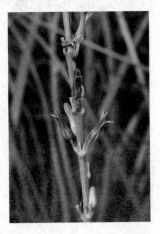

夏枯草

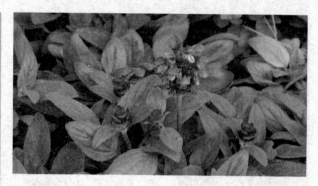

别名 麦夏枯，铁色草，棒头柱，棒槌草，锣锤草。

来源 为唇形科多年生草本植物夏枯草的干燥果穗。

性味 寒，苦，辛。

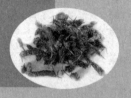

药用功效 清肝明目、散结解毒，主治瘰疬、瘿瘤、乳痈、乳癌、目珠夜痛、畏光流泪、头目眩晕、口眼㖞斜、筋骨疼痛、肺结核、急性黄疸型传染性肝炎、血崩、带下。

·主要成分·

全草含三萜皂苷，其苷元是齐墩果酸，还含游离的齐墩果酸、熊果酸、芦丁、金丝桃苷、顺－咖啡酸、反－咖啡酸、维生素B1、维生素C、维生素K、胡萝卜素、树脂、苦味质、鞣质、挥发油、生物碱、水溶性盐类等。花穗含飞燕草素和矢车菊素的花色苷、d－樟脑、d－小茴香酮、熊果酸。

·药理作用·

①降压作用：夏枯草的水浸出液、乙醇的水浸出液和30%乙醇浸出液对麻醉动物有降低血压的作用。②抗菌作用：据体外初步试验，夏枯草煎剂对痢疾杆菌、伤寒杆菌、霍乱弧菌、大肠杆菌、变形杆菌、绿脓杆菌、葡萄球菌、链球菌均有抑制作用，抗菌谱亦较广。③其他作用：夏枯草煎剂可使家兔离体子宫出现强直收缩。

植物形态

夏枯草为多年生草本。茎方形，高约30厘米，基部匍匐，全株密生细毛。叶对生；近基部的叶有柄，上部叶无柄；叶片椭圆状披针形，全缘，或略有锯齿。轮伞花序顶生，呈穗状；苞片肾形，基部截形或略呈心脏形，顶端突成长尾状渐尖形，背面有粗毛；花萼唇形，前方有粗毛，后方光滑，上唇长椭圆形，3裂，两侧扩展成半披针形，下唇2裂，裂片三角形，先端渐尖；花冠紫色或白色，唇形，下部管状，上唇作风帽状，2裂，下唇平展，3裂；花丝顶端分叉，其中一端生花药；子房4裂，花柱丝状。小坚果褐色，长椭圆形，具3棱。花期为5～6月，果期为6～7月。

生长特性

生于荒地、路旁及山坡草丛中，全国大部分地区均有分布。

采集方法

夏季花叶茂盛期采收，晒干或鲜用。

药材性状

干燥果穗呈长圆柱形或宝塔形，长1.5～8厘米，直径0.8～1.5厘米，棕色或淡紫褐色，宿萼数轮至十数轮，作覆瓦状排列，每轮有5～6个具短柄的宿萼，下方对生苞片2枚。苞片肾形，膜质，淡黄褐色，纵脉明显，基部楔形，先端尖尾状，背面生白色粗毛，宿萼唇形，上唇宽广，先端微3裂，下唇2裂，裂片尖三角形，外面有粗毛。花冠及雄蕊都已脱落。宿萼内有小坚果4枚，棕色，有光泽。果实卵圆形，棕色，尖端有白色突起，坚果遇水后，表面能形成白色黏液层。体轻质脆，微有清香气，味淡。

用法用量

内服：煎汤，6～15克，大剂量可用至30克；熬膏或入丸、散。外用：煎水洗或捣敷。

方剂选用

（1）治瘰疬：夏枯草300克，水1.2升，煎至七分，去滓，服食。煎浓膏服，并涂患处，多服益善。

（2）治乳痈初起：夏枯草、蒲公英各等份，酒煎服，或作丸亦可。

（3）治肝虚目睛疼、冷泪不止、筋脉痛及眼畏光怕日：夏枯草25克、香附子50克，共研为末，每次服5克，腊茶调下。

（4）治血崩不止：夏枯草研为末，用米汤调下。

（5）治赤白带下：夏枯草花，开时采，阴干研为末，每次服10克，饭前用米汤调饮。

注意事项

脾胃虚弱者慎服。

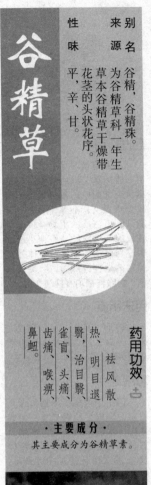

谷精草

别名　谷精，谷精珠。

来源　为谷精草科一年生草本谷精草干燥带花茎的头状花序。

性味　平，辛，甘。

药用功效

祛风散热、明目退翳，治目翳、雀盲、头痛、齿痛、喉痹、鼻衄。

·主要成分·

其主要成分为谷精草素。

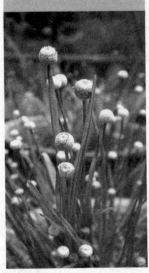

植物形态

一年生草本，呈莲座状。须根多数，细软，稠密；无茎。叶基生，线状披针形，长6～20厘米，中部宽3～4毫米，先端稍钝，无毛。花茎多数，簇生，长可达25厘米，鞘部筒状，上部斜裂；头状花序半球形，直径5～6毫米，总苞片倒卵形，苞片膜质，楔形，于背面的上部及边缘密生白色棍状短毛；花单性，生于苞片腋内，雌雄花生于同一花序上，有短花梗；雄花少数，生于花序中央，萼片愈合成佛焰苞状，倒卵形，侧方开裂。先端3浅裂，边缘有短毛；花瓣连合成倒圆锥形的管，先端3裂，裂片卵形，上方有黑色腺体1枚，雄蕊6，花药圆形，黑色；雌花多数，生于花序周围，几无花梗，花瓣3，离生，匙状倒披针形，上方的内面有黑色腺体1枚，质厚；子房3室，各室具1胚珠，柱头3裂。蒴果3棱状球形。种子为长椭圆形，有毛茸。花、果期为6～11月。

生长特性

生长于水稻田或池沼边潮湿处，分布于安徽、江苏、浙江、广东、江西、湖南、湖北、贵州、云南、陕西等地。

采集方法

9～10月采收，将花茎拔出，除去泥杂，晒干。

药材性状

其为带花茎的头状花序。花序呈扁圆形，直径4～5毫米；底部有鳞片状浅黄色的总苞片，紧密排列呈盘状；小花30～40朵，灰白色，排列甚密，表面附有白色的细粉；用手搓碎后，可见多数黑色小粒及灰绿色小形种子。花序下连一细长的花茎，长15～18厘米，黄绿色，有光泽；质柔，不易折断；臭无，味淡，久嚼则成团。

药理作用

谷精草水浸剂（1∶6）在试管内对奥杜益氏小芽孢癣菌、铁锈色小芽孢癣菌等均有不同程度的抑制作用。毛谷精草水浸剂也对絮状表皮癣菌、羊毛状小芽孢癣菌、须疱癣菌、石膏样小芽孢癣菌等皮肤真菌有抑制作用（试管内双倍稀释法）。谷精草（品种未鉴定）煎剂（100%）对绿脓杆菌作用较强，有效浓度为1∶320（试管法），对肺炎球菌和大肠杆菌作用弱。

用法用量

内服：煎汤，9～12克；研末入丸、散。外用：煎汤外洗；将烧剩下的物质研末外撒，或研成末吹鼻、烧烟熏鼻。

方剂选用

（1）治风热目翳、夜晚视物不清：谷精草50克，鸭肝1具（如无鸭肝可用白豆腐），酌加开水炖1小时，饭后服，每日1次。

（2）治目中翳膜：谷精草、防风等份，共研为末，用米汤饮服之。

（3）治小儿痘疹眼中生翳：谷精草50克，生蛤粉2.5克，黑豆皮10克，白芍15克（酒微炒），共研为细末；用猪肝一叶，以竹刀切成片，将药末掺在内，以草绳缚定，放瓷器内用慢火煮熟，食之，不拘时，连汁服，服1～2个月。

注意事项

血虚目疾者慎服。忌用铁器煎药。

天花粉

别名

天瓜粉，花粉，栝蒌根，瑞雪，白药。

来源

为葫芦科多年生草质藤本植物栝蒌的干燥根。

性味

微寒，甘，微苦。

药用功效 🪴

清热生津、消肿排脓，润肺化痰、用于热病烦渴，肺热燥咳、内热消渴、疮疡肿毒。

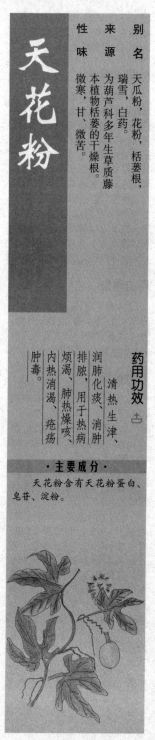

·主要成分·

天花粉含有天花粉蛋白、皂苷、淀粉。

植物形态

多年生草质藤本，长可达10米。块根横生，肥厚，多为圆柱形或长纺锤形。茎攀援，多分枝，表面有浅纵沟，光滑无毛；卷须腋生，细长，先端2歧。叶互生；叶片近圆形或近心形，常为5~7浅裂或中裂，少为3裂，裂片倒卵形、矩圆形、椭圆形至矩圆状披针形，先端急尖或短渐尖，边缘有疏齿或再作浅裂，幼时两面疏生柔毛，老时下面有粗糙斑点。花单性，雌雄异株；总状花序，有时单生；萼筒状，萼片5片，线形，稍反卷；花冠白色，裂片5片，倒卵形，先端细裂成流苏状；雄蕊3个，花丝长4~6毫米；雌花单生，萼、瓣与雄花略同；子房下位，长卵形，花柱长，柱头3深裂，呈丝状。瓠果卵圆形至广椭圆形，熟时橙黄色，光滑。种子多数，扁平，长方卵形或圆卵形，边缘有线纹状形成窄边，熟时黄棕色。花期为6~8月，果期为9~10月。

生长特性

生长于山坡草丛、林边、阴湿山谷中。我国大部分地区均有分布。

采集方法

本品可秋冬两季采挖，洗净，除去外皮，切段或纵剖成瓣，干燥，撞去外表的黄色层使成白色或用硫黄熏白。

药材性状

干燥根呈不规则的圆柱形、纺锤形或瓣块状，长8~16厘米，直径1.5~5.5厘米。表面黄白色至淡棕色，皱缩不平，具有陷下的细根痕迹。质结实而重，粉质，不易折断。纵剖面白色，有黄色条状的维管束；横断面白色，散有淡棕色导管群条痕。其气微，味淡后微苦。

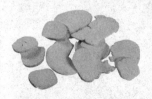

药理作用

本品有抗早孕、致流产作用；能抑制艾滋病病毒在被感染免疫细胞中的复制繁衍；能减少小鼠艾氏腹水癌的腹水；能抑制蛋白质的生物合成；对四氧嘧啶诱导的高血糖小鼠有明显降血糖作用。煎液体外实验对溶血性链球菌、肺炎双球菌、白喉杆菌均有抑制作用。

用法用量

内服：煎汤，9~15克；研末入丸、散。外用：研末撒布或调敷。

方剂选用

（1）治大渴：深掘大天花粉根，削皮至白肉处止，切成寸段，水浸一日一夜，易水经五日取出舂烂研碎之，以绢袋滤之，粉末晒干。用白开水调服，每日3~4次，亦可作粉粥。

（2）治黑疸危疾：天花粉500克，捣取汁0.6升，顿服，以有黄水从小便出为度，如不出则再喝。

（3）治小儿忽发黄（面目皮肉并黄）：生天花粉捣取汁0.2升，蜂蜜100克，加热相和，分两次服下。

注意事项

脾胃虚寒、大便溏泄者慎服。反乌头。少数病人可出现过敏反应。

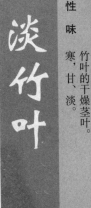

淡竹叶

别　名　山鸡米，竹麦冬，长竹淡竹叶。

来　源　为禾本科多年生草本淡竹叶的干燥茎叶。

性　味　寒，甘、淡。

药用功效　清热除烦，利尿。用于治疗热病烦渴、小便赤涩淋痛、口舌生疮。

·主要成分·

本品含三萜化合物，其主要成分为芦竹素、印白茅素、蒲公英赛醇和无羁萜等。

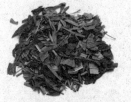

植物形态

多年生草本，高 40～90 厘米。根壮茎粗短，坚硬。须根稀疏，黄白色，其近顶端或中部膨大，形似纺锤块根。秆纤弱，多少木质化。叶尖端渐尖，基部呈圆形或楔形，无柄或有短柄。叶脉平行，小横脉明显。圆锥花序，分枝稀疏，小穗条状披针形，具极短的柄，排列稍偏于穗轴的一侧，颖片矩圆形，边缘呈膜质，第一颖短于第二颖；外稃较颖片长，先端呈短芒，内稃较外稃短。颖果纺锤形。花期为 7～9 月，果期为 10 月。

生长特性

生于林下或沟边阴湿处。分布于浙江、江苏、湖南、湖北、广东。

采集方法

6～7 月未开花时采收，切除须根，晒干。

药材性状

茎呈圆柱形，长 25～75 厘米，直径 1.52 毫米，有节，表面淡黄绿色，断面中空。叶鞘开裂。叶片铍针形，有的皱缩卷曲；表面浅绿色或黄绿色。叶脉平行，具横行小脉，形成长方形的网格状，下表面尤为明显。其体轻，质柔韧，气微，味淡。

药理作用

①解热作用：对人工发热的大白鼠经口给予淡竹叶 1～20 克／千克有退热作用，有效成分溶于水而难溶于醇。②利尿作用：淡竹叶的利尿作用较猪苓、木通等为弱，但其增加尿中氯化物量的排泄则比猪苓等强。

用法用量

内服：煎汤，9～15 克。

方剂选用

（1）治尿血：淡竹叶、白茅根各 15 克，水煎服，每日 1 剂。

（2）治热淋：淡竹叶 20 克，灯芯草 15 克，海金沙 10 克，水煎服，每日 1 剂。

注意事项

无实火、湿热者慎服，体虚有寒者禁服。

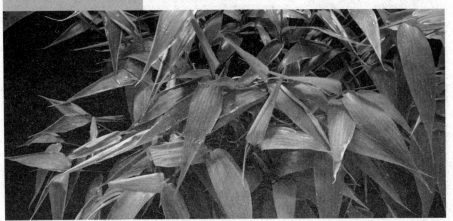

莲子心

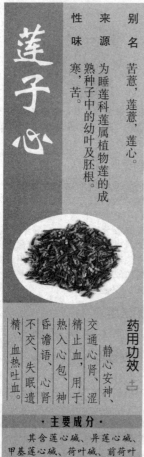

别名 苦薏，莲薏，莲心。

来源 为睡莲科莲属植物莲的成熟种子中的幼叶及胚根。

性味 寒，苦。

药用功效 古

静心安神、交通心肾、涩精止血，用于热入心包、神昏谵语、心肾不交、失眠遗精、血热吐血。

· 主要成分 ·

其含莲心碱、异莲心碱、甲基莲心碱、荷叶碱、前荷叶碱等多种生物碱，还含黄酮、多聚糖、蛋白质、核酸、葡萄糖、叶绿素等。

植物形态

多年生水生草本；根状茎横生，长而肥厚。叶圆形，高出水面，直径25～90厘米，全缘或稍呈波状，上面粉绿色，下面叶脉从中央射出，有1～2次叉状分枝。花单生于花梗顶端，花梗与叶柄等长或稍长；花直径10～20厘米；萼片4～5片，早落；花瓣多数红色、粉红色或白色；花瓣椭圆形或倒卵形，长5～10厘米，宽3～5厘米；雄蕊多数，花药条形，花丝细长，着生于花托之下；心皮多数，离生，嵌生于花托穴内，子房椭圆形，花柱极短。花后结"莲蓬"，倒锥形，有小孔20～30个；花托一果期膨大。坚果椭圆形或卵形，长1.5～2.5厘米；种子卵形或椭圆形，种皮红色或白色。花期为7～8月，果期为9～10月。

生长特性

分布于湖南、湖北、福建、江苏、浙江等地。

采集方法

秋季采收莲子时，从莲子中剥取绿色胚（莲心），晒干。

药材性状

本品略呈细棒状，长1～1.4厘米，直径约0.2厘米。幼叶绿色，一长一短，卷成箭形，先端向下反折，两幼叶见可见细小胚芽。胚根圆柱形，长约3毫米，黄白色。其质脆，易折断，断面有数个；气微，味苦。

药理作用

本品的水煎剂有降压作用；所含甲基莲心碱还能抗心律失常。莲心总碱有抗心肌缺血作用。

用法用量

内服：煎汤，1.5～3克；入散剂。

方剂选用

（1）治太阴温病、发汗过多、神昏谵语者：玄参心15克，莲子心2.5克，竹叶卷心10克，连翘心10克，犀角尖10克（磨、冲），麦冬15克，水煎服。

（2）治劳心吐血：莲子心、糯米各适量，共研为细末，酒调服。

（3）治遗精：莲子心一撮，研为末，八层砂0.5克，和匀，每次服5克，白开水调下，日服两次。

注意事项

脾胃虚寒者慎用。

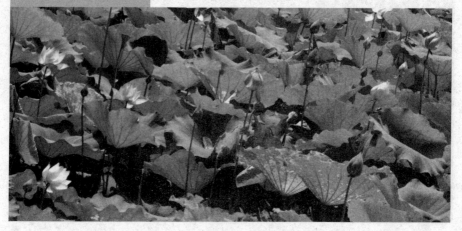

鸭跖草

别名

鸡舌草，碧竹子，碧蝉花，青耳环花。

来源

为鸭跖草科一年生草本植物鸭跖草的干燥地上部分。

性味

寒，甘，淡。

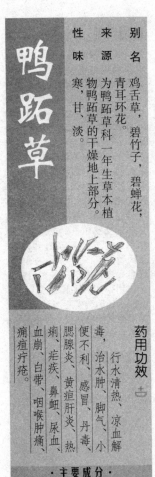

药用功效

行水清热、凉血解毒，治水肿、脚气、小便不利、感冒、丹毒、热痢、疟疾、黄疸肝炎、腮腺炎、鼻衄、尿血、血崩、白带、咽喉肿痛、痈疽疔疮。

·主要成分·

本品含花色素糖苷类，其主要成分为飞燕草素、飞燕草素双葡萄糖苷、蓝鸭跖草苷等，还含氨基酸、黏液质、鸭跖草黄酮苷、多聚肽等。

·药理作用·

本品水煎剂有明显解热作用，在体外对金黄色葡萄球菌有抑制作用。

·用法用量·

内服：煎汤，15～25克(鲜品100～150克，大剂量可用至250～350克)或捣汁。外用：捣敷或捣汁点喉。

·注意事项·

脾胃虚弱者，用量宜少。

植物形态

1年生草本，高15～60厘米。多须根，茎多分枝，具纵棱，基部匍匐，上部直立，仅叶鞘及茎上部被短毛。单叶互生，无柄或近无柄，带肉质；叶片卵状披针形，长4～10厘米，宽1～3厘米，先端渐尖，全缘，基部狭圆成膜质鞘。总状花序，花3～4朵，深蓝色，着生于二叉状花序柄上的苞片内；苞片心状卵形，长约2厘米，折叠状，端渐尖，全缘，基部浑圆，绿色；花被6片，2列，绿白色，小形，萼片状，卵状披针形，基部有爪，后2片深蓝色，成花瓣状，卵圆形，基部亦具爪；雄蕊6个，后3枚退化，前3枚发育。蒴果椭圆形，压扁状，成熟时裂开。种子呈三棱状半圆形，暗褐色，有皱纹而具窝点，长2～3毫米。花期为7～9月，果期为9～10月。

生长特性

生田野间，全国大部分地区有分布。

采集方法

本品6～7月采收，鲜用或晒干。

药材性状

本品长可达60厘米，黄绿色或黄白色，较光滑。茎有纵棱，直径约0.2厘米，多有分枝或须根，节稍膨大，节间长3～9厘米；质柔软，断面中心有髓。叶互生，多皱缩、破碎，完整叶片展平后呈卵状披针形或披针形，长3～9厘米，宽1～25厘米；先端尖，全缘，基部下延成膜质叶鞘，抱茎，叶脉平行。聚伞花序，总苞心状卵形，折合状，边缘不相连；花多脱落，总苞佛焰苞状，心形，两边不相连；花瓣皱缩，蓝色。气微，味淡。

方剂选用

(1) 治小便不通：鸭跖草50克，车前草50克，捣汁，加少许蜂蜜，空腹服之。

(2) 治五淋、小便刺痛：鲜鸭跖草枝端嫩叶200克，捣烂，加开水一杯，绞汁调蜂蜜内服，每日3次。体质虚弱者药量酌减。

(3) 治赤白下痢：鸭跖草适量，煎汤日服之。

(4) 治高血压：鸭跖草50克，蚕豆花15克，水煎，当茶饮。

(5) 治水肿、腹水：鲜鸭跖草150克，水煎服，连服数日。

(6) 治鼻衄：鸭跖草煎汤，日服3次。

(7) 治喉痹肿痛：鸭跖草点之，或用鸭跖草100克，洗净捣汁，频频含服。

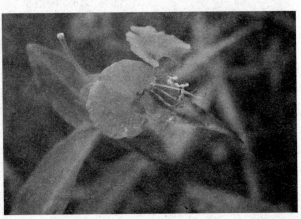

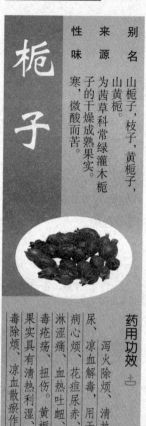

栀子

别名 山栀子，枝子，黄栀子，山黄栀。

来源 为茜草科常绿灌木栀子的干燥成熟果实。

性味 寒，微酸而苦。

药用功效 泻火除烦、清热利尿、凉血解毒，用于热病心烦、花疸尿赤、血淋涩痛、血热吐衄、火毒疮疡、扭伤。黄栀子果实具有清热利湿、解毒除烦、凉血散瘀作用。

·主要成分·

本品含环烯醚萜苷类，主要成分为异栀子苷、去羟栀子苷、山栀子苷等，尚含绿原酸、熊果酸等多种有机酸、栀子素等黄酮类、藏红花素等三萜类。

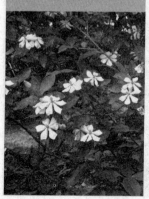

植物形态

其常绿灌木，高达2米。小枝绿色，幼时被毛，后近无毛。叶对生或3叶轮生，叶片革质，长椭圆形或倒卵状披针形，长5～14厘米，宽2～7厘米，全缘；托叶2片，通常连合成筒状包围小枝。花单生于枝端或叶腋，白色，芳香；花萼绿色，圆筒状；花冠高脚碟状，裂片5或较多；子房下位。5～6月开花，乳白色，花香味浓烈；7月落果，果卵形，初时为青绿色，成熟时为黄红色，有纵向的六棱角，挂果期可达数月。果实椭圆形或长卵圆形，长1.5～3.5厘米，直径1～1.5厘米。表面红黄色或棕红色，具翅状纵棱5～8条，两棱间有纵脉1条，顶端有宿萼。果皮薄而脆；种子多数，扁长圆形，暗红色或红黄色。

生长特性

常生于低山温暖的树林中或荒坡、沟旁、路边，分布于江苏、浙江、湖南、江西、广东、广西、云南等地。

采集方法

10月间果实成熟、果皮呈黄色时采摘，除去果柄及杂质，晒干或烘干。亦可将果实放入明矾水中微煮，或放入蒸笼内蒸半小时，取出，晒干。

药材性状

本品呈长卵圆形或椭圆形，长1.5～3.5厘米，直径1～1.5厘米。表面红黄色或棕红色，具6条翅状纵棱，棱间常有1条明显的纵脉纹，并有分枝。顶端残存萼片，基部稍尖，有残留果梗。果皮薄而脆，略有光泽，具2～3条隆起的假隔膜。种子多数，扁卵圆形，集结成团，深红色或红黄色，表面密具细小疣状突起。气微，味微酸而苦。

药理作用

①利胆作用：栀子水提取液及醇提取液给予家兔口服，对输胆管导出的胆汁量及固形成分无影响，但有人用同样制剂注射于家兔，15～30分钟胆汁分泌开始增加，持续1小时以上。②镇静、降压作用：栀子煎剂和醇提取液对麻醉或不麻醉猫、大白鼠和兔，不论口服或腹腔注射，均有持久性降压作用，静脉注射降压迅速而维持时间短，其降压部位似在延脑副交感中枢。③抗微生物作用：栀子水浸液在体内对许兰氏黄癣菌、腹股沟表皮癣菌、红色表皮癣菌等多种真菌有抑制作用，其水煎剂15毫克/毫升能杀死钩端螺旋体；在体外，栀子煎剂能使血吸虫停止活动，煎剂对细菌生长无抑制作用。

用法用量

内服：煎汤，10～20克；研末入丸、散。外用：研末或调敷。

方剂选用

（1）治感冒高烧：栀子根60克，山麻村根30克，鸭脚村二层皮60克，红花婆根30克，煎服。

（2）治黄疸性肝炎：栀子根30～60克，加瘦肉煮食，半月左右黄疸可退。

（3）治痢疾：用栀子根同冰糖炖服，效果很好，连服7天见效。

（4）治眼红肿痛：用栀子叶、菊花各9克，黄芩、龙胆、甘草各6克，用水煎服，连服15天。

（5）治气管炎：栀子10克，鲜栀子根30克，水煎服。

（6）治声音暗哑：栀子花5～7朵，沸水冲泡，代茶饮。

注意事项

脾虚便溏，胃寒作痛者忌服。

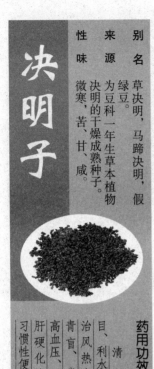

决明子

别名　草决明，马蹄决明，假绿豆。

来源　为豆科一年生草本植物决明的干燥成熟种子。

性味　微寒，苦、甘、咸。

药用功效　清肝明目、利水通便，治风热赤眼、雀目、青盲，治高血压、肝炎、肝硬化腹水、习惯性便秘。

·主要成分·

新鲜种子含大黄酚、大黄素甲醚、芦荟大黄素、大黄酸、大黄素葡萄糖苷、大黄素蒽酮、大黄素甲醚、决明素、橙黄决明素，以及新月孢子菌玫瑰色素、决明松、决明内酯，另含维生素A。

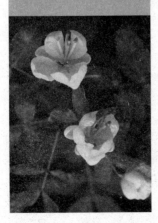

植物形态

一年生半灌木状草本，高0.5～2米，茎直立，上部多分枝，全体被短柔毛。叶互生；双数羽状复叶；叶柄上面有沟，叶轴上2小叶间有腺体；托叶线状，早落；小叶3对，倒卵形，长2～6厘米，宽1.5～3厘米，先端圆形，有微突尖，基部广楔形或近圆形，一边倾斜，全缘，上面近无毛，下面被柔毛。花腋生，成对；总花梗长约1厘米，被柔毛；萼片5，卵圆形，外面被柔毛；花瓣5，倒卵形或椭圆形，具短爪，黄色；雄蕊10个，上面3枚退化，下面7枚发育完全；子房细长，弯曲，被毛，具柄，花柱极短，柱头头状。荚果线形，略扁，弓形弯曲，长15～24厘米，直径4～6毫米，被疏柔毛。种子多数，菱形，灰绿色，有光亮。花期为6～8月，果期为8～10月。

生长特性

野生于山坡、河边，或栽培，全国大部分地区有分布。

采集方法

秋季果实成熟后采收，将全株割下或摘下果荚，晒干，打出种子，扬净荚壳及杂质，再晒干。

药材性状

种子为棱方形或短圆柱形，两端平行倾斜，长3～7毫米，宽2～4毫米。表面绿棕色或暗棕色，平滑有光泽。一端较平坦，另端斜尖，背腹面各有1条突起的棱线，棱线两侧各有1条斜向对称而色较浅的线形凹纹。质坚硬，不易破碎。种皮薄，子叶2片，黄色，呈"S"形折曲并重叠；味微苦。

药理作用

①降血压作用：决明子的水浸液、醇－水浸液、醇浸液对麻醉犬、猫、兔等皆有降压作用。②抗菌作用：种子的醇提取物对葡萄球菌、白喉杆菌、伤寒杆菌、副伤寒杆菌、大肠杆菌等均有抑制作用，而水提取物则无效，水浸剂（1∶4）在试管中对某些皮肤真菌有不同程度的抑制作用。

用法用量

内服：煎汤，6～15克，大量可用至30克；研末；泡茶饮。外用：研末调敷。

方剂选用

（1）治失明、目中无他、无所见，如绢中视：决明子2000克，捣筛，煮粥服用。忌与鱼、蒜、猪肉同食用。

（2）治目赤肿痛：决明子炒研，茶调，敷两太阳穴，干则易之。亦治头风热痛。

（3）治雀目：决明子100克，地肤子50克，捣细为散，每餐饭后以清粥饮调下5克。

（4）治眼补肝、除暗明目：决明子1升，蔓荆子1升（用好酒5升，煮至酒尽，曝干），上药共捣细为散，每次服10克，以温开水调下，饭后及临睡前服。

（5）治急性结膜炎：决明子、菊花各15克，蔓荆子、木贼各10克，水煎服。

（6）治高血压：决明子25克，炒黄，水煎代茶饮。

（7）治小儿疳积：草决明子15克，研末；鸡肝1副，捣烂；以白酒少许调和成饼，蒸熟服。

注意事项

脾胃虚寒及便溏者慎服。

萝芙木

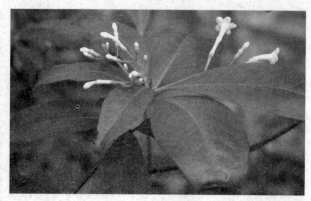

别名 山辣椒，山马蹄，山胡椒，羊姆奶，毒狗药，假鱼胆，萝芙藤，假辣椒，鱼胆木，刀伤药，萝芙木的根。

来源 夹竹桃科植物萝芙木的根。

性味 寒，苦。有小毒。

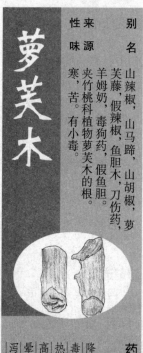

药用功效

清风热、消肿、降肝火、解毒，治感冒发热、咽喉肿痛、高血压头痛眩晕、痧症腹痛吐泻、风痒疮疥。

·主要成分·

根中分离出利舍平、阿吗碱、萝莱碱、蛇根亭碱、阿吗灵、山马蹄碱、萝芙木甲素、锥洛斯明碱、霹雳萝芙辛碱、一种单萜类生物碱等多种生物碱。萝芙木中还含熊果酸0.2%。

·方剂选用·

（1）治感冒头痛、身骨痛：萝芙木、土茯苓、土甘草各100克，煎汤，每日3次服完。

（2）治腰痛：萝芙木根50克，泡酒服。

（3）治高血压：萝芙木根50克，煨水服。

（4）治喉痛：萝芙木根适量，切细，煎服。

（5）治高血压、头痛、失眠、眩晕、高热、胆囊炎、跌打损伤、毒蛇咬伤：萝芙木根15克，煎服。

植物形态

萝芙木灌木，高1～2米，全体平滑无毛。小枝淡灰褐色，疏生圆点状的皮孔。叶通常3～4片轮生，稀对生，质薄而柔，长椭圆状披针形，长4～14厘米，宽1～4厘米，先端长尖，基部楔形，全缘或略带波状，上面绿色，下面淡绿色；叶柄细而微扁。聚伞花序呈三叉状分歧，腋生或顶生；总花梗纤细，长2～4厘米，花梗丝状，长约5毫米；总苞片针状或三角状，花萼5深裂，裂片卵状披针形，绿色；花冠白色，呈高脚碟状，上部5裂，雄蕊5；花盘环状；子房由2枚离生心皮所组成，花柱圆柱形，柱头短棒状而微扁。果实核果状，离生或合生，卵圆形至椭圆形，熟后紫黑色。种子1颗。花期为5～7月，果期为4月至翌年春季。

生长特性

生于低山区丘陵地或溪边的灌木丛及小树林中，分布于广西、广东、云南、贵州等地。

采集方法

本品定植2～3年便可采挖，以10月份采收生物碱含量较高。先离地面10厘米左右砍断茎秆，清除枝叶，将根挖出，抖去泥土，粗根切成1厘米厚的薄片，细根砍成短节，晒干即成。

药材性状

根为圆柱形，长15～30厘米，直径1～3厘米，主根下常有数分枝。表面灰棕色或淡棕色，具不规则的纵沟和脊线，栓皮易脱落，露出暗棕色皮部或皮部脱落露出黄色木部。质坚硬，切断面皮部窄，棕色，木部占极大部分，淡黄色，年轮明显。其气微，味极苦。

药理作用

①降压作用：从萝芙木中提取出的利舍平能降低血压和减慢心率，作用非常缓慢、温和而持久。②镇静作用：对中枢神经系统具有持久性的安定作用，应用较大剂量可产生无力、安静、睡眠，但睡眠不深，易唤醒，脑电波检查，并不出现睡波，即使增大剂量，也不出现麻醉，其中枢作用可能与它在脑组织内释放5-羟色胺或去甲肾上腺素有关。③从萝芙木中提取的山马蹄碱为水溶性季铵，有阻断神经节和箭毒样作用，不具有抗肾上腺素作用。

用法用量

内服：煎汤，25～50克。

注意事项

有胃病及气血虚象者忌用。

野牡丹

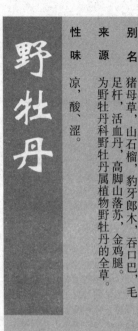

别名

猪母草，山石榴，活血丹，豹牙郎木，高脚山落苏，金鸡腿，吞口巴，毛足杆，

来源

为野牡丹科野牡丹属植物野牡丹的全草。

性味

凉，酸，涩。

药用功效 ⊥

清肝、明目、泻痢、杀虫、止血，主治食积、外伤出血、蛔血、肝炎、跌打肿痛、咯血、吐血、便血、月经过多、产后腹痛、白带、乳汁不下、崩漏、血栓性脉管炎、肠痈、疮肿、毒蛇咬伤。

· 主要成分 ·

叶含水不溶性黄酮、水溶性黄酮苷、鞣质、游离多元酚、有机酸、氨基酸等，不含生物碱。

· 注意事项 ·

孕妇慎服。

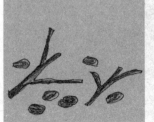

植物形态

常绿灌木，高 1～5 米。茎密被紧贴鳞片状粗毛。叶对生，阔卵形，长 5～14 厘米，宽 3～7 厘米，先端短尖，基部狭心形，主脉 5～7 条，上面密被紧贴的粗毛，下面密被长柔毛；叶柄长 1～2 厘米，紫色，被粗毛。花大而美丽，紫红色，通常 3 朵聚生于枝梢，有时单生或 5 朵聚生；苞片卵形至披针形，短于萼管或与萼等长；萼密被披针形、紧贴的鳞片状粗毛，裂片披针形与萼管等长；花瓣 5；雄蕊 10，花丝淡黄色，其中 5 枚具有紫色的药及延长的药隔，其他 5 枚花药黄色，线形，药隔不延长；雌蕊 1，子房下部与萼管合生，上部密被柔毛，5 室，胚珠多数，中轴胎座，花柱紫红色，柱头头状。蒴果多肉质，长圆形，壶状，长 1 厘米许，外被贴伏的鳞片状粗毛，不规则开裂。种子多数，黑色。花期为 7 月，果期为 10 月。

生长特性

本品生于山坡、旷野，分布于浙江、广东、广西、福建、四川、贵州等地。

采集方法

本品秋季采挖全株，洗净，切碎，晒干。

药材性状

根粗细不一，为圆柱形或椭圆形的段状。切面黄白色，周围粗糙红棕色。果实长圆形，有的不规则开裂。种子弯曲，黑色。鲜叶片长卵形或卵形，主脉 5～7 条，全缘，两面均被毛。其气微，微淡。

药理作用

野牡丹口服液体外对痢疾杆菌和大肠杆菌均有抑制作用；对离体兔肠的蠕动有明显的抑制作用；对蓖麻油和番泻叶引起的小鼠腹泻均有抑制作用。

用法用量

内服：煎汤，9～15 克；或研末，或泡酒，或绞汁。外用：捣敷；研磨倒敷；煎汤洗或口嚼（叶）敷。

方剂选用

（1）治跌打损伤：野牡丹 50 克，金樱子根 25 克，和猪瘦肉酌加红酒炖服。

（2）治膝盖肿痛：野牡丹 40 克，忍冬藤 15 克，水煎服，日服两次。

（3）治痈肿：鲜野牡丹叶 100 克，水煎服，渣捣烂外敷。

（4）治耳痛：野牡丹 50 克，猪耳 1 个，水煎服。

（5）治蛇头疔：野牡丹 30 克，和猪肉炖服。

（6）治乳汁不通：野牡丹 50 克，猪瘦肉 200 克，酌加酒水炖服。

（7）解木薯中毒：野牡丹叶或根 150 克，煎服。

（8）治月经过多、红白痢疾、腹泻：野牡丹干根 100 克，水煎服，日服两次。

（9）治风湿性关节炎：野牡丹根 100 克，夏枯草 25 克，酒 100 毫升，炖，分两次服。

苦丁茶

别名　大叶茶，苦灯茶。

来源　来源为冬青科植物大叶冬青的叶。

性味　寒，甘、苦。

药用功效 ✤

散风热、清头目、除烦渴，用于头痛、目赤、齿痛、热病烦渴、痢疾。

·主要成分·

本品含熊果酸（ursolicacid）、β-香树脂醇（β-amyrin）、羽扇醇（lupeol）、蒲公英赛醇（taraxerol）等。

·方剂选用·

（1）治口腔炎：大叶冬青叶30克，水煎咽下。

（2）治烫伤：大叶冬青叶适量，水煎外洗，并用叶研粉，茶油调涂。

（3）治外伤出血：鲜苦丁茶捣烂绞汁涂搽；干叶研细末，麻油调搽。

·注意事项·

孕妇慎服。

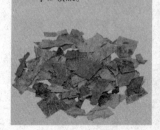

植物形态

常绿乔木，高达20米，胸径约60厘米。树皮赭黑色或灰黑色，粗糙有浅裂，枝条粗大，平滑，新条有棱角。叶革质而厚，螺旋状互生，长椭圆形或卵状长椭圆形，长8～28厘米，宽4.5～9厘米，先端锐尖，或稍圆，基部宽楔形或圆形，边缘有疏锯齿，中脉上面凹入，下面隆起。花序簇生叶腋，圆锥状；花4数；雄花序每枝3～9花，花萼裂片圆形，花冠反曲，花瓣卵状长圆形，基部稍结合，雄蕊与花冠等长；雌花序每枝有1～3花，花瓣卵形，子房卵形。果球形，直径约7毫米，红色，外果皮厚，平滑，宿存柱头盘状；分核4颗，长圆状椭圆形，背部有3条纵脊，内果皮骨质。花期为4～5月，果期为6～11月。

生长特性

生于山坡、竹林、灌木丛中，分布于长江下游及福建等地。

采集方法

本品全年可采收，除去杂质，干燥。

药材性状

叶呈卵状长圆形或长椭圆形，有的破碎或纵向微卷曲，长8～17厘米，宽4.5～7.5厘米；先端锐尖或稍圆，基部钝，边缘具疏齿；上面黄绿色或灰绿色，有光泽，下表面黄绿色；叶柄粗短，长15～20厘米；革质而厚；气微，味微苦。

药理作用

其具有增强和调节机体免疫的功能；对多种细菌有抑制作用，广泛应用于抗菌消炎；有明显的降血压作用；能够减脂降糖，可用于治疗心脑血管疾病。此外，本品还有利排毒、抗疲劳、抗癌、防衰老等作用。

用法用量

内服：煎汤，3～9克；研末入丸剂。外用：煎水熏洗或涂擦。

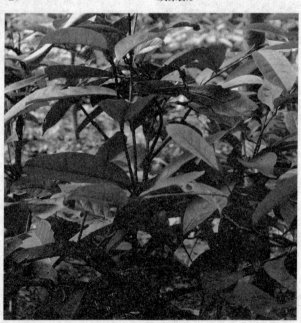

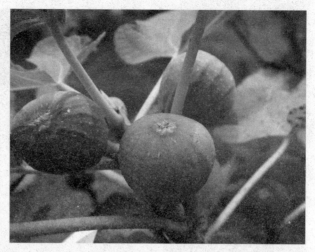

无花果

别名

驮驿，阿驿，底珍，天生子，映日果，优昙钵，品仙果。

来源

桑科无花果属植物无花果的聚花果。

性味

凉，甘。

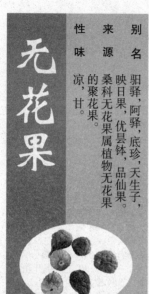

药用功效

清热生津、解毒消肿，主治肠炎、痢疾、便秘、喉痛、痈疮疥癣，还有利咽喉、开胃驱虫之功效。

健胃清肠

·主要成分·

本品含枸橼酸、延胡索酸、琥珀酸、丙二酸、脯氨酸、草酸、苹果酸、莽草酸、奎尼酸、生物碱、苷类、糖类、无花果朊酶等。

·方剂选用·

（1）治咽喉刺痛：干无花果研末，吹喉。

（2）治肺热声嘶：干无花果25克，水煎，调冰糖服。

（3）治痔疮、脱肛、大便秘结：鲜无花果生吃，或用干果10个，猪大肠一段，水煎服。

（4）治久泻不止：干无花果7个，水煎服。

（5）治疝气：干无花果2个，小茴香10克，水煎服。

·注意事项·

中寒者忌食。

植物形态

无花果为落叶灌木或小乔木，高可达10米。全株具乳汁；多分枝，小枝粗壮，表面褐色，被稀短毛。叶互生；叶柄长2～5厘米，光滑或有长毛；倒卵形或近圆形，长10～24厘米，宽8～22厘米，3～5裂，裂片通常倒卵形，边缘有不规则钝齿，掌状叶脉明显，上面深绿色，粗糙，下面密生细小钟乳体及黄褐色短柔毛，基部浅心形，基生脉3～5条。雌雄异株，隐头花序；花序托单生于叶腋间，梨形，成熟时长5～8厘米，带绿色或褐青色，光滑，肉质而厚。雄花生于花托近口处苞片间，花被2～6片，线形，雄蕊1个，丝状，花柄细长，长倍于花被；雌花花被4片，广线形，子房上位，椭圆形，与花被片等长，瘦果三棱状卵形，胚乳丰富，胚弯曲。花期为夏至。隐花果成熟期为秋季。

生长特性

本品各地均有栽培。

采集方法

本品在7～10月果实呈绿色时，分批采摘；或拾取落地的未成熟果实，鲜果用开水烫后，晒干或烘干。

药材性状

干燥的花托呈倒圆锥形或类球形，长约2厘米，直径1.5～2.5厘米；表面淡黄棕色至暗棕色、青黑色，有波状弯曲的纵棱线；顶端稍平截，中央有圆形突起，基部较狭，带有果柄及残存的苞片。质坚硬，横切面黄白色，内壁着生众多细小瘦果，有时上部尚见枯萎的雄花。瘦果卵形或三棱状卵形，长1～2毫米，淡黄色，外有宿萼包被。气微，味甜。

药理作用

实验证明具有抗癌活性，并能激活机体的免疫机能。无花果汁能抑制大鼠移植性肉瘤、小鼠自发性乳癌，并能延缓移植性腺癌、骨髓性白血病、淋巴肉瘤之发展，使其退化。无花果水提取液经丙酮处理所得之物质对艾氏肉瘤有抑制作用。

用法用量

内服：煎汤，9～15克，大剂量可用至30～60克；生食1～2枚。外用：煎水洗、研末调敷或吹喉。

清热解毒药

本节药物能清解热毒或火毒，主要用于痈肿疔毒、丹毒、热毒下痢、咽喉肿痛、癌肿等。

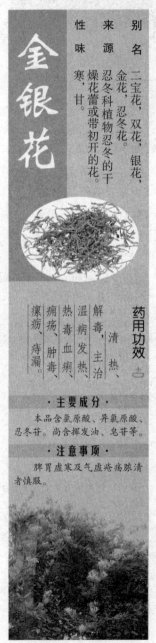

金银花

别名
二宝花，双花，金花，忍冬花，银花，忍冬苷。

来源
忍冬科植物忍冬的干燥花蕾或带初开的花。

性味
寒，甘。

药用功效
解毒，清热、主治温病发热、热毒血痢、痈疡、肿毒、瘰疬、痔漏。

· 主要成分 ·
本品含氯原酸、异氯原酸、忍冬苷。尚含挥发油、皂苷等。

· 注意事项 ·
脾胃虚寒及气虚疮疡脓清者慎服。

植物形态

多年生半常绿缠绕木质藤本，长达9米。茎中空，多分枝，幼枝密被短柔毛和腺毛。叶对生；叶柄长4～10厘米，密被短柔毛；叶纸质，叶片卵形、长圆卵形或卵状披针形，长2.5～8厘米，宽1～5.5厘米，先端短尖、渐尖或钝圆，基部圆形或近心形，全缘，两面和边缘均被短柔毛。花成对腋生，花梗密被短柔毛和腺毛；总花梗通常单生于小枝上部叶腋，与对柄等长或稍短，生于下部者长2～4厘米，密被短柔毛和腺毛；苞片2枚，叶状，广卵形或椭圆形，长约3.5毫米，被毛或近无毛；小苞片长约1毫米，被短毛及腺毛；花萼短小，萼筒长约2毫米，无毛，5齿裂，裂片卵状三角形或长三角形，先端尖，外面和边缘密被毛；花冠唇形，长3～5厘米，上唇4浅裂，花冠筒细长，外面被短毛和腺毛，上唇4裂片先端钝形，下唇带状而反曲，花初开时为白色，2～3天后变金黄色；雄蕊5，着生于花冠内面筒口附近，伸出花冠外；雌蕊1，子房下位，花柱细长，伸出。浆果球形，直径6～7毫米，成熟时蓝黑色，有光泽。花期为4～7月，果期为6～11月。

生长特性

金银花喜温暖湿润、阳光充足的气候，适应性很强，耐寒、耐旱、耐涝，平原、山区均能栽培，主产于山东、河南、湖南等省，以山东产的品质为最佳。

采集方法

5～6月，在晴天清晨露水刚干时摘取花蕾，摊席上晾晒或阴干，并注意翻动，否则容易变黑；忌在烈日下曝晒；宜保存于干燥通风处，防止生虫、变色。

药材性状

干燥花蕾呈长棒状，略弯曲，长2～3厘米，上部较粗，直径1.5～3毫米。外表黄色或黄褐色，被有短柔毛及腺毛。基部有绿色细小的花萼，5裂，裂片三角形，无毛。剖开花蕾，则见5枚雄蕊及1枚雌蕊。花冠唇形，雌雄蕊呈须状伸出。气芳香，味微苦。

药理作用

①抗菌作用：体外实验对多种细菌（伤寒杆菌、副伤寒杆菌、大肠杆菌、变形杆菌、绿脓杆菌、百日咳杆菌、霍乱弧菌、葡萄球菌、链球菌、肺炎双球菌、脑膜炎球菌等）均有抑制作用。②其他作用：给禁食大鼠服大量胆甾醇，如同时服金银花，则血胆甾醇水平较对照组为低，故金银花似能减少肠道对胆甾醇的吸收。

用法用量

内服：煎汤，10～20克；研末入丸、散。外用：捣敷。

方剂选用

（1）预防乙脑、流脑：金银花、连翘、大青根、芦根、甘草各15克，水煎，代茶饮，每日一剂，连服3～5天。

（2）治痢疾：金银花（入铜锅内，焙枯存挂）2千克，江痢以白蜜水调服，白痢以砂糖水调服。

（3）治痢疾：金银花（入铜锅内，焙枯存性）25克，红痢以白蜜水调服，白痢以砂糖水调服。

连翘

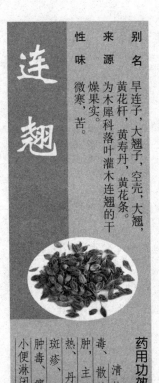

别名

旱连子，大翘子，空壳，大翘，黄花杆，大翘子，黄寿丹，黄花条，连花杆。

来源

为木犀科落叶灌木连翘的干燥果实。

性味

微寒，苦。

药用功效

清热解毒、散结消肿，主治温热、丹毒、痈疽、疮疡、斑疹、痈毒、瘰疬、小便淋闭。

·主要成分·

果实含连翘酚、甾醇化合物、皂苷（无溶血性）及黄酮醇苷类、马苷树脂醇苷等。果皮含齐墩果酸。青连翘含皂苷4.89%，生物碱0.2%。

·方剂选用·

治太阴风温、温热、温疫、冬温，初起但热不恶寒而渴者：连翘50克，金银花50克，苦桔梗30克，薄荷30克，竹叶20克，生甘草25克，芥穗20克，淡豆豉25克，牛蒡子30克，上杆为散，每次服30克，鲜苇根汤煎，香气大出时即取服，勿过煮。病重者约2时服1次，日服3次，夜服1次；轻者3小时服1次，日服3次，夜服用1次。

·注意事项·

脾胃虚弱、气虚发热、痈疽已溃、脓稀色淡者忌服。

植物形态

落叶灌木，高2～4米。枝开展或伸长，稍带蔓性，常着地生根，小枝梢呈四棱形，节间中空，仅在节部具有实髓。单叶对生，或成为3小叶；叶柄长8～20毫米；叶片卵形、长卵形、广卵形以至圆形，长3～7厘米，宽2～4厘米，先端渐尖、急尖或钝。基部阔楔形或圆形，边缘有不整齐的锯齿；半革质。花先叶开放，腋生，长约2.5厘米；花萼4深裂，椭圆形；花冠基部管状，上部4裂，裂片卵圆形。金黄色，通常具橘红色条纹；雄蕊2个，着生于花冠基部；雌蕊1个，子房卵圆形，花柱细长，柱头2裂。花期为3～5月，果期为7～8月。

生长特性

多丛生于山野荒坡间，分布于辽宁、河北、河南、山东、江苏、湖北、江西、云南、山西、陕西、甘肃等地。

采集方法

果实初熟或熟透时采收。初熟的果实采下后，蒸熟，晒干，尚带绿色，称为青翘；熟透的果实采下后晒干，除去种子及杂质，称为老翘。筛去种子作翘心用。晒干，生用。

药材性状

本品呈长卵形至卵形，稍扁，长1.5～2.5厘米，直径0.5～1.3厘米。表面有不规则的纵皱纹及多数凸起的小斑点，两面各有1条明显的纵沟。顶端税尖，基部有小果梗或已脱落。青翘多不开裂，表面绿褐色，凸起的灰白色小斑点较少；质硬；种子多数，黄绿色，细长，一侧有翘。老翘自顶端开裂或裂成两瓣，表面黄棕色或红棕色，内表面多为浅黄棕色，平滑，具一纵隔；质脆；种子棕色，多已脱落。气微香，味苦。

药理作用

①抗菌作用：连翘浓缩煎剂在体外有抗菌作用，可抑制伤寒杆菌、副伤寒杆菌、大肠杆菌、痢疾杆菌、白喉杆菌、霍乱弧菌、葡萄球菌、链球菌等。连翘在体外的抑菌作用与金银花大体相似，为银翘散中抗菌之主要成分。②其他作用：连翘能抑制洋地黄对鸽静脉注射的催吐作用，减少呕吐次数，但不改变呕吐的潜伏期，其镇吐效果与注射氯丙嗪2小时后的作用相仿。

用法用量

内服：煎汤，6～15克；研末入丸，散。外用：煎水洗。

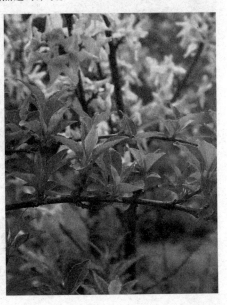

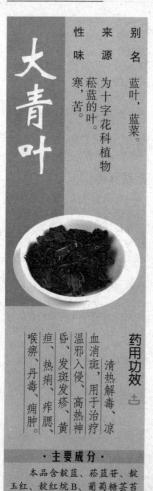

大青叶

别名 蓝叶，蓝菜。

来源 为十字花科植物菘蓝的叶。

性味 寒，苦。

药用功效

清热解毒、凉血消斑，用于治疗温邪入侵、高热神昏、发斑发疹、黄疸、热痢、痄腮、喉痹、丹毒、痈肿。

·主要成分·

本品含靛蓝、菘蓝苷、靛玉红、靛红烷B、葡萄糖芸苔素及挥发性成分等。

植物形态

二年生草本，株高50～100厘米；无毛或稍有柔毛，茎直立，上部多分枝，稍带粉霜。根肥厚，近圆锥形，直径2～3厘米，长20～30厘米，表面土黄色，具短横纹及少数须根。基生叶莲座状，叶片长圆形至宽倒披针形，长5～15厘米，宽1～4厘米，先端钝尖，基部箭形，半抱茎，全缘或有不明显锯齿。复总状花序生于枝端，萼片4片，绿色，花瓣4片，黄色，宽楔形，长3～4毫米，先端近平截。短角果矩圆形，扁平，无毛，边缘有翅，紫色。种子1枚，椭圆形，褐色。花期为4～5月，果期为5～6月。

生长特性

主产于河北、陕西、江苏、安徽等地。

采集方法

本品于7～9月采收叶片，晒干。

药材性状

其多为皱缩卷曲，有的破碎。完整叶片展平后呈长椭圆形至长圆状倒披针形；上表面暗灰绿色，有的可见色较深稍突起的小点；先端钝，全缘或微波状，基部狭窄下延至叶柄呈翼状；叶柄长4～10厘米，淡棕黄色。质脆。气微，味微酸、苦、涩。

药理作用

本品煎剂对金黄色葡萄球菌、甲型链球菌、肺炎双球菌、痢疾杆菌、百日咳杆菌均有抑制作用；并能抑制流感病毒、腮腺炎病毒等；还能增强白细胞的吞噬能力。

用法用量

内服：煎汤，15～25克（鲜者30～60克）；捣汁用。外用：捣敷或煎水洗。

方剂选用

（1）预防流行性乙型脑炎、流行性脑脊髓膜炎：大青叶25克，黄豆50克，水煎服，每日一剂，连服7天。

（2）治感冒发热、腮腺炎：大青叶50克，海金砂根50克，水煎服，每日两剂。

（3）治壮热头痛、发疮如豌豆遍身：大青叶150克，栀子14枚（擘），犀角（屑）50克，豉75克，以上4味切碎，以水5升，煮取2升，分3次服用，服之无所忌。

（4）治麻疹色太红、微紫，或出太甚者：大青叶、玄参、生地、石膏、知母、木通、地骨皮、荆芥、甘草、淡竹叶各等份，水煎服。

（5）治风疹、丹毒：先以磁锋砭去恶血，将大青叶捣烂，敷之即散。

（6）治热甚黄疸：大青叶100克，茵陈、秦艽各50克，天花粉40克，水煎服。

（7）治无黄疸型肝炎：大青叶100克，丹参50克，大枣10枚，水煎服。

注意事项

苦寒败胃、脾胃虚寒者忌服。

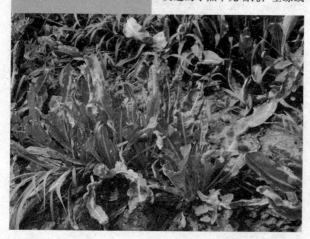

板蓝根

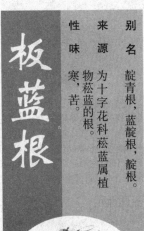

别　名　靛青根，蓝靛根，靛根。

来　源　为十字花科菘蓝属植物菘蓝的根。

性　味　寒，苦。

药用功效

清热解毒、凉血利咽，用于温病、发斑、喉痹、丹毒、痈肿，可防治流行性乙型脑炎、急慢性肝炎、流行性腮腺炎、骨髓炎。

·主要成分·

其含靛蓝、靛玉红、板蓝根乙素、丙素、丁素等，尚含植物性蛋白、树脂状物、芥子苷和多种氨基酸等。

·生长特性·

本品喜温暖环境，耐寒、怕涝，宜选土层深厚、排水良好、疏松肥沃的砂质壤土，主产于河北、北京、黑龙江、河南、江苏、甘肃等地。

·用法用量·

内服：煎汤，15～30克，大剂量可用 60～120克；研末入丸、散。外用：煎汤熏洗。

·注意事项·

脾胃虚寒而无实火热毒者忌服。

植物形态

二年生草本，株高 50～100 厘米；无毛或稍有柔毛，茎直立，上部多分枝，稍带粉霜。根肥厚，近圆锥形，直径 2～3 厘米，长 20～30 厘米，表面土黄色，具短横纹及少数须根。基生叶莲座状，叶片长圆形至宽倒披针形，长 5～15 厘米，宽 1～4 厘米，先端钝尖，基部箭形，半抱茎，全缘或有不明显锯齿。复总状花序生于枝端，萼片 4 片，绿色，花瓣 4 片，黄色，宽楔形，长 3～4 毫米，先端近平截。短角果矩圆形，扁平，无毛，边缘有翅，紫色。种子 1 枚，椭圆形，褐色。花期为 4～5 月，果期为 5～6 月。

采集方法

本品在 10～11 月经霜后采挖，带泥晒至半干扎把，去泥，理直后晒干。

药材性状

本品呈细长圆柱形，长 10～20 厘米，直径 0.5～1 毫米。表面浅灰黄色或淡棕黄色，粗糙，有纵皱纹及横斑痕，并有支根痕。根头部略膨大，顶端有一凹窝，周边有暗绿色的叶柄残基，较粗的根并有密集的疣状突起及轮状排列的灰棕色的叶柄痕。质略软，断面皮部黄白色至浅棕色，木质部黄色。气微弱，味微甘。

药理作用

①抗菌、抗病毒作用：板蓝根对多种细菌有作用，水浸液对枯草杆菌、金黄色葡萄球菌、八联球菌、大肠杆菌、伤寒杆菌、副伤寒甲杆菌、痢疾（志贺氏、弗氏）杆菌、肠炎杆菌等都有抑制作用。②抗钩端螺

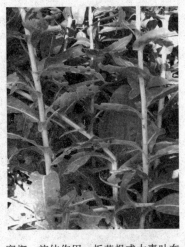

旋体作用：板蓝根或大青叶在试管内均有杀钩端螺旋体的作用。③解毒作用：据报道，用板蓝根、黄连粉与藜芦给家犬服用能解藜芦毒，降低死亡率；若藜芦中毒后再用之，则无效。

方剂选用

（1）治流行性感冒：板蓝根 50 克，羌活 25 克，煎汤，一日两次分服，连服 2～3 日。

（2）治大头天行，初觉憎寒体重，次转头面肿盛、目不能开、上喘、咽喉不利、口渴舌燥：黄芩（酒炒）黄连（酒炒）各 25 克，陈皮（去白）、甘草（生用）、玄参各 10 克，连翘、板蓝根、马勃、鼠粘子、薄荷各 5 克，僵蚕、升麻各 3.5 克，柴胡、桔梗各 10 克，研为末煎汤，时时服之；或蜜拌为丸，含化。

（3）预防流行性腮腺炎：板蓝根、山慈菇各 50 克，连翘 40 克，甘草 30 克，青黛 5 克（冲服），上五味药先用水浸泡半小时，放入大砂锅内，放清水 1 升，煎成 500 毫升，分为 10 份，装入小瓶。4 岁以上儿童每天服 1 次，每次 15 毫升；1～3 岁每次服 10 毫升，每天 1 次，温服。

（4）治肝炎：板蓝根 50 克，水煎服。

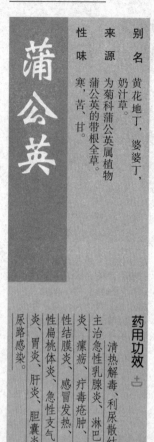

蒲公英

别名 黄花地丁，婆婆丁，奶汁草。

来源 为菊科蒲公英属植物蒲公英的带根全草。

性味 寒，苦、甘。

药用功效

清热解毒、利尿散结，

主治 急性乳腺炎、淋巴腺炎、瘰疬、疔毒疮肿、急性结膜炎、感冒发热、急性扁桃体炎、急性支气管炎、胃炎、肝炎、胆囊炎、尿路感染。

·主要成分·

蒲公英全草含蒲公英甾醇、胆碱、菊糖和果胶等。

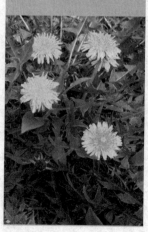

植物形态

蒲公英为多年生草本，含白色乳汁，高 10～25 厘米。根深长，单一或分枝。叶根生，排成莲座状；叶片矩圆状披针形、倒披针形或倒卵形，长 6～15 厘米，宽 2～3.5 厘米，先端尖或钝，基部狭窄，下延成叶柄状，边缘浅裂或作不规则羽状分裂，裂片齿牙状或三角状，全缘或具疏齿，绿色，或在边缘带淡紫色斑，被白色丝状毛。花茎上部密被白色丝状毛；头状花序单一，顶生，直径 2.5～3.5 厘米，全部为舌状花；花冠黄色，长 1.5～1.8 厘米；宽 2～2.5 毫米，先端平截，5 齿裂；雄蕊 5 个，着生于花冠管上，花药合生成筒状，包于花柱外，花丝分离，白色，短而稍扁；雌蕊 1 个，子房下位。长椭圆形，花柱细长，柱头 2 裂，有短毛。瘦果倒披针形，长 4～5 毫米，宽约 1.5 毫米，外具纵棱，有多数刺状突起，着生白色冠毛。花期为 4～5 月，果期为 6～7 月。

生长特性

生长于山坡草地、路旁、河岸沙地及田野间，全国大部分地区均有分布。

采集方法

本品可在春、夏开花前或刚开花时连根挖取，除净泥土，晒干。

药材性状

本品呈皱缩卷曲的团块，干燥的根，略呈圆锥状，弯曲，长 4～10 厘米，表面棕褐色，皱缩，根头部有棕色或黄白色的毛茸，或已脱落。叶基生，多皱缩成团，或成卷曲的条片。外表绿褐色或暗灰绿色，先端尖或钝，边缘浅裂或羽状分裂，基部渐狭，下延成柄状，

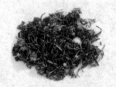

下表面主脉明显。花茎 1 至数条，每条顶生头状花序，总苞片多层，内面 1 层较长，花冠黄褐色或淡黄白色。有的可见多数具白色冠毛的长椭圆形瘦果。气微，味微苦。

药理作用

本品煎剂或浸剂对金黄色葡萄球菌、溶血性链球菌等有较强的抑制作用；对肺炎双球菌、脑膜炎双球菌、白喉杆菌、绿脓杆菌、变形杆菌、痢疾杆菌、伤寒杆菌及卡他球菌亦有一定的抑制作用；能抑制胃酸分泌，有抗溃疡和保护胃黏膜作用；提取液还能拮抗内毒素。

用法用量

内服：煎汤，15～50 克（大剂量可用至 100 克）；捣汁或入散剂。外用：捣敷。

方剂选用

（1）治乳痈：蒲公英（洗净细锉）、忍冬藤各等份，同煎浓汤，入少许酒佐之。

（2）治急性乳腺炎：蒲公英 100 克，香附 50 克，每日一剂，煎服两次。

（3）治产后不自乳儿、蓄积乳汁、结作痈：蒲公英捣敷肿上，每日换 3 次。

（4）治疳疮疔毒：蒲公英捣烂覆之，捣成汁和酒煎服，以出汗为度。

（5）治急性结膜炎：蒲公英、金银花各等份，将两药分别水煎，制成两种滴眼水，每日滴眼 3～4 次，每次 2～3 滴。

注意事项

大量可致缓泻。

紫花地丁

别名

箭头草，羊角子，独行虎，地丁草。

来源

堇菜科堇菜属紫花地丁的干燥全草。

性味

寒；苦，辛。

药用功效

清热解毒、凉血消肿、消痈散结，用于疔疮肿毒、痈疽发背，丹毒、毒蛇咬伤。

·主要成分·

本品含棕榈酸、对羟基苯甲酸、反式对羟基桂皮酸、丁二醇、山柰－3－0－鼠李吡喃苷和蜡。

·采集方法·

其春秋二季采收，除去杂质，晒干。

·注意事项·

体质虚寒者忌服。

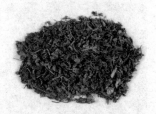

植物形态

多年生草本，高 7 ～ 14 厘米，无地上茎，地下茎很短，节密生。主根较粗，有数条细根。叶多数，基生，莲座状；叶片下部通常较小，呈三角状卵形或狭卵形，先端圆钝，基部截形或宽楔形，稀微心形，边缘具浅圆齿两面无毛或被细短毛，果期叶片增大；托叶膜质，苍白或淡绿色，2/3 ～ 4/5 与叶柄合生，离生部分线状披针形。花两侧对称，具长柄；花瓣紫堇色或紫色，稀呈白色，喉部色淡并带紫色条纹；萼片 5，卵状披针形或披针形，基部附属物矩形或半圆形，顶端圆或截形；花瓣 5，倒卵形或长圆状倒卵形；雄蕊 5，子房卵形，无毛，花柱棍棒形，柱头三角形。种子卵球形，淡黄色。花期为 3 ～ 4 月，果期为 5 ～ 9 月。

生长特性

生于路边、林缘、草地、灌木丛、荒地，分布于辽宁、河北、河南、山东、陕西、山西、江苏、安徽、浙江、江西、湖北、湖南、福建等地。

药材性状

本品多皱缩成团。主根长圆锥形，直径 1 ～ 3 毫米；淡黄棕色，有细纵皱纹。叶丛生，灰绿色，展平后叶片呈披针形或卵状披针形。花茎纤细；花瓣 5，紫堇色或淡棕色；花距细管状。蒴果椭圆形或三裂，种子多数，淡棕色。气微，味微苦而稍黏。

药理作用

本品在试管内能抑制结核杆菌生长，有抗病毒作用。提取液对内毒素有拮抗作用。

用法用量

内服：煎汤，15 ～ 30 克。
外用：鲜品适量，捣烂敷患处。

方剂选用

（1）治黄疸内热：紫花地丁研末，每次服 15 克，酒送下。

（2）治痈疽恶疮：紫花地丁（连根）、苍耳叶各等份，捣烂，加酒一杯，搅汁服下。

（3）治痈疽发背：将三伏天收取的紫花地丁捣碎，和白面，放醋中泡一夜，贴疮上，极有效。

（4）治疔疮肿毒：紫花地丁、葱头、生蜜各适量，一起捣烂，贴患处。

（5）治喉痹肿痛：紫花地丁叶，加酱少许，研成膏，点入喉部，以呕吐为效。

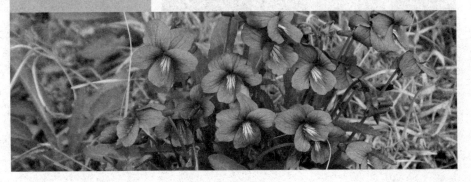

木芙蓉叶

别名

拒霜叶，芙蓉花叶，秋芙蓉叶。

来源

为锦葵科芙蓉属落叶灌木木芙蓉的干燥叶。

性味

平，微辛。

药用功效

凉血、解毒、消肿、止痛，主治痈疽、缠身蛇丹、烫伤、目赤肿痛、跌打损伤。

·主要成分·

其含黄酮苷、酚类、氨基酸、还原糖、黏液质等。

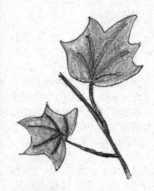

植物形态

落叶灌木或小乔木，高2～5米。树皮灰白色，枝被星状短柔毛。叶大，互生，阔卵形至圆卵形，掌状3～5裂，裂片三角形；基部心形，先端短尖或渐尖，边缘有波状钝齿，上面稍有毛，下面密被星状茸毛；叶柄长5～20厘米。花腋生或簇生于枝端，直径7～10厘米；早晨开花时白色或粉红色，至下午变深红色；花梗粗长，被黄褐色毛；小苞片8～10枚，线形，长1.5～2.5厘米，被毛；萼5裂，长3～4厘米，被毛，裂片阔卵形；花冠大而美丽，花瓣5，外面被毛，单瓣或重瓣；雄蕊多数，花丝结合成圆筒形，包围花柱；子房5室，花柱顶端5裂，柱头头状。蒴果球形，室背开裂为5瓣，长约2.5厘米，被粗长毛。种子多数，肾形，有长毛。花期为8～10月，为9～11月。

生长特性

本品分布于河南、广西、四川等地。

采集方法

夏、秋季剪下叶片，晒干，存放于干燥通风处，须经常复晒。

药材性状

干燥叶片，有叶柄，粗约0.3厘米，黄褐色；叶片大形，常折叠，叶面灰绿色，叶背淡绿色，脉隆起，被灰色星状毛。

药理作用

本品对溶血性链球菌、金黄色葡萄球菌有抑制作用。

用法用量

外用：适量，干品研末调敷或鲜品捣烂外敷。

方剂选用

（1）治痈疽肿毒：重阳前取木芙蓉叶，晒干研末；端午前取苍耳，烧存性，研末；各等份，用蜂蜜水调涂四围，其毒自走散。

（2）治缠身蛇丹（带状疱疹）：木芙蓉鲜叶，阴干研末，调米浆涂抹患处。

（3）治赤眼肿痛：木芙蓉叶末，水调和，贴太阳穴。

（4）治小儿患锁喉：鲜木芙蓉叶捣汁，和鸡蛋煎成小块，贴囟门及肚脐。

（5）治久咳羸弱：木芙蓉叶适量，研为末，以鱼鲊蘸食。

（6）治偏坠作痛：木芙蓉叶、黄柏各10克，研为末，以木鳖子仁1个，磨醋调涂阴囊。

注意事项

阴疽不红不肿者忌用。

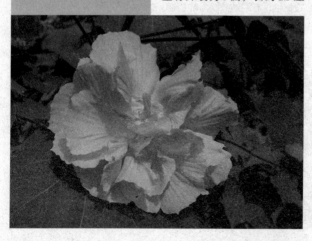

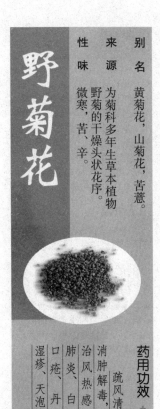

野菊花

别　名　黄菊花，山菊花，苦薏。

来　源　为菊科多年生草本植物野菊的干燥头状花序。

性　味　微寒，苦、辛。

药用功效

疏风清热，消肿解毒，主治风热感冒，肺炎、白喉、口疮、丹毒、湿疹、天泡疮。

·主要成分·

其含挥发油，油中含菊醇、菊酮、α-蒎烯、樟脑、龙脑、樟烯等；尚含野菊花内酯、野菊花素A，刺槐苷、蒙花苷、菊苷、木樨草素等。

·方剂选用·

（1）治疗疮：野菊花和黄糖捣烂贴患处，如生于发际，则加梅片、生地龙同数。

（2）治一切痈疽脓疡，耳鼻、咽喉、口腔诸阳证脓肿：野菊花80克，蒲公英80克，紫花地丁50克，连翘50克，石斛50克，水煎，1日3次。

（3）治夏令热疖及皮肤湿疮溃烂：用野菊花或野菊花茎叶煎浓汤洗涤，并以药棉或纱布浸药汤掩敷，1日数次。

植物形态

菊科多年生草本，高30～50厘米。茎直立或铺散，分枝或仅在茎顶有伞房状花序分枝。茎枝被稀疏的毛，上部花序枝上的毛稍多。叶互生，卵形或长椭圆，长3～7厘米，宽2.5～6厘米，先端渐尖。头状花序小，多数，直径1.5～2.5厘米，在茎顶排成伞房状，总苞片约5层，外层卵形或卵状三角形，中层卵形，内层长椭圆形，边缘白色或褐色膜质，外围是黄色舌状花。瘦果。花期为9～10月。

生长特性

生于路旁、山坡、原野，全国大部分地区有分布。

采集方法

本品在秋季花盛开时采收，晒干或烘干。

药材性状

干燥的头状花序呈扁球形，直径0.5～1厘米，外层为15～20个舌状花，雌性，淡黄色，皱缩卷曲；中央为管状花，两性，长3～4毫米，黄色，顶端5裂，子房棕黄色，不具冠毛；底部有总苞，由20～25枚苞片组成，作覆瓦状排列成4层，苞片卵形或披针形，枯黄色，边缘膜质。各花均着生于半球状的花托上。本品体轻，气芳香，味苦，继之有清凉感。

药理作用

①降压作用：在对动物的急性试验中，对不麻醉的大鼠腹腔注射或口服野菊花提取液，均有明显的降压作用。②抗病毒、抗菌作用：在体外实验中，野菊花煎剂1∶80能延缓感染孤儿病毒的细胞（人胚肾原代单层上皮细胞）的病变。野菊花煎剂1∶320在体外实验中，对金黄色葡萄球菌、白喉杆菌及痢疾杆菌有抑制作。

用法用量

内服：煎汤，10～20克（鲜者50～100克）。外用：捣敷，煎水漱口或淋洗。

注意事项

脾胃虚寒者慎服。

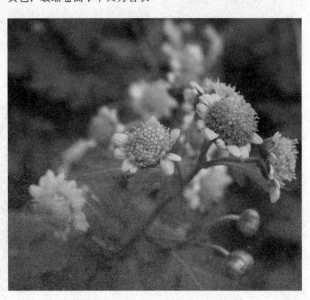

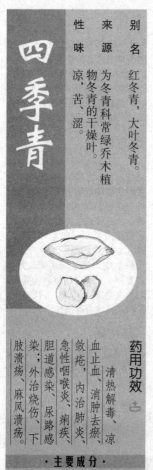

四季青

别名　红冬青，大叶冬青。

来源　为冬青科常绿乔木植物冬青的干燥叶。

性味　凉，苦、涩。

药用功效　古

清热解毒、凉血止血、消肿去瘀、敛疮，内治肺炎、急性咽喉炎、痢疾、胆道感染、尿路感染；外治烧伤、下肢溃疡、麻风溃疡。

·主要成分·

本品含四季青素（原儿茶酸）、马索酸、原儿茶醛、缩合型鞣质、挥发油、黄酮类化合物等。

植物形态

常绿乔木，高达13米，树皮灰色，有纵沟。叶互生，薄革质，狭长椭圆形或披针形，长6～10厘米，宽2～3.5厘米，先端渐尖，基部楔形，边缘有浅圆锯齿，干后呈红褐色，有光泽；叶柄有的为暗紫色。雌雄异株，聚伞花序生于叶腋或叶腋外；花瓣紫红色或淡红色；雄花10～30朵，4～5出数，花萼钟形，花冠长2.5毫米；雌花序有花3～7朵，退化雄蕊长约花瓣的1/2，柱头厚盘状。果实椭圆形，深红色，分核4～5粒，背面有一深沟。花期为5月，果期为10月。

生长特性

生于向阳山坡林缘、灌丛中，分布于长江以南各地。

采集方法

本品在秋、冬季采收，采收后立即晒干，严防发热变色，也可鲜用、生用。

药材性状

外形似茶叶，革质，长椭圆形或披针形，先端短渐尖，基部楔形，边缘有疏生的浅圆锯齿，中脉在叶面隆起，侧脉每边8～9条，上面绿色有光泽，下边淡绿色，两面光而无毛。气微清香，味苦涩。

药理作用

本品煎剂、原儿茶酸等具有广谱抗菌作用，尤对金黄葡萄球菌作用最强，对绿脓杆菌、大肠杆菌、伤寒杆菌、痢疾杆菌、结核杆菌等均有一定的抑制作用；能减少实验性水烫伤动物的渗出而具有抗感染作用。煎剂及原儿茶醛能降低冠状动脉血管阻力，增加冠脉流量，还有抗炎、抗肿瘤作用。

用法用量

内服：煎汤，15～30克。
外用：捣烂调敷。

方剂选用

（1）治感冒发热、肺热咳嗽、咽喉肿痛、小便淋沥涩痛、痢疾、腹泻：四季青50克，煎服。也可配合蒲公英、乌蔹莓、鸭跖草等同用。

（2）治热疖痈肿初起：四季青鲜叶适量，洗净，加少许食盐，同捣烂，敷患处。

（3）治下肢溃烂及烫伤：四季青干叶研成细粉，用麻油调涂患处。

4. 治创伤出血：四季青鲜叶，洗净，捣烂外敷伤口；也可用干叶，研细，撒敷在伤口上，外加包扎。

注意事项

脾胃虚寒者慎用。

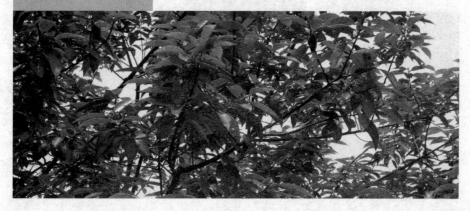

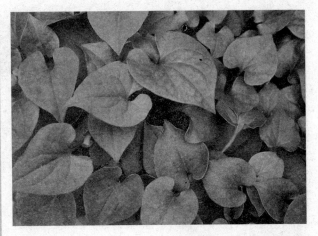

鱼腥草

别名　臭草，侧耳根，臭根草，臭灵丹。

来源　为三白草科多年生草本蕺菜的干燥地上部分。

性味　微寒，辛。

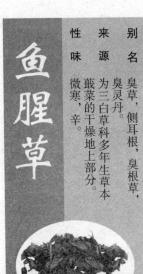

药用功效　清热解毒、消痈排脓、利尿通淋，主治肺炎、肺脓疡、热痢、疟疾、水肿、淋病、白带、痈肿、痔疮、脱肛、湿疹、秃疮、疥癣。

·主要成分·

全草含挥发油，其主要成分为癸酰乙醛、月桂醛、月桂烯等。尚含槲皮素、槲皮苷、氯原酸、氯化钾、亚油酸等。

·方剂选用·

（1）治肺痈（症见吐脓、吐血）：鱼腥草、天花粉、侧柏叶各等份，煎汤服之。

（2）治病毒性肺炎、支气管炎、感冒：鱼腥草、厚朴、连翘各15克，研末；桑枝50克，煎水冲服药末。

（3）治肺病咳嗽、盗汗：侧耳根叶100克，猪肚1个，将侧耳根叶置猪肚内炖汤服。每日一剂，连用三剂。

（4）治痢疾：鱼腥草30克，山楂炭10克，水煎，加蜜糖服。

植物形态

多年生草本，高15～50厘米，有腥臭气。茎下部伏地，节上生根，无毛或被疏毛；上部直立。叶互生，心形或宽卵形，长3～8厘米，宽4～6厘米，先端渐尖，基部心形，全缘，有细腺点；下面紫红色，两面脉上被柔毛；叶柄长1～4厘米，被疏毛；托叶膜质，条形，长约2.5厘米，基部抱茎，下部与叶柄合生，边缘被细毛。穗状花序生于茎的上端，与叶对生，长约2厘米；总苞片4枚，长方倒卵形，大小不一，白色；花小而密，无花被，具一小的披针形苞片；雄蕊3，花丝下部与子房合生；雌蕊1，由3个下部合生的心皮组成；子房上位，花柱3，分离。蒴果卵圆形，顶端开裂。种子多数，卵形。花期为5～6月，果期为10～11月。

生长特性

生长于阴湿地或水边，分布在我国西北、华北、华中及长江以南各地。

采集方法

本品在夏季茎叶茂盛、花穗多时采收，将全草连根拔起，洗净晒干。

药材性状

本品茎呈扁圆柱形，扭曲，长20～35厘米，直径0.2～0.3厘米，表面棕黄色，具纵棱数条，节明显；下部节上有残存须根；质脆，易折断。叶互生，叶片卷折皱缩，展平后呈心形；先端渐尖，全缘；上表面暗黄绿色至暗棕色，下表面灰绿色或灰棕色；叶柄细长，基部与托叶合生成鞘状。穗状花序顶生，黄棕色。其搓碎有鱼腥味，味微涩。

药理作用

本品煎剂对金黄色葡萄球菌、肺炎双球菌、结核杆菌、痢疾杆菌以及钩端螺旋体均有抑制作用；对病毒感染小鼠有预防作用；能明显促进白细胞和巨噬细胞的吞噬能力，具有抗炎作用。槲皮素苷有利尿作用。鱼腥草油有镇咳、平喘作用。

用法用量

内服：煎汤，15～25克（鲜品50～100克）；捣汁调服。外用：煎水熏洗或捣敷。

注意事项

虚寒症及阴性外疡者忌服。鱼腥草不宜久煎。

金荞麦

别名

野荞麦，荞麦三七，金锁银开。

来源

为蓼科多年生草本金荞麦的干燥根茎及块根。

性味

凉，涩，微辛。

药用功效

清热解毒、消痈利咽、清肺化痰、祛风湿。主治肺脓疡、麻疹肺炎、扁桃体周围脓肿等症。

·主要成分·

其含野荞麦苷，此苷碱水解后生成对香豆酸、阿魏酸及葡萄糖；另含有双聚原矢车菊苷元，是主要有效成分。

植物形态

多年生草本，高 0.5 ~ 1.5 米。根茎粗大，呈结节状，横走，红棕色。茎直立，有棱槽，绿色或红褐色。叶互生，戟状三角形，长宽几相等，先端突尖，基部心状戟形，边缘波状；托叶鞘近筒状斜形，膜质。花小，集成顶生或腋生的聚伞花序；花被 5 片，白色；雄蕊 8 个；子房上位，花柱 3 个。瘦果卵形，具 3 棱，红棕色。花期为 7 ~ 9 月，果期为 10 ~ 11 月。

生长特性

生于山坡、旷野、路边及溪沟较阴湿处，分布于江苏、浙江等地。

采集方法

本品在夏、秋季采挖根茎，洗净，晒干。

药材性状

根茎为不规则团块状，常具瘤状分枝，长短不一。表面深灰褐色，有环节及纵皱纹，并密布点状皮孔。质坚硬，不易折断，断面淡黄白色至黄棕色，有放射状纹理，中央有髓。气微，味微涩。

药理作用

本品体外实验虽没有明显抗菌作用，但对金黄色葡萄球菌的凝固酶、溶血素及绿脓杆菌内毒素等有对抗作用。其有祛痰、解热、抗炎、抗肿瘤等作用。

用法用量

内服：煎服，15 ~ 30 克。
外用：适量，捣烂敷患处。

方剂选用

（1）治肺脓疡：金荞麦 250 克，切碎，装入瓦罐中，加水或黄酒 1.25 升，罐口密封，隔水小火蒸煮 3 小时，煎成约 1 升，每次 20 ~ 40 毫升，每日服 3 次。

（2）治肺痈、咯吐浓痰：苦荞头 30 克，鱼腥草 30 克，甘草 6 克，水煎服。

注意事项

经期慎用。

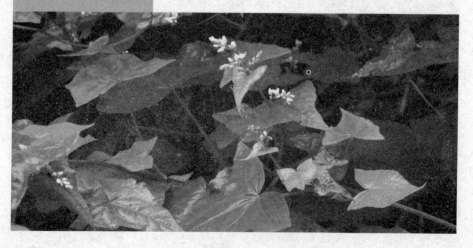

穿心莲

别名

榄核莲，苦胆草，四方莲，金香草，金耳钩，斩龙剑，印度草，苦草，日行千里，上部分。

来源

为爵床科一年生草本穿心莲的干燥地上部分。

性味

寒，苦。

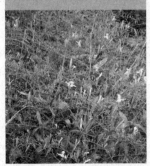

药用功效

清热解毒，凉血消肿，主治感冒发热、咽喉肿痛、顿咳劳嗽、泄泻痢疾、热口舌生疮、淋涩痛、痈肿疮疡、毒蛇咬伤。

·主要成分·

叶含二萜内酯，穿心莲甲素即去氧穿心莲内酯0.1%以上，穿心莲乙素即穿心莲内酯1.5%以上，穿心莲丙素即新穿心莲内酯0.2%以上及高穿心莲内酯、潘尼内酯，还含穿心莲烷、穿心莲酮、穿心莲甾醇、β—谷甾醇—D—葡萄糖苷等。

植物形态

一年生草本，高50～100厘米，全株味极苦。茎四方形，直立，多分枝且对生，节稍膨大。叶对生，卵状矩圆形至矩圆状披针形，长2～11厘米，宽0.5～2.5厘米，纸质，叶面光亮，上面深绿色，先端渐尖，基部楔形，全缘或浅波状，下面灰绿色，侧脉3～4对；叶柄短近无柄。圆锥花序顶生或腋生；花淡紫色，二唇形，花萼5深裂，外被腺毛；花冠唇瓣向外反卷，外面有毛，下唇三裂，内面有紫色花斑；子房上位，2室。蒴果长椭圆形至线形，似橄榄状，2瓣裂；种子多数。花期为5～9月，果期为7～10月。

生长特性

本品在长江以南温暖地区多栽培，热带、亚热带部分地区有野生。

采集方法

本品在初秋茎叶茂盛时采收，除去杂质，洗净，切段，晒干。

药材性状

茎呈方形，多分枝，长50～70厘米，节稍膨大；质脆，易折断。单叶对生，叶柄短或近无柄；叶片皱缩、易碎，完整者展开后呈披针形或卵状披针形，先端渐尖，基部楔形下延，全缘或波状；上表面绿色，下表面灰绿色，两面光滑。气微，味极苦。

药理作用

本品煎剂对肺炎球菌、金黄色葡萄球菌、绿脓杆菌、痢疾杆菌等有不同程度的抑制作用；能提高白细胞吞噬能力；能中止小鼠早孕、中孕、晚孕等不同阶段的妊娠。穿心莲所含的各种内酯成分均有不同程度的抗炎作用；总黄酮对实验

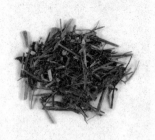

性心肌损伤有保护作用。此外，其还有抗蛇毒、抗肿瘤、解热、镇静、利胆等作用。

用法用量

内服：煎汤，9～15克；单味大剂量可用至30～60克，研末，每次取用0.6～3克，装入胶囊吞服或开水送服。外用：适量，捣烂或制成软胶囊涂患处，或水煎滴眼、耳。

方剂选用

（1）治细菌性痢疾、阿米巴痢疾、肠炎：穿心莲鲜叶15片，水煎调蜜服。

（2）治急性菌痢、胃肠炎：穿心莲15克，水煎服，每日一剂，两次分服。

（3）治感冒发热、头痛及热泻：穿心莲叶研末，每次1.5克，日服3次，白开水送下。

（4）治流行性感冒、肺炎：穿心莲干叶研末，每次服5克，日服3～4次。

（5）治支气管炎：穿心莲叶15克，水煎服。

（6）治大叶性肺炎：穿心莲30克，梅叶冬青50克、麦门冬25克，白茅根50克，金银花25克，水煎，分两次服，每日一剂。

注意事项

败胃，不宜多服久服。本品味极苦，用量不宜过大。

半边莲

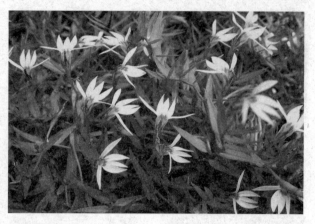

别名 急解索，细米草，蛇舌草，半边花。

来源 为桔梗科多年生草本半边莲的干燥全草。

性味 平，辛。

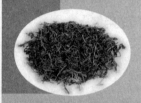

药用功效

利水消肿、清热解毒，主治黄疸、水肿、膨胀、泄泻、痢疾、蛇伤、疔疮、肿毒、湿疹、癣疾、跌打扭伤、面足水肿、痈肿疔疮、蛇虫咬伤，也可用于大腹水肿、晚期血吸虫病腹水。

·主要成分·

全草含生物碱、黄酮苷、皂苷、氨基酸，生物碱的主要成分为山梗莱碱、山梗莱酮碱、山梗莱醇碱、异山梗莱酮碱等，尚含黄酮苷、延胡索酸、对羟基苯甲酸等有机酸、氨基酸、皂苷、葡萄糖等。

·用法用量·

内服：煎汤，25～50克；捣汁服。外用：捣敷或捣汁调涂。

·注意事项·

虚症水肿忌用。

植物形态

多年生小草本，高达20厘米。茎细长，折断时有黏性乳汁渗出，直立或匍匐，绿色，无毛，多节，节上有互生的叶或枝。叶绿色，无柄，多数呈披针形，少数长卵圆形，长1～2厘米，平滑无毛，叶缘具疏锯齿。花单生于叶腋，有细长的花柄；花萼绿色，长6～10毫米，上部5裂，裂片线形，下部呈圆筒状；花冠浅紫色，长8～10毫米，下部筒状，一侧开裂，上部5裂，裂片倒披针形，偏向一方，花冠喉部裂片连接处有绿色的小凸起物，花冠筒内壁密生长毛茸；雄蕊5个，聚药，花丝下半部分离；雌蕊1个，子房下位，花柱细杜形，柱头2裂。蒴果圆锥形，长4～6毫米，基部锐尖。种子细小，多数，椭圆形，微扁。花期为5～8月，果期为8～10月。

生长特性

生长于稻田边、河岸畔、沟边或潮湿的荒地，分布于江苏、浙江、安徽、四川、湖南、湖北、江西、福建、广东、广西等地。

采集方法

本品多于夏季采收，带根拔起，洗净，晒干或阴干。

药材性状

本品常缠绕成团，根茎直径1～2毫米，表面淡棕黄色，平滑或有细纵纹。根细小，黄色，侧生纤细须根。茎细长，有分枝，灰绿色，节明显，有的可见附生的细根。气微特异，味微甘而辛。

药理作用

本品煎剂及延胡酸有抗蛇毒作用。其浸剂有持久而显著的降压作用。浸剂或半边莲总生物碱利尿作用明显。半边莲碱吸入能扩张支气管。此外，其有利胆、抗火、抑菌等作用。

方剂选用

（1）治寒胸气喘及疟疾寒热：半边莲、雄黄各10克，捣泥，放碗内，待变成青色，加入饭做成如梧桐子大小的丸，每次服9丸，空腹用盐开水调下。

（2）治毒蛇咬伤：半边莲浸烧酒搽之。鲜半边莲100克，捣烂绞汁，加甜酒50毫升调服，服后盖被入睡，以便出微汗，一天服两次，并用捣烂的鲜半边莲敷伤口周围。

（3）治疔疮、一切阳性肿毒：鲜半边莲适量，加食盐数粒同捣烂，敷患处，有黄水渗出则渐愈。

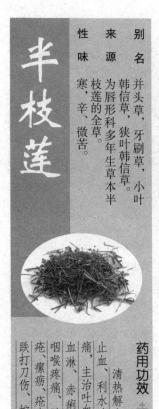

半枝莲

别名 并头草，牙刷草，小叶韩信草，狭叶韩信草。

来源 为唇形科多年生草本半枝莲的全草。

性味 寒，辛，微苦。

药用功效 清热解毒、散瘀、止血，主治吐血、衄血、血淋、赤痢、黄疸、咽喉疼痛、肺痈、疔疮、瘰疬、疮毒、癌肿、跌打刀伤、蛇咬伤。

·主要成分·

本品含黄酮类成分，其主要成分为红花素、异红花素、野黄芩素、野黄芩苷等；尚含生物碱、多糖、β—谷甾醇、硬脂酸等。

植物形态

多年生草本，高 15 ~ 50 厘米；根须状。茎直立，四棱形，无毛。叶对生，三角状卵形或卵状披针形，长 7 ~ 32 毫米，宽 4 ~ 15 毫米，基部截形或心脏形，先端钝形，边缘具疏锯齿，下面有腺点；茎下部的叶有短柄，顶端的叶近于无柄。花轮有花 2 朵并生，集成顶生和腋生的偏侧总状花序；苞片披针形，上面及边缘有毛，背面无毛；花柄长 1 ~ 15 毫米，密被黏液性的短柔毛；花萼钟形，顶端 2 唇裂，在花萼管一边的背部常附有盾片；花冠浅蓝紫色，管状，顶端 2 唇裂，两侧裂片齿形，中间裂片圆形，下唇肾形；雄蕊 4 个；子房 4 裂，花柱完全着生在子房底部，顶端 2 裂。小坚果球形，横生，有弯曲的柄。花期为 5 ~ 6 月，果期为 6 ~ 8 月。

生长特性

生长于池沼边、田边或路旁潮湿处，分布于江苏、广西、广东、四川、河北、山西、陕西、湖北、安徽、江西、浙江、福建、贵州、云南、河南等地。

采集方法

本品在开花时采收，去根，鲜用或晒干。

药材性状

全草长 15 ~ 35 厘米，无毛或花轴上疏被毛。根纤细。茎丛生，较细，方柱形；表面暗紫色或棕绿色。叶对生，有短柄；叶片多皱缩，展平后呈三角状卵形或披针形，长 1.5 ~ 3 厘米，宽 0.5 ~ 1 厘米；先端钝，基部宽楔形，全缘或有少数不明显的钝齿；止表面暗绿色，下表面灰绿色。花单生于茎枝上部叶腋，花萼裂片钝或较圆；花冠二唇形，棕黄色或浅蓝紫色，长约 1.2 厘米，被毛。果实扁球形，浅棕色。气微，味微苦。

药理作用

用亚甲蓝试管法筛选试验，对急性粒细胞型白血病血细胞有很轻度的抑制作用；用细胞呼吸器法筛选实验，对白血病血细胞的抑制率大于 75%。浸剂经乙醇提取，提取物的结晶对动物有利尿作用。煎剂在体外对金黄色葡萄球菌、福氏痢疾杆菌、伤寒杆菌、大肠杆菌、绿脓杆菌有抑制作用。

用法用量

内服：煎汤，25~50 克（鲜品 50~100 克）；捣汁用。外用：捣敷。

方剂选用

（1）治吐血、咯血：鲜半枝莲 50 克，捣烂绞汁，调入少许蜂蜜，炖热温服，每日两次。

（2）治尿道炎、小便尿血疼痛：鲜半枝莲 50 克，洗净，煎汤，调冰糖服，每日两次。

（3）治热性血痢：半枝莲 100 克，煎服。

（4）治痢疾：鲜半枝莲 200 克，捣烂绞汁服；干半枝莲 50 克，水煎服。

（5）治肝炎：鲜半枝莲 25 克，红枣 5 枚，水煎服。

注意事项

血虚者及孕妇慎服。

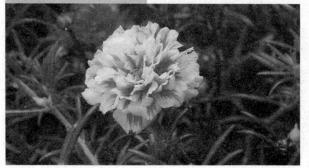

马齿苋

别名 马齿草，马苋，酱瓣豆草，酸味菜，地马菜，长寿菜。

来源 本马齿苋科一年生肉质草本马齿苋的干燥全草。

性味 寒，酸。

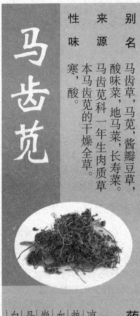

药用功效

清热解毒，凉血消肿，主治热毒泻痢、热淋血淋、赤白带下、崩漏、痔血痛肿、丹毒瘰疬、湿癣白秃。

·主要成分·

本品含三萜醇类，其主要成分有β—香树脂醇、丁基迷帕醇、帕克醇等，尚含槲皮素、木樨草素、山柰素、芹菜素等黄酮类及氨基酸、有机酸、糖类。

·方剂选用·

（1）治血痢：马齿苋两大把（切），粳米300克，煮粥，不加任何调味料，空腹淡食。

（2）治久痢不止，或赤或白：马齿苋一把（细切），生姜100克（细切），上二味和匀，用湿纸裹煨熟，不拘多少，细嚼，用米汤调下。

（3）治赤白带下：马齿苋绞汁0.3升，用一个鸡蛋清调和，温热服之。

（4）治一切久恶疮：马齿苋（末）、白矾（末）、皂荚（末）各50克，用好酒1升，慢火煎为膏，贴在患处。

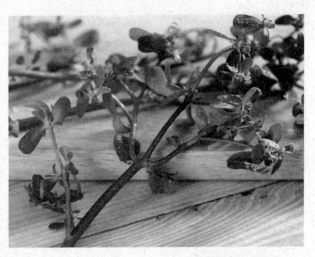

植物形态

一年生草本，肥厚多汁，无毛，高10～30厘米。茎圆柱形，下部平卧，上部斜生或直立，多分枝，向阳面常带淡褐红色。叶互生或近对生；倒卵形、长圆形或匙形，长1～3厘米，宽5～15毫米，先端圆钝，有时微缺，基部狭窄成短柄，上面绿色，下面暗红色。花常3～5朵簇生于枝端；总苞片4～5枚，三角状卵形；萼片2，对生，卵形；花瓣5，淡黄色，倒卵形，基部与萼片同生于子房上；雄蕊8～12，花药单色；雌蕊1，子房半下位，花柱4～5裂，线形，伸出雄蕊外。蒴果短圆锥形，棕色，盖裂。种子黑色，直径约1毫米，表面具细点。花期为5～8月，果期为7～10月。

生长特性

生于田野路边及庭园废墟等向阳处，分布于全国各地。

采集方法

本品于8～9月割取全草，洗净泥土，拣去杂质，再用开水稍烫（煮）或蒸，上气后，取出晒干或烘干；亦可鲜用。

药材性状

全草多皱缩卷曲成团。茎圆柱形，长10～25厘米，直径1～2毫米，表面黄褐色，有明显纵沟纹。叶易破碎，完整叶片倒卵形，绿褐色，长1～2.5厘米，宽0.5～1.5厘米，先端钝平或微缺，全缘。花小，黄色，3～5朵生于枝端。蒴果圆锥形，长约5毫米，帽状盖裂，内含多数黑色细小种子。气微，味微酸。

药理作用

本品煎剂和醇提取物对痢疾杆菌、大肠杆菌、金黄色葡萄球菌等均有抑制作用，尤对痢疾杆菌作用明显。水提取物能收缩家兔主动脉，减弱心肌收缩力，升高大鼠血压；能增强豚鼠离体回肠的收缩。对子宫有收缩作用。此外，其还有利尿、升高血钾作用。

用法用量

内服：煎汤，干品10～15克，鲜品30～60克；绞汁用。外用：捣敷，烧灰研末调敷，煎水洗。

注意事项

脾虚便溏者及孕妇慎服。

土茯苓

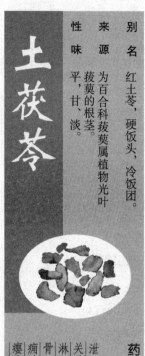

别名　红土苓，硬饭头，冷饭团。

来源　为百合科菝葜属植物光叶菝葜的根茎。

性味　平，甘，淡。

药用功效　清热除湿、泄浊解毒、通利关节，主治梅毒、淋浊、泄泻、筋骨挛痛、脚气、痈肿、疮癣、瘰疬瘿瘤及汞中毒。

·主要成分·

其含有丰富的皂苷、鞣质、树脂及落新妇苷等。

·方剂选用·

（1）治杨梅疮毒：土茯苓200克，皂角子7个，水煎代茶饮。浅者14天，深者28天见效。

（2）治杨梅疮、鱼口、肾疳：土茯苓200克，黄柏100克，生黄芪100克，生甘草50克，水煎服。

（3）治风湿骨痛、疮疡肿毒：土茯苓500克，去皮，和猪肉炖烂，分数次连渣服。

·注意事项·

肝肾阴虚者慎服。忌犯铁器，服时忌茶。

植物形态

攀缘灌木，长1~4米。茎光滑，无刺。根状茎粗厚、块状，常由匍匐茎相连接，粗2~5厘米。叶互生；叶柄长5~15毫米，具狭鞘，常有纤细的卷须2条；叶片薄革质，狭椭圆状披针形至狭卵状披针形，长6~12厘米，宽1~4厘米，先端渐尖，基部圆形或钝，下面通常淡绿色。伞形花序单生于叶腋，通常具10余朵花；雄花序总花梗长2~5毫米，花序托膨大，连同多数宿存的小苞片多少呈莲座状，花为绿白色，六棱状球形，雄花外花被片近扁圆形，兜状，背面中央具纵槽，内花被片近圆形，边缘有不规则的齿，雄蕊靠合，花丝极短；雌花序的总梗长约1厘米，雌花外形与雄花相似，但内花被片边缘无齿，有3枚退化雄蕊。浆果熟时为黑色。花期为5~11月，果期为11月至次年4月。

生长特性

生于山坡或林下，主产于广东、湖南、湖北、浙江、四川、安徽等地。

采集方法

本品于8~10月采挖，浸漂，切片晒干；或先放开水中煮数分钟后，切片晒干。

药材性状

根茎略呈圆柱形，稍扁或不规则条块状，有结节状隆起，具短分枝，长5~22厘米，直径2~5厘米。表面黄棕色或灰棕色，凹凸不平，有坚硬的须根残基，分枝顶端有圆形芽痕，有的外皮现不规则裂纹，并有残留鳞叶。质坚硬。切片呈长圆形或不规则，厚1~5厘米，边缘不整齐；切面类白色至淡红棕色，粉性，可见维管束点及多数小亮点；质略韧，折断时有粉尘散出，以水湿润有黏滑感。无臭，味微甘、涩。

药理作用

土茯苓含有丰富的皂苷、鞣质、树脂等，对各种原因引起的发热均有解热作用，能增加尿中氯化物的排泄量，降低血中尿酸浓度，对金黄色葡萄球菌、溶血链球菌、大肠杆菌、绿脓杆菌、痢疾杆菌等均有抑制作用。所含落新妇苷有利尿、镇痛、抗肿瘤、抗棉酚毒性等作用。

用法用量

内服：煎汤，10~60克。
外用：研末调敷。

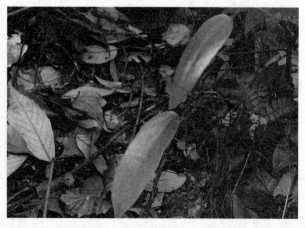

白头翁

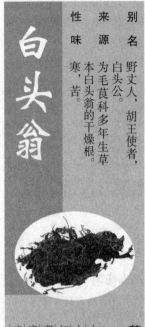

别名　野丈人，白头公，胡王使者。

来源　为毛茛科多年生草本白头翁的干燥根。

性味　寒，苦。

药用功效

清热解毒、凉血止痢、燥湿杀虫，主治赤白痢疾、鼻衄、崩漏、血痔、带下阴寒热温疟、湿疹痈痒、瘰疬、疮、眼目赤痛。

· 主要成分 ·

根含皂苷约9%，水解则生三萜苷元、葡萄糖、鼠李糖和一未知的糖，另含白头翁素、胡萝卜苷等。

植物形态

多年生草本，高15～50厘米。主根粗壮，圆锥形。基生叶4～5，开花时长出地面，叶3全裂；叶柄长7～15厘米，密被长柔毛；叶片轮廓宽卵形。花葶1～2，花后生长，高15～35厘米；苞片3，基部合生，裂片条形。花两性，单朵，直立；萼片6，排成2轮；花瓣无；雄蕊多数，长约为萼片之半；心皮多数，被毛。瘦果，被长柔毛，顶部有羽毛状宿存花柱。花期为4～5月，果期为6～7月。

生长特性

生于平原或低山山坡草地，林缘或干旱多石的坡地，分布于华北、东北及江苏、安徽、山东、河南、湖北、四川、陕西、甘肃。

采集方法

本品为种植第三、第四年的3～4月或9～10月采根，一般以早春3～4月采挖的品质较好。采挖出的根，剪去地上部分，保留根头部白色茸毛，洗去泥土，晒干。

药材性状

根呈类圆柱形或圆锥形，稍扭曲，长6～20厘米，直径0.5～2厘米。表面黄棕色或棕褐色，具不规则纵皱纹或纵沟，皮部易脱落，露出黄色的木部，有的有网状裂纹或裂隙，近根头处常有朽状凹洞。根头部稍膨大，有白色绒毛，有的可见鞘状叶柄残基。质硬而脆，断面皮部黄白色或淡黄棕色，木部淡黄色。气微，味微苦涩。

药理作用

本品煎剂及皂苷能显著抑制阿米巴原虫的生长。鲜汁、煎剂、乙醇提取物等对金黄葡萄球菌、绿脓杆菌、痢疾杆菌、伤寒杆菌等均有抑制作用，有抑杀阴道滴虫、抗流感病毒等作用。醇提取物还有镇静、镇痛的作用。

用法用量

内服：煎汤，15～30克；研末入丸、散。外用：煎水洗，捣敷，研末敷。

方剂选用

（1）治热痢下重：白头翁100克，黄连、黄柏、秦皮各150克，上4味以水7升煮取2升，去滓，温服1升，不愈再服。

（2）治冷劳泻痢、产后带下：白头翁（去芦头）25克，艾叶（微炒）100克，均研为末，以醋1升，先放一半药，熬成膏，再放入剩余的药熬好，做成如梧桐子大小的丸，每次服30丸，空腹时用米汤送下。

（3）治男子疝气、或偏坠：白头翁、荔枝核各100克，先用酒浸泡1小时，炒干，研为末，每天早晨空腹服15克，白开水调下。

（4）治不问男妇，遍身疙瘩成块如核、不红不痛，皆痰流注而成结核：白头翁500克，去叶用根，分成四剂，用酒煎，一日服3次，两日服尽。

（5）治气喘：白头翁10克，水煎服。

注意事项

虚寒泻痢患者慎服。

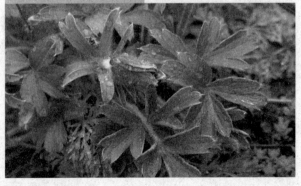

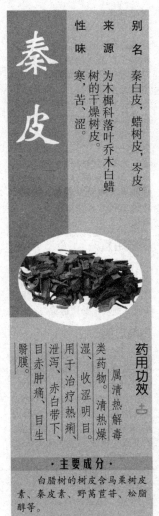

秦皮

别名 秦白皮，蜡树皮，岑皮。

来源 为木樨科落叶乔木白蜡树的干燥树皮。

性味 寒，苦，涩。

药用功效

属清热解毒类药物。清热燥湿、收涩明目。用于治疗热痢湿，泄泻、赤白带下、目赤肿痛、目生翳膜。

· 主要成分 ·

白蜡树的树皮含马栗树皮素、秦皮素、野莴苣苷、松脂醇等。

植物形态

乔木，叶对生，单数羽状复叶，小叶通常5片，宽卵形或倒卵形，顶端一片最大，长4～11厘米，宽4～6厘米，尾状渐尖或少有圆珠笔钝，边缘具钝齿，叶背沿叶脉有褐色柔毛；小叶柄对生处膨大。圆锥形，花小；雄性花两性花异株，通常无花瓣；花轴节上常有淡褐色短柔毛；花柱短，柱头浅裂2叉状。翅果扁平，倒披针形，翅长于果。花期为5～6月，果期为8～9月。

生长特性

生于阳坡或阔叶林山坡，分布吉林、辽宁、河北、河南等地。

采集方法

本品于春、秋剥下枝皮或干皮，晒干。

药材性状

本品呈卷筒状或槽状，长10～60厘米，厚1.5～3毫米。外表面灰白色、灰棕色至黑棕色或相间呈斑状，平坦或稍粗糙，并有灰白色圆点状皮孔及细斜皱纹，有的具分枝痕。内表面黄白色或棕色，平滑。质硬而脆，断面纤维性，黄白色。无臭，味苦。干皮：为长条状块片，厚3～6毫米。外表面灰棕色，具龟状沟纹及红棕色圆形或横长的皮孔。质坚硬，断面纤维性较强。

药理作用

①消炎、镇痛作用。大鼠腹腔注射马栗树皮苷10毫克/千克，对角义菜胶性、右旋糖酐性、5-羟色胺性及组织胺性关节炎有抑制作用。②对尿量及尿酸排泄的影响。马栗树皮苷在大鼠及兔的试验中，各种给药途径均可增进尿酸的排泄。

用法用量

内服：煎汤，7.5～15克；或入丸剂。外用：煎水洗。

方剂选用

（1）治热痢下露者：白头翁100克、黄柏150克、黄连150克、秦皮150克，以上四味，以水7升，煮取2升，去滓，温服1升。不愈，更服1升。

（2）治慢性细菌性痢疾：秦皮20克，生地榆、椿皮各15克，水煎服。

（3）治腹泻：秦皮15克，水煎加糖，分服。

（4）治睑腺炎，大便干燥：秦皮15克、大黄10克，水煎服。孕妇忌服。

（5）治妇人赤白带下，及血崩不止：秦皮150克、丹皮100克、当归身50克，俱酒洗，炒研为末，炼蜜为丸梧桐子大。每早服25克，白汤下。

（6）治小儿惊痫发热及变蒸发热：秦皮、茯苓各5克，甘草2.5克，灯芯20根，水煎服。

（7）治牛皮癣：苦榴皮100克，加半面盆水煎，煎液洗患处，每天或隔两天洗1次。药液温热后仍可用，每次煎水可洗3次。洗至痊愈为止。

注意事项

脾胃虚寒者忌服。

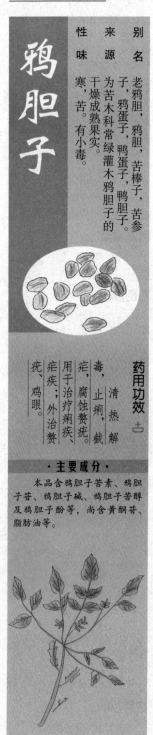

鸦胆子

别名　老鸦胆，鸦蛋子，鸦胆，鸭蛋子，苦棒子，苦参子，鸭胆子的。

来源　为苦木科常绿灌木鸦胆子的干燥成熟果实。

性味　寒，苦。有小毒。

药用功效　清热解毒，止痢，截疟，腐蚀赘疣。用于治疗痢疾、疟疾；外治赘疣、鸡眼。

·主要成分·

本品含鸦胆子苦素、鸦胆子苷、鸦胆子碱、鸦胆子苦醇及鸦胆子酚等，尚含黄酮苷、脂肪油等。

植物形态

常绿灌木或小乔木，高1.5～3米，全株均被黄黄色柔毛。小枝具有黄白色皮孔。奇数羽状复叶互生，长20～40厘米；小叶5～11，通常7，对生，卵状披针形，长4～11厘米，宽2～4.5厘米，先端渐尖，基部宽楔形，偏斜，边缘具三角形粗锯齿，上面疏被、下面密彼伏柔毛，脉上尤密。花瓣4，长圆状披针形，外面有硬毛，边缘有腺体，雄蕊4，花盘发达，半球形；雌花序短于叶，萼片、花瓣同雄花，但稍大，雄蕊具不发育的花药，花盘杯状，4浅裂，心皮通常4，卵圆形，无毛，花柱反折，紧贴子房。核果椭圆形，紫红色转黑色，长约8米，宽5～6米，干时具凸起的网状皱纹，略偏斜。花期为4～6月，果期为8～10月。

生长特性

常栽培于低田埂或低山坡地，主产于四川、安徽、浙江等地。

采集方法

本品于春、秋剥下枝皮或干皮，晒干。

药材性状

核果卵形或椭圆形，略扁，长0.6～1厘米，直径4～7毫米，表面黑色，有隆起网状皱纹，果肉易剥落；果核坚硬，破开后内面灰棕色平滑，内含种子1颗；以粒大、饱满、种仁白色、油性足者为佳。

药理作用

①抗肿瘤作用。鸦胆子仁糊剂和水剂用于诱发皮肤癌和乳头状瘤的小鼠，能使其瘤细胞发生退行性变和坏死，但对正常组织亦有类似作用。②抗阿米巴作用。去油鸦胆子水浸液和乙醚浸膏加入感染粪便，均能杀灭阿米巴。③抗疟作用。鸦胆子仁及水浸液口服或肌注对鸡疟进行实验治疗，可见血中疟原虫数目减少或消失，不仅可抑制疟原虫的生长和繁殖，亦可使疟原虫发生变形和破坏，最后完全被消灭。④对其他寄生虫的作用。鸦胆子粗提物能驱除犬肠道线虫和绦虫。鸦胆子的苦味苷成分在较高浓度时能杀灭肺吸虫成虫，但在犬肺吸虫病的实验治疗中，并无效果。

用法用量

内服，0.5～2克，以干龙眼肉包裹或装入胶囊包裹吞服，亦可压去油制成丸剂、片剂服，不宜入煎剂；外用适量。

方剂选用

（1）治痢：鸦胆子（去壳，捶去皮）5克，文蛤（醋炒）、枯矾、川连（炒）各0.9克，糊丸，朱砂为衣；或鸦胆霜、黄丹各3克，加木香二分亦可，乌梅肉丸，朱砂为衣。二方俱丸绿豆大，粥皮或盐梅皮，或圆眼干肉或芭蕉子肉包吞11～12丸，立止。

（2）治热性赤痢，及二便因热下血：鸦胆子（去皮），每服25粒，最多50粒，白糖水送下。

（3）治疟疾：鸦胆子仁10粒，入桂圆肉内吞服，每日3次，第3次后减少量，连服5次。

（4）治痔：鸦胆子7粒，包圆眼肉，吞下。

（5）治疣：鸦胆子去皮，取白仁之成实者，杵为末，以烧酒和涂少许，小作疮即愈。

注意事项

脾胃虚寒者忌服。

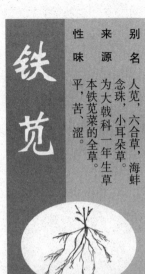

铁苋

别名　人苋，六合草，海蚌念珠，小耳朵草。

来源　为大戟科一年生草本铁苋菜的全草。

性味　平，苦，涩。

药用功效

清热解毒、凉血止血，可治疗痢疾泄泻，尿赤涩痛，血热便血、衄血、痔血等症；外治皮炎、湿疹、创伤出血等症。

·主要成分·

其含生物碱、黄酮、鞣质、酚类、没食子酸。

·方剂选用·

（1）治痢疾坠胀：铁苋、辰砂草、过路黄各适量，水煎服。

（2）治肠炎、痢疾、吐血、衄血、便血、咳嗽气喘：铁苋干品100克，水煎服。

（3）治皮炎、湿疹：铁苋煎水外洗。

（4）治阿米巴痢疾：鲜铁苋菜根、鲜凤尾草根各50克，腹痛则加鲜南瓜藤卷须25克，水煎浓汁，早晚空腹服。

（5）治外伤出血：鲜铁苋菜适量，白糖少许，捣烂外敷。

（6）治蛇咬伤：铁苋菜、半边莲、大青叶各50克，水煎服。

（7）治跌打创伤：铁苋菜50克，水煎服。

·注意事项·

孕妇忌用，老弱气虚者慎用。

植物形态

1年生草本，高30～50厘米。叶互生，卵状菱形至椭圆形，长2.5～8厘米，宽1.5～3.5厘米，先端渐尖，基部楔形，边缘有钝齿，两面有毛或近于无毛。花单性，雌雄同株，穗状花序腋生；雄花序极短，长2～10毫米，生于极小的苞片内；雌花序生于叶状苞片内；苞片开展时肾形，长1～2厘米，合时如蚌，边缘有钝锯齿，基部心形；花萼4裂；无花瓣；雄蕊8个；子房3室。蒴果小，三角状半圆形，被粗毛；种子卵形，长约2毫米，灰褐色。花期为5～7月，果期为7～10月。

生长特性

本品生于旷野、路边较湿润的地方，分布于黄河流域中下游及长江以南各地。

采集方法

本品于5～7月间采收，除去泥土，晒干。

药材性状

其为干燥的带根全草，根自根茎处作须状分出，茎表面灰紫色或灰棕色，长约30厘米，密被白色毛。质坚脆，易折断，断面裂片状，黄白色，中心有疏松的白色髓部或已成空洞。茎上部残留叶片，多破碎皱缩。气微芳香，味淡。

药理作用

本品对金黄葡萄菌、痢疾杆菌、绿脓杆菌、伤寒杆菌、大肠杆菌等均有抑制作用。所含没食子酸尚有平喘作用。

用法用量

内服：煎汤，15～25克（鲜品50～100克）。外用：捣敷。

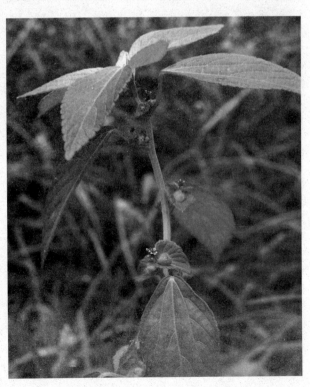

山豆根

别名 土豆根，苦豆根，广豆根。

来源 为豆科小灌木越南槐的干燥根及根茎。

性味 寒，苦。有毒。

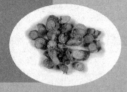

药用功效

清热解毒、消肿利咽，用于治疗火毒蕴结、咽喉肿痛、齿龈肿痛。

·主要成分·

根含生物碱约0.93%，其中苦参碱0.52%，氧化苦参碱0.35%，以及微量的臭豆碱和甲基金雀花碱，还含有枝槐酮、柔枝槐素、柔枝槐素色烯等黄酮类。

·方剂选用·

（1）治小儿口疮：山豆根、大黄各50克，人中白、青黛、儿茶各30克，朱砂10克，冰片3克，共研为细末，储瓶内高压消毒，用时以3%硼酸溶液清洁口腔，取2%甲紫溶液调上药呈糊状，每日3～5次擦患处。

（2）治疗热毒肿痛、积热咽肿：山豆根9克，射干、眼花、板蓝根各6克，水煎服，亦可单用山豆根煎服并含漱。

（3）治白血病合并出血：黄芪、生山药、白花蛇舌草、旱莲草各30克，麦冬、天冬、山豆根、地榆、藕节、元参各15克，女贞子12克，水煎服，每日一剂，分两次服。

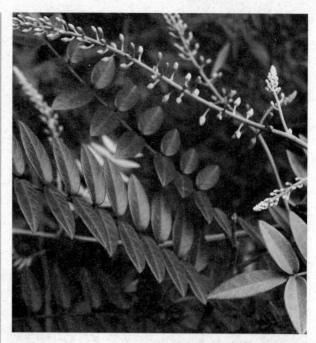

植物形态

小灌木，高1～2米。老茎秃净，新枝密被短柔软毛。奇数羽状复叶，互生，小叶片11～17片，卵形至卵状披针形，顶端小叶较大，上面疏被短毛，下面密被灰棕色短柔毛。总状花序，密被短毛；花萼阔钟状，先端5齿；花冠蝶形，黄白色，雄蕊10个，离生；子房圆柱形，密被长柔毛，具短柄，花柱弯曲，柱头簇生长柔毛。荚果为串珠状不开裂。花期为5～6月，果期为7～8月。

生长特性

生于石山脚下或岩缝中，分布于广西、江西、湖北、甘肃、河南等地。

采集方法

本品于秋季采挖，除去杂质，晒干。

药材性状

根茎呈不规则的结节状，顶端常残茎基，其下着生根数条。根呈长圆柱形，常有分枝，长短不等；表面棕色至棕褐色，有不规则的纵皱纹及突起的横向皮孔。质坚硬，难折断，断面皮部浅棕色，木部淡黄色。其微有豆腥气，味极苦。

药理作用

本品浸剂有抗癌作用，水提取液能抑制迟发型超敏反应。所含总碱能增加心肌收缩力，显著增加冠脉流量；苦参碱、氧化苦参碱能提升高家兔外周白细胞；苦参总碱对结核杆菌杆菌、霍乱弧菌、皮肤致病性真菌有抑制作用。此外，其还有抗炎、保肝等作用。

用法用量

内服：煎汤，15～25克；磨汁用。外用：煎水含漱或捣敷。

注意事项

过量易致呕吐、腹泻、胸闷等，须注意用量。

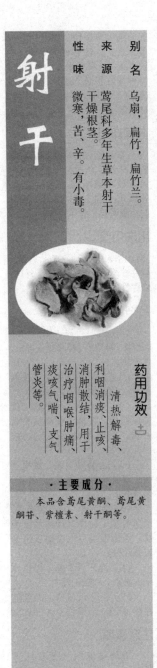

射干

别名　乌扇，扁竹，扁竹兰。

来源　鸢尾科多年生草本射干干燥根茎。

性味　微寒，苦，辛。有小毒。

药用功效　清热解毒、利咽消痰、止咳，用于消肿散结，治疗咽喉肿痛、痰咳气喘、支气管炎等。

· 主要成分 ·

本品含鸢尾黄酮、鸢尾黄酮苷、紫檀素、射干酮等。

植物形态

多年生草本，高 0.5 ~ 1.5 米。叶 2 列，叶片对折，呈马刀形，长 60 厘米，宽 4 厘米。茎直立，高 40 ~ 120 厘米。聚伞花序伞房状顶生，二歧状分枝；花被片 6，2 轮，基部合生成短管，橘黄色，椭圆形，散生暗红色斑点；子房下位，3 室，花柱棒状，柱头膨大，被短柔毛。蒴果三角状倒卵形至长椭圆形，有 3 纵棱，成熟时沿缝线 3 瓣裂，每室有种子 2 ~ 8 枚。种子黑色，近球形，有光泽。花期为 7 ~ 9 月，果期为 8 ~ 9 月。

生长特性

适应性较强，性喜温暖、耐旱、耐寒，生于山坡、草地、林缘、沟边，主产于湖北、河南、江苏、安徽。

采集方法

本品于春初刚发芽或秋末茎叶枯萎时采挖，除去须根及泥沙，干燥。

药材性状

干燥根茎呈不规则的结节状，长 3 ~ 10 厘米，直径 1 ~ 1.5 厘米。表面灰褐色或有黑褐色斑，有斜向或扭曲的环状皱纹，排列甚密，上面有圆盘状茎痕，下面有残留的细根及根痕。质坚硬，断面黄色，颗粒状。气微，味苦、辛。

药理作用

本品能抑制流感病毒、疱疹病毒，对致病菌性皮肤真菌有较强抑制作用。其有解热、镇痛、抗炎及利尿等作用。

用法用量

内服：常用剂量 3 ~ 6 克，水煎服。外用：鲜品适量捣烂外敷。

方剂选用

（1）治咽喉等症：射干 6 克，桔梗 6 克，甘草 3 克，连翘 3 克，牛蒡 3 克，栀子 3 克，黄芩 3 克，元参 3 克，山豆根 3 克，防风 1.5 克，薄荷 1.5 克，水煎服。

（2）治乳蛾疖腮、咽喉疼痛、喉风痰塞等症：射干 15 克，山豆根 9 克，硼砂 15 克，枯白矾 6 克，冰片 1.5 克，雄黄 3 克，以上六味均研为细末，吹喉。

（3）肺癌（湿痰阻滞型）：射干 15 克，半夏 15 克，薏苡仁 30 克，猪苓 30 克，通光散 30 克，水煎服。

注意事项

脾胃虚弱者及孕妇慎服。

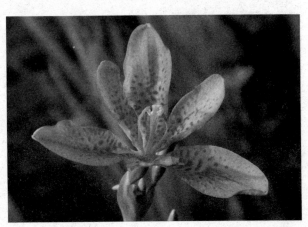

橄榄

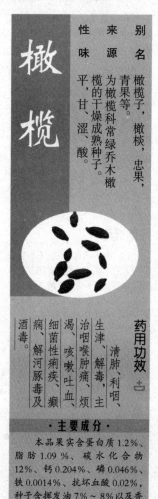

别名 橄榄子，橄榄，忠果，青果等。

来源 为橄榄科常绿乔木橄榄的干燥成熟种子。

性味 平，甘，涩，酸。

药用功效 清肺、利咽、解毒，主治生津、解毒，治咽喉肿痛、烦渴、咳嗽吐血、细菌性痢疾、癫痫、解河豚毒及酒毒。

·主要成分·

本品果实含蛋白质1.2%、脂肪1.09%、碳水化合物12%、钙0.204%、磷0.046%、铁0.0014%、抗坏血酸0.02%、种子含挥发油7%～8%以及香树脂醇等。

植物形态

常绿乔木，高10米以上，有黏性芳香的树脂。树皮淡灰色，平滑；幼芽、新生枝、叶柄及叶轴均被极短的柔毛，有皮孔。单数羽状复叶互生，长15～30厘米；小叶11～15片，对生，矩圆状披针形，长6～15厘米，宽2.5～5厘米，先端渐尖，基部偏斜，全缘，秃净，网脉两面均明显，下面网脉上有小窝点，略粗糙。圆锥花序顶生或腋生，与叶等长或略短；萼杯状，通常3裂，很少5裂；花瓣3～5枚，白色，芳香，长约为萼之2倍；雄蕊6枚，插生于环状花盘外侧；雌蕊1枚，子房上位。核果卵形，长约3厘米，初时黄绿色，后变黄白色，有皱纹，两端锐尖，硬核内有种子1～3颗。花期为5～7月，果期为8～10月。

生长特性

对土壤要求不高，较耐旱、耐瘠脊，粗生易长。性喜温暖，生长期需要适当高温才能旺盛生长，结果良好。年平均气温在20℃以上、冬季无严霜冻害地区较适合其生长，广东的大部分地区都适合种植，分布于广东、广西、福建、四川、台湾等地。

采集方法

本品培育后6～7年结果，8～9月待果实外皮呈绿色带微黄时采摘，洗净，鲜用或用微火烘干。

药材性状

果实为纺锤形，两端钝尖，长2.5～4厘米，直径1～1.5厘米。表面棕黄色或黑褐色，有不规则深皱纹。果肉厚，灰棕色或棕褐色。果核（内果皮）梭形，暗红棕色，表面具有纵棱3条，其间各有2条弧形弯曲的沟；质坚硬，破开后其内多分3室，各有种子1颗。外种皮黄色，常常贴于内果皮上，内种皮红棕色，膜质，胚乳极薄，子叶2片。气无，果肉味涩，外嚼微甜。

药理作用

本品能兴奋唾液腺，有助消化作用。从橄榄中提取的熊果－12－烯－32,16β－二醇、齐墩果－12－α等对鼠肝细胞中毒有保护作用。

用法用量

内服：煎汤，7.5～15克；烧存性研末、捣汁或熬膏。外用：烧存性研末调敷。

方剂选用

（1）治时行风火喉痛、喉间红肿：鲜橄榄、鲜莱菔各等份，水煎服。

（2）治酒伤昏闷：橄榄肉10个，煎汤饮。

（3）治心痛、胃脘痛：盐腌咸橄榄，去核，灌满清亮人中黄，用纸及泥包好，煮透，白开水调下。

（4）治肠风下血：橄榄烧灰，存性研末，每次服10克，米汤调下。

（5）治河豚、鱼、鳖诸毒，诸鱼骨哽：橄榄捣汁或煎浓汤饮。无橄榄也可以橄榄核研末或磨汁服。

（6）治唇裂生疮：橄榄炒干，研末，和猪油涂之。

（7）治牙齿风疳：橄榄烧存性，研末，入麝香少许，贴之。

注意事项

脾胃虚寒及大便秘结者慎服。

金果榄

别名

地苦胆，山慈姑，九牛胆，青鱼胆。

来源

为防己科青牛胆属植物青牛胆的块根。

性味

寒，苦。

药用功效

清热解毒、利咽止痛，用于治疗咽喉肿痛、痈疽疔毒、泄泻、痢疾、脘腹热痛。

· 主要成分 ·

含青牛胆苦素、掌叶防己碱、金果榄苷、巴马亭、药根碱等。

· 采集方法 ·

9～11月间挖取块根，除去茎及须根，洗净，晒干，大者可切成两半，晒干或烘干。

· 用法用量 ·

内服：煎汤，5～15克；研末或磨汁。外用：捣敷、研末吹喉或切片含。

· 注意事项 ·

脾胃虚弱以及无热毒结滞者慎服。

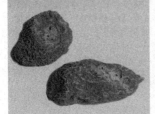

植物形态

常绿缠绕藤本。茎粗糙，有槽纹。叶互生，叶柄长2～3.5厘米，略被毛；叶片卵形至长卵形，长6～9厘米，宽5～6厘米，先端锐尖，基部圆耳状箭形，全缘，上面绿色，无毛，下面淡绿色，被疏毛。块根为卵圆形、椭圆形、肾形或圆形，常数个相连，表皮土黄色。茎圆柱形，深绿色，粗糙有纹，被毛。花近白色，单性，雌雄异株。腋生圆锥花序，花序疏松略被毛，总花梗长6～9厘米，苞片短，线形；雄花具花萼2轮，外轮3片披针形，内轮3片倒卵形，外侧均被毛；花瓣6片，细小，与花萼互生，先端截形，微凹，基部渐狭，雄蕊6个，花药近方形，花丝分离，先端膨大；雌花萼片与雄花相同，花瓣较小，匙形，棒状。核果球形，红色。花期为3～5月，果期为8～10月。

生长特性

生于疏林下或灌木丛中，有时亦生于山上岩石旁边的红壤地中，分布于广东，广西，贵州等地。

药材性状

干燥块根呈不规则圆块状，或切成半圆球形，大小不一。表面灰棕色，略带黄绿色，皱缩，凹凸不平，块根两端有小根的残基。质坚实，不能折断。切面淡黄白色，有淡棕色细车轮纹，显粉性。气淡，味苦。

药理作用

本品煎剂对金黄色葡萄球菌、抗酸性分枝杆菌、结核杆菌有较强的抑制作用。掌叶防己碱能使动物胸腺萎缩；有抗肾上腺素作用；能兴奋未孕家兔子宫。水或醇提取物能降低空腹血糖，增加葡萄糖耐量。

方剂选用

（1）治一切咽喉症：金果榄10克，煎服。

（2）治喉中疼烂：金果榄15克，冰片0.5克，研末吹之。

（3）治肿毒初起：金果榄醋磨，敷患处。初起者消，已成者溃。

（4）治痈疽疔毒恶疮：金果榄、苍耳草，捣烂，加好酒稀释，滤汁温服。

（5）治乳腺炎、阑尾炎、疔疮、急性及慢性扁桃体炎、口腔炎、腮腺炎、急性细菌性痢疾等：金果榄每次15克，开水泡服。研末外敷。

（6）治疗口腔溃疡：金果榄磨醋，点敷溃疡面。

（7）治跌打损伤、瘰疬、鱼口便毒、蛇咬：金果榄磨汁，外擦。

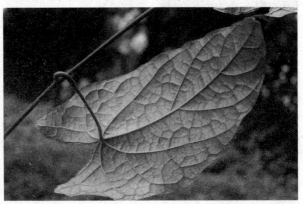

朱砂根

别名

凤凰肠，老鼠尾，浪伞根，金鸡爪，石青子，凉伞遮金珠，高脚罗伞，小罗伞，散血丹，土丹皮。

来源

为紫金牛科紫金牛属常绿小灌木朱砂根的干燥根。

性味

凉，苦、辛。

药用功效

清热解毒、散瘀止痛，主治扁桃体炎、急性咽喉炎、白喉、丹毒、淋巴结炎、劳伤吐血、心胃气痛、风湿骨痛、跌打损伤。

·主要成分·

本品含矮地茶素、去甲矮地茶素、菠菜甾醇、脂肪酸、三萜皂苷等。

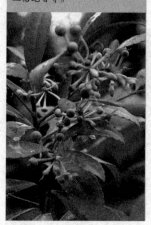

植物形态

朱砂根为灌木，高达1.5米，全体秃净。茎直立，有数个分枝。叶坚纸质至革质，椭圆状披针形或倒披针形，长6～12厘米，宽2～4厘米；先端短尖或渐尖，基部短尖或楔尖，两面均秃净，有隆起的腺点，边缘有钝圆波状齿，背卷，有腺体；侧脉12～18对，极纤细，近边缘处结合而成一边脉，常隐于卷边内；叶柄长5～10毫米。伞形花序顶生或腋生，花序柄长1.5～2厘米；花白色或淡红色，萼片5裂，裂片长卵形，钝头；花冠5裂，裂片长椭圆状披针形，长4～5毫米，与萼片均有稀疏的腺点；雄蕊5个，花丝极短，基部扁；子房上位，花柱线形。核果呈球形，直径约6毫米，熟时红色，有黑色斑点。花期为5～6月，果期为10～12月，有时在2～4月。

生长特性

生于山地林下、沟边、路旁，分布于浙江、安徽、江西、湖南、湖北、四川、福建、广东、广西等地。

采集方法

本品于秋后采挖根部，切碎，晒干或鲜用。

药材性状

干燥根，多分枝，呈细圆柱状，略弯曲，长短不一，径4～10毫米。表面暗紫色或暗棕色，有纵向皱纹及须根痕。质坚硬，断面木部与皮部易分离，皮部发达，约占断面1/2，淡紫色，木部淡黄色。

药理作用

本品煎剂对金黄色葡萄球菌、大肠杆菌、绿脓杆菌有轻度的抑制作用。三萜皂苷有抗

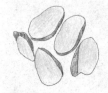

早孕作用。

用法用量

内服：煎汤，15～30克；研末为丸、浸酒。外用：捣敷。

方剂选用

（1）治咽喉肿痛：朱砂根20克，水煎服。朱砂根全草10克，射干5克，甘草5克，水煎服。

（2）治风湿骨节痛：朱砂根25克，木通100克，虎骨15克，鸡骨香15克，红藤20克，桑寄生15克，浸酒1000毫升，每次服25～50毫升，1日2次。

（3）治上呼吸道感染、扁桃体炎、白喉、丹毒、淋巴结炎、能抗菌消炎退热：朱砂根20克，煎服；研末做成蜜丸，每次10～15克，1日2次。

（4）治流火（丝虫病引起的淋巴管炎）：朱砂根干根5～10克，水煎，调酒服。

（5）治肺病及劳伤吐血：朱砂根15～25克，同猪肺炖服，先吃汤，后去药吃肺，连吃三肺为一疗程。

（6）治跌打损伤、关节风痛：朱砂根15～25克，水煎或冲黄酒服。

（7）治妇女白带、痛经：朱砂根15～25克，水煎或加白糖、黄酒冲服。

（8）治毒蛇咬伤：朱砂根（鲜品）10克，水煎服；另用盐肤木叶或树皮、乌桕叶适量，煎汤清洗伤口，用朱砂根皮捣烂，敷创口周围。

注意事项

本品有毒，内服不宜过量和持续服用，孕妇禁服。

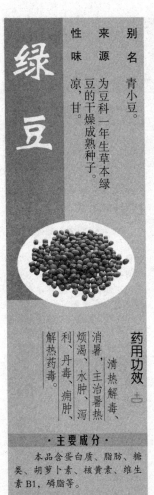

绿豆

别　名　青小豆。

来　源　为豆科一年生草本绿豆的干燥成熟种子。

性　味　凉，甘。

药用功效　清热解毒、消暑，主治暑热烦渴、水肿、泻利、丹毒、痈肿、解热药毒。

·主要成分·

本品含蛋白质、脂肪、糖类、胡萝卜素、核黄素、维生素B1、磷脂等。

植物形态

一年生或多年生草本，大部缠绕状，有淡褐色长硬毛。叶羽状，小叶3，顶生小叶卵形，长6～10厘米，宽2.5～7.5厘米，先端渐尖，侧生小叶偏斜；托叶大，阔卵形，盾状着生。总状花序腋生，苞片卵形或卵状长椭圆形，有长硬毛；花绿黄色；萼斜钟状，萼齿4，最下面1齿最长；旗瓣肾形，翼瓣有渐狭的爪，龙骨瓣的爪截形，其中1片龙骨瓣有角；雄蕊10，2束；子房无柄，密被长硬毛。荚果圆柱状，成熟时黑色，长6～10厘米，宽约6.5毫米，被稀长硬毛。种子短矩形，绿色或暗绿色。花期为8～10月，果期为9～11月。

生长特性

全国大部分地区均有栽培。

采集方法

本品于秋季种子成熟时采收，拔取全株，晒干，将种子打落，簸净杂质。

药材性状

本品种子短距圆形，长4～6毫米。表面绿黄色或暗绿色，光泽。种脐位于一侧上端，长约为种子1/3，呈白色纵向线形；种皮薄而韧，剥离后露出淡黄绿色或黄白色的种仁，子叶2枚，肥厚。质坚硬。

药理作用

本品提取液有降低试验动物的血清胆固醇，抑制动脉粥样硬化作用。

用法用量

内服：煎汤，25～50克；研末或生研绞汁。外用：研末调敷。

方剂选用

（1）解暑：绿豆淘净，下锅加水，大火煮开，取汤，待凉色碧时食之。如多滚则色浊，不堪食矣。

（2）治消渴（小便如常）：绿豆1000克，淘净，加适量水，煮烂研细，澄滤取汁，早晚饭前各服一小碗。

（3）治十种水气：绿豆30克，大附子1只（去皮、脐，切作两片），加三碗水，煮熟，晚上睡觉前空腹吃绿豆；次日将附子两片分作四片，再加绿豆30克，煮熟，吃绿豆；第三日重新加绿豆30克，附子如前煮食，第四日如第二日法煮食，水从小便下，肿自消，未消则再服。

（4）治小便不通、淋漓：绿豆500克，冬麻子45克（捣碎，以水2升淘，绞取汁），陈皮15克（研末），以冬麻子汁煮陈皮及绿豆，热食之。

（5）治小儿遍身火丹并赤游肿：绿豆、大黄各等份，研为末，用薄荷蜂蜜水调涂。

（6）治痈疽：赤小豆、绿豆、黑豆、川姜黄各等份，均研为细末，未发起者以姜汁和井华水调敷；已发起者以蜜水调敷。

（7）治金石丹火药毒，并酒毒、烟毒、煤毒为病：绿豆1000克，生捣成末，以豆腐浆2碗调服。无豆腐浆者用糯米水炖温服。

（8）解乌头毒：绿豆200克，生甘草100克，煎服。

注意事项

脾胃虚寒、滑肠泄泻者慎用。

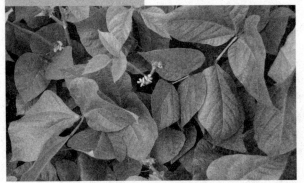

清热燥湿药

清热燥湿药性味多苦寒，苦能燥湿，寒能清热，用于湿热内蕴或湿邪化热的症候。

黄芩

别名 黄文，虹胜，经芩，印头，内虚，空肠，元芩，土金茶根。

来源 为唇形科黄芩属植物黄芩的干燥根。

性味 寒，苦。

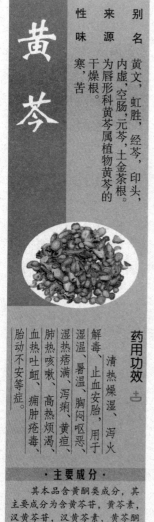

药用功效 清热燥湿、泻火解毒、止血安胎，用于湿温、暑温、胸闷呕恶、湿热痞满、泻痢、黄疸、湿热咳嗽、高热烦渴、肺热咳嗽、血热吐衄、痈肿疮毒、胎动不安等症。

·主要成分·

其本品含黄酮类成分，其主要成分为黄芩苷，黄芩素，汉黄芩苷，汉黄芩素，黄芩酮Ⅰ、Ⅱ，千层纸黄素A及菜油甾醇。

植物形态

多年生草本，主根粗壮，茎高30~120厘米，自基部多分枝。叶对生披针形，长1.5~4厘米，宽0.3~1.2厘米，下面密被下陷的腺点；具短柄。总状花序顶生，常于茎顶再聚成圆锥形花序，具叶状苞片，花偏向一侧，萼2唇形，果时增大；花冠蓝紫色或紫红色，二唇形，花冠管细，近基部作曲直向上弯曲，雄蕊4个，稍露出，前对较长，后对较短，具全药，子房4深裂，生于环状花盘上。小坚果4，黑色，球形。花期为7~8月，果期为8~9月。

生长特性

生于向阳的草地、山坡及荒地上，分布于黑龙江、吉林、辽宁、河北、河南、山东、四川、云南、山西、陕西、甘肃、内蒙古等地。

采集方法

本品于春、秋二季采挖，将根挖出后除去茎苗、须根及泥土，晒至半干时撞去栓皮，再晒至全干。生用、酒炒或炒炭用。

药材性状

本品呈圆锥形，扭曲，长8~25厘米，直径1~3厘米。表面棕黄色或深黄色，有稀疏的疣状细根痕，上部较粗糙，有扭曲的纵皱纹或不规则的网纹，下部有顺纹和细皱。质硬而脆，易折断，断面黄色，中间红棕色；老根中间呈暗棕色或棕黑色，枯朽状或已成空洞。气微，味苦。

药理作用

对痢疾杆菌、白喉杆菌、绿脓杆菌、葡萄球菌、链球菌、肺炎双球菌以及脑膜炎球菌等均有抑制作用；煎剂作喉头喷雾，对脑膜炎带菌者亦有效；即使对青霉素等抗生素已产生抗药性的金黄色葡萄球菌，对黄芩仍很敏感。此外还有抗炎、抗变态反应、解热、抗血小板聚集及抗凝、降血脂、保肝、利胆、抗氧化、抗癌和利尿等作用。

用法用量

内服：煎汤，5~15克；入丸、散。外用：煎水洗或研末撒。

方剂选用

（1）泻肺火、降膈上热痰：黄芩片炒干，研为末，调成糊，蒸饼，做成如梧桐子大小的丸，每次服50丸。

（2）治少阳头痛及太阳头痛，不拘偏正：黄芩片，酒浸透，晒干研为末，每次服5克，以茶或酒调下。

（3）治太阳与少阳合病、自下利者：黄芩150克，芍药100克，甘草100克（炙），大枣12枚（擘），以上四味加适量水，煮后去滓。白天温服1升，夜里再服1升。

注意事项

脾肺虚热者忌用。恶葱。

黄连

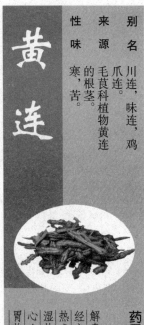

别名 川连，味连，鸡爪连。

来源 毛茛科植物黄连的根茎。

性味 寒，苦。

药用功效

清热泻火、燥湿、解毒，主治热病邪入心经之高热、烦躁、谵妄、热盛迫血妄行之吐衄、湿热胸痞、泄泻、痢疾、心火亢盛之心烦失眠、胃热呕吐、消谷善饥。

· 主要成分 ·

其黄连含小檗碱、黄连碱，甲基黄连碱、掌叶防己碱、非洲防己碱等生物碱；还含黄柏酮、黄柏内酯及酚性成分等。

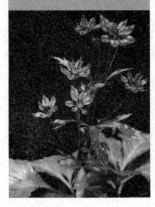

植物形态

多年生草本。根茎呈黄色，分枝，密生须根。叶基生；有叶柄；叶片坚纸质，卵状三角形，3全裂；中央裂片有细柄，卵状菱形，顶端急尖，羽状深裂，边缘有锐锯齿，侧生裂片不等2深裂，表面沿脉被短柔毛。花葶1~2，二枝或多枝聚伞花序，有花3~8朵；总苞片通常3，披针形；萼片5，黄绿色，窄卵形；花瓣线形或线状披针形；雄蕊多数；心皮8~12，离生，有短柄。蓇葖果。种子7~8粒，长椭圆形，褐色。花期为2~4月，果期为3~6月。

生长特性

生于海拔1000~2000米山地密林中或山谷阴凉处。野生或栽培。分布于湖北、湖南、四川、贵州、陕西等地；在湖北西部、四川东部和陕西南部有较大量栽培。

采集方法

本品于黄连栽后4~5年的10~11月间，用黄连抓子连根抓起，抖掉泥土，剪去须根和叶，取根茎在黄连炕上烘炕干燥，烘时用操板翻动，并打掉已干燥的泥土。五六成干时出炕，根据根茎大小，分为3~4等，再分别细炕，勤翻动，待根茎断面呈干草色时即可出炕，装入槽笼，撞掉泥土和须根即成。

药材性状

本品根茎多簇状分枝，弯曲互抱，形似倒鸡爪状，习称"鸡爪黄连"；单枝类圆柱形，长3~6厘米，直径2~8毫米。表面灰黄色或黄棕色，外皮剥落处显红棕色，粗糙，有不规则结节状隆起、须根及须根残基，有的节间表面平滑如茎秆，习称"过桥"；上部多残留褐色鳞叶，顶端常留有残余的茎或叶柄。质坚硬，折断面不整齐，皮部橙红色或暗棕色，木部鲜黄色或橙黄色，髓部红棕色，有时中空。气微，味极苦。

药理作用

（1）抗微生物及抗原虫作用：黄连对金葡菌、志贺痢疾杆菌、福氏痢疾杆菌有较强的抑制作用，而香连丸煎剂较单用黄连弱。（2）抗病毒作用：用柯萨奇B3病毒（CB3V）感染BALA／C小鼠建立CB3V心肌炎动物模型，用黄连对感染鼠进行治疗，有抗病毒作用。

用法用量

内服：煎汤，1.5~3克；研末，每次0.3~0.6克；入丸、散。外用：研末调敷；煎水洗；熬膏涂；浸汁用。治温病高热，湿热蕴蒸，热毒炽盛诸症，宜生用；肝火上炎，目赤肿痛，头痛，宜酒拌炒；胃热呕吐，用姜汁拌炒；肝火犯胃，脘痛吞酸，宜吴茱萸煎汤拌炒。

方剂选用

（1）治心烦、心乱、怔忡、上热，胸中气乱：朱砂20克，黄连25克，生甘草12克，共研为细末，汤浸蒸饼，做成丸，每次服10丸，食后咽下。

（2）治少阴病、心中烦、不得卧：黄连20克，黄芩100克，芍药100克，鸡蛋2枚，阿胶150克，以水6升先煮黄连、黄芩、芍药3味，取2升，去滓，放入阿胶煮化，稍冷，加鸡蛋，搅匀。温服，每日3次。

（3）治伤寒发狂，逾墙上屋：黄连、寒水石各等份，均研为末，每次服10克，浓煎甘草汤，候冷调服。

注意事项

胃虚呕恶、脾虚泄泻者均应慎服。

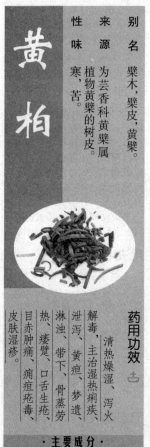

黄柏

别名
檗木，檗皮，黄檗。

来源
为芸香科黄檗属植物黄檗的树皮。

性味
寒，苦。

药用功效

清热燥湿、泻火解毒，主治湿热痢疾、泄泻、黄疸、梦遗、淋浊、带下、骨蒸劳热、口舌生疮、目赤肿痛、痈疽疮毒、皮肤湿疹。

·主要成分·

其含小檗碱、药根碱、木兰花碱、黄柏碱、N—甲基大麦芽碱、掌叶防己碱、蝙蝠葛碱等生物碱；另含黄柏酮、黄柏内酯、白鲜交酯、黄柏酮酸、青萤光酸、7—脱氢豆甾醇、β—谷甾醇、菜油甾醇。根皮含小檗碱、药根碱、黄柏碱、N—甲基大麦芽碱。

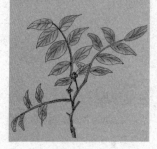

植物形态

落叶乔木，高 10 ～ 25 米。树外皮灰褐色，木栓发达，呈不规则网状纵沟裂，内皮鲜黄色。小枝灰褐色或淡棕色，罕为红棕色，有小皮孔。奇数羽状复叶对生，小叶柄短；小叶 5 ～ 15 枚，披针形至卵状长圆形，先端长渐尖，叶基不等的广楔形或近圆形，边缘有细钝齿，齿缝有腺点，薄纸质。雌雄异株；圆锥状聚伞花序，花轴及花枝幼时被毛；花小，黄绿色；花萼及花瓣均为 5 数；雄花雄蕊 5，伸出花瓣外，花丝基部有毛；雌花的退化雄蕊呈小鳞片状；雌蕊 1，子房有短柄，5 室，花柱短，柱头 5 浅裂。浆果状核果呈球形，直径 8 ～ 10 毫米，密集成团，熟后紫黑色，内有种子 2 ～ 5 颗。花期为 5 ～ 6 月，果期为 9 ～ 10 月。

生长特性

生于山地杂木林中或山谷洪流附近，分布东北及华北。

采集方法

本品于定植 15 ～ 20 年采收，5 月上旬至 6 月上旬，用半环剥或环剥、砍树剥皮等方法剥皮。目前多用环剥，可在夏初的阴天，日平均温度在 22 ～ 26℃，此时形成层活动旺盛，再生树皮容易。选健壮无病虫害的植株，用刀在树段的上下两端分别围绕树干环割一圈，再纵割一刀，切割深度以不损伤形成层为度，然后将树皮剥下，喷 10×10–6 吲哚乙酸，再把略长于树段的小竹竿缚在树段上，以免塑料薄膜接触形成层，外面再包塑料薄膜两层，可促使再生新树皮；第二、第三年连续剥皮，但产量略低于第一年。注意剥皮后一定要加强培育管理，使树势很快复壮，否则会出现衰退现象。剥下的皮，趁鲜刮掉粗皮，晒至半干，再叠成堆，用石板压平，再晒至全干。

药材性状

本品厚 2 ～ 4 毫米。外表面黄绿色或淡棕黄色，较平坦，有不规则的纵裂纹，皮孔痕小而少见，偶有灰白色的粗皮残留。体轻，质较硬，断面鲜黄色或黄绿色。

药理作用

①抗病原微生物：黄柏水煎剂或醇浸剂体外对金黄色、白色及柠檬色葡萄球菌、溶血性链球菌、肺炎链球菌、炭疽杆菌、白喉杆菌、枯草杆菌、大肠杆菌、铜绿假单胞菌、伤寒及副伤寒杆菌、脑膜炎球菌及霍乱弧菌等，均有不同程度的抑制作用。②解热和抗炎症作用：黄柏有一定的退热作用。对微生物感染引起的发热，除具有抗菌作用消除病因导致退热外，另一方面也与其本身具有的解热作用有关。

用法用量

内服：煎汤，3 ～ 9 克；入丸、散。外用：研末调敷或煎水浸渍。降实火宜生用，清虚热宜盐水炒用，止血宜炭用。

方剂选用

（1）治血痢：黄柏、黄连各 200 克，以苦酒 5 升煎至 2.5 升，温时分服无时。

（2）治小儿久赤白痢、腹胀痛：黄柏 50 克（微炙，锉），当归 50 克（锉，微炒），上两味药均捣为末，加入煨熟的大蒜和成如绿豆大小的丸，每次以粥饮下 7 丸，日服 3 ～ 4 次。

（3）治伤寒身黄、发热：肥栀子 15 个（擘），甘草 50 克（炙），黄柏 100 克，上三味以水 4 升煮取 1.5 升，去渣，温时分两次服完。

注意事项

脾胃虚弱、无火者禁服。

龙胆

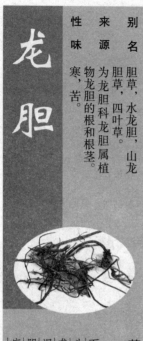

别名

胆草,水龙胆,山龙胆草,四叶草。

来源

为龙胆科龙胆属植物龙胆的根和根茎。

性味

寒,苦。

药用功效

清肝胆实火、泻下焦湿热,主治头胀头痛、目赤肿痛、耳聋耳肿、口苦胁痛、湿热黄疸、小便淋痛、阴肿阴痒、带下、热病惊风抽搐。

·主要成分·

其含环烯醚萜苷,其主要成分为龙胆苦苷、樟芽菜苦苷等。龙胆尚含龙胆黄碱、龙胆碱、龙胆三糖等。

·用法用量·

内服:煎汤,3~6克;入丸、散。外用:煎水洗或研末调擦。

·注意事项·

脾胃虚弱及无湿热实火者忌服。

植物形态

其多年生草本,高30~60厘米。根茎短,根细长,簇生,味苦。茎单1,直立。叶对生,无柄,中部以下的叶卵形或卵状披针形,长2.5~7厘米,宽0.7~3厘米,叶缘及主脉粗糙,主脉3条。花数朵簇生于茎顶和上部叶腋;花萼钟形,先端5裂;花冠深蓝色至蓝色,5裂,裂片间有褶状三角形副冠片;雄蕊5,花丝基部具宽翅;子房上位,1室,柱头2裂。蒴果长圆形,种子边缘有翅。花期为8~9月,果期为9~10月。

生长特性

生于海拔200~1700米的山坡草地、路边、河滩灌丛中以及林下草甸。分布于东北、华东、中南、河北、内蒙古、陕西、新疆等地。

采集方法

本品于9~10月采收,切段,晒干。

药材性状

本品根茎呈不规则的块状,长1~3厘米,直径0.3~1厘米;表面暗灰棕色或深棕色,上端有茎痕或残留茎基,周围和下端着生多数细长的根。根圆柱形,略扭曲,长10~20厘米,直径0.2~0.5厘米;表面淡黄色或黄棕色,上部多有显著的横皱纹,下部较细,有纵皱纹及支根痕。质脆,易折断,断面略平坦,皮部黄白色或淡黄棕色,木部色较浅,呈点状环列。气微,味甚苦。

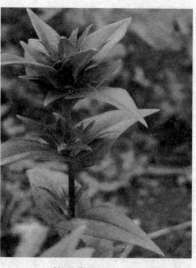

药理作用

本品所含龙胆苦苷有保肝、降低谷丙转氨酶、利胆作用;还能抗炎、抑杀疟原虫。龙胆碱能镇静、松弛肌肉、降血压。服用少量龙胆草,能增强胃液分泌,促进消化。此外,本品还有利尿、抗菌、驱虫作用。

方剂选用

(1)治伤寒发狂:龙胆研为末,加入鸡子清、白蜜,化凉水服,每次服10克。

(2)治肝胆经实火湿热、胁痛耳聋、胆溢口苦、筋痿阴汗、阴肿、阴痛、白浊溲血:龙胆草(酒炒)、黄芩(炒)、栀子(酒炒)、泽泻、木通、车前子、当归(酒洗)、生地黄(酒炒)、柴胡、甘草(生用)各等份,水煎服。

(3)治雀盲夜不见物:龙胆草50克,黄连50克,二味均研为细末,饭后用热羊肝蘸药末服。

(4)治暑行目涩:生龙胆(捣汁)15克,黄连(浸汁)一匙,和匀点之。

(5)治眼中漏脓:龙胆草、当归各等份,均研为末,每次服10克,温水调下。

苦参

别名 苦骨，川参，凤凰爪，牛参。

来源 豆科槐属植物苦参的干燥根。

性味 寒，苦。

药用功效 清热燥湿、祛风杀虫，主治湿热泻痢、肠风便血、黄疸、小便不利、水肿、带下、阴痒、疥癣、麻风、皮肤瘙痒、湿毒疮疡。

·主要成分· 其根中含生物碱：苦参碱、氧化苦参碱、N—氧化槐根碱、槐定碱、右旋别苦参碱、右旋异苦参碱、右旋槐花醇等。

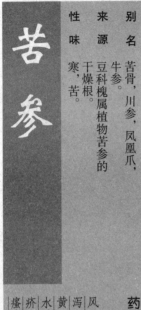

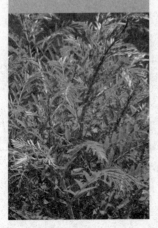

植物形态

落叶半灌木，高 1.5～3 米。根圆柱状，外皮黄白色。奇数羽状复叶，长 20～25 厘米，互生；小叶 15～29，叶片披针形至线状披针形，长 3～4 厘米，宽 1.2～2 厘米，先端渐尖，基部圆，有短柄，全缘，背面密生平贴柔毛；托叶线形。总状花序顶生，长 15～20 厘米，被短毛，苞片线形；萼钟状，扁平，长 6～7 毫米，5 浅裂；花冠蝶形，淡黄白色；旗瓣匙形，翼瓣无耳，与龙骨瓣等长；雄蕊 10，花丝分离；子房柄被细毛，柱头圆形。荚果线形，先端具长喙，成熟时不开裂，长 5～8 厘米。种子间微缢缩，呈不明显的串珠状，疏生短柔毛。种子 3～7 颗，近球形，黑色。花期为 5～7 月，果期为 7～9 月。

生长特性

生于沙地或向阳山坡草丛中及溪沟边，分布于全国各地。

采集方法

本品于 9～10 月挖取全株，用刀分割成单根，晒干或烘干。

药材性状

本品根呈长圆柱形，下部常分枝，长 10～30 厘米，直径 1～2.5 厘米。表面棕黄色至灰棕色，具纵皱纹及横生皮孔。栓皮薄，常破裂反卷，易剥落，露出黄色内皮。质硬，不易折断，折断面纤维性；切片厚 3～6 毫米，切面黄白色，具放射状纹理及裂隙，有的可见同心性环纹。气微，味极苦。

药理作用

①利尿作用：苦参煎剂及其中所含之苦参碱给家兔口服或注射，皆可产生利尿作用，

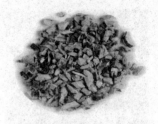

尿量增加前即有盐分排出之增多。②抗病原体作用：在试管中的高浓度煎剂，（1：100）对结核杆菌有抑制作用。煎剂（8%）、水浸剂（1：3）在体外对某些常见的皮肤真菌有不同程度的抑制作用。

用法用量

内服：煎汤，3～10 克；入丸、散。外用：煎水熏洗；研末敷；浸酒擦。

方剂选用

（1）治血痢不止：苦参炒焦研为末，和水做成如梧桐子大小的丸，每次服 15 丸，以米汤送下。

（2）治痔漏出血、肠风下血、酒毒下血：苦参 500 克（切片，酒浸湿，蒸晒 9 次为度，炒黄研为末），地黄 200 克（酒浸一宿，蒸熟，捣烂），加蜂蜜和为丸，每次服 10 克，白开水或酒送下，每日服两次。

（3）治赤白带下：苦参 100 克，牡蛎 75 克，研为末，以猪肚 1 个，水三碗煮烂，捣泥和成如梧桐子大小的丸，每次服 100 丸，温酒送下。

（4）治下部疮漏：苦参煎汤，日日洗之。

注意事项

脾胃虚寒者禁服。反藜芦。

特别附注

苦参的子（苦参实）亦供药用，有清热解毒、通便杀虫的功效，主治急性细菌性痢疾、便秘、蛔虫症。

白鲜皮

别名

藓皮，北鲜皮，臭根皮，野花椒根皮。

来源

为芸香科白鲜属植物白鲜的干燥根皮。

性味

寒，苦，咸。

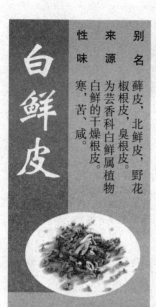

药用功效

清热燥湿、祛风止痒、解毒，主治风热湿毒所致的风疹湿疹、疥癣、黄疸、风湿热痹。

·主要成分·

其本品含白鲜碱、白鲜内酯、谷甾醇、黄柏酮酸、葫芦巴碱、梣皮酮、胆碱。尚含菜油甾醇、茵芋碱、γ-崖椒碱、白鲜明碱。地上部分含有补骨脂素和花椒毒素。

·方剂选用·

（1）治肺藏风热、毒气攻皮肤瘙痒、胸膈不利、时发烦躁：白鲜皮、防风（去叉）、人参、知母（焙）、沙参各50克，黄芩（去黑心）1.5克，以上六味捣为散，每次服10克，以水煎，温服，饭后和晚睡前服。

（2）治痫黄：白鲜皮、茵陈蒿各等份，加适量水，煎服，每日服两次。

（3）治鼠瘘已有核、脓血出者：白鲜皮适量，煎服1升。

（4）疗产后中风、虚人不可服他药者：白鲜皮150克，加3升水，煎取1升，分次服。耐酒者可酒、水等份煮之。

植物形态

多年生草本，基部木质，高达1米。全株有特异的香味。根肉质，多侧根，外皮黄白至黄褐色。奇数羽状复叶互生；叶轴有狭翼，无叶柄；小叶9～13，叶片卵形至椭圆形，长3.5～9厘米，宽2～4厘米，先端锐尖，基部楔形，边缘具细锯齿。总状花序顶生，长达30厘米，花轴及花柄混生白色柔毛及黑色腺毛；花柄长1～2.5厘米；萼片5，卵状披针形，基部愈合；花瓣5，淡红而有紫红色线条，倒披针形或长圆形；雄蕊10；子房上位，5室。蒴果，密被腺毛，成熟时5裂，每瓣片先端有一针尖。种子2～3颗，近球形，先端短尖，黑色，有光泽。花期为4～5月，果期为6月。

生长特性

生于土坡及灌丛中，分布于华北、东北、华东及河南、四川、贵州、陕西、甘肃。

采集方法

本品于春秋季节采挖，南方于立夏后采挖，去除须根及粗皮，趁鲜时纵向剖开，抽去木心，晒干。

药材性状

本品根皮呈卷筒状，长5～15厘米，直径1～2厘米，厚0.2～0.5厘米。外表面灰白色或淡灰黄色，具细纵皱纹及细根痕，常有突起的颗粒状小点；内表面类白色，有细纵纹。质脆，折断时有粉尘飞扬，断面不平坦，略呈层片状，剥去外层，迎光可见闪烁的小亮点。有羊膻气，味微苦。

药理作用

本品水煎剂在试管内对多种致病真菌有不同程度的抑制作用。还有抗炎、解热、抗癌、收缩子宫平滑肌等作用。

用法用量

内服：煎汤，6～15克；入丸、散。外用：煎水洗、研末敷或捣敷。

注意事项

虚寒证者禁服。

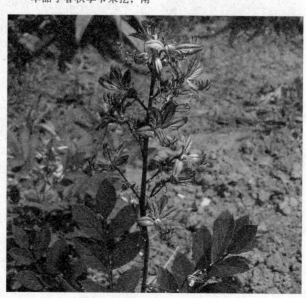

清热凉血药

本节药物可清血分热，常用于血热妄行之吐血、血热发斑疹及温热病邪入营血等症。

鲜地黄

别名 酒壶花，山烟，山烟根，山白菜。

来源 为玄参科植物地黄的新鲜块根。

性味 寒，甘、苦。

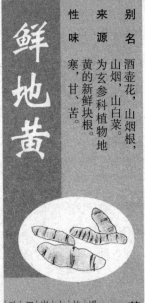

药用功效 清热凉血、生津润燥，主治急性热病、高热神昏、斑疹、津伤烦渴、血热妄行之吐血、衄血、崩漏、便血、口舌生疮、咽喉肿痛、劳热咳嗽、跌打伤痛、痈肿。

·主要成分·

本品主要含环烯醚萜、单萜及苷类。尚含苯甲酸、苯乙酸等多种有机酸、甾醇、氨基酸等。

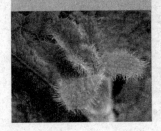

植物形态

多年生草本，高 10～40 厘米。全株被灰白色长柔毛及腺毛。根肥厚，肉质，呈块状，圆柱形或纺锤形。茎直立，单一或基部分生数枝。基生叶成丛，叶片倒卵状披针形，长 3～10 厘米，宽 1.5～4 厘米，先端钝，基部渐窄，下延成长叶柄，叶面多皱，边缘有不整齐锯齿；茎生叶较小。花茎直立，被毛，于茎上部呈总状花序；苞片叶状，发达或退化；花萼钟状，先端 5 裂，裂片三角形，被多细胞长柔毛和白色长毛，具脉 10 条；花冠宽筒状，稍弯曲，长 3～4 厘米，外面暗紫色，里面杂以黄色，有明显紫纹，先端 5 浅裂，略呈二唇形；雄蕊 4，二强，花药基部叉开；子房上位，卵形，2 室，花后变 1 室，花柱 1，柱头膨大。蒴果卵形或长卵形，先端尖，有宿存花柱，外为宿存花萼所包。种子多数。花期为 4～5 月，果期为 5～6 月。

生长特性

主要为栽培，亦野生于海拔 50～1100 米的山坡及路旁荒地等处。分布于河北、山西、内蒙古、辽宁、江苏、浙江、湖北、湖南、四川、陕西等地。

采集方法

本品于早地黄在 10 月上、中旬；晚地黄在 10 月下旬至 11 月上旬收获；野生品春季亦可采挖。采时仔细深挖，不要挖断根部，除净茎叶、芦头及须根，洗净泥土即为鲜地黄。亦可在挖出后不洗即以干砂土埋藏，放干燥阴凉处，用时取出，可保存 2～3 个月。

药材性状

本品块根呈纺锤形或条状，长 8～24 厘米，直径 2～9 厘米。表面浅红黄色，具纵直弯曲的皱纹、横长皮孔及不规则的疤痕。肉质，易断，断面皮部淡黄白色，可见橘红色油点，木部黄白色，导管呈放射状排列。气微，味微甜、微苦。

药理作用

本品能对抗连续服用地塞米松后血浆皮质酮浓度的下降。水提取液对急性实验性高血压有显著降压作用；能增加外周血液中的 T 淋巴细胞数量，提高网状内皮系统的吞噬能力；不能抗炎、镇静、利尿、降血糖及保肝。乙醇提取物能缩短凝血时间。

用法用量

内服：煎汤，10～30 克；捣汁或熬膏。外用：捣烂敷；取汁涂擦。

方剂选用

（1）治小儿热疾、烦渴头痛、壮热不止：生地黄汁 3 升，上等的人参蜜 0.5 升，和匀，每次服 0.5 升，不拘时，幼儿随大小加减服之。

（2）治伤寒温病应发汗而不汗之，内蓄血者，并治鼻衄、吐血不尽、内有瘀血、面黄、大便黑：犀角 50 克，生地黄 400 克，芍药 150 克，牡丹皮 100 克，水煎，分 3 次服完。

注意事项

胃虚食少、脾虚有湿者慎服。

玄参

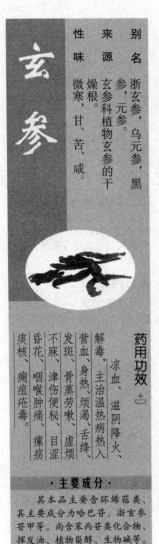

别名 浙玄参，乌元参，黑参，元参。

来源 玄参科植物玄参的干燥根。

性味 微寒，甘、苦、咸。

药用功效 凉血，滋阴降火，解毒。主治温热病热入营血、身热、烦渴、舌绛、发斑，津伤便秘、虚烦不寐，骨蒸劳嗽、目涩昏花、咽喉肿痛、瘰疬痰核、痈疽疮毒。

· 主要成分 · 其本品主要含环烯萜类，其主要成分为哈巴苷、浙玄参苷甲等。尚含苯丙苷类化合物、挥发油、植物甾醇、生物碱等。

植物形态

多年生草本，高 60 ~ 120 厘米。根肥大，近圆柱形，下部常分枝，皮灰黄或灰褐色。茎直立，四棱形，有沟纹，光滑或有腺状柔毛。下部叶对生，上部叶有时互生，均具柄；叶片卵形或卵状椭圆形，长 7 ~ 20 厘米，宽 3.5 ~ 12 厘米，先端渐尖，基部圆形或近截形，边缘具细锯齿，无毛或背面脉上有毛。聚伞花序疏散开展，呈圆锥形；花梗长 1 ~ 3 厘米，花序轴和花梗均被腺毛；萼 5 裂，裂片卵圆形，先端钝，边缘膜质；花冠暗紫色，管部斜壶状，长约 8 毫米，先端 5 裂，不等大；雄蕊 4，二强，另有一退化雄蕊，呈鳞片状，贴生于花冠管上；子房上位，2 室，花柱细长，柱头短裂。蒴果卵圆形，先端短尖，长约 8 毫米，深绿色或暗绿色，萼宿存。花期为 7 ~ 8 月，果期为 8 ~ 9 月。

生长特性

生于山坡林下。分布于河北、山西、陕西、江苏、安徽、浙江、江西、福建、河南、湖北、湖南、广东、四川、贵州等地。南方各地均有栽培。

采集方法

本品于栽种当年 10 ~ 11 月当茎叶枯萎时收获。挖起全株，摘下块根晒或炕到半干时，堆积盖草压实，经反复堆晒待块根内部变黑，再晒（炕）至全干。

药材性状

本品根呈类圆柱形，中间略粗或上粗下细，有的微弯似羊角状，长 6 ~ 20 厘米，直径 1 ~ 3 厘米。表面灰黄色或灰褐色，有不规则的纵沟、横向皮孔及稀疏的横裂纹和须根痕。质坚实，不易折断，断面黑色，微有光泽。气特异似焦糖，味甘、微苦。以水浸泡，水呈墨黑色。

药理作用

本品对金黄色葡萄球菌、伤寒杆菌等多种细菌有抑制作用。水浸液或煎剂能使血压下降；浸膏能使血糖轻微降低；醇浸膏水溶液能明显增加冠脉血流量。

用法用量

内服：煎汤，9 ~ 15 克；入丸、散。外用：捣敷或研末调敷。

方剂选用

（1）治伤寒发汗吐下后，毒气不散、表虚里实、热发于外，故身斑如锦纹，甚则烦躁谵语，兼治喉闭肿痛：玄参、升麻、甘草（炙）各 25 克，上药均锉如麻豆大，每次取 25 克，加水 1 升，煎至 0.5 升，去滓服。

（2）治三焦积热：玄参、黄连、大黄各 50 克，均研为末，加蜂蜜做成如梧桐子大小的丸，每次服 30 ~ 40 丸，白开水送下。小儿吃的丸做成粟米大小。

（3）治阳明温病、无上焦证，数日不大便，当下之，若其人阴素虚，不可行承气者：玄参 50 克，麦冬（连心）40 克，生地黄 40 克，加水八杯，煮取三杯，口渴则一口气饮尽一杯。不大便则再服。

（4）治口舌生疮久不愈：玄参、天冬（去心、焙）、麦冬（去心、焙）各 50 克，研为末，加蜂蜜做成如弹子大小的丸，每次以绵裹 1 丸，含化咽津。

注意事项

脾虚便溏或有湿者禁服。

牡丹皮

别名 木芍药，丹皮，粉丹皮,洛阳花。

来源 为芍药科芍药属植物牡丹的根皮。

性味 微寒，辛苦。

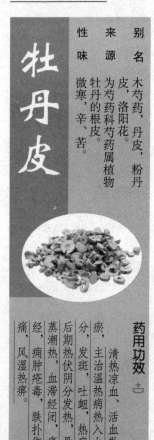

药用功效

清热凉血、活血散瘀，主治温热病热入血分，发斑，吐衄，热病后期热伏阴分发热，骨蒸潮热，血滞经闭，痛经，痈肿疮毒，跌扑伤痛，风湿热痹。

·主要成分·

其本品主要含酚类，其主要成分为丹皮酚、牡丹酚新苷等。尚含芍药苷、氧化芍药苷、苯甲酰芍药苷、苯甲酰氧化芍药苷、没食子酸及挥发油、植物甾醇等。

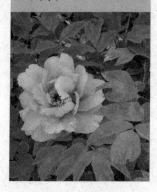

植物形态

落叶小灌木，高 1~2 米。根粗大。茎直立，枝粗壮，树皮黑灰色。叶互生，纸质；叶柄长 5~11 厘米，无毛；叶通常为二回三出复叶，或二回羽状复叶，近枝顶的叶为三小叶，上面绿色，无毛，下面淡绿色；侧生小叶狭卵形或长圆状卵形，长 4.5~6.5 厘米，宽 2.5~4 厘米，2~3 浅裂或不裂，近无柄。花两性，单生枝顶，直径 10 ~ 20 厘米；花梗长 4~6 厘米；苞片 5，长椭圆形，大小不等；萼片 5，宽卵形，大小不等，绿色，宿存；花瓣 5，或为重瓣，倒卵形，长 5~8 厘米，宽 4.2~6 厘米，先端呈不规则的波状，紫色、红色、粉红色、玫瑰色、黄色、豆绿色或白色，变异很大；雄蕊多数，长 1~1.7 厘米，花丝亦具紫红等色，花药黄色；花盘杯状，革质，顶端有数个锐齿或裂片，完全包裹心皮，在心皮成熟时裂开；心皮 5，稀更多，离生，绿色，密被柔毛。蓇葖果长圆形，密被黄褐色硬毛。花期为 4~5 月，果期为 6~7 月。

生长特性

生于向阳及土壤肥沃的地方。分布于河北、河南、山东、四川、陕西等地。

采集方法

本品于播种生长 4 ~ 6 年，分株繁殖 3 ~ 4 年收获，9 月下旬至 10 月上旬地上部分枯萎时将根挖起，趁鲜抽出木心，晒干，即为原丹皮；刮去皮后，称刮丹皮。

原丹皮：根皮呈筒状、半筒状或破碎成片状，有纵剖开的裂隙，两面多向内卷曲，长 5 ~ 20 厘米，直径 0.5 ~ 1.2 厘米，厚 0.1 ~ 0.4 厘米。外表面灰褐色或紫褐色，粗皮脱落处显粉红色，有微突起的长圆形横生皮孔及支根除去后的残迹；内表面棕色或淡灰黄色，有细纵纹，常见发亮的银星（牡丹酚结晶）。质硬而脆，易折断，断面较平坦，显粉性，外层灰褐色，内层粉白或淡粉红色，略有圆形环纹。有特殊浓厚香气，味微苦凉，嚼之发涩，稍有麻舌感。刮丹皮：外表有刀刮伤痕，表面红棕色或粉黄色。

药理作用

本品煎剂对枯草杆菌、大肠杆菌、伤寒杆菌、绿脓杆菌、溶血性链球菌、肺炎球菌等有较强抑制作用。牡丹皮能显著降低心排血量；轻度降低心肌耗氧量。牡丹酚及芍药酚有抗血小板聚集作用；牡丹酚能抑制实验动物动脉粥样硬化斑块形成，能抑制肥大细胞脱颗粒而能抗变态反应。煎剂、牡丹酚均有降压作用。

用法用量

内服：煎汤 6 ~ 9 克；入丸、散。清营、愈蒸、消痈宜生用；凉血、止血宜炒用；活血散瘀宜酒炒。

方剂选用

（1）治伤寒及温病应发汗而不汗之内蓄血者，及鼻衄、吐血不尽，内余瘀血、面黄、大便黑：犀角 50 克，生地黄 400 克，芍药 150 克，牡丹皮 100 克，上四味以水 9 升煮取 3 升，分 3 次服完。喜妄如狂者加大黄 100 克、黄芩 150 克。

（2）治妇人骨蒸、经脉不通、逐渐瘦弱：牡丹皮 75 克，桂枝（去粗皮）50 克，木通（锉、炒）50 克，芍药 75 克，鳖甲（醋炙，去裙襕）100 克，土瓜根 75 克，桃仁 50 克，上七味粗捣筛，每剂取 25 克，加水 300 毫升，煎至 200 毫升，去滓，两次服完，温服，空腹、饭后各服 1 次。

（3）治产后血晕、血崩、经血不调：远年干血气红花、干荷叶、牡丹皮、当归、蒲黄（炒）各等份，上药均研为细末，每次服 25 克，酒煎，连渣温服。

注意事项

血虚、孕妇及月经过多的妇女禁服。

赤芍

别名
木芍药，赤芍药，红芍药，草芍药。

来源
为芍药科芍药属植物川赤芍的根。

性味
微寒，苦。

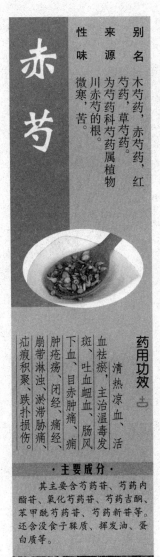

药用功效

清热凉血、活血祛瘀，主治温毒发斑、吐血衄血、肠风下血、目赤肿痛、痛经、闭经、淤滞胁痛、肿疮疡、崩带淋浊、疝瘕积聚、跌扑损伤。

·主要成分·

其主要含芍药苷、芍药内酯苷、氧化芍药苷、芍药吉酮、苯甲酰芍药苷、芍药新苷等。还含没食子鞣质、挥发油、蛋白质等。

植物形态

多年生草本，高 30 ~ 120 厘米。根圆柱形，单一或分枝，直径 1.5 ~ 2 厘米。茎直立，有粗而钝的棱，无毛。叶互生；叶柄长 3 ~ 9 厘米；茎下部叶为二回三出复叶，叶片轮廓呈宽卵形，长 7.5 ~ 20 厘米；小叶成羽状分裂，裂片窄披针形或披针形，宽 4 ~ 16 毫米，先端渐尖，全缘，上面深绿色，沿叶脉疏生短柔毛，下面淡绿色，无毛，叶脉明显。花两性，2 ~ 4 朵，生茎顶端和叶腋，常仅 1 朵开放，直径 4.2 ~ 10 厘米；苞片 2 ~ 3，披针形，长 3 ~ 7 厘米，分裂或不裂；萼片 4，宽卵形，长 1.7 厘米，绿色，宿存；花瓣 6 ~ 9，倒卵形，长 2.3 ~ 4 厘米，紫红色或粉红色；雄蕊多数，花药黄色；花盘肉质，仅包裹心皮基部；心皮 2 ~ 5，离生，密被黄色绒毛，柱头宿存。蓇葖果长 1 ~ 2 厘米，密被黄色绒毛，成熟果实开裂，常反卷。花期为 5 ~ 6 月，果期为 7 ~ 8 月。

生长特性

生于海拔 1800 ~ 3700 米的山坡疏林或林边路旁。分布于四川、西藏、陕西、甘肃、青海等地。

采集方法

本品于 8 ~ 9 月采挖，晾晒至半干时捆成小捆，晒至足干。

药材性状

本品根呈圆柱形，稍弯曲，长 5 ~ 40 厘米，直径 0.5 ~ 3 厘米表面棕褐色，粗糙，有纵沟及皱纹，并有须根痕及横向凸起的皮孔，有的外皮易脱落。质硬而脆，易折断，断面粉白色或粉红色，皮部窄，木部放射状纹理明显，有的有裂隙。气微香，味微苦、酸涩。

药理作用

本品 0.7 ~ 3.3 毫克/毫升能明显增强肝细胞 DNA 的合成，能显著促进 3H-胸腺嘧啶核苷掺入肝细胞。注射液或赤芍苷直接扩张冠状动脉、对急性心肌缺血有保护作用。煎剂、芍药苷能抗血小板聚集、抗血栓形成。芍药苷抗炎作用较弱，并有镇痛、镇静、解热及抗惊厥、抗溃疡和降压作用，能对抗乙酰胆碱引起的平滑肌痉挛。

用法用量

内服：煎汤，4 ~ 10 克；入丸、散。

方剂选用

（1）治衄血不止：赤芍药适量，研为末，每次服 10 克，白开水调。

（2）治肠风下血：赤芍药 50 克，瓦上烧存性，研为末，每次用温酒调下 10 克。

（3）治赤痢多、腹痛不可忍：赤芍药 100 克，黄柏 100 克（以蜜拌和涂炙令尽，锉），上药捣筛为散，每次服 15 克。以淡浆水，煎至五分，去滓，不计时候稍热服。

（4）治肝经不足、受客热风壅上攻，眼目赤涩、睛疼睑烂、怕日畏光、夜卧多泪、时行暴赤、两太阳穴疼、头旋昏眩、视物不明、渐生翳膜：赤芍药、当归（洗、焙）、黄连（去须）各等份，捣罗为细末，每次用 10 克，用极滚开水泡，趁热熏洗，冷却再温洗，一日洗 3 ~ 5 次，以瘥为度。

（5）治一切痈疽发背、疔毒恶疮：赤芍药、当归、甘草各等份，均研为末，每次服 10 克，温酒调下，不拘时。

注意事项

血虚无瘀之证及痈疽已溃者慎服。

紫草

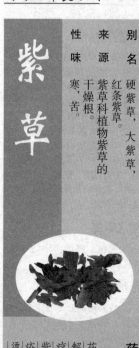

别名

硬紫草，大紫草，红条紫草。

来源

紫草科植物紫草的干燥根。

性味

寒，苦。

药用功效

属清热凉血类药物。凉血、活血、解毒透疹。用于治疗血热毒盛、斑疹紫黑、麻疹不透、疮疡、湿疹、水火烫伤。

· 主要成分 ·

其本品主要含萘醌类，其主要成分为紫草素、乙酰紫草素、去氧紫草素、异丁酰紫草素、异戊酰紫草素、紫草烷、β—羟基—异戊酰紫草素、α—甲基—正—异戊酰紫草素等。尚含亚油酸、软脂酸等。

· 注意事项 ·

胃肠虚弱、大便滑泄者慎服。

植物形态

为多年生草本，高50～90厘米，全株被白色糙毛。根圆锥形，肥厚，粗大，略弯曲。茎直立，圆柱形。单叶互生；无柄；叶片长圆状披针形至卵状披针形，全缘。聚伞花序总状；花小，两性；花冠白色，筒状；雄蕊5。小坚果卵球形，灰白色或淡黄褐色。种子4颗。花期为6～7月，果期为8～9月。

生长特性

生于山野草丛中、山地阳坡及山谷。分布黑龙江、吉林、辽宁、河北、河南、安徽、广西、贵州、江苏等地。

采集方法

本品于4～5月或9～10月间挖根，除去残茎及泥土（勿用水洗，以防褪色），晒干或微火烘干。

药材性状

本品呈不规则的长圆柱形、多扭曲，长7～20厘米，直径1～2.5厘米。紫红色或紫褐色，皮部疏松，呈条形片状，常10余层重叠，易剥落。顶端有的可见分歧的茎残基。体轻，质松软，易折断，断面不整齐，木部较小，黄白色或黄色。气特异，味微苦、涩。

药理作用

①避孕作用。紫草根（日产）乙醇提取液100毫克/100克、30%紫草根粉末混合食喂饲动物均可抑制大鼠动情期，根中提出的色素则无效。②对循环系统的影响。新疆软紫草（太原市购得，品种未确定）煎剂对健康家兔及蟾蜍之离体或整体心脏，皆有明显的兴奋作用，此作用与煎剂中含钙有关。③其他作用。新疆软紫草煎剂对兔有缓和的解热作用，对家

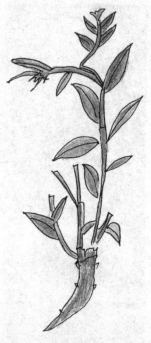

兔离体子宫及小肠平滑肌有不恒定的兴奋作用，口服煎剂能加强小肠的紧张性与收缩，静脉注射则无此反应。

用法用量

内服：煎汤，5～15克；或入散剂。外用：熬膏涂。

方剂选用

（1）发斑疹：钩藤钩子、紫草茸各等份。研为细末，每服5克，温酒调下，无时。

（2）治疮疹才初出，便急与服之，令毒减轻可：紫草（去粗梗）100克，陈橘皮（去白，焙干）50克。研为末，每服5克，加水放入葱白段，煎后去渣温服，无时。

（3）预防麻疹：紫草15克、甘草5克；水煎，日服两次。

（4）治过敏性紫癜：紫草25克、蝉蜕10克、当归20克、竹叶15克、西河柳15克、牛蒡子15克、黄柏15克、知母15克、苦参15克；水煎服。

水牛角

别名
沙牛角。

来源
牛科水牛属动物水牛的角。

性味
寒，苦、咸。

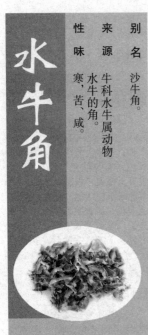

药用功效

清热解毒、凉血定惊，主治热病头痛、高热神昏、发斑发疹、吐血、衄血、瘀热发黄、小儿惊风及咽喉肿痛、口舌生疮。

·主要成分·
其本品含胆甾醇类、强心成分、肽类、氨基酸以及铁、锰、磷、锌等多种微量元素。

·用法用量·
内服：煎汤，15～30克，大剂量可用至60～120克，先煎3小时以上；研末，每次3～9克；水牛角浓缩粉，每次1.5～3克。外用：研末掺或调敷。

·注意事项·
中虚胃寒者慎服。大量服用，常有上腹部不适、恶心、腹胀、食欲不振等反应。

动物形态

其为水牛体比黄牛肥大，长达2.5米以上。角较长大而扁，上有很多切纹。颈短，腰腹隆凸。四肢较短，蹄较大。皮厚无汗腺，毛粗而短，体前部较密，后背及胸膜各部较稀疏。体色大多灰黑色，但亦有黄褐色或白色的。

生长特性

全国大部分地区均有饲养，以南方水稻田地区为多。

采集方法

本品于四季均可采收。取角后，水煮，除去角塞，干燥。

药材性状

本品呈稍扁平而弯曲的锥形，长短不一。表面棕黑色或灰黑色，一侧有数条横向的沟槽，另一侧有密集的横向凹陷条纹。上部渐尖，有纵纹，基部略呈三角形，中空。角质，坚硬。气微腥，味淡。

药理作用

本品煎剂及提取物能增强离体蟾蜍心脏的收缩力。提取物注射后，能使淋巴小结、脾脏小结增生活跃。能缩短凝血时间，降低毛细血管通透性。还有抗炎、抗感染、降低总胆固醇、兴奋垂体肾上腺系统等作用。

方剂选用

（1）治流行性乙型脑炎、高热惊厥：水牛角片，三岁以内每日30克，三岁以上每日60克。水煎2小时，每日2～3次分服。一般用药一星期以上或用到患者完全清醒为止。

（2）治血上逆心、烦闷刺痛：水牛角适量，烧末，每次用酒调服10克。

（3）治喉痹肿塞欲死者：沙牛角，烧，刮取灰，细筛，取一颗红枣大小的量，和酒服，水调也可。小儿饮乳不快似喉痹者，亦取此灰涂乳上，咽下。

（4）治出血：牛、羊角及蹄甲，洗净后放人密闭容器里焚烧炭化，研成细粉过筛。内出血者每日用3次，每次2克，口服；外出血者撒于患处。

（5）治石淋、破血：水牛角烧灰，每次10克，调酒服，每日5次。

（6）治赤秃发落：水牛角、羊角各等份，烧灰，用猪油调涂。

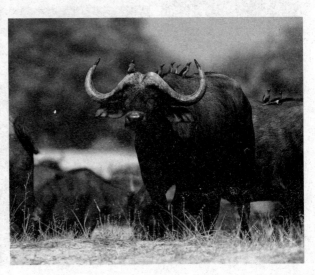

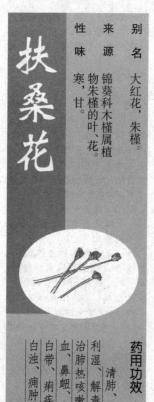

扶桑花

别名 大红花，朱槿。

来源 锦葵科木槿属植物朱槿的叶、花。

性味 寒，甘。

药用功效

清肺、凉血、利湿、解毒，主治肺热咳嗽、咯血、鼻衄、崩漏、白带、痢疾、赤白浊、痈肿毒疮。

· **主要成分** ·

其槲皮素—3—二葡萄苷、槲皮素—3,7—二葡萄苷、矢车菊素—3,5—二葡萄糖苷、矢车菊素—3—槐糖苷—5—葡萄糖苷等；还含三十一烷，β—扶桑甾醇及环肽生物碱。

· **用法用量** ·

治痈疽、腮肿：扶桑叶或花，同白芙蓉叶、牛蒡叶、白蜜研膏敷之。

· **注意事项** ·

孕妇慎用。

植物形态

常绿灌木，高 1～3 米。小枝圆柱形，疏被星状柔毛。叶互生；叶柄长 5～20 毫米，上面被长柔毛；托叶线形，长 5～12 毫米，被毛；叶片阔卵形或狭卵形，长 4～9 厘米，宽 2～5 厘米，先端渐尖，基部圆形或楔形，边缘具粗齿或缺刻，两面除背面沿脉上有少许疏毛外均无毛。花单生于上部叶腋间，常下垂，花梗长 3～7 厘米，近端有节；小苞片 6～7，线形，疏被星状柔毛，基部合生；萼钟形，长约 2 厘米，被星状柔毛，裂片 5，卵形至披针形；花冠漏斗形，直径 6～10 厘米，玫瑰红或淡红、淡黄等色，花瓣倒卵形，先端圆，外面疏被柔毛；雄蕊筒及柱头长 4～8 厘米，平滑无毛，有缘。花期为全年。

生长特性

喜光照充足、温暖湿润的环境，不耐严寒。枝条萌发力强，耐修剪。宜在肥沃而排水良好的土壤栽种。南方露地栽培，北方盆栽适于中温温室。福建、广东、广西、海南、四川、云南、台湾等地有栽培。

采集方法

本品于花半开时采摘，晒干。

药材性状

本品皱缩成长条状，长 5.5～7 厘米。小苞片 6～7 枚，线形，分离，比萼短。花萼黄棕色，有星状毛，5 裂，裂片披针形或尖三角形；花瓣 5 片，紫色或淡棕红色，有的为重瓣，花瓣顶端圆或具粗圆齿，但不分裂。雄蕊管长，突出于花冠之外，上部有多数具花药的花丝。子房 5 棱形，被毛，花柱 5 个。体轻，气清香，味淡。

药理作用

朱槿中含苷类物质，对麻醉犬有降压作用，40～80 毫克/千克静脉注射此苷（非纯品）可急剧降压，稍回升后又复降低，持续 1～2 小时，此降压作用不受阿托品影响。

用法用量

内服：煎汤，15～30 克。
外用：捣敷。

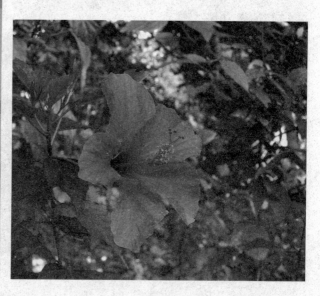

吊竹梅

别名

水竹草，金瓢羹，白带草，吊竹菜，紫背金牛，血见愁等。

来源

为鸭跖草科吊竹兰属植物吊竹梅的全草。

性味

寒，甘，淡。

药用功效

清热利湿，凉血解毒，主治水肿、淋症、痢疾、带下、咳嗽咯血，小便不利，目赤肿痛、咽喉肿痛、疮痈肿毒、烧烫伤、毒蛇咬伤。

·主要成分·

其全草含β—谷甾醇，3β，5α，6β—三羟基豆甾烷，琥珀酸。叶含4种乙酰花色苷，吊竹梅素和单去咖啡酰基吊竹梅素等。

·用法用量·

内服：煎汤，15～30克（鲜品60～90克）；捣汁用。外用：捣敷。

·注意事项·

孕妇忌服。

植物形态

多年生草本，长约1米。茎半肉质，分枝，披散或悬垂。叶互生，无柄；叶片椭圆形、椭圆状卵形至长圆形，长3～7厘米，宽1.5～3厘米，先端急尖至渐尖或稍钝，基部鞘状抱茎，鞘口或有时全部叶鞘均被疏长毛，上面紫绿色而杂以银白色，中部和边缘有紫色条纹，下面紫色，通常无毛，全缘。花聚生于1对不等大的顶生叶状苞内；花萼连合成1管，3裂，苍白色；花瓣连合成1管，白色，长约1厘米，裂片3，玫瑰紫色；雄蕊6，着生于花冠管的喉部，花丝被紫蓝色长细胞毛；子房3室，花柱丝状，柱头头状，3圆裂。果为蒴果。花期为6～8月。

生长特性

喜温暖湿润气候，耐荫、不耐寒。宜选择疏松肥沃、排水良好的壤土或沙质壤土栽培。生于山边、村边和沟旁以及路边较阴湿的草地上。广植于浙江、福建、广东、海南、广西等地。原产墨西哥。

采集方法

本品于全年均可采收，晒干或鲜用。

药理作用

抗肿瘤作用：吊竹梅的水提取物及醇浸膏分别于腹腔注射200毫克／千克，对小鼠腹水型肉瘤S180的抑瘤率为45％和49％。从全草中分得3个抗肿瘤有效成分，给荷瘤小鼠注射，其抑瘤率分别为：琥珀酸43％（160毫克／千克）；3β，5α，6β—三羟基豆甾烷

98％（100毫克／千克）。特别是后者，剂量增加1倍时，仍未发现毒性，体重递增也和正常组平行。

方剂选用

（1）治泌尿系统感染：鲜吊竹梅12克，十大功劳根15克，水煎服。

（2）治慢性痢疾：鲜吊竹梅全草60～90克、白米30克，同炒至半成炭为度，水煎服。

（3）治白带：鲜吊竹梅全草60～120克，冰糖30克，淡菜30克，酌加水煎成半碗，饭前服，每日两次。

（4）治咯血：鲜吊竹梅全草60～90克，猪肺120克，酌加水煎成1碗，饭后服，每日两次。

（5）治目赤肿痛（急性结合膜炎）：鲜吊竹梅全草30～60克，一点红鲜全草30克，共捣烂，外敷患眼。

（6）治乳腺炎：鲜吊竹梅全草适量，加生盐捣烂外敷。

（7）治烧烫伤：鲜吊竹梅全草捣烂敷患处。

（8）治蛇咬伤：鲜吊竹梅全草30～60克，捣烂绞汁，汁调酒内服，渣敷患处。

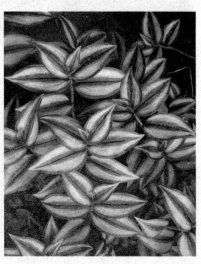

清虚热药

本节药物能清虚热、退骨蒸，常用于午后潮热、低热不退等症。药多属寒凉，多服久服能损伤阳气。

青蒿

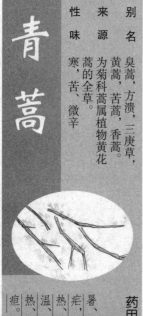

别名　臭蒿，方溃，三庚草，黄蒿，苦蒿，香蒿。

来源　为菊科蒿属植物黄花蒿的全草。

性味　寒，苦、微辛。

药用功效　清热解暑，除蒸截疟，主治暑湿、热温、阴虚发热、疟疾、黄疸。

·主要成分·

其本品含倍半萜类成分，其主要成分为青蒿素、青蒿酸、青蒿内酯、青蒿醇等。黄酮类成分，尚含槲皮黄素、山柰黄素、藤菊黄素、黄色黄素等。

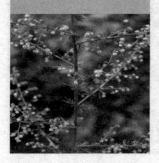

植物形态

一年生草本，高 40 ~ 150 厘米。全株具较强挥发油气味。茎直立，具纵条纹，多分枝，光滑无毛。基生叶平铺地面，开花时凋谢；茎生叶互生，幼时绿色，老时变为黄褐色，无毛，有短柄，向上渐无柄；叶片通常为三回羽状全裂，裂片短细，有极小粉末状短柔毛，上面深绿色，下面淡绿色，具细小的毛或粉末状腺状斑点；叶轴两侧具窄翅；茎上部的叶向上逐渐缩小呈条形。头状花序极小，球形，具细软短梗，多数组成圆锥状；总苞小，球状；花全为管状花，黄色，外围为雌花，中央为两性花。瘦果椭圆形。花期为 8 ~ 10 月，果期为 10 ~ 11 月。

生长特性

喜温暖湿润气候，不耐荫蔽，忌涝。种子发芽温度为 8 ~ 25℃。以阳光充足，疏松肥沃，富含腐殖质，排水良好的砂质壤土栽培为宜。常生于旷野、山坡、路边、河岸等处，分布于我国南北各地。

采集方法

本品于花蕾期采收，切碎，晒干。

药材性状

本品茎呈圆柱形，上部多分枝，长 30 ~ 80 厘米，直径 0.2 ~ 0.6 厘米；表面黄绿色或棕黄色，具纵棱线；质略硬，易折断，断面中部有髓。叶互生，暗绿色或棕绿色，卷缩易碎，完整者展平后三回羽状深裂，裂片及小裂片矩圆形或长椭圆形，两面被短毛。气香特异，味微苦。

药理作用

本品醇提取物、醚提取物对金黄色葡萄球菌的抑制作用最强。乙醚提取物和烯醇浸膏有显著抗疟作用。所含青蒿素抗疟作用快，主要作用于疟原虫红细胞内期；青蒿素及衍生物能抗动物血吸虫、华支睾吸虫；能促进机体细胞免疫；能抗流感病毒。挥发油有祛痰、镇咳、平喘作用。

用法用量

内服：煎汤，6 ~ 15 克，治疟疾可用 20 ~ 40 克，不宜久煎；鲜品用量加倍，水浸绞汁饮；入丸、散。外用：研末调敷；鲜品捣敷；煎水洗。

方剂选用

（1）治中暑：用青蒿嫩叶捣烂，手捻成黄豆大小的丸，用新鲜白开水送下，服数丸立愈。

（2）治急劳、骨蒸烦热：青蒿 50 克，细研；猪胆 1 枚，取汁；杏仁 27 粒，用开水浸泡后去皮、尖、双仁，用麦麸炒至微黄。将所有药物放在一起，以童子小便 200 毫升煎至五分，去滓，空腹时温服。

（3）治虚劳（症见盗汗、烦热、口干）：青蒿 500 克，取汁熬膏；人参末、麦冬末各 50 克，熬成膏；和青蒿膏做成如梧桐子大小的丸，每餐饭后用米汤送下 20 丸。

（4）治温病（症见夜热早凉、热退无汗、热自阴来）：青蒿 10 克，鳖甲 15 克，细生地 20 克，知母 10 克，丹皮 15 克，以水五杯煮取两杯，每日服两次。

注意事项

体寒者忌之。产后血虚、内寒作泻及饮食停滞泄泻者勿用。凡产后脾胃薄弱，忌与当归、地黄同用。

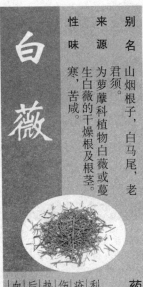

白薇

别名

山烟根子，白马尾，老君须。

来源

为萝藦科植物白薇或蔓生白薇的干燥根及根茎。

性味

寒，苦咸。

药用功效

清热凉血、利尿通淋、解毒疗疮，用于治疗温邪伤营发热、阴虚发热、骨蒸劳热、产后血虚发热、热淋、血淋、痈疽肿毒。

·主要成分·

其直立白薇根含白薇素、挥发油、强心苷。

·用法用量·

内服：煎汤，7.5～15克；或入丸、散。

·药材性状·

根茎粗壮短，有结节，多弯曲。上面有圆形的茎痕，下面及两侧簇生多数细长的根。根长 10～25 厘米，直径 0.1～0.2 厘米。表面棕黄色。质脆，易折断断面皮部黄白色，木部黄色。气微，味微苦。

·药理作用·

白薇对肺炎球菌有抑制作用。有清热、利尿作用。所含白薇苷能增强心肌收缩力。

·用法用量·

内服：煎汤，7.5～15克；或入丸、散。

·注意事项·

血热相宜，血虚则忌。

植物形态

多年生草本，根须状，茎直立，常单一不分枝，被短柔毛，具白色乳汁。叶对生，宽卵形至椭圆形，全缘，两面均被白色绒毛，具短柄。伞形状聚伞花序，腋生；花深紫色，直径 1～1.5 厘米，花萼 5 深裂，被密细柔毛，花冠 5 深裂，副花冠裂片 5，与蕊柱几等长，并围绕于其顶端。雄蕊 5 个；花药顶端具圆形的膜片，花粉块每室 1 个，下垂。蓇葖单生，具多数顶有白色绢质毛的种子。花期为 5～7 月，果期为 6～8 月。

生长特性

生长于山坡或树林边缘。全国大部分地区有分布。

采集方法

本品于早春、晚秋均可采收。以秋季采收为佳。采掘后，除去地上部分，洗净，晒干。

方剂选用

（1）治体虚低烧，夜眠出汗：白薇、地骨皮各 20 克，水煎服。

（2）治肺结核潮热：白薇 15 克、葎草果实 15 克、地骨皮 20 克，水煎服。

（3）治尿道感染：白薇 25 克、车前草 100 克，水煎服。

（4）治人乳中虚、烦乱呕逆：生竹茹 1 克、石膏 1 克、桂枝 0.5 克、甘草 3.5 克、白薇 0.5 克；上五味末之，枣肉和丸弹子大；以饮服 1 丸，日 3 夜 2 服。

（5）治郁冒血厥、居常无苦、忽然如死、身不动、默默不知人、目闭不能开、口噤不能语，又或似有知，而恶闻人声，或但如眩冒、移时乃寤：白薇 50 克、当归 50 克、人参 25 克；上为散，每服 25 克，水煎，去滓，温服。

（6）治妇人遗尿、不知出时：白薇、芍药各 50 克；以上 2 味，治下筛。酒服，日服 3 次。

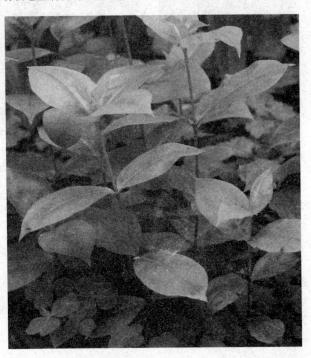

地骨皮

别名
来源
性味

别名 杞根，地节，红月坠根，狗奶子根。

来源 为茄科枸杞属植物枸杞的根皮。

性味 寒，甘。

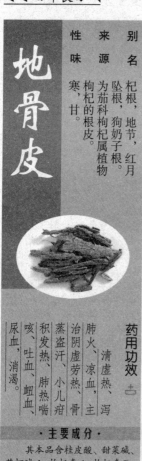

药用功效

清虚热、泻肺火、凉血、主治阴虚劳热、骨蒸盗汗、小儿疳积发热、肺热喘咳、吐血、衄血、尿血，消渴。

· 主要成分 ·

其本品含桂皮酸、甜菜碱、苦柯碱A，枸杞素A，枸杞素B，亚油酸、亚麻酸及酚类等。

· 方剂选用 ·

（1）治骨蒸肌热、解一切虚烦躁、生津液：地骨皮（洗净，去心）、防风（去钗股）各50克，甘草（炙）0.5克，上药均研为细末，每次取5克，以水200毫升、生姜3片、竹叶7片煎服。

（2）治热劳：地骨皮100克，柴胡（去苗）50克，上二味均捣为散，每次服10克，用麦冬（去心）煎汤调下。

（3）治小儿肺盛、气急喘嗽：地骨皮、桑白皮（炒）各50克，甘草（炙）5克，上药均锉为散，加入一撮粳米，以水2升煎至1.5升，饭前服。

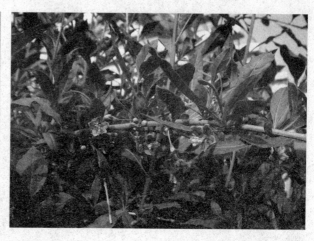

植物形态

蔓生灌木，高达1米余。枝条细长，幼枝有棱角，外皮灰色，无毛，通常具短棘，生于叶腋，长约5厘米。叶互生或数片丛生；叶片卵状披针形，长2～6厘米，宽0.6～2.5厘米，先端尖，基部狭楔形，全缘，两面均无毛。花腋生，通常单生或数花簇生。花萼钟状，长3～4毫米，先端3～5裂；花冠漏斗状，管的下部明显细缩，然后向上逐渐扩大，长约5毫米，先端5裂，裂片长卵形，与管部几等长，紫色，边缘具疏纤毛，管内雄蕊着生处稍上方具柔毛一轮；雄蕊5个，着生花冠内，花药丁字形着生，2室，花丝通常伸出；雌蕊1个，子房长圆形，花柱细，柱头头状。浆果卵形或长圆形，长0.5～2厘米，直径4～8毫米，深红色或橘红色。种子多数，肾形而扁，棕黄色。

生长特性

生于山坡、田埂或丘陵地带。我国大部分地区有分布。

采集方法

本品于早春、晚秋采挖根部，剥取皮部，晒干。将鲜根切成6～10厘米长的小段，再纵剖至木质部，置蒸笼中略加热，待皮易剥离时，取出剥下皮部，晒干。

药材性状

本品根皮呈筒状或槽状，长3～10厘米，宽0.5～1.5厘米，厚0.1～0.3厘米。外表面灰黄色至棕黄色，粗糙，有不规则纵裂纹，易成鳞片状剥落。内表面黄白色至灰黄色，较平坦，有细纵纹。体轻，质脆，易折断，断面不平坦，外层黄棕色，内层灰白色。气微，味微甘而后苦。

药理作用

本品煎剂级抑制伤寒杆菌、甲型副伤寒杆菌、弗氏痢疾杆菌；能显著提高由环磷酰胺所致小鼠脾细胞$IL-2$的低下。水提取物、乙醇提取物有较强的解热作用。煎剂、浸膏、酊剂、注射液均有降压作用。煎剂、浸膏有降血糖、降血脂及兴奋子宫等作用。

用法用量

内服：煎汤，9～15克，大剂量可用至15～30克。

注意事项

脾胃虚寒者慎服。

银柴胡

别　名

银胡，银夏柴胡，牛肚根，白根子，土参。

来　源

为石竹科繁缕属植物银柴胡的根。

性　味

凉，甘、苦。

药用功效

清虚热、除疳热，主治阴虚发热、骨蒸劳热、阴虚久疟、小儿疳积发热。

·主要成分·

其本品含 α—菠甾醇等甾醇类，汉黄芩素等黄酮类、邻二苯甲酸异丁双酯等挥发油及银柴胡环肽等。

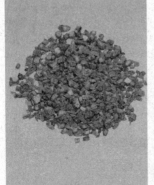

植物形态

多年生草本，高 20～40 厘米。主根圆柱形，直径 1～3 厘米，外皮淡黄色，根头处有许多疣状的茎部残基。茎直立而纤细，上部二叉状分枝，密被短毛或腺毛；节略膨大。单叶对生；无柄；叶片披针形，长 4～30 毫米，宽 1.5～4 毫米，先端锐尖，基部圆形，全缘，上面疏被短毛或几无毛，下面被短毛。花单生于叶腋；花梗长约 2 厘米；萼片 5，披针形，绿色，边缘白色膜质；花瓣 5，较萼片为短，白色，全缘，先端 2 深裂；雄蕊 10，2 轮，花丝基部合生，黄色；子房上位，花柱 3，细长。蒴果近球形，外被宿萼，成熟时先端 6 齿裂。种子通常 1 粒，椭圆形，深棕色，种皮有多数小突起。花期为 6～7 月，果期为 8～9 月。

生长特性

喜温暖或凉爽气候，耐严寒，忌水浸。适宜沙质壤土栽培。常生于干燥草原及山坡石缝中。分布于东北及河北、内蒙古、陕西、甘肃、宁夏等地。

采集方法

本品于 9～10 月采挖，晒干。

药材性状

本品根呈类圆柱形，偶有分枝，长 15～40 厘米，直径 0.5～2.5 厘米。表面浅棕黄色至浅棕色，有扭曲的纵皱纹及支根痕，多具孔穴状或盘状凹陷（细根痕），习称"沙眼"，从沙眼处折断可见棕色裂隙中有细沙散出。根头部略膨大，有密集的呈疣状突起的芽苞、茎或根茎的残基，习称"珍珠盘"。质硬而脆，易折断，断面不平坦，较疏松，有裂隙，皮部甚薄，木部有黄、白色相间的放射状纹理（射线与木质部束相间所致）。气微，味甘。

药理作用

本品水煎醇沉液有解热作用，能降低血清胆固醇浓度，使主动脉类脂质含量降低。此外，还有杀菌作用。

用法用量

内服：煎汤，5～10 克；入丸、散。

方剂选用

（1）治骨蒸劳热：银柴胡 7.5 克，胡黄连、秦艽、鳖甲（醋炙）、地骨皮、青蒿、知母各 5 克，甘草 2.5 克，水适量，煎食远服。

（2）治温症潮热、身体枯皮、皮肤甲错、消索而不润泽者：银柴胡 10 克，鳖甲 15 克，煎水服。

注意事项

外感风寒，血虚无热者慎服。

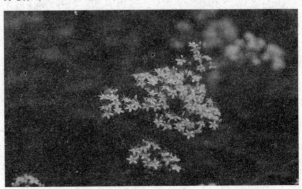

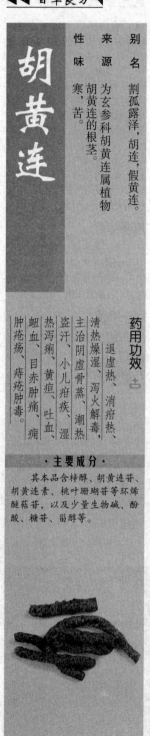

胡黄连

别名

割孤露泽，胡连，假黄连。

来源

为玄参科胡黄连属植物胡黄连的根茎。

性味

寒，苦。

药用功效

清热燥湿、泻火解毒、退虚热、消疳热，主治阴虚骨蒸、潮热盗汗、小儿疳疾、湿热泻痢、黄疸、吐血、衄血、目赤肿痛、痈肿疮疡、痔疮肿毒。

·主要成分·

其本品含梓醇、胡黄连苷、胡黄连素、桃叶珊瑚苷等环烯醚萜类，以及少量生物碱、酚酸、糖苷、甾醇等。

植物形态

多年生草本，高 5 ~ 10 厘米。根茎粗壮，长圆锥形，横走，长 15 ~ 50 厘米，节间紧密，常有暗棕色鳞片状老叶及圆柱状支根。叶近基生，常集成莲座状；叶片匙形至卵形，长 2 ~ 7 厘米，宽 1.5 ~ 3.5 厘米，先端圆或钝，基部渐窄成短柄，边缘除基部外均有钝锯齿，无毛，干时变黑。花葶自叶丛中生出，高 5 ~ 15 厘米，被腺毛，花密集成顶生穗状的圆锥聚伞花序；苞片、花萼均被毛，苞片卵形；萼片 4，长 5 ~ 6 毫米，其中一裂片几线形，其他 4 裂片近披针形、狭长圆形至狭长椭圆形；花冠暗紫色或浅蓝色，二唇形，内外具疏柔毛；雄蕊 4，二强，着生于花冠管中部；子房 2 室，胚珠键多数，花柱细长，柱头头状。蒴果卵圆形，长 9 ~ 12 毫米，先端 4 裂。种子多数，长圆形，有光泽，具网眼。花期为 6 ~ 8 月，果期为 8 ~ 9 月。

生长特性

喜凉爽湿润、土质肥沃，适合在高海拔地段栽培。生于海拔 3600 ~ 4400 米的高寒地区的岩石上及石堆中，或浅土层的向阳处，分布于四川、云南、西藏等地。

采集方法

本品于 8 ~ 10 月地上部分枯萎时采挖，晒干。

药材性状

本品根茎呈圆柱形，略弯曲，偶有分枝，长 3 ~ 12 厘米，直径 0.3 ~ 1 厘米。表面灰棕色至暗棕色，粗糙，有较密的环状节，具稍隆起的芽痕或根痕，上端被暗棕色鳞片状的叶柄残基。体轻，质硬而脆，易折断，断面略平坦，淡棕色至暗棕色，木部有 4 ~ 10 个类白色点状维管束排列成环。气微，味极苦。

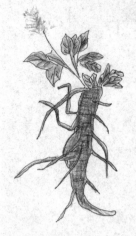

药理作用

本品提取物有利胆、抗菌作用。

用法用量

内服：煎汤，6 ~ 12 克；研末入丸、散。外用：研末调敷，浸汁点眼。

方剂选用

（1）治小儿疳热、肚胀、潮热、发焦：胡黄连 25 克，灵脂 50 克，两药均研为末，加入雄猪胆汁和成绿豆大小的丸，用米汤送服，每次服 10 ~ 20 丸。

（2）治痢血：胡黄连、乌梅肉、灶下土各等份，研为末，以腊茶清调下，空腹时温服。

（3）治热痢腹痛：胡黄连末和饭做成如梧桐子大小的丸，每次用米汤送下 30 丸。

（4）治小儿盗汗、潮热往来：胡黄连、柴胡各等份，研为细末，加入蜂蜜，做成如鸡头大小的丸，每次取 3 丸，放入银器中，用少许酒化开，再加适量水，煮沸两次，放温，饭后和滓服。

注意事项

脾胃虚弱者慎服。

第三章　泻下类

凡能引起腹泻、滑润大肠、促进排便的药物均称为泻下药。

泻下药的主要作用是通利大便，以清除胃肠积滞及其他有害物质；或清热泻火，使热毒火邪通过泻下得到缓解或消除；或逐水退肿，使水湿痰饮之邪从大小便排出。主要适用于大便秘结、胃肠积滞、实热内盛及水饮停蓄等里实证，部分药物还有破血消癥及杀虫作用。

泻下药根据作用特点及适应证的不同，分为攻下药、润下药及峻下逐水药三类。

使用泻下药要注意选择和配伍，若里实兼有表邪，当先解表后攻里，必要时可攻下药与解表药同用，以表里双解，以免表邪内陷；如里实正虚则可与补虚药同用，以攻补兼施，使攻下而不伤正。攻下药、峻下逐水药作用峻猛，有的还有毒性，易伤正气，故年老体弱、久病正虚、妇女胎前产后及月经期均当慎服或忌服。本类药又易伤脾胃，宜奏效即止，不可过服，以免损伤胃气。

应用本类药，对重症、急症，必须急下者，可加大剂量，或制成汤剂内服；对病情较缓，只需缓下者，用量则不宜过大，或制成丸剂内服。对毒性较强的泻下药，一定要严格炮制法度，控制剂量，避免中毒，保证用药安全。

攻下药

本类药物多具苦寒沉降之性，具有较强的泻下通便作用，并具清热泻火之功效。主要用于胃肠积滞、里热炽盛、大便秘结、燥屎坚结实证。

大黄

别名

天水大黄，北大黄，将军。

来源

为蓼科大黄属植物掌叶大黄的根及根茎。

性味

寒，苦。

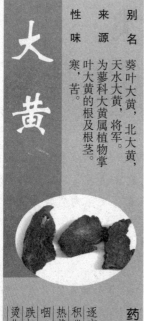

药用功效

泻热通肠、凉血解毒、逐瘀通经，主治实热便秘、积滞腹痛、泻痢不爽、湿热黄疸、血热吐衄、目赤、咽肿、肠痈腹痛、血闭、跌打损伤、上消化道出血、烫伤。

· 主要成分 ·

其主要有蒽醌苷及游离蒽醌衍生物，后者包括大黄酸、大黄素、大黄酚芦荟大黄素、大黄素甲醚等。

· 用法用量 ·

内服：煎汤（用于泻下者，不宜久煎），5～20克；研末入丸、散。外用：研末用水或醋调敷。

植物形态

多年生高大草本，高2米左右，根粗壮，茎直立，光滑无毛，中空。根生叶大，有肉质粗壮的长柄，约与叶片等长，叶片宽心形或近圆形；茎生叶较小，互生；托叶鞘大，淡褐色，膜质。圆锥花序大形，分枝弯曲，开展，被短毛；花小，数朵成簇，互生于枝上，幼时呈紫红色；花梗细；雄蕊9个，花药稍外露；子房上位，三角形，花柱3个，向下弯曲，柱头头状，稍凹，呈"V"字形。瘦果三角形，有翅，顶端微凹，基部略呈心形，棕色。花期为6～7月，果期为7～8月。

生长特性

生于山地林缘半阴湿地方或草坡，野生或栽培。分布于四川西部、云南西北部、陕西、甘肃东南部等地。

采集方法

本品于秋末茎叶枯萎或次春发芽前采挖，除去细根，刮去外皮，切瓣或段，用绳穿成串干燥或直接干燥。

药材性状

本品呈类圆柱形、圆锥形、卵圆形或不规则块状，长3～17厘米。外皮已除去或有少量残留，除尽外皮者表面黄棕色或红棕色，有的可见到类白色菱形的网状纹理（由灰白色薄壁组织与棕红色射线交错而成），俗称锦纹，有时可见菊花状螺旋形星点，一端常有绳孔及粗皱纹。质地坚硬，横断面淡红棕色或黄棕色，显颗粒性（习称高粱碴），微有油性，近外围有时可见暗色形成层及半径放射向的橘红色射线，髓部中有紫褐色星点，紧密排列成圈环状，并有黄色至棕红色的弯曲线纹，亦称锦纹。气特殊，味苦而微涩，嚼之黏牙，有沙粒感。

药理作用

有泻下作用，泻下后对革兰阳性菌和革兰阴性菌均有抑制作用，对金黄色葡萄球菌、链球菌、白喉杆菌、枯草杆菌、炭疽杆菌、伤寒杆菌、副伤寒杆菌和痢疾杆菌有抑制作用；对小鼠黑素瘤、乳腺癌及艾氏腹水癌有抑制作用。

方剂选用

（1）治大便秘结：大黄100克，牵牛头末25克，共研为细末，每次服15克。有厥冷者用酒调服，无厥冷而手足烦热者用蜂蜜水调下，以食后微利为度。

（2）治热病狂语及诸黄：大黄250克（锉碎，微炒），捣细为散，用腊月雪水5升，煎成膏，不计时候，以冷水调半匙服之。

（3）治泻痢久不愈（症见脓血稠黏、里急后重、日夜无度）：大黄50克，细锉；酒1升，同浸半日，再同煎至0.5升，去大黄不用，将酒分两次服下。1剂未止则再服，以止为度。可服芍药汤和之，痢止再服黄芩汤和之，以彻底清除毒素。

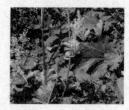

芒硝

别名 盆消，芒消，马牙消，英消。

来源 为硫酸盐类芒硝族矿物芒硝的提纯品。

性味 寒，咸、苦。

药用功效

清热除湿、破血通经、消肿疗疮，软坚泻下、主治实热积滞，大便秘结、丹毒等。

·主要成分·

其主要结晶硫酸钠，尚含少量氯化钠、硫酸钙、硫酸镁等。

·药理作用·

本品可致溶积性泻下，并有抗炎、利尿、抑制大肠癌发生等作用。

·用法用量·

内服：溶入药剂或开水溶化服，7.5～15克；入丸、散。外用：研细点患处或水化涂洗。

·注意事项·

脾胃虚寒者、孕妇及哺乳期妇女忌服。

矿物形态

其为晶体结构属单斜晶系。晶体呈短柱状或针状，有时为板条状或似水晶状的假六方棱柱。集合体通常为致密或疏松的块体，或呈皮壳、被膜或盐华。无色或白色，带浅黄、灰白、绿、蓝等色调，含有机质者发黑。具玻璃光泽，具完全的板面解理，莫氏硬度1.5～2，比重1.48。味清凉、略苦咸，极易溶于水。在干燥的空气中逐渐失去水分而转变为白色粉末状的无水芒硝。强烧之火焰为黄色钠盐，经常含共存矿物组分，主要为钙、镁、钾的硫酸盐、硝酸盐等。

生长特性

产于海边碱土地区、矿泉、盐场附近及较潮湿的山洞中，分布于天津、河北、内蒙古、山西、江苏、青海等地。

采集方法

本品于取天然的芒硝，用热水溶解、过滤，放冷即析出结晶，通称朴硝。再取萝卜洗净，切片，置锅内加水煮透后加入朴硝共煮，至朴硝完全溶化，取出过滤或澄清后取上层液，放冷，待析出结晶，干燥后即为芒硝。也有取天然的芒硝，经煮炼、过滤，冷却后取上层的结晶为芒硝，下层的结晶为朴硝。

药材性状

本品为针状、粒状集合体，呈棱柱状、长方形或不规则块片状及颗粒状。无色透明或类白色半透明。暴露在空气中表面会逐渐风化成一层白色粉末（无水芒硝）。体轻，质脆，易碎。断面不整齐，呈玻璃样光泽。无臭，味咸，微苦、凉。极易溶于水，并能溶于甘油。

方剂选用

（1）治便秘：用3%～5%芒硝水溶液，于清晨空腹服。

（2）治食物过饱不消、遂成癥膈：芒硝50克（磨碎），吴茱萸0.5升（陈者），煎取吴茱萸汁，投硝，趁热服，良久未转，再进1服。

（3）治疮肿、一切风热：大黄100克（半生半熟），芒硝、甘草各50克，共研为末，炼成如子弹大小的蜜丸，每次服半丸，食后服，用清茶、温酒调下。

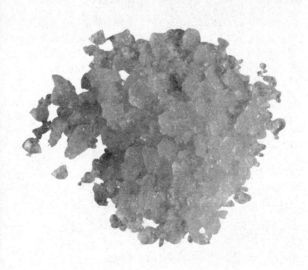

番泻叶

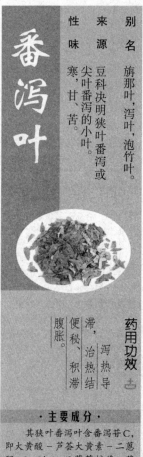

别名　旃那叶，泻叶，泡竹叶。

来源　豆科决明狭叶番泻或尖叶番泻的小叶。

性味　寒，甘，苦。

药用功效　泻热导滞，治热结便秘、积滞腹胀。

·主要成分·

其狭叶番泻叶含番泻苷C，即大黄酸－芦荟大黄素－二蒽酮-8,8'－二葡萄糖苷。英除含番泻苷A，番泻苷B以外，还有大黄酸和大黄酚的葡萄糖苷，并有痕量芦荟大黄素或大黄素葡萄糖苷。尖叶番泻叶和豆英分别含蒽类成分，从中分出大黄酸、芦荟大黄素、少量大黄酚及番泻苷A，番泻苷B，番泻苷C等番泻苷，这些蒽类成分都成糖苷存在。本植物尚含有3,5-二甲基-4-甲氧基苯甲酸。

·注意事项·

体虚及孕妇忌服。

植物形态

①狭叶番泻：草本状小灌木，高达1米。双数羽状复叶，小叶5～8对，具短柄；托叶卵状披针形，长2～4毫米；小叶片卵状披针形至线状披针形，先端急尖，基部稍不对称，无毛或几无毛。总状花序腋生；花梗基部有一卵形苞片，易落；萼片5片，长卵形；花瓣5瓣，倒卵形，黄色；雄蕊10个，上部3枚小形，不育，中央4枚等长，最下面3枚向下弯曲，花药稍呈四方形，基部箭形，4室；雌蕊弯曲如镰，子房具柄，被疏毛。荚果扁平长方形，长4～6厘米，宽1～1.7厘米，背缝顶端有明显尖突，果皮栗棕色，边缘带绿色，幼时有白毛。种子4～7枚，略呈长方形而扁，顶端平截而微凹，有庞点状皱纹，棕绿色，有线状种柄。花期9～12月。果期翌年3月。

②尖叶番泻：形态与前种大致相似，所不同者，本种叶多为长卵形，先端急尖或有棘尖，基部不对称，叶背灰绿色。花较小。荚果较宽，宽2～2.5厘米，先端尖突微小、不显。

生长特性

产于热带，非洲的近海及岛屿上、阿拉伯南部及印度西北部、南部均有。现海南、云南已从国外引种栽培。

采集方法

本品于狭叶番泻在开花前摘取叶，阴干。尖叶番泻在果实成熟时，剪下枝条，摘取叶片，晒干。

药材性状

本品呈长卵形或卵状披针形，上表面黄绿色，下表面浅黄绿色，无毛或近无毛，叶脉稍隆起。革质。气微弱而特异，味微苦，稍有黏性。

药理作用

①泻下作用：番泻叶中含蒽醌衍化物，其泻下作用及刺激性较含蒽醌类之其他泻药更强，因而泻下时可伴有腹痛。其有效成分主要为番泻苷A，番泻苷B，经胃、小肠吸收后，在肝中分解，分解产物经血行而兴奋骨盆神经节以收缩大肠，引起腹泻。②其他作用：番泻类植物可产生许多具有经济价值的化合物。除有泻下作用外，某些番泻叶还有抗菌、抗生及箭毒样作用。

用法用量

内服：煎汤，5～10克；研末，2.5～5克；或泡水服。

方剂选用

（1）治胃弱消化不良、便秘腹膨胀、胸闷：番泻叶5克、生大黄3克、橘皮5克、黄连2.5克、丁香3克，沸开水浸泡2小时，去渣滤过，一日3次。

（2）治疗产褥期便秘：取番泻叶10克，冲开水约150毫升，经2～5分钟，弃渣1次服下。如便秘时间过久，隔10分钟后将药渣再泡服1次。

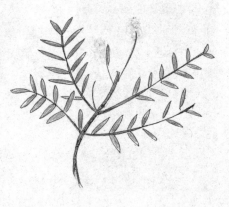

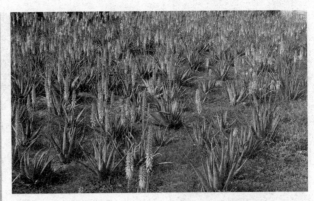

芦荟

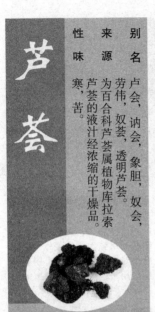

别名 卢会，讷会，象胆，奴会，劳伟，奴荟，透明芦荟。

来源 为百合科芦荟属植物库拉索芦荟的液汁经浓缩的干燥品。

性味 寒，苦。

药用功效 清肝、泻下、杀虫，主治热结便秘，妇女经闭，小儿惊痫、癣疮、疳热虫积，痔瘘、萎缩性鼻炎，瘰疬。

·主要成分·

其本品主要含蒽醌，其主要成分为芦荟大黄素苷、芦荟大黄素等，还含有芦丁等黄酮类、多糖等糖类、甾醇类、氨基酸、脂肪酸及多种维生素等。

·方剂选用·

（1）治大便不通：芦荟35克（研细），朱砂25克（研如飞面），滴入酒和成丸，每次服15克，和酒吞。

（2）治小儿急惊风：芦荟、胆星、天竺黄、雄黄各5克，共研为末，用甘草汤和成如弹子大小的丸，每遇此证，用灯芯汤化服1丸。

（3）治大人、小儿五种癫痫：芦荟15克，生半夏50克（切碎，姜汁拌炒），白术50克（酒炒），甘草25克（炒），共研为细末，用水调成如黍米大小的丸，每次服7克，姜汤送下。

植物形态

多年生肉质草本。茎极短。叶簇生于茎顶，近于直立，肥厚多汁；叶片呈披针形，先端长尖，基部宽阔，长达60～80厘米，宽12厘米，边缘具刺，粉绿色，被白粉。花茎单生或稍分枝；总状花序疏散，位于花序下部的花下垂，黄色或有赤色斑点；花被管状，先端6裂，裂片稍外弯；雄蕊6枚，花药"丁"字形着生；雌蕊1枚，3室，每室有多数胚球。蒴果，三角形，室背开裂。花期为2～3月。

生长特性

原喜温暖，怕严寒，耐旱，忌积水。对土壤要求不严，在旱瘠土壤上叶瘦色黄，在湿润肥沃土壤中叶片肥厚浓绿。宜生长在疏松肥沃、排水良好的海滨沙土中，土壤黏重、过湿、低洼易积水地都会造成根、叶腐烂。原产非洲北部地区，现在我国各地均有栽培。

采集方法

本品于种植2～3年后即可收获，于8～9月将中下部生长良好的叶片分批采收。将采收的鲜叶片切口向下直放于盛器中，取其流出的汁液干燥即成。也可将叶片洗净，横切成片，加入与叶片同等量的水，煎煮2～3小时，过滤，将过滤液浓缩成黏稠状，倒入模型内烘干或曝晒干，即得芦荟膏。

药材性状

本品呈不规则块状，常破裂为多角形，大小不一。表面呈暗红褐色或深褐色，无光泽。体轻，质硬，不易破碎，断面粗糙或显蜡纹。富吸湿性。有特殊臭气，味极苦。

药理作用

本品提取物可抑制S180肉瘤和艾氏腹水癌的生长，并对离体蟾蜍心脏有抑制作用。芦荟水浸剂对多种皮肤真菌和人型结合杆菌有抑制作用。芦荟蒽醌衍生物具有刺激性泻下作用，芦荟大黄素在肠中产生芦荟大黄素－9－蒽醌，不仅可引起大肠内水分增加，而且促进肠黏膜分泌，因刺激性很强而伴有明显腹痛和盆腔充血，严重者可引起肾炎。芦荟总苷对化学性肝损伤有保护作用。芦荟素A能抵抗攻击因子（胃酸和胃蛋白酶）对胃的损伤。

用法用量

内服：研末入丸、散或入胶囊，0.6～1.5克。

注意事项

脾胃虚弱、食少便溏及孕妇禁用。

润下药

本类药物多为植物种子或种仁，富含油脂，味甘质润，具有润燥滑肠作用，使大便易于排出，适用于年老、体弱、久病、产后所致津枯、阴虚、血虚便秘。

火麻仁

别名 肶，麻子，麻子仁，大麻仁，冬麻子，火麻子，

来源 为桑科大麻属植物大麻的种

性味 平，甘。

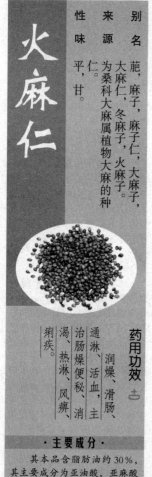

药用功效 润燥、滑肠、通淋、活血、消渴、热淋、风痹、痢疾。

·主要成分·

其本品含脂肪油约30%，其主要成分为亚油酸、亚麻酸及油酸，还含葫芦巴碱、蛋白质、维生素、胆碱、甾醇等。

·注意事项·

畏牡蛎、白薇、茯苓。多食损血脉、滑精气，妇人多食发带疾。便溏、阳痿、遗精、带下、肠滑者尤忌。

植物形态

1年生草本，高1～3米。茎直立，分枝，表面有纵沟，密被短柔毛。掌状复叶互生，茎下部的叶对生；小叶3～11片，披针形至线状披针形，先端长尖，基部楔形，边缘有粗锯齿，上面深绿色，粗糙，下面密被灰白色毡毛；柄长4～14厘米，有短绵毛。花单性，雌雄异株；雄花呈疏生的圆锥花序，黄绿色，花被5，长卵形，覆瓦状排列，雄蕊5个，花丝细长；雌花丛生于叶腋，绿色，每朵花外被1卵形苞片，花被1片，膜质；雌蕊1个，子房圆球状，花柱分为2枝。瘦果扁卵形，长4～5毫米，有细网纹，外围包以黄褐色的苞片。花、果期因产地不同而异，华东花期5～6月，果期6～7月；华北花期为6～7月，果期为8～9月。

生长特性

喜温暖湿润气候，对土壤要求不严，以土层深厚、疏松肥沃、排水良好的砂质土壤或黏质土壤为宜。全国各地均有栽培。

采集方法

本品于秋冬果实成熟时，割取全株，晒干，打下果实，除去杂质。

药材性状

本品干燥果实呈扁卵圆形，长4～5毫米，直径3～4毫米，表面光滑，灰绿色或灰黄色，有微细的白色、棕色或黑色花纹，两侧各有1条浅色棱线。一端钝尖，另端有一果柄脱落的圆形凹点。外果皮菲薄，内果皮坚脆。绿色种皮常黏附在内果皮上，不易分离。气微、味淡，嚼后稍有麻舌感。

药理作用

本品所含脂肪油有润滑肠道的作用，在肠中遇碱性肠液后产生脂肪酸，刺激肠壁，使肠蠕动增强而有通便作用。火麻仁对麻醉猫及大鼠有明显降压作用，还可抑制大鼠血清胆固醇升高。

用法用量

内服：煎汤，15～30克；研末入丸、散。外用：捣敷或榨油涂。

方剂选用

（1）治伤寒跌阳脉浮而涩，浮则胃气强，涩则小便数，浮涩相搏，大便则硬，其脾为约：火麻仁1000克、芍药250克、枳实250克（炙）、大黄500克（去皮）、厚朴0.4米（炙，去皮）、杏仁500克（去皮、尖、熬，别作脂），以上6味共研为末，用蜜和成如梧桐子大小的丸，每次饮服10丸，日服3次，渐加，以知为度。

（2）治大便不通：火麻仁研成末，和米煮成粥食之。

（3）治虚劳、下焦虚热、骨节烦疼、肌肉急、小便不利、大便数少、呼吸口燥少气：火麻仁500克，研成末，加水2升，煮至剩半，分3次服下。

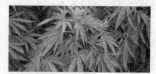

郁李仁

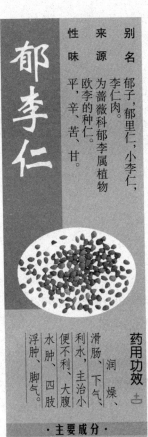

别名 郁子，郁里仁，小李仁，李仁肉。

来源 为蔷薇科郁李属植物欧李的种仁。

性味 平，辛、苦、甘。

药用功效

润燥、下气、利水，主治小便不利、大腹水肿、四肢浮肿、脚气。

·主要成分·

其含苦杏仁苷、郁李仁苷A，郁李仁苷B等，还含脂肪油、挥发性有机酸、粗蛋白质、纤维素、淀粉、油酸、皂苷及植物甾醇等。

·药理作用·

郁李仁水煎剂能显著缩短燥结型便秘小鼠的排便时间，并增加排便次数。

·用法用量·

内服：煎汤，5～15克；研末入丸、散。

·注意事项·

阴虚液亏及孕妇慎服。

植物形态

落叶灌木，高1～1.5米。小枝灰褐色或棕褐色，被短柔毛。叶互生；叶柄长2～4毫米，无毛或被稀疏短柔毛；托叶2枚，线形，呈篦状分裂，早落；叶片通常为长卵形或卵圆形，罕为卵状披针形，长5～6厘米，宽2.5～3厘米，先端渐尖，基部圆形，边缘具不整齐之重锯齿，背面沿主脉具短柔毛。花先叶开放，2～3朵簇生；花梗长2～5毫米，有棱，散生白色短柔毛，基部为数枚茶褐色的鳞片包围，鳞片长圆形，密被锈色绒毛，有细齿；花萼5片，基部成浅萼筒，先端锐尖，边缘疏生乳突状锯齿，网脉明显；花瓣5片，浅红色或近白色，具浅褐色网纹，斜长圆形，边缘疏生浅齿；雄蕊多数，花药圆形或略呈方形，花丝不等长；雌蕊1，子房长圆形，1室，花柱被柔毛。核果近圆球形，暗红色。花期为4～5月，果期为6～10月。

生长特性

性喜光，对气候要求不严，在冬季－15℃下能自然越冬；夏季40℃时，若水分充足，也能安全度过高温。耐旱，喜湿润，忌涝。对土壤适应性较强，砂质壤土、黏质壤土、黏土、黄土均可，因吸收根系分布较浅，故以保水保肥力较强的黏质壤土栽培为佳。分布于辽宁、内蒙古、河北、河南、山西、山东、江苏、浙江、福建、湖北、广东等地。

采集方法

本品于当果实呈鲜红色后采收。将果实堆放在阴湿处，待果肉腐烂后，取其果核，稍晒干，将果核压碎去壳，即得种仁。

药材性状

本品小李仁：呈卵形，长5～8毫米，直径3～5毫米。表面黄白色或浅棕色，一端尖，另端钝圆。尖端一侧有线形种脐，圆端中央有深色合点，自合点处向上具多条纵向维管束脉纹。种皮薄，子叶2片，乳白色，富油性。气微，味微苦。大李仁：长6～10毫米，直径5～7毫米，表面黄棕色。

方剂选用

（1）治风热气秘：郁李仁（去皮、尖、炒）、陈橘皮（去白，取酒150～300毫升煮干）、京三棱各50克，共捣为散，每次服15克，空腹用开水调下。

（2）治产后肠胃燥热、大便秘结：郁李仁（研如膏）、朴硝（研）各50克，当归（切、焙）、生干地黄（焙）各100克，上4味各粗捣，过筛，和匀，每次取15克，加适量水煎，去渣温服。

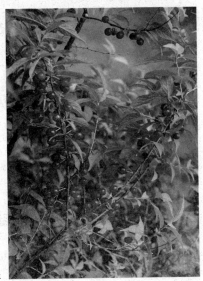

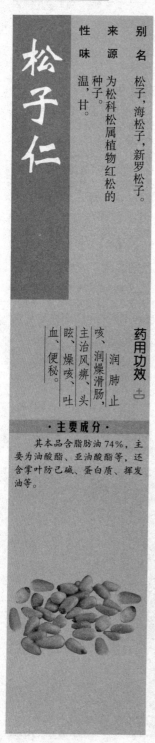

松子仁

别名
松子，海松子，新罗松子。

来源
为松科松属植物红松的种子。

性味
温，甘。

药用功效
润肺止咳、润燥滑肠，主治风痹、头眩、燥咳、吐血、便秘。

· **主要成分** ·

其本品含脂肪油74%，主要为油酸酯、亚油酸酯等，还含掌叶防己碱、蛋白质、挥发油等。

植物形态

常绿大乔木，高可达50余米。幼树皮灰褐色，大树皮灰褐色或灰色，不规则鳞片状纵裂，脱落后露出红褐色内皮。小枝暗褐色，密生锈褐色茸毛，新枝棕黄色，密被茸毛。叶针形，5针1束，粗硬，三棱形，长8～12厘米，外侧暗绿色，内侧具5～7排白色气孔线，边缘有细锯齿；叶鞘早落。花单性；雄花序圆柱状，生于新枝基部，密集成穗状，呈红黄色；雌花序生于主枝或腋枝的先端，单生或数个集生，有长柄。球果大，卵状长圆形，长9～14厘米，径6～8厘米，初为绿色后变黄褐色；果鳞菱形或鳞状卵形，顶端伸长反曲，有粗毛，各具2粒种子。种子卵状三角形，无翅，红褐色，长12～18毫米，宽9～16毫米。花期为6月，果期翌年为9～10月。

生长特性

生长于湿润的缓山坡或排水良好的平坦地，多与阔叶树成混交林。分布于我国东北地区。

采集方法

本品于果熟后采收，晒干，去硬壳，取出种子，置干燥处保存，生用或炒用。

药材性状

本品种子倒卵状三角形，无翅，红褐色，长1.2～1.6厘米，宽7～10毫米。种皮坚硬，破碎后或可见种仁，卵状长圆形，先端尖，淡黄色或白色。有松脂样香气，味淡有油腻感。

药理作用

松子仁油有抑制试验性家兔主动脉粥样硬化作用。松子仁粗提物对胆固醇及含胆固醇的

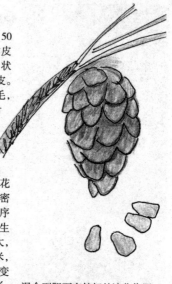

混合型胆石有较好的溶化作用。

用法用量

内服：煎汤，7.5～15克；研末入膏、丸。

方剂选用

（1）治风痹寒气、虚赢少气、五脏劳伤、咳嗽吐痰、骨蒸盗汗、心神恍惚、饮食不甘、遗精滑泄：松子仁400克，麦门冬500克（不去心），金樱子、枸杞子各400克，熬膏，加少量炼蜜，早晚用白汤调服十余茶匙。

（2）治肺燥咳嗽：松子仁50克，胡桃仁100克，研成膏，和熟蜂蜜25克拌匀，每次服10克，饭后用开水服下。

注意事项

便溏、精滑、痰饮体质者慎服，有湿痰者禁服。

特别附注

松叶亦可入药，有祛风燥湿、杀虫止痒之功效，主治风湿痿痹、历节风痛、湿疮、疥癣、风疹瘙痒，还可预防流行性脑膜炎、流行性感冒。

峻下逐水药

本类药物有强烈的泻下作用，使体内潴留的水液从肠道排出，部分药物还兼有利尿作用。

甘遂

别　名 猫儿眼，肿手花，头痛花。

来　源 大戟科植物甘遂的块根。

性　味 寒，苦。有毒

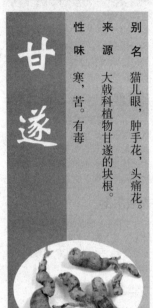

药用功效 泻水逐

主治 水肿胀满、留饮、结胸、痢疾、噎膈、二便不通。饮，破积通便，

·主要成分·

其本品含大戟酮、甘遂醇、大戟二烯醇、α—大戟甾醇、β—大戟甾醇等，尚含棕榈酸、柠檬酸、草酸、鞣质、树脂、葡萄糖、蔗糖、淀粉、维生素B1。

植物形态

1年生草本，高1～3米。茎直立，分枝，表面有纵沟，密被短柔毛。掌状复叶互生，茎下部的叶对生；小叶3～11片，披针形至线状披针形，先端长尖，基部楔形，边缘有粗锯齿，上面深绿色，粗糙，下面密被灰白色毡毛；柄长4～14厘米，有短绵毛。花单性，雌雄异株；雄花呈疏生的圆锥花序，黄绿色，花被5，长卵形，覆瓦状排列，雄蕊5个，花丝细长；雌花丛生于叶腋，绿色，每朵花外被1卵形苞片，花被1片，膜质；雌蕊1个，子房圆球状，花柱分为2枝。瘦果扁卵形，长4～5毫米，有细网纹，外围包以黄褐色的苞片。花、果期因产地不同而异，华东花期5～6月，果期6～7月；华北花期为6～7月，果期为8～9月。

生长特性

喜温暖湿润气候，对土壤要求不严，以土层深厚、疏松肥沃、排水良好的砂质土壤或黏质土壤为宜。全国各地均有栽培。

采集方法

本品于秋冬果实成熟时，割取全株，晒干，打下果实，除去杂质。

药材性状

本品干燥果实呈扁卵圆形，长4～5毫米，直径3～4毫米，表面光滑，灰绿色或灰黄色，有微细的白色、棕色或黑色花纹，两侧各有1条浅色棱线。一端钝尖，另端有一果柄脱落的圆形凹点。外果皮菲薄，内果皮坚脆。绿色种皮常黏附在内果皮上，不易分离。气微、味淡，嚼后稍有麻舌感。

药理作用

本品所含脂肪油有润滑肠道的作用，在肠中遇碱性肠液后产生脂肪酸，刺激肠壁，使肠蠕动增强而有通便作用。火麻仁对麻醉猫及大鼠有明显降压作用，还可抑制大鼠血清胆固醇升高。

用法用量

内服：煎汤，15～30克；研末入丸、散。外用：捣敷或榨油涂。

方剂选用

（1）治伤寒跌阳脉浮而涩，浮则胃气强，涩则小便数，浮涩相搏，大便则硬，其脾为约：火麻仁1000克、芍药250克、枳实250克（炙）、大黄500克（去皮）、厚朴0.4米（炙，去皮）、杏仁500克（去皮、尖、熬，别作脂），以上6味共研为末，用蜜和成如梧桐子大小的丸，每次饮服10丸，日服3次，渐加，以知为度。

（2）治大便不通：火麻仁研成末，和米煮成粥食之。

（3）治虚劳、下焦虚热、骨节烦疼、肌肉急、小便不利、大便数少、呼吸口燥少气：火麻仁500克，研成末，加水2升，煮至剩半，分3次服下。

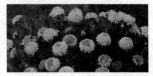

京大戟

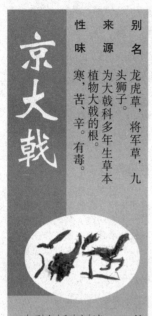

别名 龙虎草，将军草，九头狮子。

来源 为大戟科多年生草本植物大戟的根。

性味 寒，苦、辛。有毒。

药用功效

泻下逐饮、消肿散结，主治水肿胀满、胸腹积水，痰饮积聚，气逆咳喘、二便不利。

· 主要成分 ·

其本品含大戟苷、大戟色素体A、大戟色素体B、大戟色素体C等，另含树胶、生物碱、树脂等。新鲜叶富含维生素C。

· 方剂选用 ·

（1）治水肿：枣700克，放入锅内，加水至高出枣面4厘米，用带根苗的大戟覆盖住枣，盖上锅盖，煮熟，去大戟不用，无时吃。

（2）治通身肿满、喘息、小便涩：大戟100克（去皮、细切，微炒）、干姜25克（炮），上2味捣为散，每次服15克，用生姜汤调下，以大小便通利为度。

（3）治水气肿胀：大戟50克，广木香25克，共研为末，每次以酒调服7.5克，然后吃适量粥。忌咸物。

植物形态

多年生草本，全株含乳汁。茎直立，被白色短柔毛，上部分枝。叶互生，长圆状披针形至披针形，长3～8厘米，宽5～13毫米，全缘。伞形聚伞花序顶生，通常有5伞梗，腋生者多只有1梗，伞梗顶生1杯状聚伞花序，其基部轮生卵形或卵状披针形苞片5，杯状聚伞花序总苞坛形，顶端4裂，腺体椭圆形；雄花多数，雄蕊1个；雌花1个，子房球形，3室，花柱3柱，顶端2浅裂。蒴果三棱状球形，表面有疣状突起。花期为4～5月，果期为6～7月。

生长特性

生于山坡、路旁、荒地、草丛、林缘及疏林下，主产于江苏、四川、广西等地。

采集方法

本品于秋冬二季采挖，晒干，生用或醋煮后用。

药材性状

本品根长圆锥形或圆柱形，稍弯曲，常有分枝，长10～20厘米，直径1.5～4厘米。表面灰棕色或棕褐色，有扭曲纵沟纹、横长皮孔及支根痕。根头膨大，有多数圆形茎痕。质坚硬，不易折断，断面类白色或淡黄色，纤维性。气微，味微苦涩。

药理作用

本品能刺激肠管，引起肠蠕动增强而产生泻下作用。提取液对末梢血管有扩张作用，并可拮抗肾上腺素的升压作用。醇提物对离体妊娠子宫有兴奋作用。

用法用量

内服：煎汤，1.5～3克；研末入丸、散，每次1克。外用：适量，生用。内服宜醋制，以减低毒性。

注意事项

体弱及孕妇忌用。反甘草。

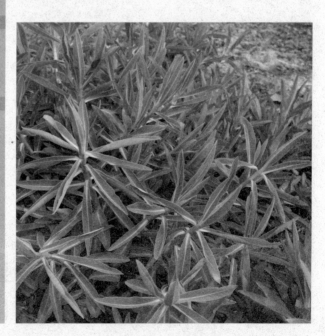

芫花

别名 杜芫，老鼠花，黄阳花，野丁香花。

来源 为瑞香科植物芫花的干燥花蕾。

性味 温，苦、辛。有毒。

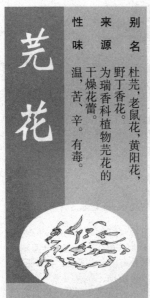

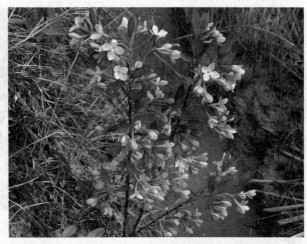

药用功效

泻水逐饮、祛痰止咳、解毒杀虫。用于水肿胀满、胸腹积水、痰饮积聚、气逆喘咳，二便不利、疥癣秃疮、冻疮等证。

·主要成分·

其本品含二萜内酯，芫花酯甲、乙、丙、丁、戊，芫花烯等；还含芫花素、芹菜素、羟基芫花素等黄酮类，白瑞香素等香豆素以及苯甲酸、丁香苷等。

·方剂选用·

（1）治太阳中风、下利呕逆、表解、发作有时、头痛、心下痞鞕满、引胁下痛、干呕短气、汗出不恶寒：芫花（熬）、甘遂、大戟，上3味各等份，分别捣为散，以水1.5升，先煮大枣10颗，去渣，内药末，羸弱者服2.5克，温服之，平旦服。若下少病不除者，明日更服，加2.5克，得快下利后，糜粥自养。

（2）治卒得咳嗽：芫花1000克，水3升，煮取1升，去渣，加大枣14颗，煎至汁尽，每日1次。

植物形态

落叶灌木，高可达1米。茎细长而直立，略带紫褐色，幼时有绢状短柔毛。叶通常对生，偶为互生，椭圆形至长椭圆形，长3～5.5厘米，宽1.5～2厘米，略为革质，全绿，先端尖，幼时两面疏生绢状细柔毛，脉上较密，老时上面的毛渐脱落；叶柄短，密布短柔毛。花先叶开放，淡紫色，通常出于枝顶叶腋，3～7朵簇生；萼圆筒状而细，长约1厘米，密被绢状短柔毛，先端4裂，裂片卵形，长不及1厘米；雄蕊8个，上下2轮，着生于萼筒上，不具花丝；雌蕊1；子房上位，1室；花柱极短或缺乏，柱头头状。核果肉质，白色。种子1粒，黑色。花期为4～5月，果期为6月。

生长特性

生于路旁、山坡，或栽培于庭园，分布于福建、浙江、江苏、安徽、湖北、湖南、四川、山东、河南、河北、陕西等地。

采集方法

本品于春季花未开放时采收，除去杂质，晒干或烘干，生用或炙用。

药材性状

本品花蕾常3～7朵簇生于短花轴上，基部有苞片1～2片，多脱落为单朵。单朵呈棒槌状，多弯曲，长1～1.7厘米，直径约1.5毫米；花被筒表面淡紫色或灰绿色，密被短柔毛，先端4裂，裂片淡紫色或黄棕色。质软。气微，味甘、微辛。

药理作用

本品水浸剂、煎剂及醇浸剂能使肠蠕动增加，张力提高，引起腹痛和水泻，加大剂量则呈抑制作用；大鼠服芫花煎剂，尿量明显增加。芫花有止咳、祛痰作用，可改善心血管系统的功能。芫花素可引起子宫收缩，终止妊娠。此外，醋芫花的醇水提取物、水浸液对多种细菌、病毒和真菌有抑制作用。

用法用量

内服：煎汤，2.5～5克；研末入丸、散。外用：研末调敷或煎水含漱。内服宜醋制以减低毒性。

注意事项

体质虚弱者及孕妇禁服。

牵牛子

别名 草金铃，金铃，黑丑，白牵牛，黑牵牛，白丑。

来源 为旋花科牵牛属植物圆叶牵牛的种子。有毒。

性味 寒，苦、辛。有毒。

药用功效 古

泄水通便、消痰涤饮、杀虫攻积。用于治疗水肿胀满、痰饮积聚、气逆喘咳、虫积腹痛、蛔虫、绦虫病。

·主要成分·

其本品主要含树脂苷，其主要成分为牵牛子苷等。还含裸麦角碱、喷尼棒麦角碱、异喷尼棒麦角碱、野麦碱等生物碱，牵牛子酸甲等有机酸、氧化脂肪酸等。

植物形态

1年生攀援草本，茎缠绕，多分枝，全体具白色短毛。叶互生，心脏形，长3～6厘米，宽7～13厘米，先端短尖，全缘。叶柄较花梗长。花1～5朵成簇腋生，具总梗；小花梗长约1厘米，具2细长苞片；花萼5深裂，裂片狭披针形，长2～3厘米，先端长尖，基部被硬毛；花冠漏斗状，先端5浅裂，紫色或淡红色，上部色较深，下部色浅或为白色；雄蕊5个，生于花冠近基部，花药长圆形；子房圆形，3室，花柱长于雄蕊，柱头头状。蒴果球形，种子5～6枚，黑褐色或白色、浅黄色，无毛。花期为6～9月，果期为7～9月。

生长特性

适应性较强，对气候土壤的要求不严，但以温和的气候和中等肥沃的砂质土壤栽培为宜。生于山野、田野、墙脚下、路旁，也有栽培。全国各地均有分布。

采集方法

本品于8～10月果实成熟时将藤割下，打出种子，除去果壳杂质，晒干。

药材性状

本品似橘瓣状，长4～8毫米，宽3～5毫米，略具3棱。表面灰黑色（黑丑）或淡黄白色（白丑）。背面1条浅纵沟，腹面棱线的下端有一点状种脐，微凹。质硬，横切面可见淡黄色或黄绿色皱缩折叠的子叶，微显油性。无臭，味辛、苦，有麻舌感。

药理作用

牵牛子苷的化学性质与泻

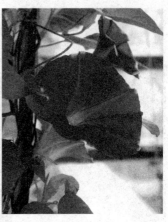

根素相似，有强烈的泻下作用。牵牛子苷在肠内遇胆汁及肠液时分解出牵牛子素，刺激肠道，增进蠕动，导致泻下。牵牛子的水、乙醇浸剂对小鼠皆有泻下作用，但经煎煮后，即失去作用。除去牵牛子苷后的水溶液，似仍有泻下作用，故除已知的牵牛子苷外，可能还含有其他泻下成分。

用法用量

内服：煎汤，3～10克；研末入丸、散，每次0.3～1克，每日2～3次。炒用药性较缓。

方剂选用

（1）治水肿：牵牛子研成末，水服，每日服1次，以小便利为度。

（2）治停饮肿满：黑牵牛头末200克，茴香50克（炒），或加木香适量，共研为细末，以生姜汁调服，每次10克，晚睡前服，每日1次。

（3）治腰脚湿气疼痛：黑牵牛、大黄各100克，白术50克，共研为末，滴清水做成如梧桐子大小的丸，每次服30丸，饭前以生姜汤调下。

注意事项

孕妇禁服，体质虚弱者慎服。不宜多服、久服。

第四章 祛风湿类

凡以祛除风湿、解除痹痛为主要作用的药物，称祛风湿药。

本类药物多辛香苦燥走散，具有祛风除湿、温经散寒、活血行气、通痹止痛，补益肝肾、杀虫止痒等作用，部分药物还具有止痹痛、通经络、强筋骨等作用。主要治疗风寒湿邪，痹阻经络引起的肢体、肌肉、关节疼痛、酸楚、麻木、沉重以及关节肿大、变形、屈伸不利等证，或年老体弱，肝肾不足，筋骨无力，拘挛疼痛，或筋骨折伤后期，或风湿热引起的隐疹、湿疹、疥癣、皮肤瘙痒等。

使用本类药物时，可根据痹证的性质、部位及病程长短的不同，作适当的选择和相应的配伍。如证属风邪偏盛的行痹，宜选散风邪力强的祛风湿药，并佐以祛风湿通经络之品；湿邪偏重的着痹，宜选除湿力强的祛风湿药，并佐以燥湿、利湿、健脾药；寒邪偏重的痛痹，宜选温通止痛力强的祛风湿药，并佐以散寒温阳通络之品；关节红肿热痛的热痹，宜选寒凉而能清除热邪的祛风湿药，并佐以清热凉血解毒药；兼肝肾虚损而见腰痛脚弱者，当选兼能强筋骨的祛风湿药，并配补肝肾强腰膝之品；病邪在表或疼痛偏上者，当配散风发表药；病邪入络而见血瘀者，当配活血通络药；久病气血不足者，当配益气补血药。

痹证多属慢性疾患，需长期用药治疗。为服用方便，可制成酒剂或丸剂，况且酒剂还能增强祛风湿药的功效。

祛风湿散寒药

本类药物多性温，味辛、苦。入肝、脾肾经。其有祛风湿、散寒止痛、舒筋通络等作用。

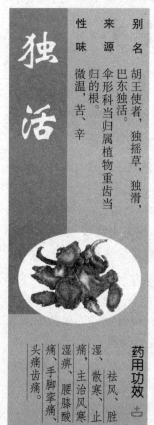

独活

别名　胡王使者，独摇草，独滑，巴东独活。

来源　伞形科当归属植物重齿当归的根。

性味　微温，苦、辛。

药用功效　祛风、胜湿、散寒、止痛，主治风寒湿痹、腰膝酸痛，手脚挛痛、头痛齿痛。

· 主要成分 ·

其本品含大戟酮、甘遂醇、大戟二烯醇、α—大戟醇醇、β—大戟醇醇等，尚含棕榈酸、柠檬酸、草酸、鞣质、树脂、葡萄糖、蔗糖、淀粉、维生素B1。

· 用法用量 ·

内服：煎汤，5～15克；浸酒或入丸、散。外用：煎水洗。

· 注意事项 ·

阴虚血燥者慎服。

植物形态

多年生高大草本。根圆柱形，棕褐色，长至15厘米，直径1～2.5厘米，有特殊香气。茎高1～2米，粗至1.5厘米，中空，常带紫色，光滑或稍有浅纵沟纹，上部有短糙毛。叶二回三出式羽状全裂，宽卵形，长20～40厘米，宽15～25厘米；茎生叶叶柄长达30～50厘米，基部膨大成长管状、半抱茎的厚膜质叶鞘，开展；末回裂片膜质，卵圆形至长椭圆形，长5.5～18厘米，宽3～6.5厘米，先端渐尖，基部楔形，边缘有不整齐的尖锯齿或重锯齿，齿端有内曲的短尖头，顶生的末回裂片多3深裂，基部常沿叶轴下延成翅状，侧生的具短柄或无柄，两面沿叶脉及边缘有短柔毛；最上部的叶简化成囊状膨大的叶鞘。复伞形花序顶生和侧生；总苞片1，钻形，有缘毛，早落；伞辐10～25，密被短糙毛；伞形花序有花17～28朵；小总苞片5～10，阔披针形，先端有长尖，背面及边缘被短毛；花白色；无萼齿；花瓣倒卵形，先端内凹；花柱基扁圆盘状。双悬果椭圆形，侧翅与果体等宽或略狭，背棱线形，隆起，棱槽间有油管1～3，合生面有油管2～6。花期为8～9月，果期为9～10月。

生长特性

生于山谷、水沟、草丛、山坡。分布于四川、云南、湖北等地。

采集方法

本品于春初苗刚发芽或秋末茎叶枯萎时采挖，除去须根及泥沙，烘至半干，堆置2～3天，发软后再烘至全干。

药材性状

本品根头及主根粗短，略呈圆柱形，长10～30厘米，直径2～3.5厘米，下部分出数条弯曲的支根。根头部膨大，圆锥状，多横皱纹，直径1.5～3厘米，顶端有茎、叶的残基或凹陷，表面灰棕色或黄棕色，有纵皱纹、横长皮孔及稍突起的细根痕。主根有环纹，顶端平截，有多列环状叶柄痕，中央为凹陷的茎痕。质坚硬，断面皮部灰白色，有多数散在的棕色油室，木质部灰黄色至黄棕色，形成层环棕色。香气浓郁，味苦辛，麻舌。

药理作用

①镇静、催眠、镇痛、抗炎作用：独活煎剂或流浸膏（品种未经鉴定）给大鼠或小鼠口服或腹腔注射，均可产生镇静乃至催眠作用，甚至可防止士的宁对蛙的惊厥作用，但不能使其免于死亡。②对心血管系统的作用：独活粗制剂（品种未鉴定）予犬或猫静脉注射，有降压作用，但不持久。

方剂选用

（1）治风毒脚弱痹满上气：独活250克，附子250克（生用，切），以酒10升浸渍3宿，每次服0.1升，以微痹为度。

（2）治脚气肿胀痛：真川独活25克，木瓜、牛膝各50克，共研为末，每次服15克，空腹时以白开水调下。

（3）治历节风痛：独活、羌活、松节各等份，用酒煮过，每日空腹饮1杯。

川乌头

别名 乌头，乌喙，鸡毒，毒公，耿子，川乌，即子，奚毒。

来源 为毛茛科乌头属植物乌头（栽培品）的母根。

性味 热，辛，苦。有大毒。

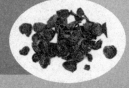

药用功效

祛风除湿、温经、散寒止痛，主治风寒湿痹、半身不遂、头风头痛、心腹冷痛、寒疝作痛、跌打瘀痛、阴疽肿毒，并可用于麻醉止痛。

· 主要成分 ·

其含乌头碱、中乌头碱、附子宁碱、去甲猪毛菜碱、苯甲酰中乌头碱、多根乌头碱、森布星、脂乌头碱、脂次乌头碱、脂去氧乌头碱、脂中乌头碱等。

· 用法用量 ·

内服：煎汤，3～9克；研末，1～2克；入丸、散。内服须炮制后用，入汤剂应先煎1～2小时，以降低其毒性。外用：研末撒或调敷。

· 注意事项 ·

阴虚阳盛、热证疼痛者及孕妇禁服。反半夏、栝楼、天花粉、川贝母、浙贝母、白蔹、白及，酒浸、酒煎服易致中毒，应慎服。

植物形态

多年生草本，高60～150厘米。块根倒圆锥形，长2～4厘米，直径1～1.6厘米，栽培品的侧根甚肥大，直径达5厘米，外皮黑褐色。茎直立，中部以上疏被反曲的短柔毛。叶互生；茎下部叶在开花时枯萎，中部叶叶柄长1～2.5厘米；叶片五角形，长6～11厘米，宽9～15厘米，基部浅心形，3裂几达基部，中央全裂片宽菱形、倒卵状菱形或菱形，先端急尖或短渐尖，近羽状分裂，二回羽裂片2对，斜三角形，具1～3枚牙齿；侧全裂片不等2深裂，各裂片边缘有粗齿或缺刻，革质或纸质。总状花序顶生，长6～25厘米；花序轴及花梗被反曲而紧贴的短柔毛；下部苞片3裂，上部苞片披针形；花梗长1.5～5.5厘米；小苞片生花梗中下部；花两性，两侧对称；萼片5，花瓣状，上萼片高盔形，下缘稍凹，喙不明显，侧萼片蓝紫色，外面被短柔毛；花瓣2，瓣片长约1.1厘米，唇长约6毫米，微凹，距长1～2.5毫米，通常拳卷，无毛；雄蕊多数；心皮3～5。种子多数，三棱形。花期为8～9月，果期为9～10月。

生长特性

生于山地草坡或灌丛中，主产于四川、陕西等地。

采集方法

本品于6月下旬至8月上旬采挖，除去地上部分茎叶，摘下子根（附子），取母根（川乌头），晒干。

药材性状

本品川乌头母根为不规则圆锥形，稍弯曲，顶端常有残茎，中部多向一侧膨大，长2～7.5厘米，直径1.2～2.5厘米。表面棕褐色或灰棕色，皱缩，有小瘤状侧根及子根痕。质坚实，断面类白色或浅灰黄色，形成层环多角形。气微，味辛辣，麻舌。

药理作用

本品有镇痛、抗炎、镇静、局麻作用。所含次乌头碱和乌头原碱对因注射菌苗而引起发热的家兔有解热作用，但对正常体温无影响。乌头煎剂或总碱能引起麻醉猫的冠状动脉血流量增加，小剂量乌头碱使心率减慢，大剂量则引起心律不齐，甚至心室颤动。

方剂选用

（1）治病历节不可屈伸、疼痛，亦治脚气疼痛、不可屈伸：麻黄、芍药、黄芪各150克，甘草150克（炙），川乌5枚（以蜂蜜2升煎取1升，取出乌头）。前4味均研为末，以水3升煮取1升，去渣，放入煎过乌头的蜜，再煎。每次服0.7升，不愈则尽服之。

（2）治风寒湿痹、麻木不仁：生川乌头，去皮、尖，研为末。取香熟白米半碗、川乌头药末20克，用慢火熬熟，稀薄不稠，下少许姜汁、3匙蜂蜜，搅匀，空腹饮之，温时服最佳。如是中湿，则再加薏苡仁末10克，米加至1碗。

（3）治小儿慢惊、搐搦涎壅厥逆：川乌头50克（生，去皮、脐）、全蝎10个（去尾），平均分作3份。每次取1份，加水150～300毫升、姜7片煎服。

（4）治偏正头痛：川乌、天南星各等份，研为末，葱白连须捣烂调末，贴于痛处。

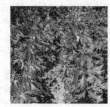

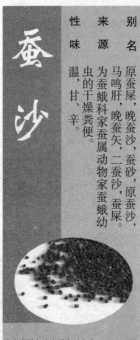

蚕沙

别名
原蚕屎，晚蚕沙，蚕砂，原蚕沙，蚕屎，马鸣肝，晚蚕矢，二蚕沙，蚕屎。

来源
为蚕蛾科家蚕属动物家蚕蛾幼虫的干燥粪便。

性味
温，甘、辛。

药用功效

祛风除湿、和胃化浊，主治风湿痹痛、肢体不遂、风疹瘙痒、吐泻转筋、闭经、崩漏。

·主要成分·
其蚕沙中含叶绿素衍生物：脱镁叶绿素a，脱镁叶绿素b及10—羟基脱镁叶绿素等。

·药理作用·
蚕沙富含有机物、叶绿素、植物醇、多种氨基酸及大量胡萝卜素，具有抗诱变、抗衰老、降血糖、降血脂、护肝、抗AIDS，降低红细胞膜的$Na^+—K^+—ATP$酶的活性等作用。

·用法用量·
内服：煎汤，15～25克；入丸、散。外用：炒热熨、煎水洗或研末调敷。

·注意事项·
血不养筋、手足不遂者禁服。

动物形态

其为雌、雄蛾全身均密被白色鳞片。体长一般为1.6～2.3厘米，翅展3.9～4.3厘米。体翅黄白色至灰白色。前翅外缘顶角后方向内凹切，各横线色稍暗，不甚明显，端线与翅脉灰褐色，后翅较前翅色淡，边缘鳞毛稍长。雌雄腹部肥硕，末端稍尖。幼虫即家蚕，体色灰白至白色，胸部第二、第三节稍见膨大，有皱纹。腹部第八节背面有一尾角。

生长特性

喜通风、透光好、保湿、保温性能好的空间，主产于浙江、四川、河南、江苏、湖南、云南、广东、安徽、甘肃、湖北、山东、辽宁等地。

采集方法

本品于6～8月收集，以二眠到三眠时的粪便为主，除去杂质，晒干。

药材性状

本品干燥的蚕沙，呈短圆柱形小粒，长2～5毫米，直径1.5～3毫米。表面灰黑色或黑绿色，粗糙，有6条明显的纵棱及3～4条横向的浅纹。两端略平坦，呈六棱形。质坚而脆，遇潮湿后易散碎。微有青草气。以干燥、色黑、坚实、均匀、无杂质者为佳。

方剂选用

（1）治湿聚热蒸、蕴于经络、寒战热炽、骨骱烦疼、舌色灰滞、面目萎黄：防己25克，杏仁25克，滑石25克，连翘15克，山栀15克，薏苡25克，半夏15克(醋炒)，晚蚕沙15克，赤小豆皮15克，以水8杯煎取3杯，温时分3次服完。痛得特别严重则加片子姜黄10克，海桐皮15克。

（2）治风湿痛或麻木不仁：晚蚕沙30克，煎汤，临卧时和入热黄酒半杯同服。

（3）治风缓麻痹、诸节不遂、腹内宿痛：原蚕沙炒黄，用布袋盛水，酒浸内服。

（4）治风瘙瘾疹、遍身皆痒、搔之成疮：蚕沙1000克，以20升水煮取12升，去渣，温热时洗全身，宜避风。

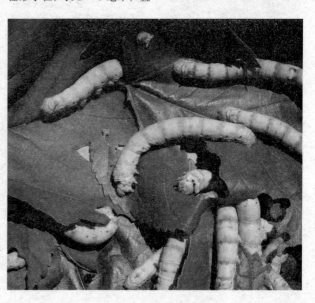

松节

别名　黄松木节，油松节，松郎头。

来源　为松科松属植物马尾松枝干的结节。

性味　温，苦。

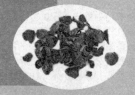

药用功效

属祛风寒湿类药物。祛风、燥湿、舒筋、通络、止痛。治历节风痛，转筋挛急，鹤膝风，脚气痿软，跌损瘀血。

·主要成分·

其含树脂酸、脂肪酸、单萜、倍半萜类等。

·方剂选用·

（1）治百节风虚、脚痹疼痛：松节5000克，捶碎，以100升水煮取汁50升，去渣；糯米50升，煮熟；细曲2500克，捣碎。上3味拌匀，入瓮密封21日，开瓮取酒。每次可温饮150～300毫升，每日3次。

（2）治大骨节病：松节7.5千克，蘑菇0.75千克，红花0.5千克，加水50千克，煮沸至25千克，滤过加白酒5千克。每次服20毫升，每日两次。

（3）治脚转筋疼痛挛急：松节50克（细锉如米粒），乳香5克，放入银石器内，慢火炒至焦，出火毒，研细。每次服5～10克，以热木瓜酒调下。

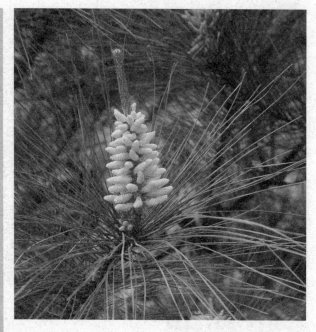

植物形态

常绿乔木，高可达40米。树皮红棕色，成不规则长块状裂。小枝常轮生，红棕色，具宿存鳞片状叶枕，常翘起，较粗糙；冬芽长椭圆形，芽鳞红褐色，叶针形，2针1束，细长而柔韧，长13～20厘米，叶缘具细锯齿；叶鞘膜质，灰白色，永存。雄球序椭圆形至卵形，黄色，雄蕊具2花粉囊；雌球序椭圆形，肉紫色。松球果卵状圆锥形，长4～7厘米，直径2.5～4.5厘米，果鳞木质，鳞片盾菱形，鳞突较平坦，微具脊，鳞脐小而短，微凹或微凸。花期为4～5月，果熟期为翌年10月。

生长特性

油松生长于山坡。马尾松主产于江苏、浙江、安徽、江西、福建、湖北等地。

采集方法

本品于多于采伐时或木器厂加工时锯取之，经过选择整修，晒干或阴干。

药材性状

本品干燥松节呈不规则的块状或片状，大小粗细不等，一般长5～10厘米，厚1～3厘米。表面黄棕色至红棕色，纵断面纹理直或斜，较均匀。横切面较粗糙，中心为淡棕色，边缘为深棕色而油润。质坚硬，不易折断，断面呈刺状。有松节油气，味微苦。

药理作用

本品有镇痛、抗炎作用。

用法用量

内服：煎汤，15～25克；浸酒、醋等。外用：适量，浸酒涂擦；炒后研末调敷。

注意事项

阴虚血燥者慎服。

丁公藤

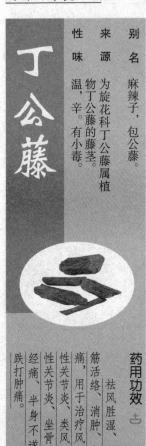

别名 麻辣子，包公藤。

来源 为旋花科丁公藤属植物丁公藤的藤茎。

性味 温，辛。有小毒。

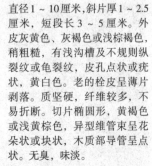

药用功效 古

祛风胜湿、舒筋活络、消肿、止痛，用于治疗风湿性关节炎、类风湿性关节炎、坐骨神经痛、半身不遂、跌打肿痛。

·主要成分·

其本品主要含丁公藤碱Ⅱ等。

·用法用量·

内服：煎汤，3～6克，水酒各半煎服。可配制药酒内服或外擦。

·方剂选用·

治疗风湿骨痛及神经痛：丁公藤制成注射液，每支2毫升，含原生药6克。每次2～4毫升，每天1～2次，肌肉注射。

·注意事项·

本品有强烈的发汗作用，虚弱者慎用，孕妇忌服。

植物形态

木质藤本，长约12米。小枝干后黄褐色，明显有棱。单叶互生；叶柄长0.8～1.2厘米；叶片革质，椭圆形或倒长卵形，长6.5～9厘米，宽2.5～4厘米，先端钝或钝圆，基部渐狭成楔形。聚伞花序腋生和顶生，花序轴和花梗被淡褐色柔毛；花萼球形，萼片5，近圆形，外面被淡褐色柔毛并有缘毛；花冠白色，5裂，裂片长圆形，全缘或浅波状；子房圆柱形，柱头圆锥状，贴着子房。浆果卵状椭圆形。种子1颗。花期为6～8月，果期为8～10月。

生长特性

生于山谷湿润密林中或路旁灌丛中。分布于广东、海南等地。

采集方法

本品于全年可采，洗净，切段，隔水蒸2～4小时后，晒干备用。

药材性状

本品多为斜切的段或片，直径1～10厘米，斜片厚1～2.5厘米，短段长3～5厘米。外皮灰黄色、灰褐色或浅棕褐色，稍粗糙，有浅沟槽及不规则纵裂纹或龟裂纹，皮孔点状或疣状，黄白色。老的栓皮呈薄片剥落。质坚硬，纤维较多，不易折断。切片椭圆形，黄褐色或浅黄棕色，异型维管束呈花朵状或块状，木质部导管呈点状。无臭，味淡。

药理作用

①对免疫功能的作用：丁公藤注射液皮下注射可提高大鼠外周血淋巴细胞酸性 α-醋酸萘酯酶（ANAE）阳性的淋巴细胞百分比，还可显著降低白细胞移行指数，提高特异性玫瑰花结形成细胞数和中性白细胞吞噬率，表明丁公藤对细胞免疫和体液免疫均有促进作用。②抗炎作用：从丁公藤中提取的有效成分东莨菪素腹腔注射25毫克／千克，对蛋清和组织胺诱发的大鼠足肿胀均有明显的保护作用，持续作用4小时以上。

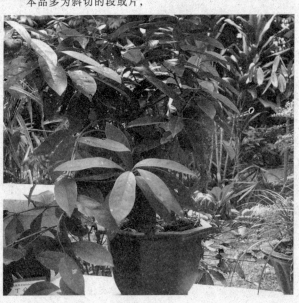

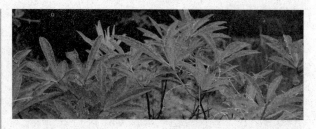

闹羊花

别名 黄杜鹃，玉枝，羊不吃草，踯躅花，惊羊花，老虎花，石棠花。

来源 杜鹃花科杜鹃花属羊踯躅的干燥花。

性味 温，辛。有毒。

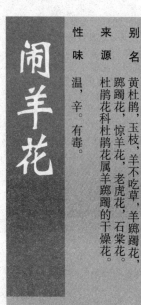

药用功效 去

祛风除湿、镇痛、杀虫，主治风湿痹痛、偏正头痛、皮肤顽癣、龋齿疼痛、疥疮。

·主要成分·

其羊踯躅的花含木藜芦毒素Ⅰ或杜鹃花毒素、石楠素、羊踯躅素。叶含黄酮类、杜鹃花毒素、煤地衣酸甲酯。

·用法用量·

内服：研末，0.3～0.6克；煎汤，0.3～0.6克；入丸、散；泡酒饮。外用：研末调敷或用鲜品捣敷。

·注意事项·

本品有毒，不宜多服、久服。孕妇及气血虚弱者禁服。

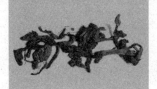

植物形态

落叶灌木，高1～2米。老枝光滑、无毛、褐色，幼枝有短柔毛及刚毛。花芽卵圆形，鳞片9～12片，阔卵形。单叶互生；叶片纸质，常簇生于枝顶，椭圆形至椭圆状倒披针形，先端钝，具短尖，基部楔形，边缘有睫毛，两面密被灰白色柔毛。花多数排列成短总状伞形花序，顶生，先叶开放或与叶同时开放；花萼小，5裂，半圆形，宿存，被稀疏细毛；花冠宽钟状，金黄色，先端5裂，裂片椭圆形至卵形，上面1片较大，有淡绿色斑点；雄蕊5，与花冠等长或稍伸出花冠外，花药孔裂；雌蕊1，子房上位，5室，外被灰色长毛，花柱细长，长于雄蕊，柱头头状。蒴果长椭圆形，熟时深褐色，具细柔毛和疏刚毛，胞间开裂。种子多数，细小，灰棕色，扁卵形，边缘有薄膜翅。花期为4～5月，果期为6～8月。

生长特性

常见于山坡、石缝、灌木丛中，分布于江苏、浙江、江西、福建、湖南、湖北、河南、四川、贵州等地。

采集方法

本品于4～5月间花开放时选择晴天采收。采下后立即晒干。

药材性状

本品数朵花簇生于一总柄上，多脱落为单朵，灰黄色至黄褐色，皱缩。花萼5裂，裂片半圆形至三角形，边缘有较长的细毛；花冠钟状，筒部较长，约至2.5厘米，顶端卷折，5裂，花瓣宽卵形，先端钝或微凹；雄蕊5，花丝卷曲，等长或略长于花冠，中部以下有茸毛，花药红棕色，顶孔裂；雌蕊1，柱头头状；花梗长1～2.8厘米，棕褐色，有短茸毛。气微，味微麻。

药理作用

①镇痛作用：用小白鼠热板法、电击法，兔中枢神经系统总和法均证明口服闹羊花煎剂有显著的镇痛作用，但治疗指数低，安全范围较窄。②抗菌和杀虫作用：闹羊花煎剂在体外对金黄色葡萄球菌、白喉杆菌、炭疽杆菌和乙型链球菌有较强的抑制作用。

方剂选用

（1）治风湿痹、身体手足收摄不遂、肢节疼痛、言语蹇涩：闹羊花不限多少，酒拌，上笼蒸约蒸一餐饭的时间，取出晒干，捣罗为末。每次用牛乳0.1升，加热，调下5克。

（2）治妇人血风走注，随所留止疼痛：闹羊花、干蝎（全者、炒）、乌头（炮炙，去皮脐）各25克，地龙20条（阴干），上4味均捣罗为末，加蜂蜜做成如小豆大小的丸，每次服5～7丸，煎荆芥酒调下，每日两次。

（3）治男妇头痛，不论偏正新久，但夏月欲重绵包裹者并效：闹羊花5克（净末），槿树花5克（净末），大风子2.5克（白肉去油）。共研为末，每次服30克，以葱、酒调服，洗浴发汗后则自愈。

徐长卿

别名

鬼督邮，石下长卿，别仙踪，料刁竹，一枝箭，英雄草，一枝香，线香草，小对叶草，逍遥竹，钓鱼竿，天竹。

来源

为萝藦科白前属植物徐长卿的干燥根及根茎；或带根全草。

性味

温，辛。

药用功效

祛风除湿、行气活血、去痛止痒，主治风湿痹痛、腰痛、跌扑伤痛，牙痛，脘腹疼痛，小便不利，泄泻，痢疾，湿疹，荨麻疹、毒蛇咬伤。

·主要成分·

其全草含牡丹酚、异牡丹酚、赤藓醇、三十烷、十六烯、硬脂酸癸酯等，根含新徐长卿苷、黄酮苷、糖类、氨基酸、牡丹酚。

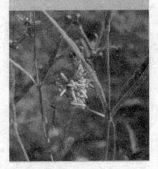

植物形态

多年生直立草本，高达1米。根细呈须状，多至50余条，形如马尾，具特殊香气。茎细而刚直，不分枝，无毛或被微毛。叶对生，无柄；叶片披针形至线形，长4～13厘米，宽3～15毫米，先端渐尖，基部渐窄，两面无毛或上面具疏柔毛，叶缘稍反卷，有睫毛，上面深绿色，下面淡绿色；主脉突起。圆锥聚伞花序，生近顶端叶腋，长达7厘米，有花10余朵；花萼5深裂，卵状披针形；花冠黄绿色，5深裂，广卵形，平展或向外反卷；副花冠5，黄色，肉质，肾形，基部与雄蕊合生；雄蕊5，相连成筒状，花药2室，花粉块每室1个，下垂，臂短、平伸；雌蕊1，子房上位，由2枚离生心皮组成，花柱2，柱头五角形。蓇葖果呈角状，单生，长约6厘米，表面淡褐色。种子多数，卵形而扁，暗褐色，先端有一簇白色细长毛。花期为5～7月，果期为9～12月。

生长特性

野生于山坡或路旁。全国大部分地区均有分布，主要分布于江苏、河北、湖南、安徽、贵州、广西及东北等地区。

采集方法

本品于7～10月采挖根及根茎，洗净晒干；全草晒至半干，扎把阴干。

药材性状

本品根茎不规则柱状，有盘节，长0.5～3.5厘米，直径2～4毫米。有的顶端附圆柱形残茎，长1～2厘米，断面中空；根簇生于根茎节处，圆柱形，细长而弯曲，长10～16厘米，直径1～1.5毫米。表面淡黄棕色至淡棕色，具微细的纵皱纹，并有纤细须根。质脆，易折断，断面粉性，皮部类白色或黄白色，形成层环淡棕色，木部细小。气香，味微辛、凉。全草带有根部，茎单一或少有分枝，长20～60厘米，直径1～2毫米；表面淡黄绿色，基部略带淡紫色，具细纵纹，或被毛；质稍脆，折断面纤维性。叶对生，叶片扭曲，易破碎，完整者长披针形，表面淡黄绿色，具短柄或几无柄。

药理作用

小鼠腹腔注射徐长卿提取液，能显著减少自发活动，但并不延长巴比妥类的睡眠时间，也有镇痛作用。家兔静脉注射则可出现短时间惊厥。上述制剂能降低狗、家兔和大鼠的血压，因此，除牡丹酚外，徐长卿尚含其他降压成分。徐长卿可减慢正常动物的心率。连续给药7天不能防止家兔静脉滴注垂体后叶素引起的心肌急性缺氧性心电图变化。

用法用量

内服：煎汤，3～10克，不宜久煎；研末，1～3克；入丸剂或泡酒饮。外用：煎汤洗或涂敷；用鲜品捣敷。

方剂选用

（1）治风湿痛：徐长卿根24～30克，猪瘦肉120克，老酒60克，酌加水煎成半碗，饭前服，每日两次。

（2）治慢性腰痛：徐长卿、虎杖各9克，红四块瓦5克，均研为末，每次取0.6～1克，以温开水吞服，每日2～3次。

（3）治外伤肿痛：鲜徐长卿根、生栀子各等量，同捣烂外敷；另用徐长卿9克，煎水，服时兑适量黄酒。

注意事项

孕妇慎服。

寻骨风

别名 清骨风，猫耳朵，穿地节，兔子耳，地丁香，黄木香，白面风，兔子耳，地马兜铃科马兜铃属植物绵毛马兜铃的地上部分。

来源 马兜铃科马兜铃属植物绵毛马兜铃的地上部分。

性味 平，辛，苦。

药用功效

祛风除湿、通络止痛，主治风湿关节痛、疟疾、痈肿痛。

·主要成分·

其根茎含有尿囊素、马兜铃内酯、绵毛马兜铃内酯、β—谷甾醇、马兜铃酸A、9—乙氧基马兜铃内酰胺和9—乙氧基马兜铃内酯。茎叶含马兜铃酸A、马兜铃酸D及香草酸、马兜铃内酰胺、6—甲氧基马兜铃内酰胺、棕榈酮、正三十醇、胡萝卜苷、硬脂酸。

·用法用量·

内服：煎汤，15～25克；泡酒饮。

·注意事项·

阴虚内热者及孕妇禁服。用量较大时个别患者有恶心、呕吐、头晕、头痛等不良反应。

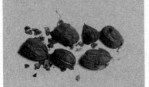

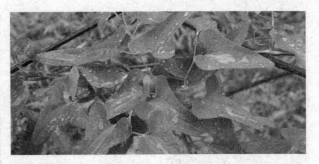

植物形态

多年生草质藤本。根茎细长，圆柱形。嫩枝密被灰白色长绵毛。叶互生；叶柄长2～5厘米，密被白色长绵毛。叶片卵形、卵状心形，长3.5～10厘米，宽2.5～8厘米，先端钝圆至短尖，基部心形，两侧裂片广展，弯缺深1～2厘米，边全缘，上面被糙伏毛，下面密被灰色或白色长绵毛，基出脉5～7条。花单生于叶腋；花梗直立或近顶端向下弯；小苞片卵形或长卵形，两面被毛；花被管中部急剧弯曲，弯曲处至檐部较下部短而狭，外面密生白色长绵毛；檐部盘状，圆形，浅黄色，并有紫色网纹，外面密生白色长绵毛，边缘浅3裂，裂片先端短尖或钝；喉部近圆形，稍呈领状突起，紫色；花药成对贴生于合蕊柱近基部；子房圆柱形，密被白色长绵毛；合蕊柱裂片先端钝圆，边缘向下延伸，并具乳头状突起。蒴果长圆状或椭圆状倒卵形，具6条呈波状或扭曲的棱或翅，成熟时自先端向下6瓣开裂。种子卵状三角形。花期为4～6月，果期为8～10月。

生长特性

生于山坡草丛及路旁、田边。分布于河南、江苏、浙江、湖北、江西、陕西等地。

采集方法

本品于5月开花前连根挖出，切段，晒干。

药材性状

本品干燥的根茎呈细圆柱形，长40～50厘米，直径约2毫米，外表淡棕红色至黄赭色，有纵皱纹，节处有须根或残留的圆点状根痕。断面纤维性，类白色、淡棕色，纤维层和导管群极为显明。干燥全草的茎细长，外被白绵毛；叶通常皱折或破裂，淡绿色，两面均密被白绵毛。气微香，味微苦。以根茎红棕色者为佳。

药理作用

寻骨风有镇痛作用，其总生物碱部分扭体反应抑制率为81.1%，而非生物碱部分扭体抑制率为53.8%。寻骨风醇提取物对大鼠和小鼠均具有显著的抗着床作用，从寻骨风中提取的马兜铃酸A对小鼠具有显著的抗着床和抗早孕活性，对大鼠仅在服大剂量醇提取物时有效。

方剂选用

（1）治风湿关节痛：寻骨风全草25克，五加根50克，地榆25克，酒、水各半，煎浓汁服。

（2）治疟疾：寻骨风根长约15厘米，剪细，放碗内，加少量水，放饭上蒸出汁，分3次连渣服，每隔4小时服1次，最后1次在疟发前2小时服下。

（3）治痈肿：寻骨风50克，车前草50克，苍耳草10克，水煎服，1日1剂，分两次服。

威灵仙

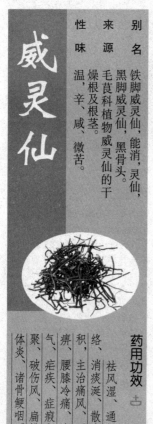

别名

铁脚威灵仙，能消，灵仙，黑脚威灵仙，黑骨头。

来源

毛茛科植物威灵仙的干燥根及根茎。

性味

温，辛、咸、微苦。

药用功效

祛风湿、通经络、消痰涎、散癖、主治痛风、顽痹、腰膝冷痛、脚气、疟疾、症瘕积聚、破伤风、扁桃体炎、诸骨鲠咽。

·主要成分·

其威灵仙根含原白头翁素及以常春藤皂苷元、表常春藤皂苷元和齐墩果酸为苷元的皂苷。另含二氢—4—羟基—5—羟甲基—2（3H）—呋喃酮、β—谷甾醇、胡萝卜苷、棕榈酸、异阿魏酸、亚油酸、5—羟甲基呋喃甲醛、5—羟基乙酰丙酸。

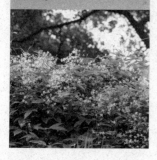

植物形态

木质藤本，长 3～10 米。干后全株变黑色。茎近无毛。叶对生；叶柄长 4.5～6.5 厘米；一回羽状复叶，小叶 5，有时 3 或 7；小叶片纸质，窄卵形、卵形或卵状披针形，或线状披针形，长 1.5～10 厘米，宽 1～7 厘米，先端锐尖或渐尖，基部圆形、宽楔形或浅心形，全缘，两面近无毛，或下面疏生短柔毛。圆锥状聚伞花序，多花，腋生或顶生；花两性，直径 1～2 厘米；萼片 4，长圆形或圆状倒卵形，长 0.5～1.5 厘米，开展，白色，先端常凸尖，外面边缘密生绒毛，或中间有短柔毛；花瓣无；雄蕊多数，不等长，无毛；心皮多数，有柔毛。瘦果扁、卵形，长 3～7 毫米，疏生紧贴的柔毛，宿存花柱羽毛状，长达 2～5 厘米。花期为 6～9 月，果期为 8～11 月。

生长特性

野生于山谷、山坡、林边或灌木丛中。对气候、土壤要求不严，但以凉爽、荫蔽的环境为佳。我国西南、华东、中南及陕西等地有分布。

采集方法

本品于栽后 2 年于秋冬两季挖取根部，除去茎叶，洗净泥土，切段后晒干。

药材性状

本品威灵仙根茎横长，呈圆柱状，长 1.5～10 厘米，直径 0.3～1.5 厘米，两侧及下方着生多数细根；表面淡棕黄色至棕褐色，皮部常脱裂而呈纤维状，节隆起，顶端常残留木质茎基；质较坚韧，断面纤维性。根细长圆柱形，稍扭曲，长 7～15 厘米，直径 0.1～0.3 厘米；表面棕褐色或黑褐色，有细纵纹，有时皮部脱落，露出淡黄色木部；质硬脆，易折断，断面皮部较宽，木部淡黄色，

略呈方形，皮部与木部间常有裂隙。气微，味微苦。

药理作用

①镇痛作用：热板法实验表明，腹腔注射威灵仙煎剂 2.5 克／千克，能提高小鼠痛阈，并且酒炙品的镇痛作用较强且持久。②利胆作用：100% 威灵仙煎剂和 200% 醇提取物 3～4 毫升／千克灌胃，均能促进大鼠胆汁分泌。200% 醇提取物 0.5～1 毫升／千克静脉注射能迅速促进麻醉犬胆汁分泌及松弛胆总管末端的括约肌，更有利于胆汁分泌。

用法用量

内服：煎汤，6～9 克，治骨鲠咽喉可用至 30 克；入丸、散；泡酒饮。外用：捣敷；煎水熏洗。

方剂选用

（1）治手足麻痹，时发疼痛；也可治打扑伤损、瘫痪等症：威灵仙 250 克（炒），生川乌头、五灵脂各 200 克，均研为末，和醋做成梧桐子大小的丸，每次服 7 丸，用盐开水调下。

（2）治中风（症见手足不遂、口眼歪斜）、筋骨关节诸风、腰膝疼痛、伤寒头痛、鼻流清涕、皮肤风痒、瘰疬、痔疮、大小肠秘、妇人经闭：威灵仙适量，洗焙研为末，以好酒和令微湿，入竹筒内，塞牢口，九蒸九曝，如干，则添酒重洒之，加白蜜做成如梧桐子大小的丸。每次服 30 丸，以酒调下。

（3）治肾脏风壅、腰膝沉重：威灵仙末加蜂蜜做成如梧桐子大小的丸，每次以温酒调服 80 丸。平明微利恶物如青脓胶，即是风毒积滞，如未利，再服 100 丸，取下，后食粥补之 1 月，仍常服温补药。

注意事项

气虚血弱，无风寒湿邪者忌服。

木瓜

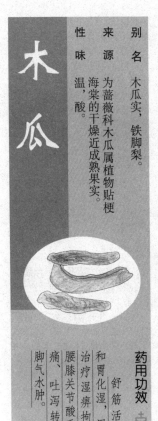

别　名
木瓜实、铁脚梨。

来　源
为蔷薇科木瓜属植物贴梗海棠的干燥近成熟果实。

性　味
温，酸。

药用功效 去
舒筋活络、和胃化湿，用于治疗湿痹拘挛、腰膝关节酸重疼痛、吐泻转筋、脚气水肿。

·主要成分·

其含苹果酸、酒石酸、枸橼酸、皂苷及黄酮类，鲜果含过氧化氢酶（catalase），种子含氢氰酸。

·药理作用·

本品对动物试验性关节炎有明显消肿作用，似有缓和胃肠肌痉挛和四肢肌肉痉挛的作用。此外，有保肝、抗菌、抑制巨噬细胞的吞噬作用。

·用法用量·

内服：煎汤，7.5～15克；入丸、散。外用：煎水熏洗。

·注意事项·

真阴不足，积滞多者不宜用。

植物形态

落叶灌木，高约2米。枝条直立开展，有刺；小枝圆柱形，微屈曲，无毛，紫褐色或黑褐色，有疏生浅褐色皮孔。叶片卵形至椭圆形，稀长椭圆形，长3～9厘米，宽1.5～5厘米，基部楔形至宽楔形，边缘有尖锐锯齿，齿尖开展，无毛或下面沿叶脉有短柔毛；叶柄长约1厘米；托叶大形，草质，肾形或半圆形，边缘有尖锐重锯齿，无毛。花先叶开放，3～5朵簇生于二年生老枝上；花梗短粗，长约3毫米或近于无柄；花直径3～5厘米；萼筒钟状，外面无毛；萼片直立，先端圆钝，全缘或有波状齿；花瓣倒卵形或近圆形，基部延伸成短爪，长10～15毫米，宽8～13毫米，猩红色，稀淡红色或白色；雄蕊45～50，长约花瓣之半；花柱5，基部合生，无毛或稍有毛，柱头头状，有不明显分裂，约与雄蕊等长。果实球形或卵球形，直径4～6厘米，黄色或带黄绿色，有稀疏不明显斑点，味芳香；萼片脱落，果梗短或近于无梗。花期为3～5月，果期为9～10月。

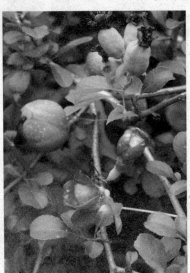

生长特性

栽培或野生，分布于我国华东、华中及西南各地。

采集方法

本品于9～10月采收成熟果实，置沸水中煮5～10分钟，捞出，晒至外皮起皱时，纵剖为2或4块，再晒至颜色变红为宜。若日晒夜露经霜，则颜色更为鲜艳。

药材性状

本品多呈纵剖对半的长圆形，长4～9厘米，宽2～5厘米，厚1～2.5厘米。外表面紫红色或红棕色，有不规则的深皱纹；剖面边缘向内卷曲，果肉红棕色，中心部分凹陷，棕黄色。种子扁长三角形，多脱落，质坚硬。气微清香，味酸。

方剂选用

（1）治吐泻转筋：木瓜1个（大的切成4块）、陈仓米150克，以水煎，去渣，时时温服之；木瓜汁适量、木香末5克，以热酒调下，不拘时；木瓜干50克、吴茱萸25克（烫7次）、茴香0.5克、甘草5克（炙），均锉为散，每次取200克，加适量水、3片姜、10叶紫苏，煎至七分，去渣，饭前服。

（2）治呕吐：木瓜（末）、麝香、腻粉、木香（末）、槟榔（末）各适量，加面粉做成如小黄米大小的丸，每次服12丸，甘草水调下，不拘时候。

（3）治泄泻不止：米豆子100克，木瓜、干姜、甘草各50克，均研为细末，每次取10克，以米汤调下，不拘时候。

伸筋草

别名

宽筋藤，太岁葛，抽筋草，分筋草，火炭葛，过筋草，铺筋草，地棚窝草。

来源

石松科石松属植物石松的干燥全草。

性味

平，苦，辛。

植物形态

主茎匍匐状，长 2 ~ 3 米，侧枝直立，高达 15 厘米，直径约 6 毫米，多回二叉分枝。主枝的各回小枝以钝角作广叉开的分出，末回小枝广叉开形成"Y"样，指向两侧。叶螺旋状排列，线状披针形，长 3 ~ 5 毫米，宽 0.3 ~ 0.8 毫米，基部宽，先端渐尖并具折断的膜质长芒，全缘，纸质。孢子囊穗圆柱形，3 ~ 6 个生于孢子枝顶端，长 3 ~ 5 厘米；孢子叶菱状卵形，长约 2 毫米，先端芒状，边缘有啮状齿，膜质。孢子囊生于孢子叶腋，肾形，黄色。

生长特性

生于山坡草地、灌丛或松林下酸性土中。分布于东北、华东、中南、西南及内蒙古、陕西、新疆等地。

采集方法

本品于 7 ~ 10 月茎叶茂盛时采收，鲜用或晒干。

药材性状

本品匍匐茎呈细圆柱形，略弯曲，长可达 2 米，直径 1 ~ 3 毫米，其下有黄白色细根；直立茎作二叉状分枝。叶密生茎上，螺旋状排列，皱缩弯曲，线形或针形，长 3 ~ 5 毫米，黄绿色至淡黄棕色，无毛，先端芒状，全缘，易破碎。质柔软，断面皮部浅黄色，木部类白色。无臭，味淡。

药理作用

本品有利尿、增进尿酸排泄作用，对痢疾杆菌有抑制作用。石松碱有明显的解热、镇痛作用。

方剂选用

（1）治关节酸痛：伸筋草 9 克，虎杖根 15 克，大血藤 9 克，水煎服。

（2）治关节酸痛、手足麻痹：凤尾伸筋草 30 克，丝瓜络 15 克，爬山虎 15 克，大活血 9 克，水、酒各半煎服。

（3）治肺痨咳嗽：伸筋草、紫金牛、枇杷叶各 9 克，水煎服。

（4）治跌打损伤：伸筋草 15 克，苏木、土鳖虫各 9 克，红花 6 克，水煎服。

药用功效

祛风散寒、除湿消肿、舒筋活血，主治风寒湿痹、关节酸痛、四肢皮肤麻木、软弱无力、水肿、跌打损伤。

· 主要成分 ·

其本品之孢子主要含脂肪油、甾醇、挥发油、糖类，全草主要含石松碱、棒石松宁碱、棒石松毒碱和烟碱等，还含多种三萜醇化合物等。

· 用法用量 ·

内服：煎汤，15 ~ 25 克；泡酒饮。外用：捣敷。

· 注意事项 ·

孕妇及出血过多者忌服。

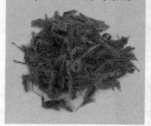

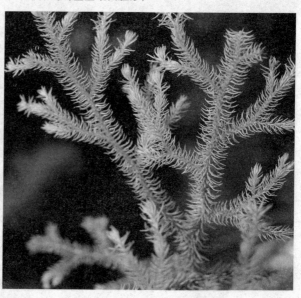

海风藤

别名 满坑香，荖藤，大风藤，岩胡椒。

来源 为胡椒科胡椒属植物风藤的藤茎。

性味 微温，辛、苦。

药用功效

祛风湿、通经络、理气止痛，主治风寒湿痹、关节疼痛、筋脉拘挛、跌打损伤、哮喘、久咳。

·主要成分·

其茎、叶含细叶青蒌藤素、细叶青蒌藤烯酮、细叶青蒌藤醌醇、细叶青蒌藤酰胺，其中细叶青蒌藤素含量最高，并且有抑制肿瘤的作用，此外尚含β－谷甾醇、豆甾醇及挥发油，挥发油主要成分为α－蒎烯、β－蒎烯、柠檬烯、香桧烯、莰烯、异细辛醚。

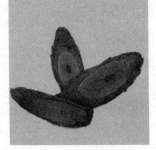

植物形态

木质藤本。茎有纵棱，幼时被疏毛，节上生根。叶近革质，具白色腺点，卵形或长卵形，长6～12厘米，宽3.5～7厘米，先端短尖或钝，基部心形，上面无毛，下面通常被短柔毛，叶脉5条，基出或近基部发出；叶柄长1～1.5厘米；叶鞘仅限于基部具有。花单性，雌雄异株，聚集成与叶对生的穗状花序；雄花序长3～5.5厘米；总花梗略短于叶柄，花序轴被微硬毛；苞片圆形，近无柄，盾状，上面被白色粗毛；雄蕊2～3枚，花丝短；雌花序短于叶片；总花梗与叶柄等长；苞片和花序轴与雄花序的相同；子房球形，离生，柱头3～4，线形，被短柔毛。浆果球形，褐黄色，直径3～4毫米。花期为5～8月。

生长特性

生于海岸或深山的树林中，分布于浙江、福建、广东、台湾等地。

采集方法

本品于8～10月割取藤茎，除去根及叶，晒干。

药材性状

本品干燥藤茎呈长圆柱形而扁，微弯曲，长15～60厘米，直径3～7毫米。表面粗糙，灰褐色或褐色，有纵向纹理。节膨大，节间长4.5～9厘米，节上不定根长短不等。横断面韧皮部窄，木质部与射线相间放射状排列，木部灰黄色，有许多小孔，射线灰白色，木质部与韧皮部交界处有小洞，故横切面边缘可见小洞成环状，中央有灰褐色髓。质轻而脆，折断时纤维状。气清香，味辛。

药理作用

本品能增加冠状动脉血流量，提高心肌对缺氧的耐受力，以及增加心肌局部缺血的侧支循环血流量。

用法用量

内服：煎汤，6～15克，大剂量可用至30克；泡酒饮。

方剂选用

（1）治跌打损伤：海风藤、大血藤、竹根七、山沉香、红牛膝、地乌龟，泡酒饮。

（2）治支气管哮喘、支气管炎：海风藤、追地风各100克，用白酒500毫升浸泡1周，日服两次，每次10毫升，早晚空腹服。服时不可加温，否则失效。

注意事项

心脏病人及孕妇忌服，感冒及月经期暂停服。

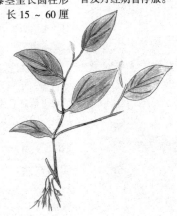

重阳木

别名

秋风，胡杨，红桐，茄苳树，赤木，水梁木，三叶红，鸭脚枫，千金不倒，丢了棒。

来源

大戟科重阳木属植物重阳木的根、树皮。

性味

凉，辛、涩。

药用功效

理气活血、解毒消肿，主治风湿痹痛、痢疾。

· 主要成分 ·

其根含 β—香树脂醇、熊果酸、β—谷甾醇；树皮含乙酸表无羁萜酯、无羁萜、β—谷甾醇和白桦脂酸甲酯；茎含无羁萜、无羁萜—3β—醇；枝叶含糖类、氨基酸、酚性成分、黄酮类、香豆精类、叶尚含酸性酒石酸钾和酒石酸钙、乙酸无羁萜—3α—酯、无羁萜、无羁萜—3β—醇、无羁萜3α—醇、β—谷甾醇、没食子酸。

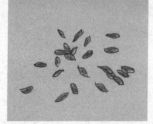

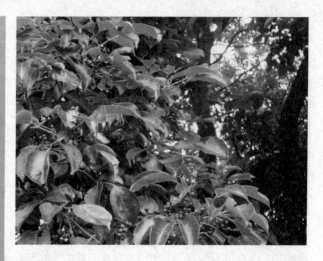

植物形态

落叶乔木，高可达二十余米。全株光滑，树皮灰褐色，有裂纹。掌状复叶，小叶3；总叶柄长6～10厘米，侧生小叶柄长0.5～2厘米，顶生小叶柄长2～5厘米；小叶近圆形或广椭圆形，长5～12厘米，宽3.5～6.5厘米，先端尾状短尖或急尖，基部钝圆或微心形，边缘锯齿较密；两面无毛。花小，雌雄异株，淡绿色，排列成腋生的总状花序；雄花雄蕊5，退化子房盾状；雌花具粗壮花梗，萼片有膜质边缘，早落，子房3室或4室，每室有胚珠2，花柱不分裂。果实球形或略扁，蓝紫色。种子小，长圆形，先端尖，有光泽。花期为4～5月，果期为7～8月。

生长特性

常生于低海拔的旷地上，尤以河边堤岸、湿润肥沃的砂质壤土最为适宜，分布于福建、广东、广西、陕西、河南、江苏、安徽、浙江、江西、湖南、湖北、四川、贵州、云南、台湾等地。

采集方法

本品于全年均可采收，泡酒或晒干用。

药材性状

本品3小叶复叶互生；顶生小叶柄长2～5厘米，侧生小叶柄长0.5～2厘米；叶片近革质，棕绿色，卵形、矩圆形或椭圆状卵形，长7～15厘米，宽4～8厘米，先端渐尖，基部宽楔形，边缘有波状齿。气微，味微辛、涩。

用法用量

内服：煎汤，15～25克；泡酒饮。外用：捣敷或煎水洗。

方剂选用

（1）治膈食反胃：鲜重阳木叶100克，桃寄生、苦杏仁、白毛藤、水剑草、鹿含草各25克，加水两碗半煎至1碗，分为4份，每隔2小时泡乌糖服1份，1日4次，服完为1剂量，连续服用10余日。服药期间忌食鸡、鸭蛋。

（2）治痈疽无名肿毒：鲜重阳木叶适量，捣烂敷患处。

（3）治风湿骨痛：重阳木根或树皮9～15克，泡酒喝，并用药酒外擦。

注意事项

孕妇慎服。

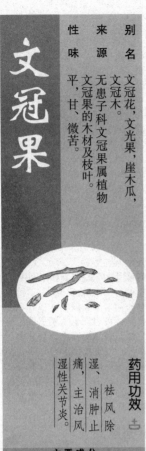

文冠果

别名

文冠花，文光果，崖木瓜，文冠木。

来源

无患子科文冠果属植物文冠果的木材及枝叶。

性味

平，甘、微苦。

药用功效

祛风除湿，消肿止痛，主治风湿性关节炎。

·主要成分·

其主要含有三萜皂苷、黄酮、香豆素等类型成分。

·用法用量·

内服：煎汤，3～9克。外用：熬膏敷。

·方剂选用·

治风湿热病：文冠果、诃子、川楝子、栀子各等量，研成细粉，每次取3克，水煎服，每日服用3次。

·注意事项·

孕妇慎服。

植物形态

落叶灌木或小乔木，高2～5米。小枝粗壮，褐红色。奇数羽状复叶，互生；叶连柄长15～30厘米；小叶9～17，膜质或纸质，披针形或近卵形，两侧稍不对称，长2.5～6厘米，宽1.2～2厘米，先端渐尖，基部楔形，边缘有锐利锯齿，顶生小叶通常3深裂，上面无毛或中脉上有疏毛，下面嫩时被绒毛和成束的星状毛。花序先叶抽出或与叶同时抽出，花杂性，雄花和两性花同株，两性花的花序顶生，雄花序腋生，总花梗基部常有残存芽鳞；花梗长1.2～2厘米；苞片长0.5～1厘米；萼片5，两面被灰色绒毛；花瓣5，白色，基部紫红色或黄色，脉纹显著，爪之两侧有须毛；花盘的角状附属体橙黄色；雄蕊8，花丝无毛；子房3室，被灰色绒毛；花柱顶生，柱头乳头状。蒴果近球形或阔椭圆形，有三棱角，室背开裂为三果瓣。种子扁球状，黑色而有光泽。花期春季，果期为秋初。

生长特性

野生于丘陵山坡等处，各地也常栽培，分布于东北和华北及安徽、河南、陕西、甘肃、宁夏等地。

采集方法

本品于春、夏采茎干，剥去外皮，取木材晒干。取鲜枝、叶切碎，熬膏用。

药材性状

本品茎干木部呈不规则的块状，表面红棕色或黄褐色，横断面红棕色，有同心性环纹，纵剖面有细皱纹。枝条多为圆柱形，表面黄白色或黄绿色，断面有年轮环纹，外侧黄白色，内部红棕色。气微，味甘、涩、苦。

药理作用

文冠果种子含油量为35%～40%，种仁含油量为72%。文冠果油不饱和脂肪酸含量高，不含对人体有害的芥酸，是十分难得的上好油品，油黄色而透明，食用味美，且具药用功效，其中的亚油酸是中药"益寿宁"的主要成分，具有极好的降血压作用。食用文冠果油可有效预防高血压病。

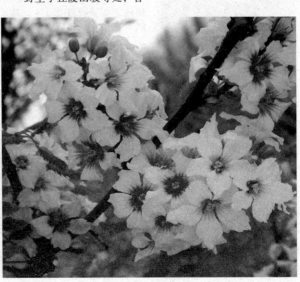

九里香

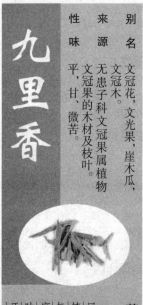

别名

文冠花，文光果，崖木瓜，文冠木。

来源

无患子科文冠果属植物文冠果的木材及枝叶。

性味

平，甘，微苦。

药用功效

行气、活血、祛风、除湿，并有麻醉镇痛作用，主治脘腹气痛、胃痛、疥疮、风湿痹痛、肿毒、跌打肿痛、皮肤瘙痒、牙痛、虫蛇咬伤。

· 主要成分 ·

其含香豆素类、黄酮、挥发油和生物碱类成分。其叶含香豆精类：九里香甲素、九里香乙素、九里香丙素、奥斯索、月桔香豆素、九里香香豆素、脱水新九里香素、新九里香素、九里香酮、九里香醛、异橙内酯、橙皮内酯水合物、7—甲氧基—8—（2′—甲酰基—2′—甲基丙基）香豆精。

· 方剂选用 ·

（1）治胃痛：九里香叶9克，煅瓦楞子30克，共研末，每次服3克，每日3次，白开水调服。

（2）治骨折、痈肿：九里香鲜叶或根捣烂，加鸡蛋清调敷患处。

· 注意事项 ·

阴虚火元者忌用。

植物形态

常绿灌木或小乔木，高可过8米。枝白灰或淡黄灰色，但当年生枝绿色。奇数羽状复叶；小叶3～7片，倒卵形或倒卵状椭圆形，两侧常不对称，长1～6厘米，宽0.5～3厘米，先端圆或钝，有时微凹，基部短尖，一侧略偏斜，全缘。花序通常顶生或顶生兼腋生；花多朵聚成伞状；花直径2～3厘米，白色，芳香；萼片卵形；花瓣5，长椭圆形，盛花时反折；九里香雄蕊10枚，长短不等，花药背部有细油点2颗；花柱与子房之间无明显界限，均为淡绿色，柱头黄色，粗大。果橙黄至朱红色，阔卵形或椭圆形，顶部短尖，长8～12毫米；种子有棉质毛。花期为4～8月，果期为9～12月。

生长特性

生于平地、缓坡、小丘的灌木丛中，分布于福建、广东、广西、云南、台湾等地。

采集方法

本品于生长旺盛期结合摘心、整形修剪采叶，成林植株每年采收枝叶1～2次，晒干。

药材性状

本品九里香嫩枝呈圆柱形，直径1～5毫米。表面灰褐色，具纵皱纹。质坚韧，不易折断，断面不平坦。羽状复叶有小叶3～9片，多已脱落；小叶片呈倒卵形或近菱形，最宽部在中部以上，长约3厘米，宽约1.5厘米；先端钝，急尖或凹入，基部略偏斜，全缘；黄绿色，薄革质，上表面有透明腺点，小叶柄短或近无柄，下部有时被柔毛。气香，味苦、辛，有麻舌感。

药理作用

①局部麻醉作用：九里香注射液在外科大、中、小手术时可用作局部浸润麻醉。小叶九里香还可用于表面麻醉。②降血糖作用：给大鼠喂九里香和芥菜的叶可引起低血糖，原因是它能显著地提高糖原合成酶的活性，促进糖原合成，明显地降低糖原磷脂化酶和糖原异生作用酶的活性，减少糖原分解和糖原异生，从而使肝糖原含量升高。

用法用量

内服：煎汤，6～12克；入散剂；泡酒饮。外用：捣敷或煎水洗。

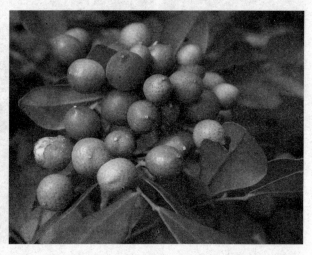

祛风湿清热药

本类药物多性寒，味辛、苦。入肝、肾、脾经。具有祛风胜湿、通络止痛、清热消肿等作用。

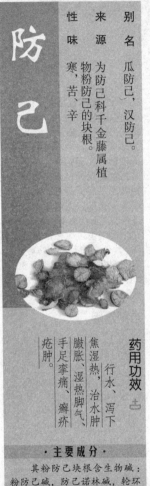

别名 瓜防己，汉防己。

来源 为防己科千金藤属植物粉防己的块根。

性味 寒，苦、辛。

药用功效 行水、泻下焦湿热，治水肿胀胀、湿热脚气，手足挛痛、癣疥疮肿。

·主要成分·

其粉防己块根含生物碱：粉防己碱，防己诺林碱，轮环藤酚碱，氧防己碱，防己斯任碱，小檗胺，2,2'—N,N—二氯甲基粉防己碱，粉防己碱A，粉防己碱B，粉防己碱C，粉防己碱D。

植物形态

多年生落叶藤本。块根通常圆柱状，肉质，深入地下，长3～15厘米，直径1～5厘米；外皮淡棕色或棕褐色；具横纹。茎枝纤细，有直条纹。叶互生；叶柄长5～6厘米，盾状着生；叶片三角状宽卵形或阔三角形，长4～6厘米，宽5～6厘米，先端钝，具小突尖，基部平截或略呈心形，全缘，上面绿色，下面灰绿色或粉白色，两面均被短柔毛，下面较密，掌状脉5条。花小，单性，雌雄异株；雄株为头状聚伞花序，总状排列；雄花：萼片4，排成1轮，绿色，匙形，基部楔形；花瓣4，绿色，倒卵形，肉质，边缘略内弯，有时具短爪；雄蕊4，花丝合生成柱状，上部盘状，花药着生其上；雌株为缩短的聚伞花序，呈假头状，总状排列；雌花：萼片4，排成1轮；花瓣4；子房椭圆形，花柱3，乳头状。核果球形，红色；内果皮背部有4行雕纹，中间2行呈鸡冠状隆起，每行有15～17颗，胎座迹不穿孔。花期为5～6月，果期为7～9月。

生长特性

生于山野丘陵、草丛或矮林边缘，分布于浙江、安徽、江西、福建、广东、广西等地。

采集方法

本品于9～11月采挖，修去芦梢，洗净或刮去栓皮，切成长段，粗根剖为2～4瓣，晒干。

药材性状

本品块根呈不规则圆柱形、半圆形或块状，多弯曲，长5～10厘米，直径1～5厘米。表面淡灰黄色，在弯曲处常有深陷横沟而成结节状的瘤块样。体重，质坚实，断面平坦，灰白色，富粉性，有排列较稀疏的放射状纹理。气微味苦。

药理作用

有明显的镇痛、解热、抗炎、抗过敏性休克、利尿、降压、肌肉松弛等作用。在体内汉防己、木防己均有抗阿米巴原虫的作用。

用法用量

内服：煎汤，7.5～15克；入丸、散。

方剂选用

（1）治皮水为病，四肢肿，水气在皮肤中，四肢聂聂动者：防己150克，黄芪150克，桂枝150克，茯苓300克，甘草100克，上五味以水6升煮取2升，分3次温服。

（2）治风水脉浮，身重汗出、恶风者：防己50克，甘草25克（炒），白术35克，黄芪50克（去芦），上药均锉成麻豆大小，加生姜4片、大枣1颗，以水适量煎，去渣，温服。

注意事项

食欲不振及阴虚无湿热者禁服。

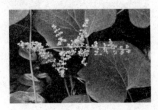

独一味

别名 巴拉努努，吉布孜，哈吾巴拉，达干木，达折合巴。

来源 唇形科独一味属植物独一味的根、根茎或全草。

性味 平，甘、苦。

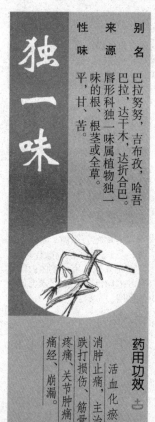

药用功效

活血化瘀，消肿止痛，主治跌打损伤、筋骨疼痛、关节肿痛、痛经、崩漏。

· 主要成分 ·

其叶含有木樨素、槲皮素等黄酮类元素及多种氨基酸。根主要含 β－谷甾醇，棕榈酸，独一味素A，独一味素B，独一味素C等。地上部分含山栀苷甲酯、胡麻属苦苷。

· 药理作用 ·

本品有显著的镇痛、止血、抑菌、提高非特异性细胞免疫和特异性细胞免疫作用。

· 用法用量 ·

内服：泡酒或入散剂，5～10克。

· 注意事项 ·

无瘀滞者及孕妇勿服。

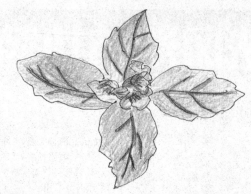

植物形态

多年生无茎矮小草本。根及根茎圆柱状，强直，直径可达2厘米。叶于基部丛生，常4枚，呈辐射状平展，圆形或肾形，质厚，长6～13厘米，宽6～12厘米，边缘具圆齿，上面密被白色疏柔毛，下面网脉多凹陷，密被绒毛。轮伞花序组成头状或短穗状，长3.5～7厘米；苞片丝状，先端针形；花萼紫绿色，漏斗状，被粗硬毛，具短裂齿，齿端刺状；花冠唇形，淡紫红色，上唇近圆形，边缘具齿牙，自内面密被柔毛，下唇3裂，中裂片较大，外被微柔毛，内面在中裂片中部被髯毛；雄蕊4，前对稍长，花药2室，室汇合，极叉开；花柱先端2浅裂。小坚果倒卵状三棱形，包被于宿萼内。花期为6～7月，果期为8～9。

生长特性

生于高山强度风化的碎石滩或高山草地，分布于西藏、四川、甘肃等高原地区。

采集方法

本品于9～10月采挖，用根及根茎者截去叶及须根，晒干。用全草者除去泥沙，晒干，用时切段。

药材性状

本品根呈圆锥形，长10～15厘米，直径7～16毫米，表面棕黄色，具浅槽、棱及皱纹；质脆，易折断，断面边缘浅棕色，内环黄白色，中心枯朽。茎呈方柱形，表面粗糙，被毛。叶暗绿色或褐绿色，多皱缩。完整者展平后呈菱形、扇形、肾形或三角形，先端圆，边缘有钝齿，两面均有毛。轮伞花序，花序轴密生短柔毛；花冠二唇形，紫色，多已脱落；宿萼聚集，表面观呈蜂窝状，萼齿5，外被疏刚毛，齿端具刺尖。气微香，味微甜，后微涩。

方剂选用

（1）治疗上环后出血：独一味口服，一次3片，每日3次，7天为一个疗程。治疗120例，结果：月经量多38例，治愈28例，无效10例；月经期延长40例，治愈38例，无效2例；月经周期间断出血22例，治愈19例，无效3例；上环后出血伴盆腔炎20例，治愈20例，无效0例。合计治愈率87.5%。

（2）治疗褥疮：首先将独一味胶囊粉剂用凡士林搅拌成膏待用。创面不用无菌消毒，用独一味膏直接外敷于创面并用纱布包扎，视创面深度或感染程度，每日换药1～2次；观察30例，褥疮创面共48处，结果：48处创面全部治愈，治愈日数为18～72天。

马钱子

别名
番木鳖，苦实把豆儿，火失刻把都，苦实，马前，牛银。

来源
为马钱科马钱子属植物马钱的种子。

性味
寒，苦。有毒。

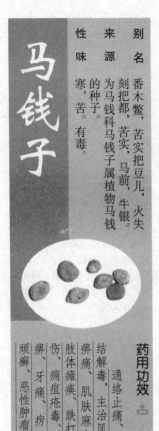

药用功效 🌿
通络止痛、散结解毒，主治风湿痹痛、肌肤麻木、肢体瘫痪、跌打损伤、痈疽疮毒、喉痹、牙痛、疥风、顽癣、恶性肿瘤。

· 主要成分 ·
其含番木鳖碱、马钱子碱、异番木鳖碱、异马钱子碱、番木鳖碱氮氧化物、异番木鳖碱氮氧化物。

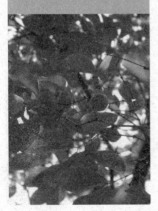

植物形态

乔木，高 10～13 米。树皮灰色，具皮孔，枝光滑。单叶对生；叶柄长 5～12 毫米；叶片革质，广卵形或近圆形，长 6～15 厘米，宽 3～9 厘米，先端急尖或微凹，基部广楔形或圆形，全缘，光滑，无毛，主脉 3～5 条；叶腋有短卷须。圆锥状聚伞花序腋生，长 3～5 厘米，被短柔毛；花白色，几无梗；花萼绿色，先端 5 裂，密被短柔毛；花冠筒状，先端 5 裂，裂片卵形，内面密生短毛；雄蕊 5，着生于花冠管喉部，花丝极短，花药黄色，椭圆形；雌蕊长 9.5～12 毫米，花柱圆柱形，长达 11 毫米，柱头头状；子房卵形。浆果球形，直径 2～4 厘米，幼时绿色，熟时橙色，表面光滑。种子 1～4 颗，圆盘形，直径 1～3 厘米，表面灰黄色，密被银色绒毛。花期春夏季，果期为 8 月至翌年 1 月。

生长特性

生于热带、亚热带地区的深山老林中。分布印度、越南、缅甸、泰国、斯里兰卡等地，云南、海南引种栽培。

采集方法

本品于 11～12 月果实成熟时摘下，取出种子，洗净附着的果肉，晒干。

药材性状

本品干燥成熟的种子呈扁圆形，纽扣状，略弯曲，边缘微隆起，常一面稍凹下，另一面稍突起，直径 1～3 厘米，厚 3～6 毫米，表面灰棕色或灰绿色，密生匍匐的银灰色毛茸，呈辐射状排列，有丝光，底面中央有一稍突出的圆点，边缘有一小突起，在圆点与小突起之间有一条棱线。质坚硬，难破碎，破开后种仁淡黄白色，稍透明，角质状。纵切面可见心形的子叶。无臭，味极苦。毒性剧烈，口尝宜特别谨慎。

药理作用

本品有中枢兴奋（首先兴奋脊髓反射，其次兴奋延髓呼吸中枢和血管运动中枢，大量引起惊厥）、镇痛、镇咳、麻痹感觉神经末梢及促进淋巴细胞有丝分裂的作用，并对一些皮肤真菌或细菌有抑制作用。

用法用量

内服：炮制后入丸、散，每次用 0.2～0.6 克，大剂量可用至 0.9 克。外用：研末撒、浸水、醋磨、煎油涂敷或熬膏摊贴。

方剂选用

（1）治喉痹作痛：马钱子、青木香、山豆根各等份，研为末吹喉。

（2）治缠喉风肿：马钱子仁 1 个，木香 1.5 克，同磨水，调熊胆 1.5 克，胆矾 2.5 克，以鸡毛扫患处。

（3）治痈疽初起、跌扑内伤；风痹疼痛：马钱子（入砂锅内，以黄土拌炒焦黄为度，石臼中捣磨，筛去皮毛，拣净末）、山芝麻（去壳，酒炒）、乳香末（以箬叶烘出汗）各 25 克，穿山甲（黄土炒脆）50 克，共研末，每次服 5 克，以酒调下，不可多服，服后避风，否则令人战栗不止，身体虚弱者，每次只能服 2.5 克。

（4）治中耳炎：马钱子 25 克，焙黄去毛皮，用胡麻油 50 毫升煎之，至漂起为度，去马钱子，留油备用。治疗时先洗去脓垢，然后滴入药油 2 滴，一日两次。

注意事项

不可多服，亦不宜久服。体质虚弱者及孕妇禁服，高血压病、心脏病及肝、肾功能不全者亦应禁服或慎服。麝香、延胡索可增强马钱子的毒性，故不宜同用。

雷公藤

别名

黄藤根，黄药，三棱花，黄藤木，红药，红紫根，黄腊藤，水莽草，断肠草，菜虫药。

来源

为卫矛科雷公藤属植物雷公藤干燥根的木质部。

性味

凉，苦，辛。有大毒。

药用功效

祛风除湿、杀虫、解毒，主治类风湿性关节炎、肾小球肾炎、肾病综合征、红斑狼疮、白塞病、麻风病、湿疹、银屑病、疥疮、顽癣。

· 主要成分 ·

其本品的根含雷公藤定碱、雷公藤杨碱、雷公藤晋碱、雷公藤春碱和雷公藤增碱等生物碱。此外，雷公藤还含南蛇藤醇、卫矛醇、雷公藤甲素及葡萄糖、鞣质等。

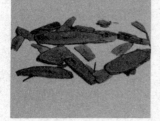

植物形态

落叶蔓性灌木，长达3米。小枝棕红色，有4～6棱，密生瘤状皮孔及锈色短毛。单叶互生，亚革质；叶柄长约5厘米；叶片椭圆形或宽卵形，长4～9厘米，宽3～6厘米，先端短尖，基部近圆形或宽楔形、边缘具细锯齿，上面光滑，下面淡绿色，主、侧脉在上表面均稍突出，脉上疏生锈褐色柔毛。聚伞状圆锥花序顶生或腋生，长5～7厘米，被锈色毛。花杂性，白绿色；萼为5浅裂；花瓣5，椭圆形；雄蕊5，花丝近基部较宽，着生在杯状花盘边缘；花柱短，柱头6浅裂；子房上位，三棱状。蒴果具3片膜质翅，长圆形，翅上有斜生侧脉。种子1，细柱状，黑色。花期为7～8月，果期为9～10月。

生长特性

生于背阴多湿稍肥的山坡、山谷、溪边灌木林和次生杂木林中，分布于浙江、江西、安徽、湖南、广东、福建、台湾等地。

采集方法

本品于栽培3～4年便可采收，秋季挖取根部，晒干或去皮晒干。

药材性状

本品根圆柱形，扭曲，常具茎残基。直径0.5～3厘米，商品常切成长短不一的段块。表面土黄色至黄棕色，粗糙，具细密纵向沟纹及环状或半环状裂隙；栓皮层常脱落，脱落处显橙黄色。皮部易剥离，露出黄白色的木部。质坚硬，折断时有粉尘飞扬，断面纤维性；横切面木栓层橙黄色，显层状；韧皮部红棕色；木部黄白色，密布针眼状孔洞，射线较明显。根茎多平直，有白色或浅红色髓部。气微、特异，味苦微辛。有大毒。

药理作用

本品能抗炎、抑制免疫、抗生育、杀虫、抗菌、降低血液黏滞性、改善微循环及降低外周血管阻力，可使肾病患者蛋白尿消失或减少，还有抗肿瘤作用。

用法用量

内服：煎汤，去皮根木质部分15～25克，带皮根10～12克，均需文火煎1～2小时。也可制成糖浆、浸膏片等。若研粉装胶囊服，每次0.5～1.5克，每日3次。外用：研粉或捣烂敷；或制成酊剂、软膏涂擦。

方剂选用

（1）治风湿性关节炎：雷公藤（根、叶）捣烂外敷，半小时后即去，否则会起泡。

（2）治头癣：取雷公藤鲜根剥皮，将根皮晒干后磨成细粉，调适量凡士林或醋，涂患处（预先将患处洗净，去掉痂皮），每日1～2次。

（3）治烧伤：雷公藤、乌韭各60克，虎杖30克，水煎，药液敷伤面。

（4）治手指瘭疽：雷公藤切碎，研末浸酒，置瓶中，将患指伸入浸之。

注意事项

心、肝、肾器质性病变者，白细胞减少者慎服；孕妇禁服。

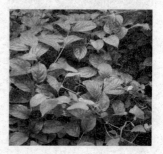

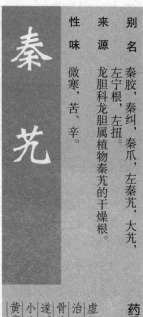

秦艽

别名

秦胶，秦纠，秦爪，左秦艽，大艽，左宁根，左扭。

来源

龙胆科龙胆属植物秦艽的干燥根。

性味

微寒，苦、辛。

药用功效

祛风湿、清虚热，退黄，主治风湿痹痛，筋骨拘挛、手足不遂、骨蒸潮热、小儿疳热、湿热黄疸。

·主要成分·

其秦艽根主要含秦艽碱甲、秦艽碱乙、秦艽碱丙、龙胆苦苷、褐煤酸、褐煤酸甲酯、α—香树脂醇、β—谷甾醇、β—谷甾醇—β—D葡萄糖苷等。

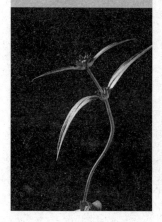

植物形态

多年生草本，高20～60厘米，主根粗长，圆柱形，上粗下细，扭曲不直，有少数分枝，中部多呈螺纹状；根茎部有许多纤维状残存叶基。茎直立或斜生，圆柱形，无毛。基生叶多丛生，无柄，叶片披针形或长圆披针形，长达40厘米，宽3～5厘米，先端尖，全缘，主脉5条；茎生叶3～4对，对生，较小，基部连合。花多集成顶生及茎上部腋生的轮伞花序；花萼管一侧裂开过半，萼齿浅；花冠管状，深蓝紫色，长约2厘米，先端5裂，裂片间有5片短小褶片；雄蕊5，着生于花冠管中部；子房长圆形，无柄。蒴果长圆形或椭圆形。种子椭圆形，无翅，褐色，有光泽。花期为7～9月，果期为8～10月。

生长特性

生于草地及湿坡上，分布于黑龙江、辽宁、内蒙古、河北、山西、陕西、河南、宁夏、甘肃、青海、新疆及四川等地。

采集方法

本品于播种后3～5年采收。秋季采挖质量较好。挖出后晒至柔软时，堆成堆，使自然发热，至根内部变成肉红色时，晒干；也可在挖根后，直接晒干。达乌里秦艽挖根后，搓去黑皮，晒干。

药材性状

本品根呈类圆柱形，上粗下细，扭曲不直，长10～30厘米，直径1～3厘米，表面黄棕色或灰黄色，有纵向或扭曲的纵皱纹，顶端有残存茎基及纤维状叶鞘。质硬而脆，易折断，断面略显油性，皮部黄色或棕黄色，木部黄色。气特异，味苦、微涩。

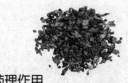

药理作用

本品有抗炎、镇痛、解热、利尿、抗过敏性休克及抗组胺作用，并可使血压下降、心率减慢、血糖升高。秦艽碱甲灌服或腹腔注射可减少小鼠自发活动，增强戊巴比妥钠对小鼠和大鼠的催眠作用。此外，秦艽碱甲还对组胺、乙酰胆碱所致肠痉挛有较强的抑制作用。水津液有抑制皮肤真菌作用。乙醇津液有抑制炭疽杆菌、副伤寒杆菌、痢疾杆菌、葡萄球菌、肺炎双球菌的作用。

用法用量

内服：煎汤，5～10克；泡酒饮或研末入丸、散。外用：研末撒

方剂选用

（1）治痈、手足壅肿：秦艽2.5克，附子0.5克，放在一起研成粉末，饭后以酒调饮，每日3次，以愈为度。

（2）治虚劳潮热咳嗽、盗汗不止：秦艽（去苗、土）、柴胡（去苗）、知母、甘草（锉，炙）各50克，上4味粗捣筛，每次服15克，以水150～300毫升煎至6分，去渣，温服，不计时候。

（3）治肠胃湿热及有风而脱肛不止：秦艽35克（去芦，酒洗），水煎，空腹服，服后安卧1小时，渣再煎。

（4）治一切疮口不合：秦艽研细末，掺之。

（5）治久痢疳疮：秦艽25克，捣罗为末，涂敷疮上，以帛裹缚之，每日3次。

注意事项

久痛虚羸、溲多、便溏者慎服。

络石藤

别名 石鲮，明石，悬石，石血，白花藤，红对叶肾，对叶藤，石蹉，石龙藤，云珠，云丹，石鲮，石血。

来源 夹竹桃科络石属植物络石的干燥带叶藤茎。

性味 微寒，苦、辛。

药用功效

祛风通络，凉血消肿，用于风湿热痹、筋脉拘挛、腰膝酸痛、喉痹、痈肿、跌扑损伤。

·主要成分·

其茎含牛蒡苷、络石苷、去甲络石苷、穗罗汉松树脂酚苷、橡胶肌醇、牛蒡苷元、穗罗汉松树脂酚、络石苷元、去甲络石苷元。茎叶含冠狗牙花定碱、伏康京碱、白坚木辛碱、狗牙花任碱，及山辣椒碱等生物碱。

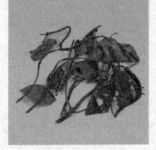

植物形态

常绿木质藤本，长达 10 米。全株具乳汁。茎圆柱形，有皮孔；嫩枝被黄色柔毛，老时渐无毛。叶对生，革质或近革质，椭圆形或卵状披针形，长 2 ~ 10 厘米，宽 1 ~ 4.5 厘米；上面无毛，下面被疏短柔毛；侧脉每边 6 ~ 12 条。聚伞花序顶生或腋生，二歧，花白色，芳香；花萼 5 深裂，裂片线状披针形，顶部反卷，基部具 10 个鳞片状腺体；花蕾顶端钝，花冠筒圆筒形，高脚碟状，中部膨大，花冠裂片 5，向右覆盖；雄蕊 5，着生于花冠中部，腹部粘生在柱头上，花药箭头状，基部具耳，隐藏在花喉内；花盘环状 5 裂，与子房等长；子房由 2 枚离生心皮组成，花柱圆柱状，柱头卵圆形。蓇葖果叉生，无毛，线状披针形；子多数，褐色，线形，顶端具白色绢质种毛。花期为 3 ~ 7 月，果期为 7 ~ 12 月。

生长特性

生于山野、溪边、路旁、林缘或杂木林中，常缠绕于树上或攀缘于墙壁、岩石上，分布于我国华东、中南、西南地区及河北、陕西、台湾等地。

采集方法

本品于 9 ~ 10 月落叶时采收，晒干。

药材性状

本品藤茎呈圆柱形，弯曲，多分枝，长短不一，直径 1 ~ 5 毫米；表面红褐色，有点状皮孔及不定根；质硬，折断面纤维状，淡黄白色，常中空。叶对生，有短柄；展平后叶片呈椭圆形或卵状披针形，长 1 ~ 8 厘米，宽 0.7 ~ 3.5 厘米；全缘，略反卷，上表面暗绿色或棕绿色，下表面色较淡；叶脉羽状，

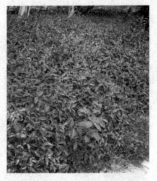

下表面较清晰，稍凸起；革质，折断时可见白色绵毛状丝。气微，味微苦。

药理作用

络石藤所含牛蒡苷可引起血管扩张、血压下降，使冷血及温血动物产生惊厥，大剂量引起呼吸衰竭，并使小鼠皮肤发红、腹泻，对离体兔肠及子宫有抑制作用。

用法用量

内服：煎汤，6 ~ 15 克，大剂量可用至 30 克；泡酒饮，每次饮 30 ~ 60 克；研末入丸、散。外用：研末调敷或捣汁涂。

方剂选用

（1）小便白浊：络石藤、人参、茯苓各 100 克，龙骨 50 克（煅），共研为末，每次服 10 克，空腹服，米汤送下，一天服两次。

（2）喉痹肿塞，喘息不通：络石藤 50 克，加水 1 升，煎成一大碗，细细饮下。

（3）痈疽热痛：络石藤茎叶 50 克（洗净晒干），皂荚刺 50 克（新瓦上炒黄），甘草节 25 克，大栝楼 1 个（取仁，炒香），乳香、没药各 15 克，各药混合后，每次取 10 克，加水 1 碗，酒半碗，慢火煎成 1 碗，温服。

注意事项

阳虚畏寒、大便溏薄者禁服。

桑枝

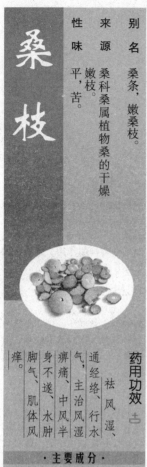

别名

桑条、嫩桑枝。

来源

桑科桑属植物桑的干燥嫩枝。

性味

平，苦。

药用功效

祛风湿、通经络、行水气，主治风湿痹痛、中风半身不遂、水肿脚气、肌体风痒。

·主要成分·

其桑枝含鞣质及游离的蔗糖、果糖、水苏糖、葡萄糖、麦芽糖、棉籽糖、阿拉伯糖、木糖；茎含黄酮成分桑素、桑色烯、环桑素、环桑色烯；木材含桑色素、柘树宁、桑酮、四羟基芪、二氢桑色素、二氢山奈酚。

·采集方法·

5～6月采收，略晒，趁新鲜时切成长30～60厘米的段或斜片，晒干。

·用法用量·

内服：煎汤，50～100克；熬膏用。外用：煎水熏洗。

·注意事项·

孕妇慎服。

植物形态

多叶灌木或小乔木，高3～15米。树皮灰白色，有条状浅裂；根皮黄棕色或红黄色，纤维性强。单叶互生；叶柄长1～2.5厘米；叶片卵形或宽卵形，长5～20厘米，宽4～10厘米，先端锐尖或渐尖，基部圆形或近心形，边缘有粗锯齿或圆齿，有时有不规则的分裂，上面无毛，有光泽，下面脉上有短毛，腋间有毛，基出脉3条与细脉交织成网状，背面较明显；托叶披针形，早落。花单性，雌雄异株；雌雄花序均排列成穗状柔荑花序，腋生；雌花序长1～2厘米，被毛，总花梗长5～10毫米；雄花序长1～2.5厘米，下垂，略被细毛；雄花具花被片4，雄蕊4，中央有不育的雄蕊；雌花具花被片4，基部合生，柱头2裂。瘦果，多数密集成一卵圆形或长圆形的聚合果，长1～2.5厘米，初时绿色，成熟后变肉质、黑紫色或红色。种子小。花期为4～5月，果期为5～6月。

生长特性

桑树适应范围广，只要是气温不低于－40℃，年降水量300毫米以上，大部分地方都能生长。全国各地均有栽培，以江苏、浙江一带为多。

药材性状

本品于干燥的嫩枝呈长圆柱形，长短不一，直径0.5～1厘米。外表灰黄色或灰褐色，有多数淡褐色小点状皮孔及细纵纹，并可见灰白色半月形的叶痕和棕黄色的叶芽。质坚韧，有弹性，较难折断，断面黄白色，纤维性。斜片呈椭圆形，长约2毫米。切面皮部较薄，木部黄白色，射纹细密，中心有细小而绵软的髓。有青草气。

药理作用

本品有显著的抗炎、降压作用。其浸出液对家兔及绵羊皆有显著的养毛效果。桑色素有利尿、解痉、抗病原体的作用，并显示较强的抗癌活性。

方剂选用

（1）治水气脚气：桑枝100克，炒香，以水1升煎剩0.2升，每日空腹服之。

（2）治高血压：桑枝、桑叶、茺蔚子各25克，加水1升，煎成600毫升，睡前洗脚30～40分钟，洗完睡觉。

（3）治紫癜风：桑枝5000克（锉），益母草1500克（锉），以水50升慢火煎至5升，滤去渣，入小铛内，熬成膏，每夜卧时用温酒调服0.05升。

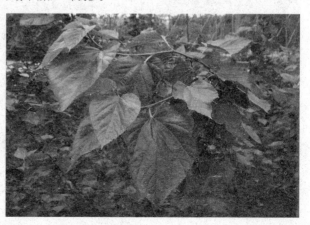

老鹳草

别名

五叶草，老官草，五瓣花，老贯草，天罡草，五叶联，破铜钱，老鸹筋，五齿耙。

来源

为牻牛儿苗科老鹳草属植物老鹳草的干燥地上部分。

性味

平，苦，微辛。

药用功效

祛风、活血、清热解毒，主治风湿疼痛，拘挛麻木，痈疽，跌打，肠炎，痢疾。

· 主要成分 ·

其老鹳草主要含老鹳草鞣质、没食子酸、琥珀酸、槲皮素及其苷类等。其叶中含鞣质最多，且其鞣质的含量能随季节变化，一般在12月至次年2月间含量最低，而后逐渐增多，6～8月含量最高。

· 注意事项 ·

孕妇慎服。

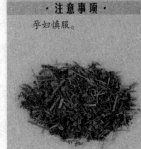

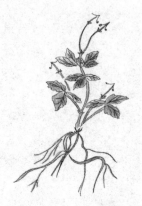

植物形态

多年生草本，高35～80厘米。茎直立，下部稍匍匐，密生细柔毛。叶对生；叶柄长1.5～4厘米；叶片通常3～5深裂，略呈五角形，基部心形，长3～5厘米，宽4～6厘米，中央裂片稍大，倒卵形，有缺刻或浅裂，顶端尖，两面有毛。花成对生于叶腋，花梗细，长2～3厘米；萼片5，卵形或卵状披针形，顶端有芒，背面密生柔毛；花瓣5，淡红花，具深红色纵脉；雄蕊10；子房上位，5室，花柱5，连合成喙状。蒴果球形，成熟时由下向上开裂。种子长圆形，有细网纹或近于平滑。花期为7～8月，果熟为期10月。

生长特性

生于山坡草丛、平原路边或树林下。分布于东北三省及河北、江苏、安徽、浙江、湖南、四川、云南、贵州。

采集方法

本品于夏秋季果实将成熟时采收，割取地上部分或连根拔起，除去泥土杂质，晒干。

药材性状

本品多数不带根，长30～50厘米，或已截成长6～8厘米的小段。茎粗2～5毫米，节明显膨大，节间长5～12厘米，多分枝，表面灰绿色，基部或带紫红色，有纵纹，并被稀疏的白毛，质较坚脆，折断时粗纤维性，有空心。

药理作用

牻牛儿苗煎剂对金黄色葡萄球菌、乙型链球菌、肺炎球菌、卡他球菌、福氏痢疾杆菌及流感病毒均有较强的抑制作用。老鹳草在一定剂量下能抑制肠蠕动而有止泻作用；但大剂量能促进肠蠕动，可致泻下。醇沉煎剂有明显的镇咳作用。老鹳草的主要鞣质对Trp-p-2等诱导剂有抑制作用。老鹳草鞣质还有抗氧化作用。

用法用量

内服：煎汤，9～15克；泡酒饮；熬膏。外用：捣烂加酒炒热敷，制成软膏涂敷，煎汤漱口、涂擦。

方剂选用

（1）治风湿痹痛：老鹳草250克，桂枝、当归、赤芍、红花各18克，酒1升，浸1星期，过滤，每次饮1小盅，每日饮用两次。

（2）治跌扭伤：老鹳草根30克，苏木15克，煎汤，加血余炭9克，冲服，每日1剂，每日服两次。

（3）治妇人经行，预染风寒，寒邪闭塞子宫，令人月经参差，前后日期不定，经行发热，肚腹膨胀，腰肋作疼，不能受胎：老鹳草25克，川芎10克，大蓟10克，吴白芷10克，以水酒1小杯作引，和水煎服。晚间服后忌风。

（4）治急慢性肠炎、下痢：老鹳草18克，红枣9颗，煎浓汤，1日3次分服。

（5）治蛇虫咬伤：老鹳草鲜品适量，雄黄末少许，捣烂外敷伤口周围。

第五章　化湿类

凡气味芳香，性偏温燥，具有化湿运脾作用的药物称为化湿药。

脾恶湿喜燥，"土爱暖而喜芳香"。若湿浊内阻中焦，则脾胃运化水谷之功能受阻而致病。本类药物多辛香温燥，善芳化燥除湿浊，舒畅气机而健运脾胃，具有化湿健脾、和中开胃之功效。适用于脾胃失困、运化失常所致的脘腹痞满、呕吐泛酸、大便溏薄、食少体倦、舌苔白腻或湿热困脾之口甘多涎等。此外，本类药物通过化湿又能解暑，暑温、阴寒闭暑、湿温等证亦可选用。

湿证有寒湿与湿热之分，故在使用化湿药时，应根据不同的湿证进行适当的配伍，寒湿者当配清热燥湿药。又湿性黏滞，湿阻每可滞气，行气有助于化湿，故使用化湿药时常配行气药。湿生每因脾虚，若为脾虚生湿者，当配补脾药。

本类药物多属辛温香燥之品，易耗气伤阴，故阴虚血燥及气虚者宜慎用。又因其芳香，大多含挥发油，多为其有效成分，故入汤剂不宜久煎，以免药效降低。

藿香

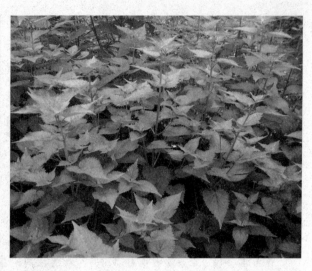

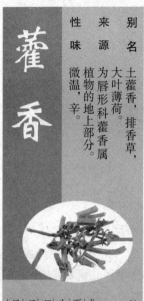

别名 土藿香，排香草，大叶薄荷，

来源 为唇形科藿香属植物的地上部分。

性味 微温，辛。

药用功效 去

化湿和胃，祛暑解表，主治夏令感冒、寒热头痛、胸脘痞闷、呕吐泄泻、妊娠呕吐、鼻炎、手足癣。

·主要成分·

其含挥发油，油中主要为甲基胡椒酚、柠檬烯、α-蒎烯、β-蒎烯、对伞花烃、芳樟醇、L-丁香烯等。

·方剂选用·

（1）预防伤暑：藿香、佩兰各等份，煎水饮用。

（2）治急性肠炎：藿香9～30克，水煎（不可久煎）；另用大蒜头4～6辦，捣烂，和红糖15克拌匀，冲服，每日1～3次。

（3）治胃腹冷痛：藿香6克，肉桂6克，共研细末，每次服用3克，以白酒送下，每日服两次。

（4）治胃寒呕吐、胃腹胀痛：藿香、丁香、陈皮、制半夏、生姜各9克，水煎服。

（5）治妊娠呕吐：藿香梗、竹茹各9克，砂仁4.5克，水煎服。

植物形态

多年生草本，高达1米，有香气。茎方形，略带红色，上部微被柔毛。叶对生，心状卵形或长圆状披针形，长2.5～11厘米，宽1.5～6.5厘米，边缘有不整齐钝锯齿，下面有短柔毛和腺点。轮伞花序组成顶生的假穗状花序；苞片披针形；花萼筒状，具15条纵脉，5齿裂，有缘毛和腺点；花冠淡紫色或红色，2唇形，下唇中部裂片有波状细齿；雄蕊4，二强，伸出花冠外。小坚果顶端有毛。花期为6～7月，果期为10～11月。

生长特性

生于路边、田野，主产于四川、江苏、浙江、湖南。有人工栽培。

采集方法

本品于夏秋二季枝叶茂盛时或花初开时采割，阴干；趁鲜切段阴干。

药材性状

本品地上部分长30～90厘米，常对折或切断扎成束。茎方柱形，多分枝，直径0.2～1厘米，四角有棱脊，四面平坦或凹入成宽沟状；表面暗绿色，有纵皱纹，稀有毛茸；节明显，常有叶柄脱落的瘢痕，节间长3～10厘米；老茎坚硬、质脆，易折断，断面白色，髓部中空。叶对生；叶片深绿色，多皱缩或破碎，完整者展平后呈卵形，长2～8厘米，宽1～6厘米，先端尖或短渐尖，基部圆形或心形，边缘有钝锯齿，上表面深绿色，下表面浅绿色，两面微具毛茸。茎顶端有时有穗状轮伞花序，呈土棕色。气芳香，味淡而微凉。

药理作用

鲜汁能抑制金黄色葡萄球菌、白色葡萄球菌及枯草杆菌的生长；浸出物对常见致病性皮肤癣菌有较强的抑制作用。此外还有防腐、拮抗钙离子、助消化、解痉、镇痛等作用。

用法用量

内服：煎汤，6～10克；入丸、散。外用：煎水洗；研末擦。

注意事项

不宜久煎。阴虚火旺者禁服。

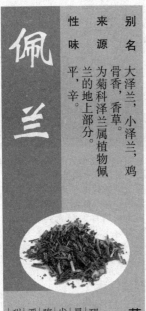

佩兰

别　名　大泽兰，小泽兰，鸡骨香，香草。

来　源　为菊科泽兰属植物佩兰的地上部分。

性　味　平，辛。

主要成分

其全草含挥发油，主成分为对—伞花烃、麝香草甲醚、橙醇乙酯，另含宁德洛非碱；叶含香豆精、邻—香豆酸；叶、花尚含蒲公英甾醇棕榈酸酯等。

药用功效

解暑化湿、醒脾和中，主治暑湿或湿温初起、发热头重、胸闷腹胀、脘痞不饥、恶心呕吐、口中甜腻、消渴。

植物形态

多年生草本，高 30 ~ 100 厘米。根茎横走。茎圆柱形，带紫绿色，无毛或有短柔毛。叶互生；下部叶常枯萎；中部叶较大，常 3 全裂或深裂，中裂片长椭圆形或长椭圆状披针形，长 5 ~ 12 厘米，宽 2.5 ~ 4.5 厘米，先端渐尖，边缘有粗锯齿或不规则细齿，两面无毛或沿脉有疏毛，无腺点，叶柄长约 1 厘米；上部叶较小。头状花序排成复伞房状；总苞钟状，总苞片 2 ~ 3 层，紫红色；管状花 4 ~ 6，白色或带淡红色，两性。瘦果圆柱形，具 5 棱，无毛及腺点。花期为 7 ~ 11 月，果期为 9 ~ 12 月。

生长特性

喜温暖湿润气候，在高温高湿环境下生长得较快，主要分布于江苏、浙江、河北、山东等地。

采集方法

本品于夏秋二季分两次采割，除去杂质，晒干。

药材性状

本品茎呈圆柱形，长 30 ~ 100 厘米，直径 0.2 ~ 0.5 厘米；表面黄棕色或黄绿色，有的带紫色，有明显的节及纵棱线；质脆，断面髓部白色或中空。叶对生，有柄，叶片多皱缩、破碎，绿褐色；完整叶片 3 裂或不分裂，分裂者中间裂片较大，展平后呈披针形或长圆状披针形，基部狭窄，边缘有锯齿；不分裂者展平后呈卵圆形、卵状披针形或椭圆形。气芳香，味微苦。

药理作用

佩兰挥发油对流感病毒有抑制作用；口服佩兰提取物能引起小鼠动情周期暂时停止，排卵受到抑制；其水煎剂有抑菌作用。

用法用量

内服：煎汤，干品 6 ~ 10 克，鲜品 15 ~ 30 克。

方剂选用

（1）治中暑头痛：佩兰、青蒿、菊花各 9 克，绿豆衣 12 克，水煎服。

（2）治唇疮：用佩兰叶取汁洗之，每日 3 次。

（3）治风齿疼痛颊肿及血出不止：佩兰草 250 克，加水 10 升，煮取 5 升，热含吐之，一日用完以上量。

注意事项

阴虚血燥、气虚者慎服。

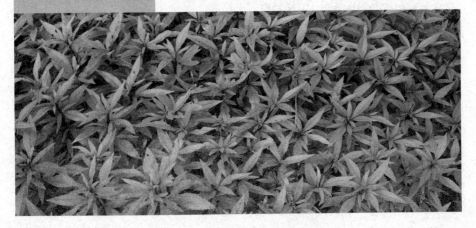

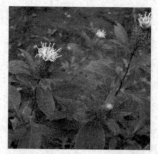

别名

山精，赤术，马蓟，青术，仙术。

来源

为菊科苍术属植物茅苍术、北苍术、关苍术的根茎。

性味

温，辛，苦。

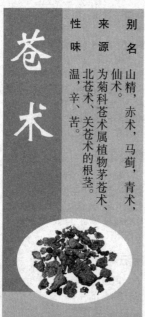

药用功效

燥湿健脾、祛风湿、明目，主治湿困脾胃、倦怠嗜卧、胸痞腹胀、食欲不振、呕吐泄泻、痰饮、湿肿、表证夹湿、头身重痛、痹证湿胜、肢节酸痛、重着、痿躄、夜盲。

·主要成分·

其南苍术根茎含挥发油约5%～9%。油的主要成分为苍术醇、茅术醇、β—桉叶醇等。北苍术根茎含挥发油1.5%，其主要成分为苍术醇、苍术酮、茅术醇及桉叶醇等。东苍术根茎含挥发油1.5%，其主要成分为苍术醇、茅术醇、β—桉叶醇、苍术呋喃烃、苍术酮。

·用法用量·

内服：煎汤，3～9克；入丸、散。

·注意事项·

阴虚内热、气虚多汗者禁服。

植物形态

①南苍术多为年生草本，高30～80厘米。根茎粗大不整齐。茎单一，圆而有纵棱，上部稍有分枝。叶互生，革质而厚；茎下部的叶多为3裂，裂片先端尖，顶端1裂片较大，卵形，基部楔形，无柄而略抱茎。头状花序顶生；总花托无梗，基部有叶状及细羽裂多刺苞片；总苞片6～8层，披针形，膜质，背面绿色，边缘带紫色；花托平坦，花多数，两性花与单性花多异株；花丝分离；子房下位，长柱形，密被白色柔毛，花柱细长，柱头2裂。单性花一般为雌花，具5枚线状退化雄蕊，退化雄蕊完全分离，先端略曲卷，其余部分与两性花同。瘦果长圆形，长约5毫米，被棕黄色柔毛。花期8～10月，果期9～10月。②北苍术为多年生草本，高30～50厘米。叶无柄；茎下部叶匙形，先端钝，基部楔形而略抱茎；茎上部叶卵状披针形至椭圆形。头状花序径1厘米左右；基部叶状苞披针形，边缘长栉齿状；总苞片多为5～6层；花冠管状，白色，先端5裂，裂片长卵形；退化雄蕊先端圆，不卷曲。瘦果密生向上的银白色毛。花期7～8月，果期8～10月。

生长特性

多生于山坡较干燥处。分布江苏、浙江、安徽、江西、湖北、河北、山东等地。

采集方法

本品于栽培2～3年后，9月上旬至11月上旬或翌年2～3月，挖掘根茎，除净残茎，去除根须，晒干或晒至九成干后用火燎掉须根，再晒至全干。

药材性状

本品表面灰褐色，有根痕及短小的须根，可见茎残痕。质坚实，折断面平坦，黄白色，有明显的棕红色油腺散在，习称朱砂点。断面暴露稍久，可析出白霉样的微细针状结晶，气芳香，味微甘而辛苦。以个大、坚实、无毛须、内有朱砂点、切开后断面起白霜者佳。

药理作用

本品能抗实验性胃溃疡及胃炎，对胃肠运动有调节作用。能保肝、降血糖及显著增加尿中的钠钾排泄。苍术挥发油小剂量对蛙有镇静作用，同时能使脊髓反射亢进，较大剂量则呈抑制作用，可至呼吸麻痹而死亡。所含β—桉叶醇等在体外对食管癌细胞有抑制作用。

方剂选用

（1）治脾胃不和、不思饮食、心腹胁肋、胀满刺痛、口苦无味、呕吐恶心、常多自利：苍术2.5千克（去粗皮，用淘米水浸泡2日），厚朴（去粗皮，姜汁制，炒香）、陈皮（去白）各1600克，甘草1.5千克（炒），上药均研为细末，每次取10克，加适量水，再加生姜2片、干枣2颗，同煎，去姜、枣，带热服，饭前服用。

（2）治太阴脾经受湿、水泄注下、体微重微满、困弱无力、不欲饮食、暴泄无数、水谷不化、如痛甚者：苍术100克，芍药50克，黄芩25克，以上药材均锉细末，每次取50克，加淡味桂2.5克、适量水，同煎，温服。

厚朴

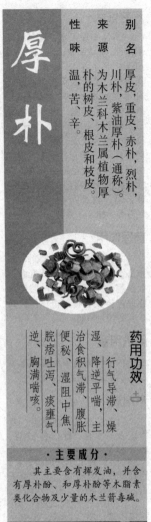

别名

厚皮，重皮，赤朴，烈朴，川朴，紫油厚朴（通称）。

来源

为木兰科木兰属植物厚朴的树皮、根皮和枝皮。

性味

温，苦，辛。

药用功效

行气导滞，燥湿，降逆平喘，主治食积气滞、腹胀便秘、湿阻中焦、脘痞吐泻、痰壅气逆、胸满喘咳。

· 主要成分 ·

其主要含有挥发油，并含有厚朴酚、和厚朴酚等木脂素类化合物及少量的木兰箭毒碱。

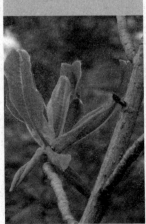

植物形态

落叶乔木，树皮淡褐色。叶互生，革质，狭倒卵形，长15～30厘米，宽8～17厘米，顶端有凹缺或成2钝圆浅裂片，基部楔形，侧脉15～25对，下面灰绿色，幼时有毛；叶柄有白色毛。花白色，芳香；花被片9～12；雄蕊和心皮多数。聚合果圆柱状卵形，长11～16厘米；果木质，有短尖头。花期为4～5月，果期为9～10月。

生长特性

喜生于温凉湿润气候和排水良好的酸性土壤。分布于浙江、江西、湖南、湖北、四川、贵州、陕西、甘肃等地，现在有些地区已人工栽培。

采集方法

本品于定植20年以上即可采剥树皮，主要是砍树剥皮，宜在4～6月生长盛期进行。根皮和枝皮直接阴干或卷筒后干燥，称根朴和枝朴；干皮可环剥或条剥后，卷置筒中沸水中烫软后，埋置阴湿处发molar汗。待皮内侧或横断面都变成紫褐色或棕褐色，并现油润或光泽时，将每段树皮卷成双筒，用竹篾扎紧，削齐两端，曝晒干燥即成。

药材性状

本品干皮：呈卷筒状或双卷筒状，长30～35厘米，厚2～7毫米，习称"筒朴"；近根部的干皮一端展开如喇叭口，长13～25厘米，厚0.3～0.8厘米，习称"靴筒朴"。外表面灰棕色或灰褐色，粗糙，栓皮呈鳞片状，较易剥落，有明显的椭圆形皮孔和纵皱纹，刮去栓皮者显黄棕色。内表面紫棕色或深紫褐色，较平滑，具细密纵纹，划之显油痕。质坚硬，不易折断。断面颗粒性，外层灰棕色，内层紫褐色或棕色，有油性。有的可见多数小亮星。气香，味辛辣，微苦。根皮（根朴）：呈卷筒状、片块状、羊耳状等；细小根皮形弯曲似似鸡肠，习称"鸡肠朴"。外表面灰黄色或灰褐色。质硬，较易折断，断面纤维性。枝皮（枝朴）：呈单筒状，长10～20厘米，厚1～2毫米。外表面灰褐色，内表面黄棕色。质脆，易折断，断面纤维性。

药理作用

煎剂用试管稀释法，对多种病原菌有抑制作用，醇提取物对结核杆菌也有一定抑制作用；对小鼠与豚鼠离体肠管，小剂量呈兴奋作用，大剂量呈抑制作用，对豚鼠支气管平滑肌有兴奋作用。此外还有降压、抑制心脏及中枢性肌松等作用。

用法用量

内服：煎汤，3～10克；入丸、散。燥湿、泄满宜生用，止呕宜姜汁炒用1。

方剂选用

（1）治腹满而大便秘结：厚朴400克，大黄200克，枳实5枚，取水12升，先煮厚朴、枳实二味，取5升，再加入大黄煮取3升，温服1升，以利为度。

（2）治反胃：厚朴（去皮，锉作小块子）、附子（去皮、脐，锉作小块子）各50克，生姜400克（去皮取汁）。将厚朴、附子、姜汁同煮，尽汁为度，烤干研为末，加酒煮沸，做成如梧桐子大小的丸，每餐饭前以米汤送下3丸。

（3）治小儿吐泻、胃虚及痰惊：厚朴50克，半夏5克（淹泡7次，姜汁浸半日，晒干），上2味一起放入3升淘米水中同浸2.5小时，以水尽为度，如未尽，稍加火熬干，去厚朴，只研半夏。每次取2.5或5克，薄荷汤送下。

注意事项

气虚、津伤血枯者及孕妇慎服。

砂仁

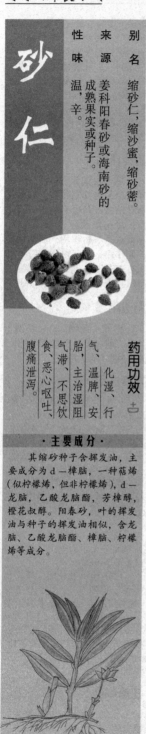

别　名

缩砂仁，缩沙蜜，缩砂蜜。

来　源

姜科阳春砂或海南砂的成熟果实或种子。

性味

温，辛。

药用功效

化湿、行气、温脾、安胎，主治湿阻气滞、不思饮食、恶心呕吐、腹痛泄泻。

·主要成分·

其缩砂种子含挥发油，主要成分为 d—樟脑，一种菇烯（似柠檬烯，但非柠檬烯），d—龙脑，乙酸龙脑酯，芳樟醇，橙花叔醇。阳春砂，叶的挥发油与种子的挥发油相似，含龙脑，乙酸龙脑酯、樟脑、柠檬烯等成分。

植物形态

①阳春砂：多年生草本，高达 1.5 米。根茎圆柱形，横走，细小有节，节上有筒状的膜质鳞片，棕色。茎直立。叶 2 列，无柄；叶片狭长圆形或线状披针形，长 14～40 厘米，宽 2～5 厘米，先端渐尖呈尾状或急尖，基部渐狭，全缘，上面光滑，下面被微毛或脱落；叶鞘开放，抱茎；叶舌短小，淡棕色。花茎由根茎抽出，被细柔毛，具有鳞片叶，淡棕色；穗状花序球形，疏松；花冠管细，长约 1.8 厘米，3 裂，裂片长圆形，白色，先端兜状；唇瓣倒卵形至匙形，白色，中部具有淡黄色及红色的斑点，先端有不整齐缺刻，基部具爪，侧生退化雄蕊呈细小的乳状凸起。种子多数，芳香。②海南砂：多年生草本，高 1～1.5 米；具匍匐根茎。叶片线状披针形，长 20～30 厘米，宽 2.5～5 厘米，先端长尾尖，基部渐狭，两面无毛；叶舌披针形，长 2～4.5 厘米，膜质，无毛。总花梗长 1～3 厘米；苞片披针形，褐色；小苞片包卷住萼管；花萼白色，顶端 3 齿裂；花冠管较萼管略长；唇瓣圆匙形，白色，顶端具突出、2 裂的黄色小尖头，中脉隆起，紫色；雄蕊长约 1 厘米，药隔附属体 3 裂。种子紫褐色，被淡棕色膜质假种皮。花期为 4～6 月，果期为 6～9 月。

生长特性

生于山谷林下、阴湿地，或栽培。分布于广东、广西、云南等地。

采集方法

本品于种植后 2～3 年开花结果。7～10 月初果实由鲜红转为紫红色，种子呈黑褐色，破碎后有浓烈辛辣味即可采收。用剪刀剪断果序，晒干，也可用火焙法焙干。

药材性状

本品干燥果实，椭圆或卵圆球形，略呈三棱状，长 1.5～2 厘米，径 1～1.5 厘米。表面棕褐色，密生刺状突起，一端有小突起物，一端有果柄痕。果皮薄，质轻脆，内合多数种子。种子团呈球形或长圆球形，具钝三棱，分成三瓣，每瓣有种子 6～15 粒。种子为不规则的多面体，直径约 2 毫米，表面棕红色或暗褐色，有细皱纹。破开后，内部灰白色，油润。气芳香，味辛、微苦。

药理作用

本品有抗溃疡、抑制胃酸分泌、增进胃肠运动及抗血小板凝集的作用。低浓度煎剂对豚鼠离体肠管有兴奋作用，高浓度则转为抑制。

用法用量

内服：煎汤（不宜久煎），2.5～10 克；或入丸、散。

方剂选用

（1）破滞气、消宿食、开胃进食：木香、砂仁各 25 克，枳实 50 克（麸炒），白术 100 克（淘米水浸、炒），上药均研为末，用荷叶裹好，烧饭为丸，桐子大。每次服 50 丸，白开水调下。

（2）治一切气疾、心腹胀满、胸膈噎塞、噫气吞酸、胃中痰逆呕吐及宿酒不解、不思饮食：砂仁 400 克，香附子 1600 克（炒去毛），甘草（爁）200 克。上药均研为细末，每次服 5 克，用盐开水送下。也可锉为粗末，入生姜同煎，名小降气汤。

（3）治胸膈噎闷、心腹冷痛：砂仁 50 克，高良姜、天南星（汤洗 7 次，焙干）各 200 克。研为细末，生姜汁煮面糊为丸，如梧桐子大。每服 50～70 丸，生姜汤下，不拘时候。

注意事项

阴虚有热者忌服。

白豆蔻

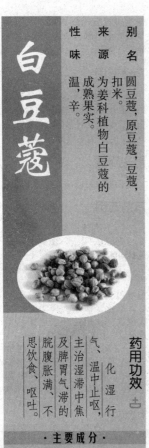

别名 圆豆蔻，原豆蔻，豆蔻，扣米。

来源 为姜科植物白豆蔻的成熟果实。

性味 温，辛。

药用功效

化湿行气、温中止呕，主治湿滞中焦及脾胃气滞的脘腹胀满、不思饮食、呕吐。

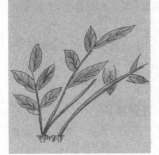

· 主要成分 ·

其含挥发油，油中主要成分为D−龙脑、D−樟脑、桉油精，并含蒎烯、莰烯、伞花烃等。

· 注意事项 ·

入汤剂宜在最后放入。阴虚血燥而无寒湿者、火升作呕者忌服。

植物形态

其多年生草本。根茎匍匐，粗大有节，近木质。茎直立，圆柱状，高2～3米。叶2列，无叶柄，叶片线状披针形、披针形或倒披针形，先端狭渐尖，基部狭，边缘近波状，两面光滑。穗状花序生于根茎上，花茎连花梗长达8厘米；有卵圆形的鳞片，鳞片先端急尖，基部被短密绢毛；苞片卵圆形，先端急尖，被纤毛，灰色，长达3厘米；小苞片管状，3齿裂，稍被绢毛，长15毫米；花萼管状，3裂，被长柔毛，裂片刷状；花冠透明黄色，管部狭，长2厘米，喉部被小柔毛。裂片钝，长约1厘米，唇瓣倒卵形，长1.6厘米，先端微凹3裂状，中间厚，被微柔毛，黄色或带赤色条纹；侧生退化雄蕊钻状，长3毫米，蜜腺2枚，半圆柱状，长2毫米；子房下位，被绢毛，3室，胚珠多数。蒴果扁球形。花期为5月，果期为6～8月。

生长特性

多为野生，具有容易生长、适应性强的特点。栽培于热带地区，我国广东、广西、云南亦有栽培。

采集方法

本品于秋季果实成熟时采收，用时除去果皮，取种子打碎。

药材性状

本品略呈圆球形，具不显著的钝三棱，直径1.2～1.7厘米。外皮黄白色，光滑，具隆起的纵纹25～32条，一端有小突起，一端有果柄痕；两端的棱沟中常有黄色毛茸。果皮轻脆，易纵向裂开，内含种子20～30粒，集结成团，习称"蔻球"。蔻球分为3瓣，有白色隔膜，每瓣种子7～10粒，习称"白蔻仁"或"蔻米"。为不规则的

多面体，直径3～4毫米，表面暗棕色或灰棕色，有微细的波纹，一端有圆形小凹点。质坚硬，断面白色，有油性。气芳香，味辛凉。以果皮薄而完整、气味浓厚者为佳。

药理作用

能促进胃液分泌，增进胃肠蠕动，制止肠内异常发酵，祛除胃肠积气，故有良好的芳香健胃作用。其挥发油能增强小剂量链霉素对豚鼠实验性结核的作用。所含α−萜品醇与4−松油醇均有显著的平喘作用。果壳水煎剂对志贺痢疾杆菌有抑制作用。

用法用量

内服：煎汤（不宜久煎），3～6克；入丸、散。

方剂选用

（1）治胃寒呕吐及作痛者：白豆蔻仁15克，研为末，以酒送下。

（2）治胃气冷、吃饭即欲吐：白豆蔻仁3枚，捣、筛，研细，以好酒150～300毫升微温调之，饮用。

（3）治脾胃气不和，止脾泄泻痢：白豆蔻100克（用仁，一半生一半熟），枳壳250克（去瓤，以浆水煮软，麸炒令香止），肉桂100克（去皮），橘皮100克（去瓤，炒，切细），诃子100克（去核，半生半熟），当归100克（洗），上6味均杵为末，每次取5克，加水75～150毫升，再加姜、枣同煎至七分，稍温时服。如要做成丸，则用好枣，以浆水煮，去皮核，细研，做成如梧桐子大小的丸。以姜擘破，炒至黑色，入水煎汤，下丸子。

（4）治气膈脾胃，全不进食：白豆蔻仁、缩砂各100克，陈米1升（淘洗净，略蒸过，铫内炒），丁香25克（不见火）。上药均研为细末，和枣肉做成如小赤豆大小的丸，每次服50～100丸，以米汤送下。

草豆蔻

别名 豆蔻，漏蔻，大草蔻，草果，豆蔻子，草蔻，偶子。

来源 为姜科山姜属植物草豆蔻的成熟种子。

性味 温，辛。

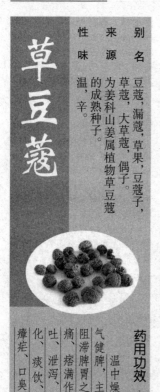

药用功效

温中燥湿、行气健脾，主治寒湿阻滞脾胃之脘腹冷痛、痞满作胀、呕吐、泄泻、食谷不化、痰饮、脚气、瘴疟、口臭。

·主要成分·

其本品主要含挥发油，油中主要成分为桂皮醛、金合欢醇、桉叶素、莪术烯等。此外，还含槲皮素、山柰酚等黄酮类化合物，以及二苯基庚烷类化合物。

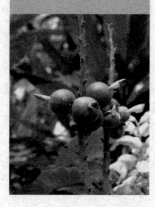

植物形态

多年生丛生草本，株高1.5～3米。叶柄长1.5～2厘米；叶片狭椭圆形或线状披针形，长50～65厘米，宽6～9厘米，先端渐尖，基部渐狭，有缘毛，两面无毛或仅在下面被极疏的粗毛；叶舌卵形，外被粗毛。总状花序顶生，直立，长20～30厘米，花序轴被粗毛，小苞片乳白色，阔椭圆形，长约3.5厘米，先端钝圆，基部连合；花萼钟状，白色，长1.5～2.5厘米，先端有不规则3钝齿，1侧深裂，外被毛；花冠白色，花冠管长约8毫米，裂片3，长圆形，上方裂片较大，长约3.5厘米，先端2浅裂，边缘具缺刻，前部具红色或红黑色条纹，后部具淡紫红色斑点；侧生退化雄蕊披针形；雄蕊1，长2.2～2.5厘米，花药椭圆形，药隔背面被腺体，花丝扁平；子房卵圆形，下位，密被淡黄色绢毛。蒴果近圆形，直径约3厘米，外被粗毛，熟时黄色。花期为4～6月，果期为6～8月。

生长特性

生于山地、疏林、沟谷、河边及林缘湿处，分布于广东、海南、广西等地。

采集方法

本品于8～10月果实略变黄色时采收，采后晒至八九成干，剥去果皮，再晒至足干。或将果实用沸水略烫后晒至半干，去其果皮，再晒至足干。置阴凉干燥处。

药材性状

本品种子团类圆球形，直径1.5～2.7厘米，表面褐色，中间有白色隔膜将种子团分成3瓣，每瓣有种子22～100粒，粘连紧密；略光滑，不易散落。种子呈卵圆状多面体，长3～5毫米，直径约3毫米，外被淡棕色膜质假种皮，种脊为1条纵沟，一端有种脐；质硬，将

种子沿种脊纵剖两瓣，表面观呈斜心形；胚乳灰白色。气香，味辛、微苦。

药理作用

本品煎剂对金黄色葡萄球菌、痢疾杆菌及大肠杆菌有抑制作用，低浓度对豚鼠离体肠管呈兴奋作用，高浓度则转为抑制。

用法用量

内服：煎汤，3～6克；入丸、散。

方剂选用

（1）治脾胃虚弱、不思饮食、呕吐满闷、心腹痛：草豆蔻肉400克，生姜1片（连皮切作片），甘草200克（锉碎）。将上3味药和匀放入银器内，用水过药三指许，慢火熬令水尽，取出，焙干，杵为末。每次服5克，用白开水点服。夏月煎之，作冷饮服亦妙。

（2）治呕逆不下食，腹中气逆：草豆蔻7枚（碎），生姜250克，人参50克，甘草50克（炙），上4味均切碎，以水4升煮取1升，去渣，温时分两次服完。

（3）治冷痰呕逆、胸膈不利：草豆蔻（去皮）、半夏各25克（汤洗去滑，切，焙），陈橘皮1.5克（汤浸去白，焙），上3味药粗捣筛，每次取15克，加水150～300毫升，放入5片生姜，煎至3.5克，去渣温服，不拘时候。

（4）治胃口冷、吃食无味及脾泄泻不止，兼治酒后数圊如痢、心胸不快、不思饮食：草豆蔻25克（每个面裹煨，候面焦黄，去面用），甘草50克（炙），肉桂50克（去皮），陈皮50克，姜50克（去白），上5味同研为细末，每次取7.5克，放入陈米末5克，加水150～300毫升，枣2颗同煎，温服，其滓再煎服之。

注意事项

阴虚血少、津液不足者禁服，无寒湿者慎服。

草果

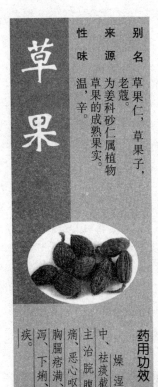

别名 草果仁，草果子，老蔻。

来源 为姜科砂仁属植物草果的成熟果实。

性味 温，辛。

药用功效

燥湿温中、祛痰截疟，主治脘腹冷痛、恶心呕吐、泄泻、下痢、疟疾。

·主要成分·

其本品主要含挥发油，油中主要成分为 α 和 β—蒎烯、1，8—桉油素、对聚伞花素、壬醛、芳香醇、樟脑、α—松油醇、橙花醛、香叶醇、苹果酮、橙花椒醇等。

·方剂选用·

（1）治脾胃虚寒，反胃呕吐：草果4.5克，熟附子、生姜各6克，枣肉12克，水煎服。

（2）治赤白带下：连皮草果1枚，乳香一小块，以面粉裹好，煨至焦黄，研细，每次用香汤调下10克，日服两次。

（3）治心脾痛：草果、延胡索、五灵脂、没药，4味药各等份，研为末，每次服用15克，不拘时候，温酒调服。

·注意事项·

阴虚血少者禁服。

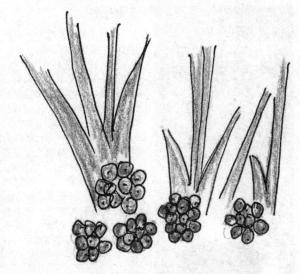

植物形态

多年生草本，丛生，高达2.5米，全株有辛香气。根茎横走，粗壮有节，直径约2.5厘米。茎圆柱状，直立或稍倾斜。叶2列；具短柄或无柄；叶片长椭圆形或狭长圆形，长约55厘米，宽达20厘米，先端渐尖，基部渐狭，全缘，边缘干膜质，叶两面均光滑无毛；叶鞘开放，包茎，叶舌长0.8～1.2厘米。穗状花序从根茎生出，长约13厘米，直径约5厘米。蒴果密集，长圆形或卵状椭圆形，长2.5～4.5厘米，直径约2厘米，顶端具宿存的花柱，呈短圆状突起，熟时红色，外表面呈不规则的纵皱纹，小果梗长2～5毫米，基部具宿存苞片。花期为4～6月，果期为9～12月。

生长特性

栽培或野生于林下，分布于云南、广西、贵州等地。

采集方法

本品当果实红褐色时采收，晒干或烘干，或用沸水烫2～3分钟后再晒干或烘干。

药材性状

本品呈长椭圆形，具三钝棱，长2～4厘米，直径1～2.5厘米。表面灰棕色至红棕色，具纵沟及棱线，顶端有圆形突起的柱基，基部有果梗或果梗痕。果皮质坚韧，易纵向撕裂。剥去外皮，中间有黄棕色隔膜，将种子团分成3瓣，每瓣有种子多为8～11粒。种子呈圆锥状多面体，直径约5毫米；表面红棕色，外被灰白色膜质的假种皮，种脊为一条纵沟，尖端有凹状的种脐；质硬，胚乳灰白色。有特异香气，味辛、微苦。

药理作用

能提高离体家兔十二指肠自发活动的紧张性，使之振幅加大；拮抗肾上腺素对回肠活动的抑制作用。所含 α 和 β—蒎烯有镇咳祛痰作用，而 β—蒎烯有较强的抗炎、抗真菌作用，1，8—桉叶素有镇痛、解热、平喘作用。香叶醇有抗细菌、真菌及驱豚鼠蛔虫作用。

用法用量

内服：煎汤，3～6克；入丸、散。

桃花

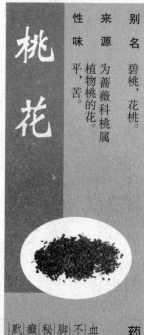

别名 碧桃，花桃。

来源 为蔷薇科桃属植物桃的花。

性味 平，苦。

药用功效 利水通便、活血化瘀，主治小便不利、水肿、痰饮、脚气、砂石淋、便秘、癥瘕、闭经、癫狂、疮疹、面默。

·主要成分·

其含黄酮类化合物：山柰素－3－鼠李糖苷，槲皮苷，蔷薇苷A，蔷薇苷B，野蔷薇苷A，紫云英苷，蜡梅苷，山柰素－3－双葡萄糖苷，桃皮素，柚皮素，香橙素，橙皮素，桃皮素－5－β－D－吡喃葡萄糖苷，柚皮素－5－β－D吡喃葡萄糖苷等。

·药理作用·

对高血压、高脂血具有良好的药理作用。

·用法用量·

内服：煎汤，3～6克；研末，1.5克。外用：捣敷；研末调敷。

植物形态

落叶小乔木，高3～8米，小枝绿色或半边红褐色，无毛。叶互生，在短枝上呈簇生状；叶柄长1～2厘米，通常有一至数枚腺体；叶片椭圆状披针形至倒卵状披针形，边缘具细锯齿，两面无毛。花通常单生，先于叶开放；萼片5，基部合生成短萼筒，外被绒毛；花瓣5，倒卵形，粉红色，罕为白色；雄蕊多数；子房1室，花柱细长，柱头小，圆头状。核果近球形，表面有短绒毛，果肉白色或黄色，离核或黏核。种子1枚，扁卵状心形。花期为3～4月，果熟期为6～7月。

生长特性

全国各地均有栽培。

采集方法

本品于3～4月间桃花将开放时采摘，阴干，放干燥处。

方剂选用

（1）治脚气、腰肾膀胱宿水及痰饮：桃花1000克，阴干，捣为细末，以温清酒调和，一次服尽，通利为度。空腹服之，须臾当转，可六七行，但宿食不消化等物，总泻尽，若中间觉饥虚，进少许软饭及糜粥。

（2）治产后大小便秘涩：桃花、葵子、滑石、槟榔各50克，上药均捣为细末。每餐饭前服，以葱白汤调下10克。

（3）治妇人无子：桃花、杏花，阴干研为末，和井华水，每次服5～6克。

（4）治白秃：取桃花适量，研成细末，和猪油，敷于患处。

注意事项

不宜久服，孕妇忌服。

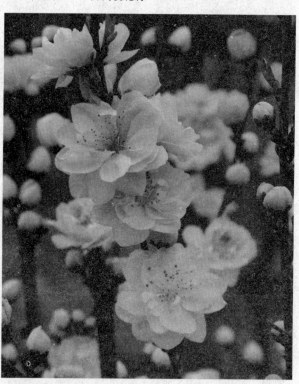

第六章　利水渗湿类

凡能通利水道、渗泄水湿，以治疗水湿内停病症为主要作用的药物，称为利水渗湿药。是中药中的利尿药，但也不完全等于利尿药。

湿有两种含意，一是有形的水分在体内潴留，形成水肿，尤指下肢水肿明显者，宜用利水渗湿药消除水肿。二是痰饮，黏稠的液体为痰，如慢性支气管炎就有大量痰液积留，胃炎等会引起水分或分泌物在胃内积留，以及体腔内的异常液体(胸水、腹水等)都属于痰饮，可适当配合利水渗湿药治疗。湿与热所致的各种湿热证如淋浊、湿热发黄、疮疡等也可用利水渗湿药治疗。

本类药物味多甘淡，淡能渗泄，具有利水消肿、利尿通淋、利湿退黄等功效。主要用于水肿、小便不利、淋证、黄疸、湿疮、湿疹、泄泻、带下、湿温、湿痹等水湿内停所致的各种病症。

本类药物根据其性能特点及临床应用的不同，一般可分为利水消肿药、利尿通淋药和利湿退黄药三类。

应用利水渗湿药，须视不同病证相应选择药物，并作适当配伍。如水肿骤起，有表证者，配宣肺发汗药；水肿日久，脾肾阳虚者，可与温补脾肾药同用；湿热蕴结下焦，膀胱湿热者，可与清热泻火药配伍；热伤血络而致尿血者，可与清热凉血止血药同用；湿热蕴结肝胆而致黄疸者，又可配伍清热燥湿药。

此外，气行则水行，气滞则水停，故利水渗湿药还常与行气药配伍，以提高疗效。

利水渗湿药，易耗伤津液，阴虚津伤者应慎用或忌用。

利水消肿药

本节药物能利水渗湿，服药后能使小便通畅，尿量增多。具有利水消肿作用。

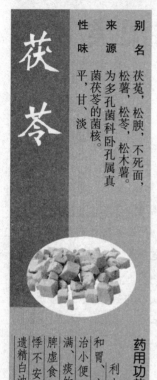

茯苓

别名

茯菟，松腴，不死面，松薯，松苓，松木薯。

来源

为多孔菌科卧孔属真菌茯苓的菌核。

性味

平，甘，淡

药用功效

利水渗湿、健脾和胃、宁心安神，主治小便不利、水肿胀满、痰饮咳逆、呕吐、脾虚食少、泄泻、心悸不安、失眠健忘、遗精白浊。

·主要成分·

其本品主要含β—茯苓聚糖，约占干重的93％和三萜类化合物乙酰茯苓酸、茯苓酸、3β—羟基羊毛甾三烯酸。此外，尚含树胶、甲壳质、蛋白质、脂肪、甾醇、卵磷脂、葡萄糖、腺嘌呤、组氨酸、胆碱、β—茯苓聚糖分解酶、脂肪酶、蛋白酶等。

植物形态

菌核球形、卵形、椭圆形至不规则形，长10～30厘米或者更长，重量也不等，一般重500～5000克。外面有厚而多皱褶的皮壳，深褐色，新鲜时软，干后变硬；内部白色或淡粉红色，粉粒状。子实体生于菌核表面，全平伏，厚3～8厘米，白色，肉质，老后或干后变为浅褐色。菌管密，长2～3毫米，管壁薄，管口圆形、多角形或不规则形，径0.5～1.5毫米，口缘常裂为齿状。孢子长方形至近圆柱形，平滑，有一歪尖，大小（7.5～9）微米×（3～3.5）微米。

生长特性

生于松树根上，分布于吉林、浙江、安徽、福建、河南、湖北、广西、四川、贵州、云南、台湾。

采集方法

本品于通常栽后8～10个月茯苓成熟，其成熟标志为苓场再次出现龟裂纹，扒开观察菌核表皮颜色呈黄褐色，未出现白色裂缝，即可收获。选晴天挖出后去泥沙，堆在室内盖稻草发汗，等水气干了，苓皮起皱后削去外皮，干燥。

药材性状

本品完整的茯苓呈类圆形、椭圆形、扁圆形或不规则团块，大小不一。外皮薄，棕褐色或黑棕色，粗糙，具皱纹和缢缩，有时部分剥落。质坚实，破碎面颗粒状，近边缘淡红色，有细小蜂窝样孔洞，内部白色，少数淡红色。有的中间抱有松根，习称"茯神块"。气微，味淡，嚼之粘牙。

药理作用

本品煎剂有镇静、抗溃疡、防止肝细胞坏死、保肝、增加心肌组织K+含量、减轻卡那霉素中毒性耳损害的作用。有抗肿瘤作用。

用法用量

内服：煎汤，10～15克；入丸、散。宁心安神用朱砂拌。

方剂选用

（1）治小便多、滑数不禁：白茯苓（去黑皮）、千山药（去皮，放入白矾水内浸泡，慢火焙干）各等份，均研为细末，以稀米汤调服之。

（2）治孕妇转胞：茯苓、赤白各25克，升麻6.5克，当归10克，川芎5克，苎根15克，以急流水煎服之。调琥珀末10克服更佳。

（3）治皮水，四肢肿，水气在皮肤中，四肢聂聂动：防己、黄芪、桂枝各150克，茯苓300克，甘草100克。上5味药以水6升煎取2升，分3次服。

注意事项

阴虚而无湿热、虚寒滑精、气虚下陷者慎服。

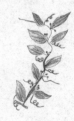

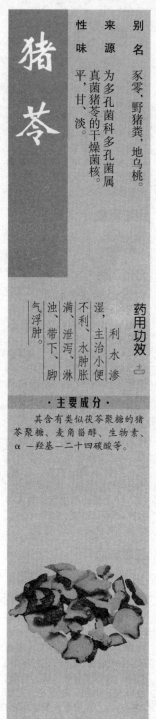

猪苓

别名　豕零，野猪粪，地乌桃。

来源　为多孔菌科多孔菌属真菌猪苓的干燥菌核。

性味　平，甘，淡。

药用功效

利水渗湿，主治小便不利、水肿胀满、泄泻、淋浊、带下、脚气浮肿。

·主要成分·

其含有类似茯苓聚糖的猪苓聚糖、麦角甾醇、生物素、α—羟基—二十四碳酸等。

植物形态

菌核形状不规则，呈大小不一的团块状，坚实，表面紫黑色，有多数凹凸不平的皱纹，内部白色，大小一般为（3～5）厘米×（3～20）厘米。子实体从埋生于地下的菌核上发出，有柄并多次分枝，形成一丛菌盖，总直径可达20厘米。菌盖圆形，直径1～4厘米，中部脐状，有淡黄色的纤维状鳞片，近白色至浅褐色，无环纹，边缘薄而锐，常内卷，肉质，干后硬而脆。菌肉薄，白色。菌管长约2毫米，与菌肉同色，下延。管口圆形至多角形，每1毫米间3～4个。孢子无色，光滑，圆筒形，一端圆形，一端有歪尖，（7～10）微米×（3～4.2）微米。

生长特性

生于林中树根旁或腐木桩旁，分布于东北、河北及山西、河南、湖北、四川、贵州、云南、陕西、甘肃。

采集方法

本品于栽后4～5年秋冬检查，如果萌发的白头很少，或不再萌发新苓并出现腐烂现象，次年3～5月间应及时采挖翻栽，一般栽后4～5年收获。收获后选出灰褐色、核体松软的菌核，留作苓种。取色黑质硬的老苓及时晒干，即成为成品猪苓。

药材性状

本品菌核呈不规则块状、条形、类圆形或扁块状，有的有分枝，长5～25厘米，直径2～6厘米。表面黑色、灰黑色或棕黑色，皱缩或有瘤状突起。体轻，质硬，断面类白色或黄白色，略呈颗粒状。气微，味淡。

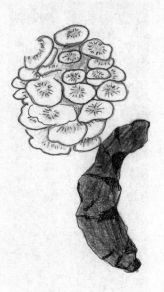

药理作用

可通过抑制肾小管对水、电解质的重吸收，达到利尿的作用；猪苓多糖能抑制小鼠S180腹水癌细胞内DNA合成环磷酸腺苷的活性。此外，还有保肝、抗辐射、抗菌、抗衰老、促进免疫、增强血小板聚集等作用。

用法用量

内服：煎汤，10～15克；入丸，散。

方剂选用

（1）治肝硬化腹水：鲤鱼1条（重500～2000克），猪苓、大腹皮、防己、泽泻各9克。剖开鱼腹，除掉内脏，洗净，将以上4味药研末装入鱼腹内，煮熟，去药渣，食鱼喝汤。

（2）治小便赤少、大便溏泄：猪苓、茯苓、泽泻、白术各等份，研为细末，每次服用10克，空腹调服。

注意事项

无水湿者忌服，以免伤阴。

泽泻

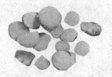

别名

水泻，芒芋，鹄泻，泽芝，及泻，禹孙，天鹅蛋，天秃。

来源

为泽泻科泽泻属植物泽泻的块茎。

性味

寒，甘、淡。

药用功效

利水渗湿、泄热通淋，主治小便不利、热淋涩痛，水肿胀满、泄泻、痰饮眩晕、遗精。

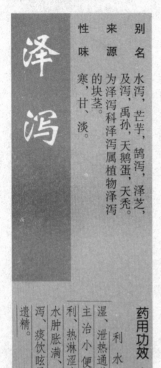

·主要成分·

其含多种四环三萜酮醇衍生物泽泻醇A，泽泻醇B，泽泻醇C及其乙酸酯、表泽泻醇A、环氧泽泻烯以及磷脂酰碱、胆碱、糠醛。

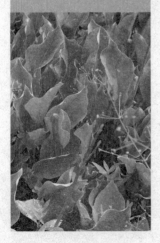

植物形态

多年生沼生植物，高50～100厘米。地下有块茎，球形，外皮褐色，密生多数须根。叶根生；叶柄长达50厘米，基部扩延成叶鞘状；叶片宽椭圆形至卵形，长5～18厘米，宽2～10厘米，先端急尖或短尖，基部广楔形、圆形或稍心形，全缘，两面光滑。花茎由叶丛中抽出，花序通常有3～5轮分枝，分枝下有披针形或线形苞片，轮生的分枝常再分枝，组成圆锥状复伞形花序，小花梗长短不等；小苞片披针形至线形，尖锐；萼片3，广卵形，绿色或稍带紫色，宿存；花瓣倒卵形，膜质，较萼片小，白色，脱落；雄蕊6；雌蕊多数，离生，子房倒卵形，侧扁，花柱侧生。瘦果多数，扁平，倒卵形，背部有两浅沟，褐色，花柱宿存。花期为6～8月，果期为7～9月。

生长特性

生于沼泽边缘或栽培，分布于东北、华东、西南及河北、河南、新疆等地。

采集方法

其移栽当年12月下旬、大部分叶片枯黄时收获，挖出块茎，留下中心小叶，以免干燥时流出黑汁液，用无烟煤火炕干，趁热放在筐内，撞掉须根和粗皮。

药材性状

本品于块茎类球形、椭圆形或卵圆形，长2～7厘米，直径2～6厘米。表面黄白色或淡黄棕色，有不规则的横向环状浅沟纹及多数细小突起的须根痕，底部有的有瘤状芽痕。质坚实，断面黄白色，粉性，有多数细孔。气微，味微苦。

药理作用

本品煎剂有显著的利尿作用，尤对肾炎患者；还有抗血小板凝聚作用。泽泻的脂溶性部分有降血脂、降胆固醇和抗动脉粥样硬化。此外，泽泻有降血压、降血糖、抗脂肪肝、减肥和抗炎作用，对金黄色葡萄球菌、肺炎双球菌、结核杆菌有抑制作用。

用法用量

内服：煎汤，6～12克；入丸、散。

方剂选用

（1）治臌胀水肿：白术、泽泻各25克，均研为细末，每次煎服15克，以茯苓汤调下。做成丸亦可，每次服30丸。

（2）治妊娠气壅、身体腹胁浮肿、喘息促、大便难、小便涩：泽泻50克，桑根白皮50克（锉），木通50克（锉），枳壳50克（麸炒微黄，去瓤），赤茯苓50克，槟榔50克，上件药均捣粗罗为散，每次取20克，以水200毫升，入生姜0.25克，煎至水剩一大半。去渣，于每餐饭前温服，以稍利为效。

（3）治心下支饮，其人苦冒眩：泽泻250克，白术100克，以水2升煮取1升，温服。

注意事项

肾虚精滑无湿热者禁服。

特别附注

泽泻的叶（泽泻叶）、果实（泽泻实）亦供药用。泽泻叶有益肾、止咳、通脉、下乳的功效，主治虚劳、咳喘、乳汁不下、疮肿。泽泻实有除风痹、消渴、益肾气、引阴、补不足、除邪实的功效，久服令人颜面生光，但也会令人无子，所以宜慎用。

薏苡仁

别名

起实，感米，薏米，薏珠子，回回米，草珠儿，赣珠，薏米，米仁，薏仁，苡仁。

来源

为禾本科薏苡属植物薏苡的成熟种仁。

性味

微寒，甘、淡。

药用功效

利湿健脾，舒筋除痹，清热排脓，主治水肿、脚气、小便淋沥、湿温病、泄泻带下、风湿痹痛、筋脉拘挛、肺痈、肠痈、扁平疣。

·主要成分·

其本品主要含薏苡仁油，薏苡仁脂，蛋白质，脂肪油，碳水化合物，维生素B1，薏苡素、甾醇、薏苡仁多糖A，薏苡仁多糖B，薏苡仁多糖C等。

·注意事项·

脾虚无湿、大便燥结者及孕妇慎服。

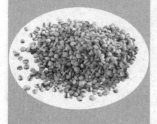

植物形态

一年或多年生草本，高1～1.5米。须根较粗，直径可达3毫米。秆直立，约具10节。叶片线状披针形，长可达30厘米，宽1.5～3厘米，边缘粗糙，中脉粗厚，于背面凸起；叶鞘光滑，上部者短于节间；叶舌质硬，长约1毫米。总状花序腋生成束；雌小穗位于花序之下部，外面包以骨质念珠状的总苞，总苞约与小穗等长；能育小穗第一颖下部膜质，上部厚纸质，先端钝，第二颖舟形，被包于第一颖中；第二外稃短于第一外稃，内稃与外稃相似而较小；雄蕊3，退化，雌蕊具长花柱；不育小穗，退化成筒状的颖，雄小穗常2～3枚生于第一节，无柄小穗第一颖扁平，两侧内折成脊而具不等宽之翼，第二颖舟形，内稃与外稃皆为薄膜质；有柄小穗与无柄小穗相似，但较小或有更退化者。颖果外包坚硬的总苞，卵形或卵状球形。花期为7～9月，果期为9～10月。

生长特性

多生于屋旁、荒野、河边、溪涧或阴湿山谷中。全国大部地区均有分布，一般多为栽培品。

采集方法

本品于9～10月茎叶枯黄，果实呈褐色，大部分成熟（约85%成熟）时，割下植株，集中立放3～4天后脱粒，筛去茎叶杂物，晒干或烤干，用脱壳机械脱去总苞和种皮，即得薏苡仁。

药材性状

本品于种仁宽卵形或长椭圆形，长4～8毫米，宽3～6毫米。表面乳白色，光滑，偶有残存的黄褐色种皮。一端钝圆，另端较宽而微凹，有一淡棕色点状种脐。背面圆凸，腹面有1条较宽而深的纵沟。质坚实，断面白色，粉质。气微，味微甜。

药理作用

本品醇提物有抗癌、抗菌作用。薏苡仁油能阻止或降低骨骼肌挛缩作用，对子宫呈兴奋作用。此外，其脂肪油有降血糖、解热、镇静、镇痛作用。

用法用量

内服：煎汤，10～30克；入丸、散，浸酒，煮粥，作羹。健脾益胃，宜炒用；利水渗湿，清热排脓，舒筋除痹，均宜生用。本品力缓，宜多服久服。

方剂选用

（1）治水肿喘急：郁李仁100克，研成末，以水滤汁，以汁煮薏苡仁饭，每日食用两次。

（2）治筋脉拘挛，久风湿痹，下气，除肾中邪气，利肠胃，消水肿，久服轻身益气力：薏苡仁1升，捣为散，每次以水2升煮2匙末作粥，空腹食之。

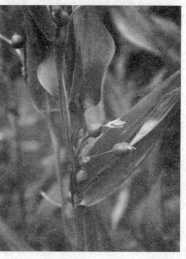

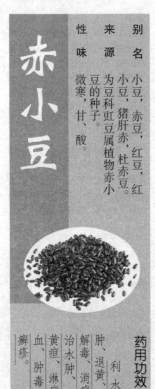

赤小豆

别名　小豆，赤豆，红豆，红小豆，猪肝赤，杜赤豆。

来源　为豆科豇豆属植物赤小豆的种子。

性味　微寒，甘、酸。

药用功效　利水、消肿、退黄、清热、解毒、消痈、脚气，主治水肿、黄疸、淋病、便血、肿毒疮疡、癣疹。

· 主要成分 ·

其含蛋白质、脂肪、碳水化合物、粗纤维、灰分、钙、磷、铁、硫胺素、核黄素、烟酸。

· 方剂选用 ·

（1）治男子女人热淋、血淋：赤小豆300克，慢火炒熟，研为末；煨葱一茎（细锉），暖酒，每次调服5克。

（2）治卒大腹水病：白茅根一大把，赤小豆300克，煮取干，去茅根食豆。大随小便下。

（3）治小儿重舌：赤小豆研末，和醋涂舌上。

（4）治疽初作：赤小豆末和醋敷之，赤消。

· 注意事项 ·

阴虚津伤者慎用，过剂可渗利伤津。

植物形态

一年生半攀援草本。茎长可达1.8米，密被倒毛。3出复叶，叶柄长8～16厘米；托叶披针形或卵状披针形；小叶3枚，披针形、矩圆状披针形至卵状披针形，长6～10厘米，宽2～6厘米，先端渐尖，基部阔三角形或近圆形，全缘或具3浅裂，两面均无毛，仅叶脉上有疏毛，纸质，脉3出，具柄。总状花序腋生，小花多枚，小花柄极短；小苞2枚，披针状线形，长约5毫米，具毛；花萼短钟状，萼齿5个；花冠蝶形，黄色，旗瓣肾形，顶面中央微凹，基部心形，翼瓣斜卵形，基部具渐狭的爪，龙骨瓣狭长，有角状突起；雄蕊10个，两体，花药小；子房上位，密被短硬毛，花柱线形。荚果线状扁圆柱形；种子6～10枚，暗紫色，长圆形，两端圆，有直而凹陷的种脐。花期为5～8月，果期为8～9月。

生长特性

栽培或野生。分布广东、广西、江西及上海郊区等地。

采集方法

本品于8～9月荚果成熟而未开裂时拔取全株，晒干并打下种子，再晒干。

药材性状

本品干燥种子略呈圆柱形而稍扁，长5～7毫米，直径约3毫米，种皮赤褐色或紫褐色，平滑，微有光泽，种脐线形，白色，约为全长的2/3，中间凹陷成一纵沟，偏向一端，背面有一条不明显的棱脊。质坚硬，不易破碎，除去种皮，可见两瓣乳白色于仁。气微，嚼之有豆腥味。

药理作用

本品煎剂对金黄色葡萄球菌、福氏痢疾杆菌及伤寒杆菌等有抑制作用。所含蛋白酶抑制剂能抑制胰蛋白酶和人体精子顶体酶的活性。

用法用量

内服：煎汤，10～30克；入散剂。外用：生研调敷；煎水洗。

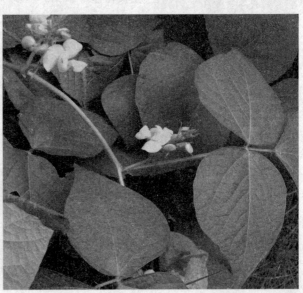

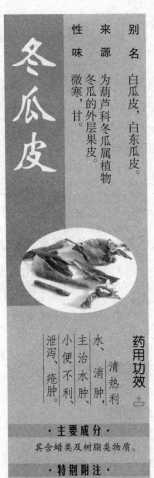

冬瓜皮

别名　白瓜皮，白东瓜皮。

来源　为葫芦科冬瓜属植物冬瓜的外层果皮。

性味　微寒，甘。

药用功效

清热利水、消肿，主治水肿、小便不利、泄泻、疮肿。

·主要成分·

其含蜡类及树脂类物质。

·特别附注·

冬瓜、冬瓜子、冬瓜叶、冬瓜藤、冬瓜瓤亦供药用。冬瓜有利尿、清热、化痰、生津、解毒的功效，主治水肿胀满、淋证、脚气、痰喘、暑热烦闷、消渴、痈肿痔漏，并解丹石毒、鱼毒、酒毒。冬瓜子有清肺化痰、消痈排脓、利湿的功效，主治痰热咳嗽、肺痈、带下、水肿、淋证。冬瓜叶有清热、利湿、解毒的功效，主治消渴、暑湿泻痢、疟疾、疮毒、蜂螫。冬瓜藤有清肺化痰、通经活络的功效，主治肺热咳嗽、关节不利、脱肛、疮疥。冬瓜瓤有清热止渴、利水消肿的功效，主治热病烦渴、消渴、淋证、水肿、痈肿。

植物形态

一年生草本，蔓生或架生，全株被有黄褐色硬毛、长柔毛。茎有棱沟，长约6米。单叶互生；叶柄粗壮，长5～20厘米；叶片肾状近圆形，宽15～30厘米，5～7浅裂或有时中裂，裂片宽卵形，先端急尖，边缘有小齿，基部深心形，叶脉网状。卷须生于叶腋，2～3歧。花单性，雌雄同株；花单生于叶腋；花萼管状，裂片三角卵形，边缘有锯齿，反折；花冠黄色，5裂至基部，外展；雄花有雄蕊3，花丝分生，花药卵形；雌花子房长圆筒形，柱头3，扭曲。瓠瓜大，肉质，长圆柱状或近球形，表面有硬毛和蜡质白粉。种子多数，卵形，白色或淡黄色，压扁。花期为5～6月，果期为6～8月。

生长特性

全国各地均有栽培。

采集方法

本品于食用冬瓜时，收集削下的外果皮，晒干。

药材性状

本品果皮为不规则的碎片，常向内卷曲，大小不一。外表面灰绿色或黄白色，被有白霜，有的较光滑不被白霜；内表面较粗糙，有的可见筋脉状维管束。体轻，质脆。无臭，味淡。

药理作用

非肾性水肿恢复期患者内服冬瓜皮煎剂100克，并饮水1000毫升，在服药后2小

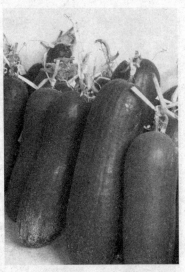

时内排出尿量较对照组显著增加，2～4小时之间，则较对照组减少。

用法用量

内服：煎汤，15～30克。
外用：煎水洗。

方剂选用

（1）治水肿：冬瓜皮30克，五加皮9克，姜皮12克，水煎服。

（2）治体虚浮肿：冬瓜皮30克，杜赤豆60克，红糖适量，煮烂，食豆服汤。

（3）治咳嗽：冬瓜皮25克（经霜者），蜂蜜少许，水煎服。

（4）治夏日暑热口渴、小便短赤：冬瓜皮、西瓜皮各等量，煎水代茶饮。

（5）治消渴不止、小便多：冬瓜皮、麦冬各30～60克，黄连10克，水煎服，每日2～3次分服。

注意事项

因营养不良而致之虚肿者慎用。

玉米须

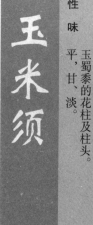

别　名　玉麦须，玉蜀黍蕊，包谷须，棒子毛。

来　源　为禾本科玉蜀黍属植物玉蜀黍的花柱及柱头。

性　味　平，甘、淡。

药用功效　利尿消肿、清肝利胆，主治水肿、淋证、白浊、消渴、黄疸、胆囊炎、胆石症、高血压病、乳痈、乳汁不通。

·主要成分·

其含脂肪油、挥发油、树胶样物质、树脂、苦味糖苷、皂苷、生物碱，还含隐黄素，抗坏血酸、泛酸、肌醇、维生素K、谷甾醇、豆甾醇、苹果酸、柠檬酸、酒石酸、草酸等。

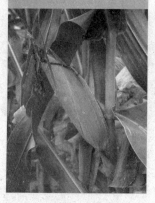

植物形态

高大的一年生栽培植物。秆粗壮，直立，高 1～4 米，节间有髓，基部各节具气生根。叶片长大，扁平，剑形或披针形，先端渐尖，边缘呈波状皱折，具强壮之中脉。雄性圆锥花序顶生，雄小穗孪生，长达 1 厘米，含 2 小花；两颖几相等长、膜质，背部隆起，具 9～10 脉；外稃与内稃均透明膜质，几等长于颖；花药橙黄色，长达 5 毫米；雌小穗孪生，成 8～30 行排列于粗壮而呈海绵状之穗轴上；两颖相等，甚宽，无脉，具纤毛，第一小花不育；外稃透明膜质，似颖但较小而无毛，具内稃或否；第二小花外稃似第一小花者，具一内稃；雌蕊具极长而细弱之花柱。颖果略成球形，成熟后超出颖片和稃片之外。花、果期为 7～9 月。

生长特性

全国各地均有栽培。

采集方法

本品于于玉米成熟时采收，摘取花柱，晒干。

药材性状

本品常集结成疏松团簇，花柱线状或须状，淡绿色、黄绿色至棕红色，有光泽，略透明，柱头 2 裂，叉开，长至 3 毫米，质柔软。气微，味淡。

药理作用

本品煎剂有明显利尿作用，还能抑制蛋白质排泄。水浸液、乙醇－水浸液、乙醇浸液、水煎剂均有降血压作用。能促进胆汁分泌和排泄，降低胆汁黏稠性及胆红素含量。本品还有降血糖、增加血中凝血酶原和加速血液凝固作用。

用法用量

内服：煎汤，15～30 克，

大剂量可用至 60～90 克；烧存性研末。外用：烧烟吸入。

方剂选用

（1）治血吸虫病、肝硬化腹水：玉米须 30～60 克，冬瓜子 15 克，赤豆 30 克，水煎服，每日 1 剂，15 剂为 1 个疗程。

（2）治尿路感染：玉米须 15 克，金钱草 45 克，萆薢 30 克，水煎服。

（3）治肾脏炎、初期肾结石：玉米须分量不拘，煎浓汤，频服。

（4）治尿血：玉米须 30 克，荠菜花 15 克，白茅根 18 克，水煎去渣，每日两次分服。

注意事项

孕妇慎用。

特别附注

玉蜀黍的根（玉蜀黍根）、叶（玉蜀黍叶）、穗轴（玉米轴）、种子榨取的脂肪油（玉米油）、鞘状苞片（玉蜀黍苞片）、雄花穗（玉米花）均供药用。玉蜀黍根有清热利尿、祛瘀止血的功效，主治小便不利、臌胀、砂淋、胃痛、吐血。玉蜀黍叶有调中开胃、通淋除湿的功效，主治食欲减少、尿路结石、小便淋漓灼痛。玉米轴有健脾利湿的功效，主治泻痢、小便不利、水肿、脚气、小儿夏季热消化不良、口舌糜烂。玉米油有降压、降血脂的功效，主治高血压、高脂血、动脉硬化、冠心病。玉蜀黍苞片有清热利尿的功效，主治肾及膀胱结石、胃炎、胃酸吐酸、腹水。玉米花有清热利湿的功效，主治胆囊炎、肝炎。

葫芦

别名

匏瓜, 腰舟, 瓠瓜, 葫芦瓜, 葫芦。

来源

本瓠瓜的干燥果皮。为葫芦科一年生攀援草

性味

平, 甘、淡。

药用功效

利水消肿、散结。

主治 水肿、腹水、颈淋巴结结核。

·主要成分·

其本品主要含葡萄糖、戊聚糖等。

·用法用量·

内服: 煎汤, 15 ~ 30 克。

·注意事项·

中寒者忌服。

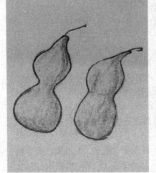

植物形态

一年生攀援草本, 有软毛; 卷须 2 裂。叶片心状卵形至肾状卵形, 长 10 ~ 40 厘米, 宽与长近相等, 稍有角裂或 3 浅裂, 顶端尖锐, 边缘有腺点, 基部心形; 叶柄长 5 ~ 30 厘米, 顶端有 2 腺点。花 1 ~ 2 朵生于叶腋, 雄花的花梗较叶柄长, 雌花的花梗与叶柄等长或稍短; 花萼长 2 ~ 3 厘米, 落齿锥形; 花冠白色, 裂片广卵形或倒卵形, 长 3 ~ 4 厘米, 宽 2 ~ 3 厘米, 边缘皱曲, 顶端稍凹陷或有细尖, 有 5 脉; 子房椭圆形, 有绒毛。果实光滑, 初绿色, 后变白色或黄色, 长约 10 米, 中间缢细, 下部大于上部; 种子白色, 倒卵状椭圆形, 顶端平截或有 2 角。花期为 6 ~ 7 月, 果期为 7 ~ 8 月。

生长特性

全国大部分地区均有栽培。

采集方法

本品于秋季采收, 晒干, 生用。

药材性状

本品扁长方形或卵圆形, 长 1.2 ~ 1.8 厘米, 宽约 0.6 厘米, 表面浅棕色或淡白色, 较光滑, 并有两面对称的四条深色花纹, 花纹上密被淡黄色绒毛, 一端平截或心形凹入, 一端渐尖或钝尖。对种皮质硬而脆, 子叶 2 片, 乳白色, 富含油性。气微, 味微甜。

药理作用

本品煎剂内服有显著的利尿作用。

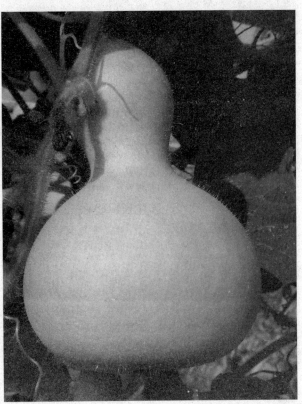

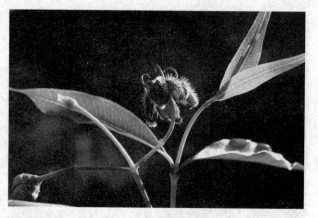

香加皮

别名

五加皮，北五加皮，山五加皮，香五加皮，杠柳皮，臭五加。

来源

为萝藦科杠柳属植物杠柳的根皮。

性味

微温，辛、苦，有毒。

药用功效

祛风湿，强心，利水。主治风湿痹痛、水肿、心力衰竭、小便不利、皮肤和阴部湿痒。

· 主要成分 ·

其本品主要含多种苷类化合物，其中最主要的是强心苷杠柳毒苷和皂杠柳苷。此外，还含有4-甲氧基水杨醛、葡萄糖苷、香树脂醇、β-香树脂醇、α-香树脂醇、乙酸酯、β-香树醇乙酸酯、β-谷固醇等。

· 注意事项 ·

本品有毒，不可作五加科植物五加皮的代用品，亦不宜过量或持续长期服用。

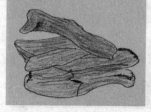

植物形态

落叶蔓性灌木，长达1.5米。具乳汁，除花外全株无毛。叶对生；叶柄长约3毫米；叶片膜质，卵状长圆形，长5～9厘米，宽1.5～2.5厘米，先端渐尖，基部楔形；侧脉多数。聚伞花序腋生，有花数朵；花萼5深裂，裂片先端钝，花萼内面基部有10个小腺体；花冠紫红色，裂片5，中间加厚呈纺锤形，反折，内面被长柔毛；副花冠环状，10裂，其中5裂片丝状伸长，被柔毛；雄花着生于副花冠内面，花药包围着柱头；心皮离生；花粉颗粒状，藏在直立匙形的载粉器内。蓇葖果双生，圆柱状，具纵条纹。种子长圆形，先端具白色绢质种毛。花期为5～6月，果期为7～9月。

生长特性

生于平原及低山丘的林缘、沟坡、河边沙质地或地埂等处，分布于河北、山西、内蒙古、辽宁、吉林、江苏、江西、山东、河南、四川、贵州、陕西、甘肃等地。

采集方法

本品于栽后4～5年采收，但10年以上的质量较好。夏、秋季挖取全根，除去须根，洗净，用木棒轻轻敲打，剥下根皮，晒干或炕干。

药材性状

本品根皮呈卷筒状或槽状，少数呈不规则块片状，长3～10厘米，直径1～2厘米，厚2～4毫米。外表面灰棕色至黄棕色，粗糙，有横向皮孔，栓皮松软常呈鳞片状，易剥落，露出灰白色皮部；内表面淡黄色至灰黄色，稍平滑，有细纵纹。体轻，质脆，易折断，断面黄白色，不整齐。有特异香气，味苦。

药理作用

本品醇提取物有强心、升压作用。此外，尚有抗炎、兴奋神经系统、抗肿瘤的作用。

用法用量

内服：煎汤，4.5～9克；浸酒或入丸、散。外用：煎水洗。

方剂选用

（1）治风湿性关节炎，关节拘挛疼痛：五加皮、穿山龙、白鲜皮各15克，用白酒泡24小时。每天服10毫升。

（2）治筋骨软弱、脚痿行迟：五加皮、木瓜、牛膝等份，均研为末，每次服5克，每日服3次。

（3）治阴囊水肿、小便不利：五加皮、陈皮、生姜皮、茯苓皮、大腹皮各15克，水煎服。

利尿通淋药

本节药物尤善清利下焦湿热，长于利尿通淋，多用于治疗小便短赤、热淋、血淋、小便混浊等。

车前草

别名 牛舌草，蛤蟆草，虾蟆衣，钱贯草，牛遗，地胆头，车轮草。

来源 为车前科车前属植物车前的全草。

性味 寒，甘。

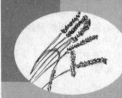

药用功效 清热利尿、明目、解毒，主治热淋、石淋、血淋、尿血、白浊、带下、暑湿泻痢、衄血、肝热目赤、咽喉肿痛、痈肿疮毒。

· 主要成分 ·

其全草含苯丙苷类：车前草苷A，车前草苷B，车前草苷C，车前草苷D，车前草苷E，车前草苷F，去鼠李糖异洋丁香酚苷，去鼠李糖洋丁香酚苷，洋丁香酚苷，异洋丁香酚苷，天人草苷A，异毛蕊花苷，异角胡麻苷，角胡麻苷；甾醇类：β-谷甾醇、豆甾醇、β-谷甾醇棕榈酸酯、豆甾醇棕榈酸酯；还含熊果酸、正三十一烷、桃叶珊瑚苷。

植物形态

多年生草本，连花茎可高达50厘米。具须根。基生叶；叶片卵形或椭圆形，长4～12厘米，宽2～7厘米，先端尖或钝，基部狭窄成长柄，全缘或呈不规则的波状浅齿，通常有5～7条弧形脉。花茎数个，高12～50厘米，具棱角，有疏毛，穗状花序为花茎的2/5～1/2；花淡绿色，每花有宿存苞片1枚，三角形；花萼4，基部稍合生，椭圆形或卵圆形，宿存；花冠小，膜质，花冠管卵形，先端4裂，裂片三角形，向外反卷；雄蕊4，着生于花冠管近基部，与花冠裂片互生，花药长圆形，先端有三角形突出物，花丝线形；雌蕊1；子房上位，卵圆形，2室（假4室），花柱1，线形有毛。蒴果卵状圆锥形，成熟后约在下方2/5外周裂，下方2/5宿存。种子4～9颗，近椭圆形，黑褐色。花期为6～9月，果期为10月。

生长特性

生于山野、路旁、花圃或菜园、河边湿地，分布于全国各地。

采集方法

本品于播种第2年秋季采收，挖起全株，晒干或鲜用。

药材性状

本品根丛生，须状。叶片皱缩，展平后呈卵状椭圆形或宽卵形，长6～13厘米，宽2.5～8厘米，表面灰绿色或污绿色，具明显弧形脉5～7条；先端钝或短尖，基部宽楔形，全缘或有不规则波状浅齿。穗状花序数条，花茎长。蒴果盖裂，萼宿存。气微香，味微苦。

药理作用

①对泌尿系统的影响：车前草水提醇沉液给犬静注可使其输尿管蠕动频率增强，输尿管上段腔内压力升高。这可能是车前草利尿排石的机制之一。车前草乙醇提取物可剂量依赖性抑制马肾脏 Na^+、K^+-ATP 酶的活性。②镇咳、平喘、祛痰作用：车前草水煎剂灌胃，可抑制猫电刺激引起的咳嗽。水煎剂体外对抗组胺所致的离体豚鼠气管的兴奋。水煎剂灌胃可减少小鼠自主活动并有中枢镇静作用。车前草煎剂灌胃使家兔气管分泌量增加，有一定祛痰作用。

用法用量

内服：煎汤，15～25克；或捣汁。外用：捣敷。

方剂选用

（1）明目：车前草自然汁调朴硝末，卧时涂眼胞上，明早水洗去。

（2）治泄泻：车前草12克，铁马鞭6克，共捣烂，冲凉水服。

（3）治头面肿：车前草水煎服，大便秘者，加蜂蜜1勺。

注意事项

虚滑精气不固者禁用。

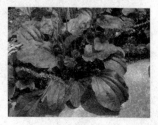

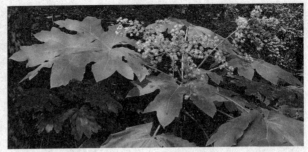

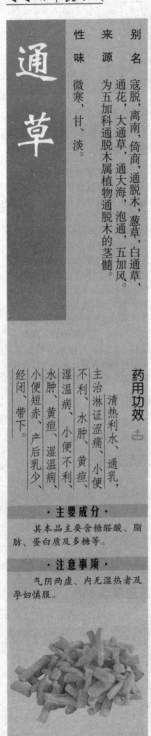

通草

别名 寇脱，离南，倚商，通脱木，葱草，通花，大通草，通大海，泡通，五加风。

来源 为五加科通脱木属植物通脱木的茎髓。

性味 微寒，甘、淡。

药用功效

清热利水、通乳，小便不利、水肿、黄疸、湿温病，小便不利、水肿、黄疸、湿温病，小便短赤、产后乳少、经闭、带下。

主治 淋证涩痛，小便

· 主要成分 ·

其本品主要含糖醛酸、脂肪、蛋白质及多糖等。

· 注意事项 ·

气阴两虚、内无湿热者及孕妇慎服。

植物形态

常绿灌木或小乔木，高1～3.5米。茎粗壮，不分枝，幼时表面密被黄色星状毛或稍具脱落的灰黄色柔毛。茎髓大，白色，纸质；树皮深棕色，略有皱裂；新枝淡棕色或淡黄棕色，有明显的叶痕和大型皮孔。叶大，互生，聚生于茎顶；叶柄粗壮，圆筒形，长30～50厘米；托叶膜质，锥形，基部与叶柄合生，有星状厚绒毛；叶片纸质或薄革质，掌状5～11裂，裂片通常为叶片全长的1/3～1/2，倒卵状长圆形或卵状长圆形，每一裂片常又有2～3个小裂片，全缘或有粗齿，上面深绿色，无毛，下面密被白色星状绒毛。伞形花序聚生成顶生或近顶生大型复圆锥花序，长达50厘米以上；萼密被星状绒毛，全缘或近全缘；花瓣4，稀5，三角状卵形，长2毫米，外面密被星状厚绒毛；雄蕊5，与花瓣同数；子房下位，2室，花柱2，离生，先端反曲。果球形，直径约4毫米，熟时紫黑色。花期为10～12月，果期翌年为1～2月。

生长特性

生于海拔数10～2800米的向阳肥厚的土壤中，或栽培于庭园中。分布于西南及江苏、浙江、安徽、福建、江西、湖北、湖南、广东、广西、陕西、台湾等地。

采集方法

本品于9～11月选择生长3年以上的植株，割取地上茎，切段，捅出髓心，理直，晒干。

药材性状

本品茎髓呈圆柱形，长20～40厘米，直径1～2.5厘米。表面白色或淡黄色，有浅纵沟纹。体轻，质松软，稍有弹性，易折断，断面平坦，显银白色光泽，中央有直径0.3～1.5厘米的空心或半透明的薄膜，纵剖面呈梯状排列，实心者（仅在细小茎髓中的某小段）少见。无臭，无味。

药理作用

本品有利尿及促进乳汁分泌的作用。

用法用量

内服：煎汤，2～5克。

方剂选用

（1）治气热淋疾、小便数急痛、小腹虚满：通草煎汤，并葱食之。

（2）治热气淋涩、小便赤如红花汁者：通草150克、葵子1000克、滑石200克（碎）、石韦100克，上药均切碎，以水6升煎取2升，去渣，温时3次服完。忌食五腥、热面、炙物。

（3）治膀胱积热尿闭：通草9克，车前草9克，龙胆草9克，瞿麦9克，水煎服。

（4）治急性肾炎：通草6克，茯苓皮12克，大腹皮9克，水煎服。

瞿麦

别名

巨句麦，大兰，山瞿麦，瞿麦穗，南天竺草，麦句姜，剪绒花。

来源

为石竹科石竹属植物瞿麦或石竹的地上部分。

性味

寒，苦。

药用功效

利小便，清热、活血通经，主治小便不通、热淋、血淋、石淋、闭经、目赤肿痛、痈肿疮毒、湿疮瘙痒。

·主要成分·

其主要含有多种黄酮化合物，经水解后得到异红草素、石竹皂苷元、生物碱、磷酸、维生素A类物质等。

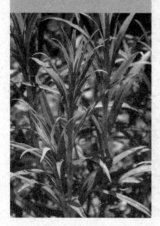

植物形态

①瞿麦：多年生草本，高达1米。茎丛生，直立，无毛，上部2歧分枝，节明显。叶互生，线形或线状披针形，先端渐尖，基部成短鞘状包茎，全缘，两面均无毛。花单生或数朵集成稀疏式分枝的圆锥花序；花梗长达4厘米；花萼圆筒形，长达4厘米，先端5裂，裂片披针形，边缘膜质，有细毛；花瓣先端深裂成细线条，基部有须毛；雄蕊10个；子房上位，1室，花柱2，细长。蒴果长圆形，包在宿存的萼内。②石竹：外形与上种相似，主要区别为苞片卵形，叶状，开张，长为萼筒的1/2，先端尾状渐尖；萼筒长2～2.5厘米，裂片阔披针形；花瓣通常紫红色，先端浅裂成锯齿状。花期为4～6月，果期为6～8月。

生长特性

生于山坡或林下。全国大部分地区有分布。

采集方法

本品于夏秋季花未开放前采收。栽培者每年可割取2～3次。割取全株，除去杂草、泥土，晒干。

药材性状

本品为植物瞿麦的干燥全草，茎直立，淡绿至黄绿色，光滑无毛，节部稍膨大。叶多数完整，对生，线形或线状披针形。花有淡黄色膜质的宿萼，萼筒长约为全花的3/4；萼下小苞片淡黄色，约为萼筒的1/4。有时可见到蒴果，长圆形，外表皱缩，顶端开裂，种子褐色、扁平。茎中空，质脆易断。

药理作用

本品煎剂有利尿作用，能增加尿中氯化钠的排出；还有兴奋肠管与子宫平滑肌、抑制

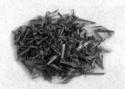

心脏、降低血压、杀死血吸虫等作用。此外，对金黄色葡萄球菌、大肠杆菌、伤寒杆菌、福氏痢疾杆菌、绿脓杆菌均有抑制作用。

用法用量

内服：煎汤，3～10克；入丸、散。外用：煎汤洗或研末调敷。

方剂选用

（1）治大人、小儿心经邪热，一切蕴毒，咽干口燥，大渴引饮，心忪面热，烦躁不宁，目赤睛疼，唇焦鼻衄，口舌生疮，咽喉肿痛；又治小便赤涩、癃闭不通及热淋、血淋：车前子、瞿麦、萹蓄、滑石、山栀子仁、甘草（炙）、木通、大黄（面裹煨，去面，切，焙）各500克。上药均研为散，每次取10克，加水200毫升，加入灯芯做药引，煎至七分，去渣，饭后、晚睡前温服。小儿酌量减少。

（2）治小便不利，有水气，其人苦渴：栝楼根100克，茯苓150克，薯蓣150克，附子1枚（炮），瞿麦50克。上5味药均研为末，加蜂蜜做成梧桐子大小的丸，每次饮服3丸，日服3次，无效则每次增至7～8丸，以小便利，腹中温为度。

（3）治下焦结热，小便黄赤，淋闭疼痛，或有血出，及大小便俱出血者：山栀子25克（去皮，炒），瞿麦50克，甘草1.5克（炙），上药均研为末，每次取25～35克，加水1碗，放入连须葱根7个，灯芯50茎，生姜5～7片，同煎至七分，时时温服。

注意事项

下焦虚寒、小便不利以及妊娠、新产者禁服。

萹蓄

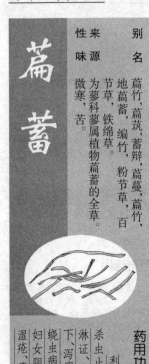

别名

萹蓄，萹苋，蓄辩，萹蔓，萹竹，地萹蓄，编竹，铁绵草，粉节草，百节草，

来源

为蓼科蓼属植物萹蓄的全草。

性味

微寒，苦。

药用功效

利水通淋、杀虫止痒，主治淋证、黄疸、带下、泻痢、蛔虫病、钩虫病、蛲虫病、妇女阴蚀、湿疮、疮癣、痔疾。

·主要成分·

其本品主要含萹蓄苷、槲皮苷、绿原酸、蒽醌类、黄酮类、生物碱类、挥发油等。

·方剂选用·

（1）治尿道炎、膀胱炎：鲜萹蓄60克，鲜车前草30克，捣烂绞汁，分两次服。

（2）治尿路结石：萹蓄、活血丹（金钱草）各15克，水煎服；萹蓄、海金沙藤、车前草各30克，水煎服。

（3）治乳糜尿：鲜萹蓄30～60克，加鸡蛋1～2个，生姜适量，水煎，吃蛋喝汤。

（4）治黄疸：鲜萹蓄30～60克，黄砚250克，水煎，当茶饮。

（5）治白带：鲜萹蓄90克，细叶艾根45克，粳米90克，白糖30克，先将粳米煮取米汤，再入各药，煎汁，去渣，加白糖。空腹服，每日1剂。

植物形态

1年生或多年生草本，高10～50厘米。全株被白色粉霜。茎平卧，基部分枝甚多，绿色，具明显的节及纵沟纹，无毛，基部圆柱形，幼枝上微有棱角。叶互生；叶柄短，长2～3毫米，亦有近于无柄者；叶片披针形至椭圆形，长5～16毫米，宽1.5～5毫米，先端钝或尖，基部楔形，全缘，绿色，两面无毛；托鞘膜质，抱茎，下部绿色，上部透明无色，具明显脉纹，其上之多数平行脉常伸出成丝状裂片。花6～10朵簇生于叶腋；花梗短；苞片及小苞片均为白色透明膜质；花被绿色，5深裂，具白色边缘，结果后，边缘变为粉红色；雄蕊8枚，花丝短；子房长方形，花柱短，柱头3枚。瘦果包围于宿存花被内，仅顶端小部分外露，卵形，具3棱，长2～3毫米，黑褐色，具细纹及小点。花期为4～8月，果期为6～9月。

生长特性

对气候的适应性强，寒冷山区或温暖坪坝都能生长。土壤以排水良好的砂质土壤较好。生长于山坡、田野、路旁等处，全国各地均有分布。

采集方法

本品于在播种当年的7～8月生长旺盛时采收，齐地割取全株，晒干或鲜用。

药材性状

本品茎呈圆柱形而略扁，有分枝，长15～40厘米，直径0.2～0.3厘米。表面灰绿色或棕红色，有细密微突起的纵纹；节部稍膨大，有浅棕色膜质的托叶鞘，节间长约3厘米；质硬，易折断，断面髓部白色。叶互生，近无柄或具短柄，叶片多脱落或皱缩、破碎，完整者展平后呈披针形，全缘，两面均呈棕绿色或灰绿色。无臭，味微苦。

药理作用

本品煎剂有显著利尿作用，水及醇提取物静脉注射有降压作用，萹蓄苷有利胆作用，此外还有抗菌、止血、兴奋子宫作用。

用法用量

内服：煎汤，10～15克；入丸、散；杀虫单用30～60克，鲜品捣汁饮50～100克。外用：捣烂敷或煎水洗。

注意事项

脾胃虚弱及阴虚患者慎服。

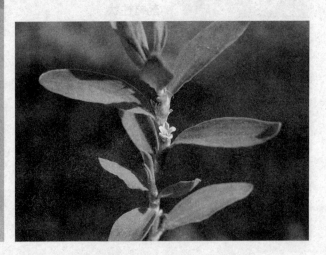

地肤子

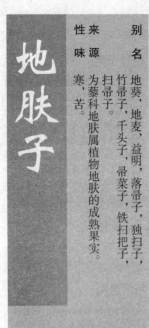

别名

地葵，地麦，落帚子，竹帚子，地麦，益明，千头子，帚菜子，铁扫把子，扫帚子。

来源

为藜科地肤属植物地肤的成熟果实。

性味

寒，苦。

药用功效

清热利湿、祛风止痒，主治小便不利、淋浊、带下、血痢、风疹、湿疹、疥癣、皮肤瘙痒、疮毒。

·主要成分·

其本品主要含三萜皂苷、黄酮类化合物、脂肪油、维生素A类物质等。

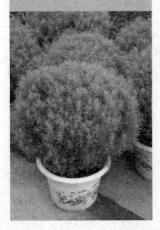

植物形态

1年生草本，高0.5～1.5厘米。茎直立，多分枝，秋天常变为红紫色，幼时具白色柔毛，后变光滑。单叶互生，稠密；几无柄，叶片狭长圆形或长圆状披针形，长1～7厘米，宽0.1～0.7厘米，先端渐尖，基部楔形，全缘，无毛或具短柔毛；幼叶边缘有白色长柔毛，其后逐渐脱落。花小，杂性，黄绿色，无梗，1朵或数朵生于叶腋；花被基部连合，先端5裂，裂片三角形，向内弯曲，包被子房，中肋突起，在花被背部弯曲处有一绿色突起物，果时发达为横生的翅；雄蕊5，与花被裂片对生，伸出花外；子房上位，扁圆形，花柱短，柱头2，线形。胞果扁球形，基部有5枚带翅的宿存花被。种子1枚，棕色。花期为7～9月，果期为9～10月。

生长特性

生长于山野荒地、田野、路旁，栽培于庭园。分布于黑龙江、吉林、辽宁、河北、山东、山西、陕西、河南、安徽、江苏、甘肃等地。

采集方法

本品于8～10月割取全草，晒干，打下果实，备用。

药材性状

本品胞果呈扁球状五角星形，直径1～3毫米，外被宿存花被。表面灰绿色或淡棕色，周围具三角形膜质小翅5枚，背面中心有微突起的点状果梗痕及放射状脉纹5～10条，剥离花被，可见膜质果皮，半透明。种子扁卵形，长约1毫米，黑色。无臭，味微苦。

药理作用

本品水浸剂（1：3）对多种皮肤真菌均有不同程度的抑制作用。地肤子煎剂有利尿、抑制单核吞噬系统功能、抗炎的作用。

用法用量

内服：煎汤，6～15克；入丸、散。外用：煎水洗。

方剂选用

（1）治下焦结热，致患淋证，小便赤黄不利，数起出少，茎痛或血出：地肤子150克，知母、黄芩、猪苓、瞿麦、枳实、升麻、通草、葵子、海藻各100克，以水10升煮取3升，温时分3次服完。大小便皆闭者加大黄150克。

（2）治肾炎水肿：地肤子10克，浮萍8克，木贼草6克，桑白皮10克，水煎去渣，每日3次分服。

（3）治阳虚气弱、小便不利：野台参20克，威灵仙2.5克，寸麦冬30克（带心），地肤子5克，煎服。

（4）治阴虚血亏、小便不利：怀熟地50克，生龟板25克（捣碎），生杭芍25克，地肤子5克，煎服。

（5）治久血痢，日夜不止：地肤子50克，地榆1.5克（锉），黄芩1.5克，上药均捣细，不计时候，每次以粥饮调下10克。

注意事项

内无湿热、小便过多者忌服。反螵蛸。

特别附注

地肤子的嫩茎叶地肤苗亦供药用，有清热解毒、利尿通淋的功效，主治赤白痢、泄泻、小便淋痛、痹证、小儿疳积、目赤涩痛、雀盲、皮肤风热赤肿、恶疮疥癣。

石楠

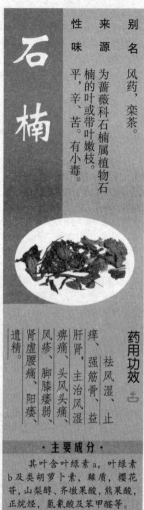

别名 风药，栾茶。

来源 为蔷薇科石楠属植物石楠的叶或带叶嫩枝。

性味 平，辛，苦。有小毒。

药用功效 祛风湿、止痒、强筋骨、益肝肾，主治风湿痹痛、头风头痛、风疹、脚膝痿弱、肾虚腰痛、阳痿、遗精。

·主要成分·

其叶含叶绿素a，叶绿素b及类胡萝卜素，鞣质、樱花苷、山梨醇、齐墩果酸、熊果酸、正烷烃、氢氰酸及苯甲醛等。

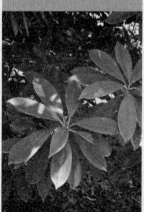

植物形态

常绿灌木或小乔木，高4～6米，有时可达12米。小枝褐灰色，无毛。叶互生；叶柄粗壮，长2～4厘米，老时无毛；叶片革质，长椭圆形、长倒卵形、倒卵状椭圆形，长8～22厘米，宽2.5～6.5厘米，基部宽楔形或圆形，边缘疏生有腺细锯齿，近基部全缘，幼时自中脉至叶柄有绒毛，后脱落，两面无毛；叶柄长2～4厘米。复伞房花序多而密；花序梗和花柄无皮孔；花白色，直径6～8毫米；花瓣近圆形，内面近基部无毛；子房顶端有毛，花柱2～3裂。梨果近球形，直径约5毫米，红色，后变紫褐色。花期为4～5月，果期为10月。

生长特性

生于海拔1000～2500米以下的杂木林中。各地庭院均有栽培。分布于华东、中南及四川、贵州、云南、陕西、甘肃、台湾等地。

采集方法

本品于7～11月采收，晒干。

药材性状

本品茎呈圆柱形，直径0.4～0.8厘米，有分枝；表面暗灰棕色，有纵皱纹，皮孔呈细点状；质坚脆，易折断，断面皮部薄，暗棕色，木部黄白色，裂片状。叶互生，具柄，长1～4厘米，上面有一纵槽；叶片长椭圆形或倒卵状椭圆形，长8～15厘米，宽2～6厘米；先端尖或突尖，基部近圆形或楔形，边缘具细密的锯齿，齿端棕色，但在幼时及萌芽枝上的叶缘具芒状锯齿；上面棕色或棕绿色，无毛，羽状脉，中脉凹入。下面中脉明显突出。

叶片革质而脆。气微，茎微苦，叶微涩。

药理作用

①对心血管的作用：煎剂对离体蛙心、煎剂经淋巴囊给药对在体蛙心或煎剂静脉注射对在体兔心均有兴奋作用。叶乙醇浸出液能抑制离体蛙心、收缩离体兔耳血管、降低麻醉犬血压。②其他作用：叶浸剂在试管内可杀死日本血吸虫尾蚴，也能杀灭丁螺。

用法用量

内服：煎汤，3～10克；入丸、散。外用：研末撒或吹鼻。

方剂选用

（1）治头风头痛：石楠叶、川芎、白芷各4.5克，水煎服。

（2）治小儿风瘙瘾疹，皮肤瘙痒：石楠叶100克，川椒25克，以水300毫升，煎至五分，去渣，入消石末25克，白矾末25克，搅匀，以绵浸涂肿处，干即再涂。

（3）治鼠瘘：石楠、生地黄、茯苓、黄连、雌黄各100克，研为末，敷疮上，每日两次。

（4）治咳嗽痰喘：石楠叶研末，装烟斗内点燃当烟吸。

注意事项

阴虚火旺者忌服。反小蓟。

特别附注

本植物的根或根皮（石楠根）、果实（石楠实）亦供药用。石楠根有祛风湿、舒筋通络的功效，主治类风湿关节炎、风湿性关节痛、乳腺炎。石楠实有祛风湿、消积聚的功效，主治风痹、积聚。

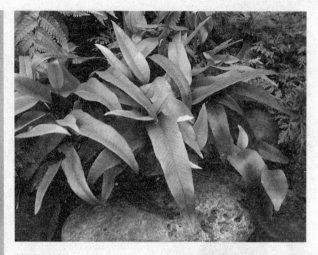

石韦

别名

石皮，石苇，金星草，石兰，生扯拢，石剑，虹霓剑草，金汤匙，肺心草。

来源

为水龙骨科石韦属植物庐山石韦的全草。

性味

寒，苦、甘。

药用功效

利水通淋、清肺化痰、凉血止血，主治淋证，水肿、小便不利，痰热咳喘、咯血、吐血、衄血、崩漏及外伤出血。

· 主要成分 ·

其本品主要含杠果苷、异杠果苷、绿原酸、蒽酚类、黄酮类、β—谷甾醇等。

· 注意事项 ·

阴虚及无湿热者忌服。

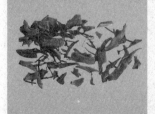

植物形态

植株高 20～60 厘米。根状茎横生，密被披针形鳞片，边缘有锯齿。叶簇生；叶柄粗壮，长 10～30 厘米，以关节着生于根状茎上；叶片坚革质，阔披针形，长 20～40 厘米，宽 3～5 厘米，向顶部渐狭，锐尖头，基部稍变宽，为不等圆耳形或心形，不下延；侧脉两面略下凹。孢子囊群小，在侧脉间排成多行；无囊群盖。

生长特性

生于海拔 500～2200 米的林中树干或石上，分布于西南及浙江、安徽、福建、江西、湖北、湖南、广东、广西、台湾。

采集方法

本品于 8～11 月采收，晒干。

药材性状

本品叶片略皱缩，展平后呈披针形，长 10～25 厘米，宽 3～5 厘米。先端渐尖，基部耳状偏斜，全缘，边缘常向内卷曲；上表面黄绿色或灰绿色，散布有黑色圆形小凹点；下表面密生红棕色星状毛，有的侧脉间布满棕色圆点状的孢子囊群。叶柄具四棱，长 10～20 厘米，直径 1.5～3 毫米，略扭曲，有纵槽。叶片革质。气微，味微涩苦。

药理作用

本品煎剂有一定利尿作用。所含异杠果苷有镇咳祛痰作用；杠果苷有抑菌和抗单纯疱疹病毒作用；绿原酸有兴奋中枢神经系统作用。石韦对放疗和化疗引起的白细胞下降有升高作用。

用法用量

内服：煎汤，9～15 克；研末入散剂。外用：研末涂敷。

方剂选用

（1）治热淋、小便不利：石韦、车前子各等份，研为粗末，每次取 25 克，煎水，去渣温服。

（2）治血淋：石韦、当归、蒲黄、芍药各等份，研为末，酒下。

（3）治咳嗽：石韦（去毛）、槟榔（锉）各等份，研为细散，每次以生姜汤调下 10 克。

（4）治崩漏、崩中血凝经：取适量石韦，研为末，每次取 15 克，以酒调服。

（5）治发背：在二月和七月时采石韦叶，阴干研为末，以冷酒调服。

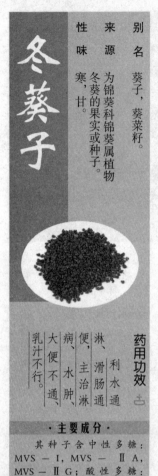

冬葵子

别名

葵子，葵菜籽。

来源

为锦葵科锦葵属植物冬葵的果实或种子。

性味

寒，甘。

药用功效

利水通淋、滑肠通便，主治淋病、水肿、大便不通、乳汁不行。

·主要成分·

其种子含中性多糖：MVS—Ⅰ，MVS—ⅡA，MVS—ⅡG；酸性多糖：MVS—ⅢA，MVS—ⅣA，MVS—Ⅵ及肽聚糖：MVS—Ⅴ。

植物形态

2年生草本，高 40～90 厘米。茎直立，圆柱形，多分枝，被星状长毛或近无毛。叶互生，叶柄长 2～7 厘米；托叶被星状柔毛；叶肾形或近圆形，掌状 5～7 浅裂，长 5～7 厘米，裂片卵状三角形，基部心形，边缘有钝牙齿，两面疏被糙伏毛或近无毛，掌状脉 5～7 条。花小，常簇生于叶腋；小苞片 3，被细毛；花萼杯状，萼齿 5，广三角形，副萼 3 裂；花瓣 5，倒卵形，淡红色或白色，先端凹入；雄蕊多数，合生成花丝管；子房 10～12 室，每室有 1 胚珠。蒴果扁球形，生于宿萼内，由 10～12 心皮组成，成熟时心皮彼此分离，并与中轴脱离形成分果，淡棕色。种子小，近肾形，黑色。花期为 4～5 月，果期为 7 月。

生长特性

生于平原旷地、村落附近、路旁、田埂、山脚或山坡向阳较湿润处，分布于全国各地。

采集方法

本品为 7～11 月采收，晒干。

药材性状

本品果实呈扁球状盘形，直径 4～7 毫米。外被膜质宿萼，宿萼钟状，黄绿色或黄棕色，有的微带紫色，先端 5 齿裂，裂片内卷，其外有条状披针形的小苞片 3 片。果梗细短。果实由分果瓣 10～12 枚组成，在圆锥形中轴周围排成 1 轮，分果类扁圆形，直径 1.4～2.5 毫米。表面黄白色或黄棕色，具隆起的环向细脉纹。种子肾形，棕黄色或黑褐色。气微，味涩。

药理作用

体外实验有抑制肿瘤细胞生长的作用。

用法用量

内服：煎汤，6～15 克；入散剂。

方剂选用

（1）治妊娠有水气、身重、小便不利、洒淅恶寒、起即头眩：冬葵子 500 克，茯苓 150 克，均杵为散，每次饮服约 5～6 克，每日服 3 次，小便利则愈。

（2）治大便不通十日至一月：冬葵子末、人乳汁各等份，和服。

（3）治胎死腹中，若母病欲下：牛膝 150 克，冬葵子 1000 克，上 2 味以水 7 升煮取 3 升，分 3 次服完。

（4）治血痢、产痢：冬葵子研为末，每次取 10 克，加入腊茶 5 克，以开水调服，日服 3 次。

注意事项

气虚下陷、脾虚肠滑者忌服。

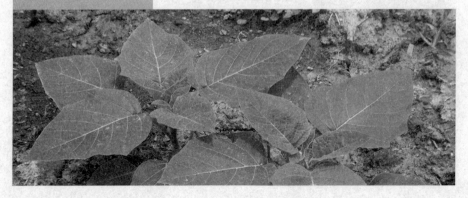

酢浆草

别名

酸箕，三叶酸草，酸母草，鸠酸草，酸浆，赤孙施，酸咻咻，田字草，酸浆草，酸母草，酸饺草，小酸苗，酸草，三叶酸，三角酸，雀儿酸。

来源

为酢浆草科酢浆草属植物酢浆草的全草。

性味

寒，酸。

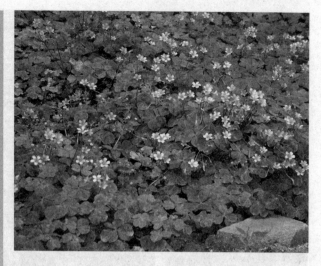

植物形态

多年生草本。根茎长，茎匍匐或斜生，褐色，多分枝，被柔毛。托叶明显；小叶3片，倒心形，上面无毛，叶背疏生平伏毛，脉上毛较密，边缘具贴伏缘毛。花单生或数朵组成腋生伞形花序；花黄色，萼片长卵状披针形，先端钝；花瓣5，倒卵形；雄蕊10，5长5短，花丝基部合生成筒；花柱5。蒴果近圆柱形，略具5棱，有喙，熟时弹裂；种子深褐色，近卵形而扁，有纵槽纹。花期为5～8月，果期为6～9月。

生长特性

生于荒地、田野、道旁，分布于全国大部分地区。

采集方法

本品于7～9月采收，鲜用或晒干。

药材性状

本品为段片状。茎、枝被疏长毛。叶纸质，皱缩或破碎，棕绿色。花黄色，萼片、花瓣均5枚。蒴果近圆柱形，有5条棱，被柔毛，种子小，扁卵形，褐色。具酸气。味咸而酸涩。

药理作用

抗菌作用：酢浆草煎剂在平板挖沟法中对金黄色葡萄球菌、福氏痢疾杆菌、伤寒杆菌、铜绿假单胞菌、大肠杆菌均有抑制作用。

用法用量

内服：煎汤，干品9～15克，鲜品30～60克；研末或鲜品绞汁饮。外用：煎水洗、捣烂敷、捣汁涂或煎水漱口。

方剂选用

（1）治急性腹泻：酢浆草（鲜）60克，洗净，取冷开水半碗，擂汁，1次服。

（2）治痢疾：酢浆草研末，每服15克，开水送服。

（3）治湿热发黄：酢浆草15克，土大黄15克，泡开水当茶喝。

（4）治小便赤涩疼痛：采嫩的酢浆草，洗净绞汁，每次取0.5升，以酒75～150毫升和匀，空腹服，未通再服。

（5）治妇人赤白带下：酢浆草阴干为末，空腹以酒调下15克。

药用功效 ☩

清热利湿，凉血散瘀、解毒消肿，主治湿热泄泻、痢疾、黄疸、淋证、带下、吐血、衄血、尿血、月经不调、跌打损伤、咽喉肿痛、痈肿疔疮、丹毒、湿疹、疥癣、痔疮、麻疹、烫火伤、蛇虫咬伤。

· 主要成分 ·

其茎叶含多量草酸盐。另有谓叶含柠檬酸及大量酒石酸，茎含苹果酸。全草含大量酒石酸，少量枸橼酸、苹果酸及草酸盐。

· 注意事项 ·

孕妇及体虚者慎用。

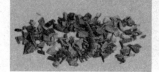

灯芯草

别名

虎须草，赤须，灯芯，铁灯芯，虎酒草，曲屎草，秧草，碧玉草，灯草，灯草。

来源

为灯芯草科灯芯草属植物灯芯草的茎髓或全草。

性味

微寒，甘，淡。

药用功效

清心、降火、利尿通淋、水肿，主治热淋、水肿、小便不利、湿热黄疸、心烦不寐、喉痹、小儿夜啼、口舌生疮。

·主要成分·

其本品主要含纤维、脂肪油、蛋白质等。尚含有多聚糖。

·方剂选用·

（1）治五淋癃闭：灯芯草50克，麦门冬、甘草各25克，煎浓汁饮。

（2）治热淋：鲜灯芯草、车前草、凤尾草各50克，用淘米水煎服。

（3）治黄疸：灯芯草、天胡荽各50克，水煎，加少许甜酒调服。

（4）治失眠、心烦：灯芯草18克，煎汤代茶常服。

（5）治小儿夜啼：将灯芯草烧成灰，涂于乳上，给小儿吃。

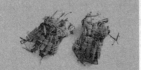

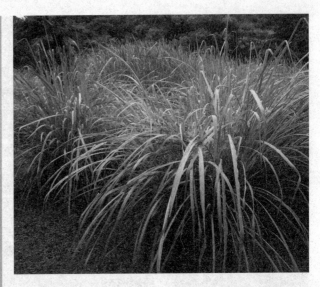

植物形态

多年生草本，高40～100厘米。根茎横走，密生须根。茎簇生，直立，细柱形，直径1.5～4毫米，内充满乳白色髓，占茎的大部分。叶鞘红褐色或淡黄色，长者达15厘米；叶片退化呈刺芒状。花序假侧生，聚伞状，多花，密集或疏散；与茎贯连的苞片长5～20厘米；花淡绿色，具短柄；花被片6，条状披针形，排列为2轮，外轮稍长，边缘膜质，背面被柔毛；雄蕊3或极少为6，长约为花被的2/3，花药稍短于花丝；雌蕊1，子房上位，3室，花柱很短，柱头3。蒴果长圆状，先端钝或微凹，内有3个完整的隔膜。种子多数，卵状长圆形，褐色。花期为6～7月，果期为7～10月。

生长特性

生于水旁、田边等潮湿处，分布于长江下游及福建、四川、贵州、陕西等地。江苏苏州及四川有栽培。

采集方法

本品于9～10月采割下茎秆，顺茎划开皮部，剥出髓心，捆把晒干。8～10月采割全草，晒干。

药材性状

本品呈细圆柱形，长达90厘米，直径1～3毫米，表面白色或淡黄白色。置放大镜下观察，有隆起的细纵纹及海绵样的细小孔隙，微有光泽。质轻柔软，有弹性，易拉断，断面不平坦，白色。无臭无味。

药理作用

本品提取物在试管内对人癌细胞有抑制作用。

用法用量

内服：煎汤，1～3克，鲜品15～30克；入丸、散。治心烦不眠，朱砂拌用。外用：适量，烧存性研末撒或用鲜品捣烂敷，扎把外擦。

注意事项

下焦虚寒、小便失禁者禁服。

特别附注

灯芯草的根及根茎（灯芯草根）亦供药用，有利水通淋、清心安神的功效，主治淋病、小便不利、湿热黄疸、心悸不安。

第七章 温里类

凡能温里祛寒、治疗里寒证的药物，称为温里药，又称祛寒药。

本类药物多味辛而性温热，因其辛散温通、偏走脏腑而能温里散寒、温经止痛，个别药物还能助阳、回阳，故可用于治疗里寒证。即《内经》所谓"寒者热之"、《本经》所谓"疗寒以热药"之意。

本类药物因其主要归经之不同而具有多种效用。其主入脾胃经者，能温中散寒止痛，可用于治疗脾胃受寒或脾胃虚寒证，症见脘腹冷痛、呕吐泻痢、舌淡苔白等；其主入肺经者，能温肺化饮而治肺寒痰饮证，症见痰鸣喘咳、痰白清稀、舌淡苔白滑等；其主入肝经者，能温肝散寒止痛而治肝经受寒少腹痛、寒疝作痛或厥阴头痛等；其主入肾经者，能温肾助阳而治肾阳不足证，症见阳痿宫冷、腰膝冷痛、夜尿频多、滑精遗尿等；其主入心、肾两经者，能温阳通脉而治心肾阳虚证，症见心悸怔忡、畏寒肢冷、小便不利、肢体浮肿等，或能回阳救逆而治亡阳厥逆证，症见畏寒倦卧、汗出神疲、四肢厥逆、脉微欲绝等。

使用本类药物应根据不同症候作适当配伍。外寒内侵、表邪未解者，须配辛温解表药用；寒凝经脉、气滞血瘀者，须配理气活血药用；寒湿内阻者，宜配芳香化湿或温燥去湿药用；脾肾阳虚者，宜配温补脾肾药用；气虚欲脱者，宜配大补元气药用。

本类药物性多辛热燥烈，易耗阴助火，凡属实热证、阴虚火旺、津血亏虚者忌用；孕妇及气候炎热时慎用。

附子

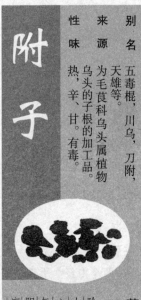

别名

五毒棍，川乌，刀附，天雄等。

来源

为毛茛科乌头属植物乌头的子根的加工品。

性味

热，辛，甘。有毒。

药用功效

回阳救逆，散寒除湿，主治阴盛格阳，大汗亡阳，吐泻厥逆，脚气水肿、风寒湿痹，心腹冷痛、冷痢，阴疽疮漏及一切沉寒痼冷之疾。

·主要成分·

其附子含乌头碱、中乌头碱、次乌头碱、塔拉乌头胺和乌胺即是消旋去甲基衡州乌药碱、棍掌碱氯化物、异飞燕草碱、苯甲酰中乌头碱、新乌宁碱、附子宁碱、北乌头碱、多根乌头碱、去氧乌头碱、附子亭碱、准噶尔乌头碱、尿嘧啶、江油乌头碱、新江油乌头碱、去甲猪毛菜碱等。

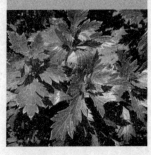

植物形态

多年生草本，高 60～150 厘米。块根倒圆锥形，长 2～4 厘米，直径 1～1.6 厘米，栽培品的侧根甚肥大，直径达 5 厘米，外皮黑褐色。叶互生；茎下部叶在开花时枯萎，中部叶叶柄长 1～2.5 厘米；叶片五角形，长 6～11 厘米，宽 9～15 厘米，基部浅心形，3 裂几达基部。中央全裂片宽菱形、倒卵状菱形或菱形，先端急尖或短渐尖，近羽状分裂，二回羽裂片 2 对，斜三角形，具 1～3 枚牙齿；侧全裂片不等 2 深裂，各裂片边缘有粗齿或缺刻，革质或纸质。总状花序顶生，长 6～25 厘米；花序轴及花梗被反曲而紧贴的短柔毛；下部苞片 3 裂，上部苞片披针形；花梗长 1.5～5.5 厘米；小苞片生花梗中下部；花两性，两侧对称；萼片 5，花瓣状，上萼片高盔形，下缘稍凹，喙不明显，侧萼片蓝紫色，外面被短柔毛；花瓣 2，瓣片长约 1.1 厘米，唇长约 6 毫米，微凹，距长 1～2.5 毫米，通常拳卷，无毛；雄蕊多数；心皮 3～5。蓇葖果。种子多数，三棱形。花期为 8～9 月，果期为 9～10 月。

生长特性

生于山地草坡或灌木丛中。喜温暖湿润气候。在土层深厚、疏松、肥沃、排水良好的沙壤上栽培。主要栽培于四川、陕西。野生种分布于辽宁、河南、山东、陕西等地。

采集方法

本品于 6 月下旬至 8 月上旬挖出全株，摘取子根，即泥附子，须立即加工。选择个大、均匀的泥附子，洗净，浸入食用胆巴的水溶液中，过夜，再加食盐，继续浸泡，每日取出晒晾，并逐渐延长晒晾时间，直到表面出现大量结晶盐粒、质地变硬为止，习称"盐附子"。

药材性状

本品盐附子：呈圆锥形，长 4～7 厘米，直径 3～5 厘米。表面灰黑色，被盐霜，顶端有凹陷的芽痕，周围有瘤状突起的支根或支根痕。体重。横切面灰褐色，可见充满盐霜的小空隙及多角形的形成层环纹，环纹内侧筋脉排列不整齐。气微，味咸而麻，刺舌。

药理作用

本品水煎剂有抗休克、抗凝、抗血栓形成、抗炎、抗溃疡作用。附子注射液可提高体液免疫功能、细胞免疫功能及血清补体的含量，对垂体、肾上腺皮质系统有兴奋作用。附子所含消旋去甲基乌药碱有明显的强心、扩张血管、抗心肌缺血、抗缓慢型心律失常作用；乌头碱与乌头原碱有镇痛、镇静、局麻作用。

用法用量

内服：煎汤，3～9 克，回阳救逆可用 18～30 克；入丸、散。外用：研末调敷，或切成薄片盖在患处或穴位上，用艾炷灸之。内服宜制用，宜久煎；外用多用生品。

方剂选用

（1）治吐利汗出、发热恶寒、四肢拘急、手足厥冷：甘草 100 克（炙），干姜 75 克，附子 1 枚（生用，去皮，破 8 片），以水 3 升煮取 1.2 升，去滓，温时两次服用。身体强壮的人可用大附子 1 枚、干姜 150 克。

（2）治阴毒伤寒、面青、四肢厥逆、腹痛身冷：大附子 3 枚（炮制，去皮、脐），研为末，每次服 15 克，以姜汁、冷酒各 100 毫升调服，良久脐下如火暖为度。

注意事项

阴虚阳盛、真热假寒者及孕妇均禁服。服药时不宜饮酒，不宜以白酒为引。

肉桂

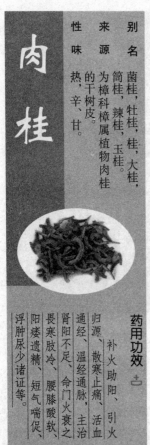

别名

菌桂，牡桂，桂，大桂，筒桂，辣桂，玉桂。

来源

为樟科樟属植物肉桂的干树皮。

性味

热，辛，甘。

药用功效

补火助阳、引火归源、散寒止痛、活血通经、温经通脉，主治阳痿遗精、腰膝酸软、肾阳不足、命门火衰之畏寒肢冷、短气喘促、浮肿尿少诸证等。

· 主要成分 ·

其本品主要含挥发油（即桂皮油），油中主要化学成分为桂皮醛，其他化学成分包括肉桂醇、肉桂醇醋酸酯、肉桂酸、醋酸苯丙酯、桂皮苷、阿拉伯木聚糖等。本品尚含黏液、鞣质等。

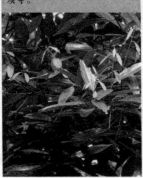

植物形态

常绿乔木，高 12～17 米，芳香，树皮灰褐色。叶互生或近对生；叶柄长 1.2～2 厘米，被黄色短绒毛；叶片长椭圆形，或近披针形，长 8～34 厘米，宽 4～9.5 厘米，先端尖或短渐尖，基部楔形，边缘内卷，上面绿色，有光泽，无毛，下面淡绿色，疏被黄色短绒毛，离基三出脉，横脉波状，近平行，革质。圆锥花序腋生或近顶生，长 8～16 厘米，被黄色绒毛，花序分枝末端具 3 朵花作聚伞状排列。花两性，长约 4.5 毫米，白色；花梗长 3～6 毫米，被黄褐色短绒毛；花被简倒锥形，花被裂片卵状，先端钝或锐尖；能育雄蕊 9，花丝被柔毛，第一、第二轮雄蕊长 2.5 毫米，花药卵状长圆形，4 室，上 2 室较小，内向瓣裂，第三轮雄蕊长约 2.7 毫米，花药卵状长圆形，4 室，上 2 室较小，外侧向瓣裂，下 2 室外向瓣裂；退化雄蕊 3，箭头状，连柄长约 2 毫米，柄被柔毛；子房卵球形，长约 1.7 毫米，无毛，花柱与子房等长，柱头小，不明显。花期为 6～8 月，果期为 10～12 月。

生长特性

生于常绿阔叶林中，多为栽培。在福建、广东、广西、海南、云南、台湾等地的热带及亚热带地区均有栽培，其中尤以广西栽培为多，大多为人工纯林。

采集方法

本品于当树龄 10 年以上，韧皮部已积成油层时可采割，春秋季节均可剥皮，以秋季 8～9 月采剥的品质为优。

药材性状

本品呈槽状（企边桂）或卷筒状（油筒桂），长 30～40 厘米，宽或直径 3～10 厘米，厚 0.2～0.8 厘米。外表面灰棕色，稍粗糙，有不规则的细皱纹及横向突起的皮孔，有的可见灰白色的斑纹；内表面红棕色，略平坦，有细纵纹，划之显油痕。质硬而脆，易折断，断面不平坦，外层棕色而较粗糙，内层红棕色而油润，两层间有 1 条黄棕色的线纹。气香浓烈，味甜、辣。

药理作用

本品水煎剂对外周血管有扩张作用，还能促进血液循环、抗心肌缺血、抑制血小板聚集、抗凝血酶、保护肾上腺皮质功能。肉桂水提物和醚提物有保护胃黏膜和抗溃疡作用，能缓解胃肠痉挛疼痛。桂皮油、桂皮醛、肉桂酸钠具有镇静、镇痛、解热和抗惊厥作用。桂皮油还有强大的杀菌作用，对革兰阳性菌的作用比阴性菌好。肉桂的乙醇或乙醚浸出液对多种致病性皮肤真菌有抑制作用。此外，本品还有降血压、促进胆汁分泌的作用。

用法用量

内服：煎汤，2～5 克，不宜久煎；研末，0.5～1.5 克；入丸剂。外用：研末调敷或浸酒涂擦。

方剂选用

（1）治卒心痛，亦治久心病发作有时节者：桂心、当归各 50 克，栀子 14 枚，均捣为散，每次以酒调服 5～6 克，每日服 3～5 次。

（2）治心下牵急懊痛：肉桂 150 克，生姜 150 克，枳实 5 枚，加水 1 升，煮取 0.3 升，温时分 3 次服完。

（3）治脑头痛：肉桂（去粗皮）、荜茇、细辛（去苗叶）各等份，捣罗为散，每次取 0.5 克，先满含温水一口，即畜药于鼻中；偏头痛，随痛左右用之。

注意事项

阴虚火旺、里有实热、血热妄行出血者及孕妇均禁服。畏赤石脂。

干姜

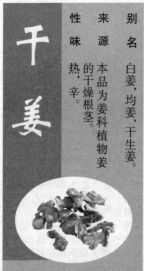

别名 白姜、均姜、干生姜。

来源 本品为姜科植物姜的干燥根茎。

性味 热，辛。

药用功效 占

温中散寒、温肺化饮，主治脘腹冷痛、呕吐、泄泻、亡阳厥逆、寒湿痹痛、寒饮喘咳。回阳通脉，温

·主要成分·

其根茎含挥发油，油中主要成分为姜醇、姜烯、没药烯、α-姜黄烯、芳樟醇、桉油素及α-龙脑。另含辛辣成分姜辣素及其分解产物姜酮，尚含多种氨基酸等。

·用法用量·

内服：煎汤，3～10克；入丸、散。外用：煎汤洗或研末调敷。

·方剂选用·

（1）治卒心痛：干姜末适量，以温酒调服，每天服用6～7次。

（2）治一切寒冷、气郁心痛、胸腹胀满：白米400克，干姜、良姜各50克，煮食。

（3）治饭后吐酸水：干姜、食茱萸各100克，研为末，筛净，每次以酒调服5～6克，每日两次，胃冷服之，立验。

·注意事项·

阴虚内热、血热妄行者忌服。孕妇慎服。

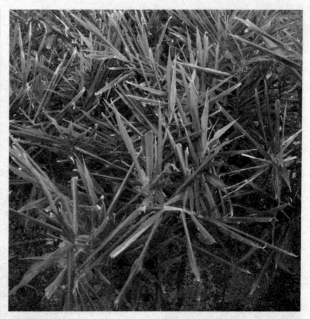

植物形态

多年生草本，高40～100厘米。根茎肉质，扁圆横走，分枝，具芳香和辛辣气味。叶互生，2列，无柄，有长鞘，抱茎；叶片线状披针形，长15～20厘米，宽约2厘米，先端渐尖，基部狭，光滑无毛；叶舌长1～3毫米，膜质。花茎自根茎抽出，长约20厘米；穗状花序椭圆形，稠密，长约5厘米，宽约2.5厘米；苞片卵圆形，长约2.5厘米，先端具硬尖，绿白色，背面边缘黄色；花萼管状，长约1厘米，具3短齿；花冠绿黄色，管长约2厘米，裂片3，披针形，略等长，唇瓣长圆状倒卵形，较花冠裂片短，稍为紫色，有黄白色斑点；雄蕊微紫色，与唇瓣等长；子房无毛，3室，花柱单生，为花药所抱持。蒴果3瓣裂，种子黑色。花期为7～8月，果期为12月至翌年1月。

生长特性

全国大部分地区有产，主产于四川、贵州等地。

采集方法

本品于冬季茎叶枯萎时挖取，去净茎叶、须根、泥沙，晒干或微火烘干。

药材性状

本品根茎呈扁平块状，具指状分枝，长3～7厘米，厚1～2厘米。表面灰棕色或浅黄棕色，粗糙，具纵皱纹及明显的环节。分枝处常有鳞叶残存，分枝顶端有茎痕或芽。质坚实，断面黄白色或灰白色，粉性或颗粒性，内皮层环纹明显，维管束及黄色油点散在。气香、特异，味辛辣。

药理作用

对大鼠胃黏膜细胞有保护作用；对肝损害有保护作用；有暂时性升血压作用；能显著抑制大鼠自发活动；能对抗中枢兴奋药致惊厥的作用。此外，还有利胆、镇痛、抗血小板凝集、抗炎、抗菌、抗原虫等作用。

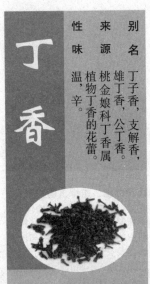

丁香

别名

丁子香，支解香，雄丁香，公丁香。

来源

桃金娘科丁香属植物丁香的花蕾。

性味

温，辛。

药用功效

温中、降逆、暖肾，主治胃寒呃逆、呕吐、反胃、脘腹冷痛、痃癖、疝气、奔豚气、癣症。

· 主要成分 ·

其花蕾含挥发油（即丁香油），油中主要含有丁香油酚、乙酰丁香油酚、β－石竹烯。此外，花蕾尚含甲基正戊基酮、水杨酸甲酯、香草醛、苯甲醛、苯甲醇等。

· 方剂选用 ·

（1）治伤寒咳噫不止及哕逆不定：丁香50克，干柿蒂50克，焙干，捣罗为散，每次服5克，煎人参汤调下，不拘时。

（2）治小儿吐逆：丁香、半夏（生用）各50克，同研为细末，加姜汁和成绿豆大小的丸，每次以姜汤调下3～20丸。

（3）治朝食暮吐：丁香15个（研末），加甘蔗汁、姜汁和成莲子大小的丸，噙咽之。

（4）治霍乱、止吐：丁香14枚，以酒煮，1次服完。用水煮之亦佳。

（5）治心痛久不止：丁香25克，桂心50克，捣罗为散，每餐饭前以热酒调下5克。

植物形态

常绿乔木，高达10米。叶对生；叶柄明显；叶片长方卵形或长方倒卵形，长5～10厘米，宽2.5～5厘米，先端渐尖或急尖，基部狭窄常下展成柄，全缘。花芳香，聚伞圆锥花序顶生，花径约6毫米；花萼肥厚，绿色后转紫色，长管状，先端4裂，裂片三角形；花冠白色，稍带淡紫，短管状，4裂；雄蕊多数，花药纵裂；子房下位，与萼管合生，花柱粗厚，柱头不明显。浆果红棕色，长方椭圆形，长1～1.6厘米，直径6～8毫米，先端宿存萼片。种子长方形。

生长特性

丁香花性喜阳光，稍耐阴，耐寒性强，抗逆性强，我国广东、广西等地有栽培。

采集方法

本品于定植后5～6年开花，花蕾开始时呈白色，渐次变绿色，最后呈鲜红色时采集，除去花梗，晒干。

药材性状

本品花蕾略呈研棒状，长1～2厘米。花冠圆球形，直径0.3～0.5厘米，花瓣4，覆瓦状抱合，棕褐色或黄褐色，花瓣内为雄蕊和花柱，搓碎后可见众多黄色细粒状的花药。萼筒圆柱状，略扁，有的稍弯曲，长0.7～1.4厘米，直径0.3～0.6厘米，红棕色或棕褐色，上部有4枚三角状的萼片，十字状分开。质坚实，富油性。气芳香浓烈，味辛辣，有麻舌感。

药理作用

本品内服能促进胃液分泌、增强消化力、减轻恶心呕吐、缓解腹部气胀；所含丁香酚有局部麻醉止痛作用；水提取物或醇提取物对猪蛔虫有麻醉和杀灭作用，对细菌及致病性真菌均有抑制作用；在体外，丁香对流感病毒PR8株有抑制作用。

用法用量

内服：煎汤，2～5克；入丸、散。外用：研末撒或调敷。

注意事项

阳热诸证及阴虚内热者禁服。

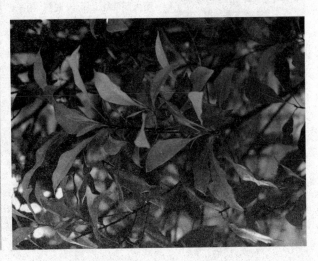

小茴香

别名
穄香，穄香子，茴香子，大茴香，茴香子，谷茴香，土茴香，香子，野

来源
伞形科茴香属植物茴香的成熟果实。

性味
温，辛。

药用功效
温肾暖肝、行气止痛、和胃，主治寒疝腹痛、睾丸偏坠、脘腹冷痛、食少吐泻、胁痛、肾虚腰痛、痛经。

·主要成分·
其果实含挥发油，包括反式茴香脑、柠檬烯、小茴香酮、爱草脑等。还含亚油酸、油酸、棕榈酸、花生酸，并含豆甾醇、谷甾醇、7-羟基香豆精，6,7-二羟基香豆素等。

植物形态

多年生草本，高 0.4 ~ 2 米。具强烈香气。茎直立，光滑无毛，灰绿色或苍白色，上部分枝开展，表面有细纵沟纹。茎生叶互生；较下部的茎生叶叶柄长 5 ~ 15 厘米，中部或上部叶的叶柄部或全部成鞘状，叶鞘边缘膜质；叶片轮廓为阔三角形，长约 30 厘米，宽约 40 厘米，四至五回羽状全裂，末回裂片丝状，长 0.5 ~ 5 厘米，宽 0.5 ~ 1 厘米。复伞形花序顶生或侧生，径 3 ~ 15 厘米，花序梗长达 25 厘米；无总苞和小总苞；伞辐 6 ~ 30；小伞形花序有花 14 ~ 30 朵，花柄纤细，不等长；花小，无萼齿；花瓣黄色，倒卵形或近倒卵形，淡黄色，中部以上向内卷曲，先端微凹；雄蕊 5；子房下位，2 室。双悬果长圆形，主棱 5 条，尖锐；每棱槽内有油管 1，合生面有油管 2，胚乳腹面近平直或微凹。花期为 5 ~ 6 月，果期为 7 ~ 9 月。

生长特性

我国各地普遍栽培。

采集方法

本品于 8 ~ 10 月果实呈黄绿色，并有淡黑色纵线时，选晴天割取地上部分，脱粒、扬净；亦可采摘成熟果实，晒干。

药材性状

本品双悬果呈圆柱形，有时略弯曲，长 4 ~ 8 毫米，直径 1.5 ~ 2.5 毫米。表面黄绿色至淡黄色，两端略尖，顶端残留有黄棕色突起的柱基，基部有时有小果柄，分果长椭圆形，背面隆起，有纵棱 5 条，接合面平坦而较宽。横切面近五边形，背面的四边约等长。气特异而芳香，味微甜、辛。

药理作用

所含挥发油能促进胃肠蠕

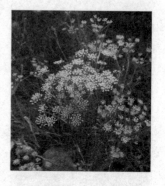

动和分泌，能排出肠内气体，有健胃作用；有祛痰镇痛作用；能抑制黄曲霉素的产生；挥发油中的茴香脑作为升白药治疗癌症及长期接触放射线、药物所致或原因不明的低白细胞症，已获得较好的疗效。

用法用量

内服：煎汤，3 ~ 6 克；入丸、散。外用：研末调敷或炒热温熨。

方剂选用

（1）治小肠气痛不可忍：杏仁 50 克，葱白（和根捣，焙干）25 克，茴香 50 克，研为末，每次服 15 克，空腹时以温胡桃酒调下。

（2）治小肠气腹痛：茴香、胡椒各等份，研为末，加酒做成如梧桐子大小的丸，每次服 50 丸，空腹时以温酒调下。

（3）治寒疝疼痛：川楝子 20 克，木香 15 克，茴香 10 克，吴茱萸 5 克（汤泡），水煎服。

（4）治肾虚腰痛、转侧不能、嗜卧疲弱：茴香（炒）研末，猪腰破开，切成薄片，不令断，层层掺药末，以水纸裹，煨熟，细嚼，酒咽。

（5）治胁下疼痛：小茴香 50 克（炒），枳壳 25 克（麸炒），研为末，每次服 10 克，以盐汤调下。

注意事项

阴虚火旺者慎服。

花椒

别名　橄，大椒，秦椒，蜀椒，南椒，点椒，巴椒，蘑薮，陆拨，汉椒。

来源　为芸香科花椒属植物花椒的果皮。

性味　温，辛。有小毒。

药用功效 古

温中止痛、杀虫止痒，除湿止泻，主治脾胃虚寒型脘腹冷痛、蛔虫腹痛、呕吐泄泻、肺寒咳喘、龋齿牙痛、阴痒带下、湿疹皮肤瘙痒。

·主要成分·

其本品主要含挥发油、生物碱、木脂素、香豆素和脂肪酸等，青花椒中含香柑内酯、伞形花内酯、青花椒碱。另含三萜、甾醇和酮苷类等。

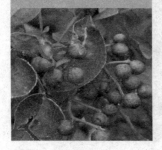

植物形态

落叶灌木或小乔木，高3~7米。具香气。茎干通常有增大的皮刺，当年生枝具短柔毛。奇数羽状复叶互生；叶轴腹面两侧有狭小的叶翼，背面散生向上弯的小皮刺；叶柄两侧常有一对扁平基部特宽的皮刺；小叶无柄；叶片5~11，卵形或卵状长圆形，长1.5~7厘米，宽1~3厘米，先端急尖或短渐尖，通常微凹，基部楔尖，边缘具钝锯齿或为波状圆锯齿，齿缝处有大而透明的腺点，上面无刺毛，下面中脉常有斜向上生的小皮刺，基部两侧被一簇锈褐色长柔毛，纸质。聚伞圆锥花序顶生，长2~6厘米，花轴密被短毛，花枝扩展；苞片细小，早落；花单性，花被片4~8，1轮，狭三角形或披针形，长1~2毫米，雄花雄蕊通常5~7；雌花心皮4~6，通常3~4，无子房柄，花柱外弯，柱头头状。成熟心皮通常2~3蓇葖果球形，红色或紫红色，密生粗大而凸出的腺点。种子卵形，直径约3.5毫米，有光泽。花期为4~6月，果期为9~10月。

生长特性

喜生于阳光充足、温暖肥沃处，也有栽培，分布于中南、西南及河北、辽宁、江苏、浙江、安徽、江西、山东、西藏、陕西、甘肃等地。

采集方法

本品于培育2~3年，9~10月果实成熟，选晴天，剪下果穗，摊开晾晒，待果实开裂，果皮与种子分开后，晒干。

药材性状

本品青花椒多为2~3个上部离生的小蓇葖果，集生于小果梗上，蓇葖果形，沿腹线缝开裂，直径3~4毫米。外表面灰绿色或暗绿色，散有多数油点及细密的网状隆起皱纹；内表面类白色，光滑。内果皮常由基部与外果皮分离。残存种子呈卵形，长3~4毫米，直径2~3毫米，表面黑色，有光泽。气香，味微甜而辛。

药理作用

有抗实验性胃溃疡的作用，并对肠平滑肌运动有双向作用；给大鼠分别灌服花椒水提取物10克/千克、20克/千克或醚提取物3.0毫升/千克，都能预防电刺激颈动脉引起的血栓形成。此外还有抗腹泻、保肝、镇痛、抗炎、局部麻醉、抑菌和杀疥螨的作用。

用法用量

内服：煎汤，3~6克；入丸、散。外用：煎水洗或含漱，也可研末调敷。

方剂选用

（1）治心胸中大寒痛、呕不能饮食、腹中寒、上冲皮起、出现有头足、上下痛而不可触近：花椒30克（去汗），干姜200克，人参100克，以水4升煮取2升，去滓，再加胶饴1升，微火煮取1.5升，温时分两次服完。

（2）治冷虫心痛：花椒200克，炒出汗，以酒1碗淋之，服酒。

（3）治呃噫不止：花椒200克，炒后研末，做成如梧桐子大小的丸，每次服10丸，以醋汤调下。

注意事项

阴虚火旺者忌服。孕妇慎服。

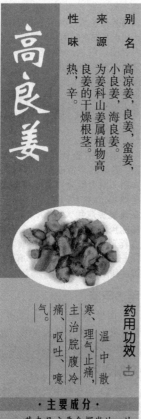

高良姜

别名

高凉姜，良姜，蛮姜，小良姜，海良姜。

来源

为姜科山姜属植物高良姜的干燥根茎。

性味

热，辛。

药用功效

温中散寒、理气止痛，主治脘腹冷痛、呕吐、噫气。

·主要成分·

其本品主要含挥发油，油中主要成分为1,8-桉叶素、桂皮酸甲酯、丁香油酚、蒎烯、荜澄茄烯等。尚含高良姜酚、高良姜素、山柰素、山柰酚、槲皮素、异鼠李素、高良姜素-3-甲醚、槲皮素-3-甲醚等。

·方剂选用·

（1）治霍乱吐泻：用高良姜（炙令焦香）250克，加酒1升，煮沸，1次服完。

（2）治脚气欲吐（患脚气病的人容易发吐，日常生活中注意早餐多食、午餐少食、晚餐不食，或喝一点儿豉粥，有发吐感觉时立即服药）：用高良姜50克，加水3升煮成1升，1次服完。如急切间找不到高良姜，可以母姜50克代替，清水煎服，疗效较差，然亦有效。

植物形态

多年生草本，高30～110厘米。根茎圆柱形，横生，棕红色，直径1～1.5厘米，具节，节上有环形膜质鳞片，节上生根。茎丛生，直立。叶无柄或近无柄；叶片线状披针形，长15～30厘米，宽1.5～2.5厘米，先端渐尖或尾尖，基部渐窄，全缘，两面无毛；叶鞘开放，抱茎，具膜质边缘；叶舌膜质，长2～3厘米，不开裂。总状花序顶生，直立，长6～15厘米，花序轴被绒毛；花萼筒状，管长8～14毫米，先端不规则3浅圆裂；花冠管漏斗状，长约1厘米，花冠裂片3，长圆形，唇瓣卵形，白色而有红色条纹，长约2厘米；侧生退化雄蕊锥状；发育雄蕊1，长约1.6厘米，生于花冠管喉部上方；子房3室，密被绒毛，花柱细长，基部下方具2个合生的圆柱形蜜腺，柱头2唇状。蒴果球形，不开裂，直径约1.2厘米，被绒毛，熟时橙红色。种子具假种皮，有钝棱角，棕色。花期为4～9月，果期为8～11月。

生长特性

生于荒坡灌丛或疏林中，或栽培，分布于广东（雷州半岛）、广西、海南、云南、台湾等地。

采集方法

本品于8～10月采挖生长4～6年的根茎，除去地上茎、须根及残留鳞片，切段、晒干。

药材性状

本品根茎呈圆柱形，多弯曲，有分枝，长4～9厘米，直径1～1.5厘米。表面棕红色至暗褐色，有细密的纵皱纹及灰棕色的波状环节，节间长0.5～1厘米，下面有圆形的根痕。质坚韧，不易折断，断面灰棕色或红棕色，纤维，中柱约占1/3，内皮层环较明显，散有维管束点痕。气香，味辛辣。

药理作用

本品煎剂能促进胃液分泌，有止泻、镇痛作用。高良姜水提物有抗血栓、抗凝血、抗血小板聚集作用。高良姜醚提取物有抗缺氧作用。100%煎剂对炭疽杆菌、α及β-溶血性链球菌、白喉及类白喉杆菌、肺炎球菌、金黄色葡萄球菌、白色葡萄球菌等均有不同程度的抑制作用。

用法用量

内服：煎汤，3～6克；入丸、散。

注意事项

阴虚有热者忌服。

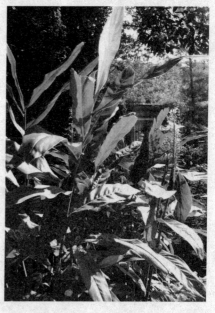

胡椒

别名 昧履支，浮椒，玉椒。

来源 胡椒科胡椒属植物胡椒的干燥近成熟或成熟果实。

性味 热，辛。

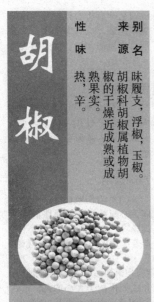

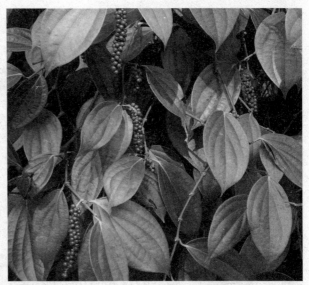

药用功效

温中散寒、下气止痛，止泻、开胃、解毒，主治胃寒疼痛、泻，呕吐、受寒泄泻，食欲不振，中鱼蟹毒。

· 主要成分 ·

其本品主要含挥发油，油中主要成分为胡椒碱、胡椒醛、胡椒新碱、氧化石竹烯等。

· 方剂选用 ·

（1）治五脏风冷、冷气心腹痛、吐清水：用胡椒泡酒服之，亦可煮汤服。

（2）治胃痛：大红枣（去核）7个，每个内放入白胡椒7粒，以线扎好，饭锅上蒸7次，共捣成如绿豆大小的丸，每次服7丸，以温开水调下，壮实者可用10丸。服后痛止，而胃中作热作饥，以粥饭压之即安。

（3）治翻胃：半夏（汤洗10遍）、胡椒各等份，研为细末，以姜汁和成如梧桐子大的丸，每次服30～50丸，以姜汤调下。

· 注意事项 ·

热病及阴虚有火者禁服。孕妇慎服。

植物形态

攀缘状藤本，长达5米。节显著膨大，常生须根。叶互生；叶柄长1～2厘米；叶片厚革质，阔卵形或卵状长圆形，长9～15厘米，宽5～9厘米，先端短尖，基部圆，常稍偏斜，叶脉5～7条，最上1对离基1.5～3.5厘米从中脉发出，其余为基出。花通常单性，雌雄同株，少有杂性，无花被；穗状花序与叶对生，比叶短或近等长；总花梗与叶柄近等长；苞片匙状长圆形，下部贴生于花序轴上，上部呈浅杯状；雄蕊2，花药肾形，花丝粗短；子房球形，柱头3～4。浆果球形，直径3～6毫米，成熟时红色，未成熟时于后变黑色。花期为6～10月。

生长特性

生长于荫蔽的树林中，分布于热带、亚热带地区，我国华南及西南地区有引种。

采集方法

本品于一般定植后2～3年封顶放花，3～4年收获。果穗先晒，后去皮，充分晒干，即为黑胡椒。果穗用流水浸至果皮腐烂去皮，晒干即为白胡椒。

药材性状

本品黑胡椒呈球形，直径3.5～5毫米；表面黑褐色，具隆起网状皱纹，顶端有细小花柱残迹，基部有自果轴脱落的瘢痕；质硬，外果皮可剥离，内果皮灰白色或淡黄色；断面黄白色，粉性，中有小空隙；气芳香，味辛辣。白胡椒表面灰白色或淡黄白色，平滑，顶端与基部有多数浅色线状色纹。

药理作用

本品内服可使皮肤血管扩张，产生温热感，并有健胃作用。所含胡椒碱有抗惊厥、镇静作用。

用法用量

内服：煎汤，1～3克；入丸、散。外用：研末调敷或置膏药内外贴。

荜茇

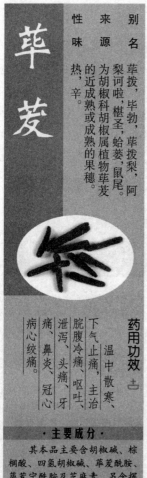

别名

荜拨，毕勃，荜拨梨，椹圣，蛤蒌，鼠尾，阿梨诃啦，荜拨梨。

来源

为胡椒科胡椒属植物荜茇的近成熟或成熟的果穗。

性味

热，辛。

药用功效

温中散寒、下气止痛，主治脘腹冷痛、呕吐、泄泻、头痛、牙痛、鼻炎、冠心病心绞痛。

·主要成分·

其本品主要含胡椒碱、棕榈酸、四氢胡椒碱、荜茇酰胺、荜茇宁酰胺及芝麻素。另含挥发油及脂肪油等。

·注意事项·

实热郁火、阴虚火旺者均忌服。

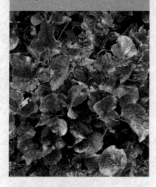

植物形态

多年生草质藤本。根状茎直立，多分枝。茎下部匍匐，枝横卧，质柔软，有纵棱和沟槽，幼时被粉状短柔毛。叶互生；下部的叶卵圆形，具较长的柄，向上的叶渐成为卵状长圆形，柄较短，顶端叶无柄，基部抱茎，下面脉上被短柔毛；掌状脉7条，全部基出。花单性异株，无花被；穗状花序与叶对生；雄花序长4～5厘米，直径约3毫米；总花梗长2～3厘米，被短柔毛；苞片近圆形，盾状；雄蕊2，花丝极短；雌花序长1.5～2.5厘米，直径约4毫米，于果期延长；苞片直径约1毫米；子房卵形，柱头3。浆果下部与花序轴合生，先端有脐状凸起，直径约2毫米。花期春季，果期为7～10月。

生长特性

生于海拔约600米的疏林中，分布于云南东南、西南部，福建、广东和广西也有栽培。

采集方法

本品于9月果穗由绿变黑时采收，晒干。包装后放阴凉干燥处，注意防止霉变或虫蛀。

药材性状

本品果穗圆柱形，稍弯曲，由多数小浆果集合而成，长1.5～3.5厘米，直径0.3～0.5厘米。表面黑褐色或棕色，有斜向排列整齐的小突起，基部有果穗梗残余或脱落痕；质硬而脆，易折断，断面不整齐，颗粒状。小浆果球形，直径约1毫米。有特异香气，味辛辣。

药理作用

本品乙醇提取物有抗溃疡、增加心肌营养性血流量、抗心肌缺血作用。从荜茇中提取的精油有抗心律失常、抗缺氧、抗菌、抗病毒作用。荜茇油有降血脂作用。荜茇碱有降血压作用。

用法用量

内服：煎汤，1～3克；入丸、散。外用：研末吹鼻；做成丸放入龋齿孔中或浸酒擦患处。

方剂选用

（1）治伤寒积冷、脏腑虚弱、心腹疼痛、胁肋胀满、泄泻肠鸣、自利自汗、米谷不化：荜茇2千克，高良姜、干姜（炮）各3千克，肉桂（去粗皮）2千克，均研为细末，水煮药末成糊，和成如梧桐子大小的丸，每次服20丸，以米汤调下，饭前服。

（2）治气痢：牛乳250毫升，荜茇15克，同煎减半，空腹时1次服完。

（3）治脾虚呕逆、心腹痛、面色青黄、腰胯冷疼：荜茇、木香、附子（炮裂，去皮脐）、胡椒、肉桂（去粗皮）、干姜（炮）、诃黎勒皮（焙）各25克，厚朴（去粗皮、生姜汁炙）75克，上药均捣罗为末，加蜂蜜和成如梧桐子大小的丸，每次以粥调下15丸，每日3次，空腹服。

（4）治虚劳脾胃宿冷、不思饮食、四肢怠惰、心下胀满、脐下结痛及痃癖气块等病：荜茇（炒）、诃子（煨，去子、核）、干姜（炮裂）、人参各50克，肉桂（去粗皮）、白茯苓（去黑皮）、胡椒各25克，上药均捣罗为末，加蜂蜜和成如梧桐子大小的丸，每次服20丸，空腹时以米汤调下。

第八章　理气类

　　凡以梳理气机、消除气滞或气逆证为主要作用的药物，称理气药，又谓行气药。其中行气力强者，又称破气药。

　　理气药多性温，味辛香、苦，主归脾、肝、肺经。因其辛香行散，苦能降泄，温能通行，故有疏机理气的作用，包括理气健脾、疏肝解郁、理气宽胸和行气止痛等。主要适用于气机不畅所致的气滞，气逆等证。此外，部分药物还有燥湿化痰、破气散结、降逆止呕等作用。

　　气机不畅多与肺、肝、脾等脏腑有关。因肺主一身之气，肝主疏泄、调畅气机，脾为气机升降之枢纽，若饮食不节、忧思郁怒、寒温失调、痰湿瘀血阻滞等，均可影响脏腑机能，导致肺失宣降、肝失疏泄、脾胃升降失司。一般而言，气滞证多见满、胀、痛、痞，气逆证多见呕恶喘逆等症状。因发病部位及病情轻重的不同，其具体症状亦有差别。如肺失宣降，则见胸闷不畅、咳嗽气喘；肝气郁滞，则见胸胁闷痛、乳房胀痛、疝气疼痛及月经不调；脾胃气滞、升降失司，则见脘腹胀痛、呕恶泛酸、便秘或腹泻。由于脏腑之间有着密切的联系，某一脏腑有病常常影响其他脏腑气机的升降运行。如肝失疏泄，每易导致脾胃气滞；脾失健运、聚湿生痰，也会导致肺气壅实。

　　使用理气药必须根据具体病症选择相应的药物，并针对病因进行必要的配伍。如脾胃气滞因饮食积滞者，配消食药；湿浊中阻者，配化湿药；脾胃气虚者，与补中益气药同用；兼寒兼热者，又当配合温里药或清热药。

陈皮

别名 橘皮，贵老，黄橘皮，红皮，橘子皮，广橘皮。

来源 为芸香科柑橘属植物橘及其栽培变种的成熟果皮。

性味 温，苦，辛。

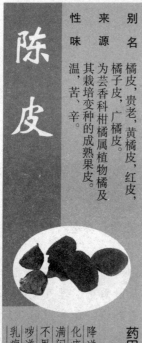

药用功效

理气调中、燥湿化痰，降逆止呕，主治胸膈满闷、脘腹胀痛、不思饮食、呕吐、哕逆、咳嗽痰多、乳痈初起。

·主要成分·

其本品主要含挥发油，油中主要成分为右旋柠檬烯、枸橼醛等。尚含橙皮苷、新橙皮苷、川陈皮素、黄酮类，以及肌醇、昔奈福林等。

·方剂选用·

（1）治大便秘结：陈皮（不去白，酒浸）煮至软，焙干研为末，每次以温酒调服10克。

（2）治卒食噎：陈皮50克（汤浸去瓤），焙干研为末，以水300毫升煎取150毫升，热服。

（3）治小儿脾疳泄泻：陈皮50克、青橘皮、诃子肉、甘草（炙）各25克，研为粗末，每次取10克，以水200毫升煎至六分，饭前温服。

植物形态

常绿小乔木或灌木，高3～4米。枝细，多刺。叶互生，叶柄长0.5～1.5厘米，有窄翼，顶端有关节；叶片披针形或椭圆形，长4～11厘米，宽1.5～4厘米，先端渐尖微凹，基部楔形，全缘或为波状，具不明显的钝锯齿，有半透明油点。花单生或数朵丛生于枝端或叶腋；花萼杯状，5裂；花瓣5，白色或带淡红色，开时向上反卷；雄蕊15～30，长短不一，花丝常3～5个连合成组；雌蕊1，子房圆形，柱头头状。柑果近圆形或扁圆形，横径4～7厘米，果皮薄而宽，容易剥离，囊瓣7～12，汁胞柔软多汁。种子卵圆形，白色，一端尖，数粒至数十粒或无。花期为3～4月，果期为10～12月。

生长特性

栽培于丘陵、低山地带、江河湖泊沿岸或平原。在江苏、浙江、安徽、江西、湖北、湖南、广东、广西、海南、四川、贵州、云南、台湾等地均有栽培。

采集方法

本品于9～12月果实成熟时摘下果实，剥取果皮，阴干或晒干。

药材性状

本品常剥成数瓣，基部相连，有的呈不规则的片状，厚1～4毫米。外表面橙红色或红棕色，有细皱纹及凹下的点状油室；内表面浅黄白色，粗糙，附黄白色或黄棕色筋络状维管束。质稍硬而脆。气香，味辛、苦。

药理作用

本品煎剂对家兔、小鼠、犬离体肠管、离体子宫均有抑制作用。煎剂小剂量可增强心脏收缩力，使心输出量增加；大剂量则有抑制作用。鲜橘皮煎剂有扩张气管及祛痰作用。甲基橙皮苷具有抗溃疡作用。陈皮挥发油有利胆溶石作用。橙皮苷有与维生素P相同的作用，可降低毛细血管的通透性、防止微血管出血、抗血栓形成。磷酰橙皮苷有降低血清胆固醇的作用，可改善主动脉粥样硬化病变。此外，本品还有抗菌、抗病毒、抗氧化及抗突变等作用。

用法用量

内服：煎汤，3～10克；入丸、散。

注意事项

气虚、阴虚者慎服。

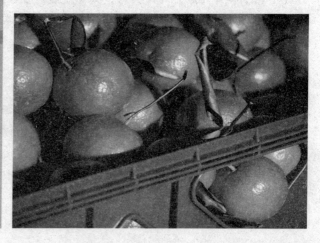

青皮

别名 青橘皮，青柑皮。

来源 为芸香科柑橘属植物橘及其栽培变种的幼果或未成熟果实的果皮。

性味 温；苦、辛。

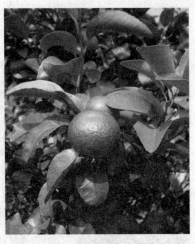

药用功效 疏肝破气，消积化滞，主治胸胁胀痛及乳房、乳核、乳痈、疝气、症瘕积聚、食积，久疟癖块。

·主要成分·

其本品主要成分与陈皮相似，但昔奈福林含量比陈皮高。

·方剂选用·

（1）治乳痈初发：青皮（去瓤）、穿山甲（炒）、白芷、甘草、贝母各4克，上药均研为细末，以温酒调服。

（2）治疝气：青皮（炒黄色）、小茴香（炒黄），均研为末，空腹时以酒调服。

·注意事项·

气虚者慎服。

植物形态

常绿小乔木或灌木，高3~4米。枝细，多刺。叶互生，叶柄长0.5~1.5厘米，有窄翼，顶端有关节；叶片拔针形或椭圆形，长4~11厘米，宽1.5~4厘米，先端渐尖微凹，基部楔形，全缘或为波状，具不明显的钝锯齿，有半透明油点。花单生或数朵丛生于枝端或叶腋；花萼杯状，5裂；花瓣5，白色或带淡红色，开时向上反卷；雄蕊15~30，长短不一，花丝常3~5个连合成组；雌蕊1，子房圆形，柱头头状。柑果近圆形或扁圆形，横径4~7厘米，果皮薄而宽，容易剥离，囊瓣7~12，汁胞柔软多汁。种子卵圆形，白色，一端尖，数粒至数十粒或无。花期为3~4月，果期为10~12月。

生长特性

栽培于丘陵、低山地带、江河湖泊沿岸或平原。在江苏、浙江、安徽、江西、湖北、湖南、广东、广西、海南、四川、贵州、云南、台湾等地均有栽培。

采集方法

本品于5~6月收集自落的幼果，晒干，习称"个青皮"或"青皮子"；7~8月采收未成熟的果实，在果皮上纵剖成四瓣至基部，除尽瓤瓣，晒干，习称"四花青皮"，又称"四化青皮"。

药材性状

本品四花青皮：果皮剖成4裂片，裂片长椭圆形，长4~6厘米，厚0.1~0.2厘米。外表面灰绿色或黑绿色，密生多数油室；内表面类白色或黄白色，粗糙，附黄白色或黄棕色小筋络。质稍硬，易折断，断面外缘有油室1~2列。气香，味苦、辛。个青皮：呈类球形，直径0.5~2厘米。表面灰绿色或黑绿色，微粗糙，有细密凹下的油点，顶端有稍突起的柱基，基部有圆形果梗痕。质硬，断面果皮黄白色或淡黄棕色，厚1~2毫米，外缘有油室1~2列。瓤囊8~10瓣，淡棕色。气清香，味酸、苦、辛。

药理作用

本品煎剂能抑制肠管及胆囊平滑肌，并有利胆作用。青皮水煎醇沉液有显著的升压作用，且能兴奋呼吸中枢。青皮注射液对心肌兴奋性、收缩性、传导性及自律性均有明显正性作用。所含挥发油对胃肠道有温和的刺激作用，能促进消化液的分泌和排出肠内积气。挥发油中柠檬烯有祛痰平喘作用。此外，本品对失血、创伤、输血等不同原因造成的实验性休克也有一定的保护和治疗作用。

用法用量

内服：煎汤，3~10克；入丸、散。

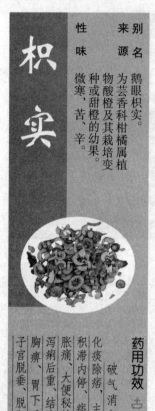

积实

别名
鹅眼积实。

来源
为芸香科柑橘属植物酸橙及其栽培变种或甜橙的幼果。

性味
微寒，苦、辛。

药用功效
破气消积、化痰除痞，主治积滞内停、痞满胀痛、大便秘结、泻痢后重、结胸、胸痹、胃下垂、子宫脱垂、脱肛。

·主要成分·

其本品主要含挥发油，尚含橙皮苷、新橙皮苷、柚皮苷、黄酮苷、N-甲基酪胺、对羟福林等。

植物形态

常绿灌木或小乔木，高5～7米。茎枝具粗大腋生的棘刺，刺长3～4厘米，基部扁平；幼枝光滑无毛，青绿色，扁而具棱；老枝浑圆。3出复叶，总叶柄长1～3厘米，具翼；顶生小叶片椭圆形至倒卵形，长2.5～6厘米，宽1.5～3厘米，先端圆或微凹，基部楔形，侧生小叶较小，基部偏斜边缘均有波形锯齿。花生于二年生枝上叶腋，通常先叶开放；萼片5片，卵状三角形；花瓣5片，白色，长椭圆状倒卵形，长8～10毫米；雄蕊8～10个，或多至20枚，离生；子房上位，具短柔毛，6～8室，花柱粗短。柑果圆球形，直径2～4厘米，熟时黄色，芳香。花期为4～5月，果期为9～10月。

生长特性

各地多栽培作绿篱。全国大部分地区有分布。

采集方法

本品于种子在栽后8～10年开花结果，嫁接苗栽后4～5年结果。于5～6月间采摘幼果或待其自然脱落后拾其幼果，大者横切成两半，晒干。

药材性状

本品果实呈半球形，少数为球形，直径0.5～2.5厘米。外果皮黑绿色或暗棕绿色，具颗粒突起和皱纹，有明显的花柱残迹或果梗痕。切面中果皮略隆起，黄白色或黄褐色，厚0.3～1.2厘米，边缘有1～2列油室，瓢囊棕褐色。质坚硬。气清香，味苦、微酸。

药理作用

本品有抗溃疡、镇痛、镇静、抗过敏、抗休克、抗血栓形成的作用。能缓解乙酰胆碱或氯化钡所致的小肠痉挛；可使胃、肠造瘘实验动物的胃肠收缩节律增加；能使胆囊收缩，奥狄括约肌张力增强。积实注射液静脉注射能增加冠脉、脑、肾血流量，降低脑、肾血管阻力。此外，本品对已孕、未孕小鼠离体子宫均有抑制作用。

用法用量

内服：水煎，3～10克；入丸、散。外用：研末调涂或炒热熨。

方剂选用

（1）治痞，消食，强胃：白术100克、积实（麸炒黄色，去穰）50克，均研为极细的末，以荷叶炒裹，加饭做成如梧桐子大小的丸，每次服50丸，以白开水调下，不拘时。

（2）治胸痹心中痞气、气结在胸、胸满胁下逆抢心：积实4枚，厚朴200克，薤白0.5升，桂枝50克，栝楼实1枚（捣），取水5升，先煮积实、厚朴，煮取2升，去滓，再放入其他药，煮数沸，温时分3次服完。

（3）治两胁疼痛：积实50克，白芍药（炒）、川芎、人参各25克，研为末，空腹以姜、枣汤调服10克，以酒调服亦可。

（4）治大便不通：积实、皂荚各等份，研为末，和饭做成丸，以米汤调下。

注意事项

脾胃虚弱者及孕妇慎服。

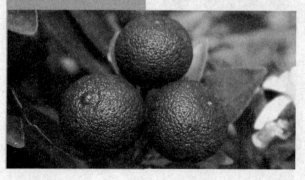

木香

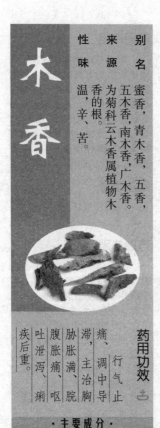

别名 蜜香，青木香，五香，五木香，南木香，广木香。

来源 为菊科云木香属植物木香的根。

性味 温，辛，苦。

药用功效

行气止痛，调中导滞，主治胸胁胀满、脘腹胀痛、呕吐泄泻、痢疾后重。

·主要成分·

其本品主要含挥发油，油中主要成分为木香醇、木香烯内酯等。尚含木香内酯等多种内酯、白桦酯醇等萜醇类、木香碱、有机酸等。

·方剂选用·

（1）治一切走注，气痛不和：木香温水磨浓汁，入热酒调服。

（2）治内钓腹痛：木香、乳香、没药各2.5克，水煎服之。

（3）治痃气胃冷、不入饮食：木香、蜀椒（去闭口者及目，炒令汗出）、干姜（炮裂）各50克，上三味均搞罗为散，熔蜡和成如梧桐子大小的丸，空腹时以温酒调下7丸。

（4）治宿食腹胀、快气宽中：木香、牵牛子（炒）、槟榔各等份，研为末，滴水和成如梧桐子大小的丸，每次服30丸，饭后以生姜、萝卜汤调下。

植物形态

多年生高大草本，高1.5～2米。主根粗壮，圆柱形，直径可达5厘米，表面黄褐色，有稀疏侧根。茎直立，被有稀疏短柔毛。基生叶大型，具长柄；叶片三角状卵形或长三角形，长30～100厘米，宽15～30厘米，基部心形或阔楔形，下延直达叶柄基部成不规则分裂的翅状，叶缘呈不规则浅裂或波状，疏生短刺，上面深绿色，下面淡绿带褐色，均被短毛；茎生叶较小，叶基翼状，下延抱茎。头状花序顶生及腋生，通常2～3个丛生于花茎顶端，腋生者单一，有长的总花梗；总苞片约10层，三角状披针形或长披针形，先端长锐尖如刺；花全部管状，暗紫色，花冠管长1.5厘米，先端5裂；雄蕊5，花药联合，有5尖齿；子房下位，花柱伸出花冠之外，柱头2裂。瘦果线形，有2层黄色的羽状冠毛，果熟时多脱落。花期为5～8月，果期为9～10月。

生长特性

栽培于海拔2500～4000米的高山地区，在凉爽的平原和丘陵地区也可生长。我国湖北、湖南、广东、广西、四川、云南、西藏、陕西、甘肃等地有引种栽培，以云南西北部种植较多、产量较大。原产于印度。

采集方法

本品于培育3年，于9月下旬至10月下旬收获，选晴天，挖掘根部，去除泥土、茎杆和叶柄，粗大者切成2～4块，50～60℃低温下烘干。不宜久烘。

药材性状

本品根呈圆柱形、半圆柱形，长5～10厘米，直径0.5～5厘米。表面黄棕色、灰褐色或棕褐色，有明显的皱纹、纵沟及侧根痕，有时可见网状纹理。质坚，不易折断，断面稍平坦，灰褐色或暗褐色，周边灰黄色或浅棕黄色，形成层环棕色，有放射状纹理及散在的褐色油室小点，老根中央多枯朽。气芳香浓烈而特异，味先甜后苦，稍刺舌。

药理作用

本品煎剂有促进胃液分泌、促进胃肠蠕动、促进胆囊收缩、抗消化性溃疡作用。木香提取液可使离体兔肠蠕动幅度和肠肌张力明显增强，能对抗肠肌痉挛、支气管痉挛。小剂量的水提取液与醇提取液能兴奋离体蛙心与犬心，大剂量则有抑制作用。此外，本品尚有镇痛、抗菌、利尿、降血糖以及促进纤维蛋白溶解等作用。

用法用量

内服：煎汤，3～10克；入丸、散。生用专行气滞，煨用可实肠止泻。

注意事项

脏腑燥热、阴虚津亏者禁服。

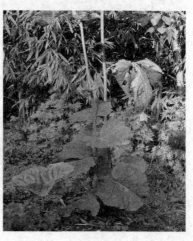

香附

别名

雀头香，莎草根，香附米，莎草根，香附子，三棱草根，苦羌头，雷公头。

来源

为莎草科莎草属植物莎草的根茎。

性味

平，辛、微苦、甘。

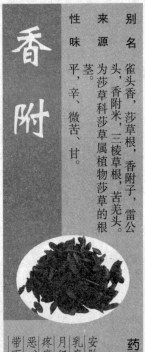

药用功效

理气解郁、调经、安胎，主治胁肋胀痛、乳房胀痛、疝气疼痛、月经不调、脘腹痞满疼痛、暖气吞酸、崩漏带下、经行腹痛、胎动不安。恶、呕

·主要成分·

其本品主要含挥发油，油中主要成分为β-蒎烯、香附子烯、α-香附酮、β-香附酮。尚含有生物碱、强心苷、黄酮类等。

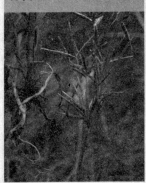

植物形态

多年生草本，高 15～95 厘米。茎直立，锐三棱形；根状茎匍匐延长，先端具肥大纺锤形的块茎，外皮紫褐色，有棕毛或黑褐色的毛状物，有时数个相连。叶丛生于茎基部，叶鞘闭合包于茎上；叶片窄线形，短于秆，长 20～60 厘米，宽 2～5 毫米，先端尖，全缘，具平行脉，主脉于背面隆起。花序复穗状，3～6 个在茎顶排成伞状，基部有叶片状的总苞 2～4 片，与花序等长或过之；每个花序具 3～10 个小穗，线形，长 1～3 厘米，宽约 1.5 毫米；鳞片 2 列，紧密排列，卵形或长圆状卵形，膜质，两侧紫红色或红棕色，具脉 5～7 条。每鳞片生 1 花，花深棕色；雄蕊 3 个，药线形；花柱长，柱头 3 个。小坚果长圆状倒卵形，三棱状。花期为 5～8 月，果期为 7～11 月。

生长特性

生于山坡草地、耕地、路旁水边潮湿处。分布于华东、中南、西南及河北、山西、辽宁、陕西、甘肃、台湾等地。

采集方法

本品于春秋季采挖根茎，用火燎去须根，晒干。

药材性状

本品根茎多呈纺锤形，有的略弯曲，长 2～3.5 厘米，直径 0.5～1 厘米。表面棕褐色或黑褐色，有纵皱纹，并有 6～10 个略隆起的环节，节上有未除净的棕色毛须及须根断痕；去净毛须者较光滑，环节不明显。质硬，经蒸煮者断面黄棕色或红棕色，角质样；生晒者断面色白而显粉性，内皮层环纹明显，中柱色较深，点状维管束散在。气香，味微苦。

药理作用

本品对动物离体子宫、回肠平滑肌均有抑制作用。香附醇提物有抗炎、镇痛、抑制中枢及解热作用。其水煎剂能降低肠管紧张性和拮抗乙酰胆碱，促进胆汁分泌。所含挥发油有轻度雌激素样作用。本品尚有强心、降压、抑菌等作用。

用法用量

内服：煎汤，5～10 克；入丸、散。外用：研末撒或调敷。

方剂选用

（1）治一切气疾、心腹胀满、胸膈噎塞、噫气吞酸、胃中痰逆呕吐及宿酒不解、不思饮食：香附（炒去毛）1600 克，砂仁 400 克，甘草（炮）200 克，研为细末，每次取 5 克，用盐水调下。

（2）治脾胃不和、消食健脾、化痰顺气：香附 500 克（酒浸炒），山楂肉 500 克（饭上蒸），半夏曲 200 克（炒），萝卜子 100 克（炒），研为细末，加水做成丸，以白开水、姜汤随意服。

（3）治一切名利失意、抑郁烦恼、七情所伤、不思饮食、面黄形瘦、胸膈痞闷症：香附 750 克（用瓦器炒令黄色，取净末 500 克），茯神（去皮木，研为末）200 克，加蜂蜜做成弹子般大小的丸，每次服 1 丸，空腹时细嚼，以白开水或降气汤调下。

（4）治停痰宿饮、风气上攻、胸膈不利：香附（皂荚水浸）、半夏各 50 克，白矾末 25 克，加姜汁、面糊做成梧桐子大小的丸，每次服 30～40 丸，以姜汤调下，不拘时。

注意事项

气虚无滞、阴虚、血热者慎服。

乌药

别名　旁其，天台乌药，鲭纸，矮樟，矮樟根。

来源　为樟科山胡椒属植物乌药的根。

性味　温，辛。

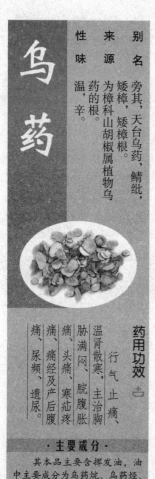

·主要成分·

其本品主要含挥发油，油中主要成分为乌药烷、乌药烃、乌药醇、乌药醇酯等。尚含癸酸等直链脂肪酸、新木姜子碱等。

药用功效

行气止痛，温肾散寒，主治胸胁满闷、脘腹胀痛、头痛、寒疝疼痛、痛经及产后腹痛、尿频、遗尿。

植物形态

常绿灌木，高达 4～5 米。根木质，膨大粗壮，略成连珠状。树皮灰绿色。幼枝密生锈色毛，老时几无毛。叶互生，革质；叶柄长 5～10 毫米，有毛；叶片椭圆形或卵形，长 3～7.5 厘米，宽 1.5～4 厘米，先端长渐尖或短尾状，基部圆形或广楔形，全缘，上面有光泽，仅中脉有毛，下面生灰白色柔毛，三出脉，中脉直达叶尖。花单性，异株；伞形花序腋生，总花梗极短；花被片 6，黄绿色；雄花有雄蕊 9，3 轮，花药 2 室，内向瓣裂。雌花有退化雄蕊，子房上位，球形，1 室，胚珠 1 枚，柱头头状。核果椭圆形或圆形，熟时紫黑色。花期为 3～4 月，果期为 9～10 月。

生长特性

生于向阳山坡灌木林中或林缘，以及山麓、旷野等地。分布于浙江、安徽、福建、江西、湖北、湖南、广东、广西、四川、陕西、台湾等地。

采集方法

本品于冬春季采挖，除去细根，洗净晒干，称"乌药个"。趁鲜刮去棕色外皮，切片干燥，称"乌药片"。

药材性状

本品乌药个：多呈纺锤状，略弯曲，有的中部收缩成连珠状，习称"乌药珠"，长 6～15 厘米，直径 1～3 厘米。表面黄棕色或黄褐色，有纵皱纹及稀疏的细根痕。质坚硬，不易折断，断面黄白色。气香，味微苦、辛，有清凉感。乌药片：为横切圆形薄片，厚 0.2～2 毫米，切面黄白色或淡黄棕色，射线放射状排列，可见年轮环纹，中心颜色较深。质脆。质老、不呈纺锤状的直根，不可供药用。

药理作用

本品对胃肠平滑肌有兴奋和抑制双向调节作用，能促进消化液的分泌。其挥发油内服能兴奋大脑皮质、促进呼吸、兴奋心肌、加速血液循环、升高血压；外涂能使局部血管扩张、血液循环加速。此外，本品尚有保肝、镇痛、抗炎、抗菌、止血、抗凝、抗组胺、抗肿瘤等作用。

用法用量

内服：煎汤，5～10 克；入丸、散。外用：研末调敷。

方剂选用

（1）治冷气、血气、肥气、息贲气、伏梁气、奔豚气、抱心切痛、冷汗、喘息欲绝：乌药（小者，酒浸 1 夜，炒）、茴香（炒）、青皮（去白，炒）、良姜（炒）各等份，均研为末，以温酒、童小便调下。

（2）治心腹刺痛，调中快气：乌药（去心）500 克，甘草 50 克，香附（沙盆内断去皮、毛，焙干）1 千克，研为细末，每次取 5 克，加少许盐（也可不放盐），以白开水调服，不拘时。

（3）治气喘：乌药末、麻黄末各 100 克，韭菜汁 1 碗，以韭菜汁冲药末服，至喘止停服，不止再服。

注意事项

气虚及内热证患者禁服。孕妇及体虚者慎服。

特别附注

乌药的果实（乌药子）、叶（乌药叶）亦供药用，乌药子主治吐泻、疝气、蛔虫、疮毒；乌药叶有温中理气、消肿止痛的功效，主治脘腹冷痛、小便频数、风湿痹痛、跌打伤痛、烫伤。

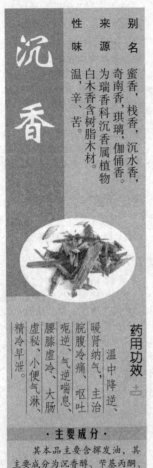

沉香

别名

蜜香，栈香，沉水香，奇南香，琪璃，伽俑香。

来源

为瑞香科沉香属植物白木香含树脂木材。

性味

温，辛，苦。

药用功效

温中降逆、暖肾纳气，主治脘腹冷痛、呕吐呃逆、气逆喘息、腰膝虚冷、大肠虚秘、小便气淋、精冷早泄。

·主要成分·

其本品主要含挥发油，其主要成分为沉香醇、苄基丙酮、对甲氧基苄基丙酮等。尚含氢化桂皮酸、对甲氧基氢化桂皮酸及色原酮衍生物等。

·注意事项·

阴虚火旺、气虚下陷者慎服。

植物形态

常绿乔木，高达15米。树皮灰褐色；小枝叶柄及花序均被柔毛或夹白色绒毛。叶互生；叶柄长约5毫米；叶片革质，长卵形、倒卵形或椭圆形，长5~14厘米，宽2~6厘米，先端渐尖，基部楔形，全缘。伞形花序顶生和腋生；花黄绿色，被绒毛；花被钟形，5裂，矩圆形，先端钝圆，花被管喉部有鳞片10枚，密被白色绒毛，长约5毫米，基部连合成一环；雄蕊10枚，花丝粗壮；子房卵形，密被绒毛。蒴果倒卵形，木质，扁压状，密被灰白色毛，基部具稍带木质的宿存花被。种子黑棕色，卵形，长约1厘米，先端渐尖，种子基部延长为角状附属物，红棕色。花期为4~5月，果期为7~8月。

生长特性

生于平地、丘陵土岭的疏林酸性黄壤土或荒山中，并有栽培，分布于广东、广西、海南、台湾等地。

采集方法

本品于7~10月采收，种植10年以上，树高10米、胸径15厘米以上者取香质量较好。

药材性状

本品呈不规则块状、片状及小碎块状，有的呈盔帽状，大小不一。表面凹凸不平，淡黄白色，有黑褐色树脂与黄白色木部相间的斑纹，并有加工刀痕，偶见孔洞，孔洞及凹窝表面多呈朽木状。质较坚硬，不易折断，断面呈刺状，棕色，有特殊香气，味苦。燃烧时有油渗出，发浓烟。

药理作用

本品对家兔离体小肠运动有抑制作用。沉香煎剂能抑制人型结核杆菌，对伤寒杆菌及福氏痢疾杆菌有较强的抑制作用。所含挥发油有促进消化液分泌及胆汁分泌等作用。

用法用量

内服：煎汤，2~5克，不宜久煎，宜后下；研末，每次服0.5~1克；磨汁服。

方剂选用

（1）治腹胀气喘、坐卧不安：沉香、枳壳各25克，萝卜子（炒）50克，加姜3片，水煎服。

（2）治长久心痛：沉香（锉）、鸡舌香各50克，熏陆香（研末）25克，麝香（研，去筋膜）0.5克，均捣为细末，每次取15克，加水200毫升，煎至七分，去滓，饭后温服。

（3）治一切哮证：沉香100克，莱菔子（淘净，蒸熟，晒干）250克，均研为细末，加生姜汁和为细丸，每次服4克，白开水送下。

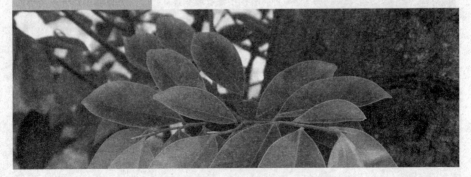

檀香

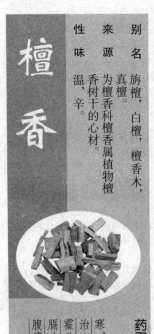

别名 旃檀，白檀，檀香木，真檀。

来源 为檀香科檀香属植物檀香树干的心材。

性味 温，辛。

药用功效

行气散寒、止痛，主治胸腹胀痛、霍乱吐食、寒疝腹痛及肿毒。

·主要成分·

其本品主要含挥发油，油中主要成分为 α－檀香醇、β－檀香醇。并含檀萜烯、檀萜烯酮等。

·方剂选用·

（1）治心腹冷痛：檀香15克（研为极细的末），干姜25克，以泡汤调下。

（2）治阴寒霍乱：檀香、藿香梗、木香、肉桂各7.5克，研为极细的末，每次取5克，加炒姜25克，以泡汤调下。

（3）治头面风、头目昏眩、肩背疼痛、头皮肿痒、颈项拘急：檀香（锉）25克，甘菊花（择）150克，芎藭100克，甘草（生用）50克，均捣罗为散，每次服5克，以温薄荷汤调下，以茶清或白开水调下亦可。

·注意事项·

阴虚火盛者禁服。

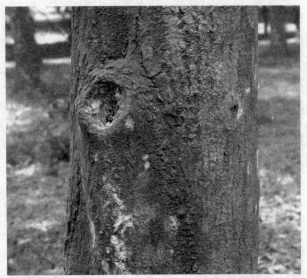

植物形态

常绿小乔木，高约10米。枝具条纹，有多数皮孔和半圆形的叶痕；小枝细长，节间稍肿大。叶片椭圆状卵形，膜质，长4～8厘米，宽2～4厘米，先端锐尖，基部楔形或阔楔形，多少下延，边缘波状，稍外折，背面有白粉；叶柄长1～1.5厘米。三枝聚伞式圆锥花序腋生或顶生，长2.5～4厘米；苞片2枚，钻状披针形，早落；总花梗长2～5厘米；花梗长2～4毫米；花长4～4.5毫米，直径5.6毫米；花被管钟状，淡绿色；花被4裂，裂片卵状三角形，内部初时绿黄色，后呈深棕红色；雄蕊4，外伸；花盘裂片卵圆形；花柱深红色，柱头浅3～4裂。核果长1～1.2厘米，外果皮肉质多汁，成熟时深紫红色至紫黑色，宿存花柱基多少隆起，内果皮具纵棱为3～4条。花期为5～6月，果期为7～9月。

生长特性

野生或栽培。分布于澳大利亚、印度尼西亚和南亚等地。

采集方法

本品于全年可采。采得后切小段，除去边材（制造檀香器具时，剩下的碎材亦可利用）。

药材性状

本品为长短不一的圆柱形木段，有的略弯曲，一般长约1米，直径10～30厘米。外表面灰黄色或黄褐色，光滑细腻，有的具疤节或纵裂，横截面呈棕黄色，显油迹；棕色年轮明显或不明显，纵向劈开纹理顺直。质坚实，不易折断。气清香，燃烧时香气更浓；味淡，嚼之微有辛辣感。

药理作用

本品对离体蛙心呈负性肌力作用，对四逆汤、五加皮中毒所致的心律不齐有拮抗作用。所含 α－檀香萜醇、β－檀香萜醇有较强的抗菌作用。

用法用量

内服：煎汤，1.5～3克，不宜久煎，宜后下；入丸、散。外用：磨汁涂。

荔枝核

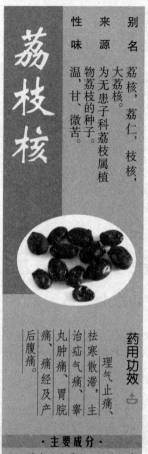

别名 荔核，荔仁，枝核，大荔核。

来源 为无患子科荔枝属植物荔枝的种子。

性味 温，甘，微苦。

药用功效 理气止痛，祛寒散滞，主治疝气痛，睾丸肿痛，胃脘痛、痛经及产后腹痛。

· 主要成分 ·

其本品主要含脂肪油，其中主要成分为油酸、棕榈酸等。尚含蛋白质、还原糖、皂苷、鞣质、氨基酸等。

· 注意事项 ·

荔枝的叶（荔枝叶）、果皮（荔枝壳）、根（荔枝根）亦供药用。荔枝叶浸水数日，可治烂脚；荔枝壳有除湿止痢、止血的功效，主治痢疾、血崩、湿疹；荔枝根有理气止痛、解毒消肿的功效，主治胃痛、疝气、咽喉肿痛。

植物形态

常绿乔木，高 10～15 米。偶数羽状复叶，互生，叶连柄长 10～25 厘米，或过之；小叶 2 或 3 对，小叶柄长 7～8 毫米，叶片披针形或卵状披针形，长 6～15 厘米，宽 2～4 厘米，先端骤尖或尾状短渐尖，全缘，无毛，薄革质或革质。圆锥花序顶生，阔大，多分枝；花单性，雌雄同株；萼浅杯状，深 5 裂，被金黄色短绒毛；花瓣 5，基部内侧有阔而生厚毛的鳞片；雄蕊 6～7，有时 8，花丝长约 4 毫米；子房密被小瘤体和硬毛。果卵圆形至近球形，长 2～3.5 厘米，成熟时通常暗红色至鲜红色。种子全部被肉质假种皮包裹。花期为春季，果期为夏季。

生长特性

分布于华南和西南等地，尤以广东、福建南部、台湾栽培最盛。

采集方法

本品于 6～7 月果实成熟时采摘，食荔枝肉（假种皮）后收集种子，晒干。

药材性状

本品种子呈长圆形或卵圆形，略扁，长 1.5～2.2 厘米，直径 1～1.5 厘米。表面棕红色或紫棕色，平滑，有光泽，略有凹陷及细波纹，一端有类圆形黄棕色的种脐，直径约 7 毫米。质硬，子叶 2 枚，棕黄色。气微，味微甘、苦、涩。

药理作用

本品干浸膏或水和醇两种提取物能降低实验性糖尿病动物的血糖，类似双胍类降糖药的作用。能调节内、外源性血脂代谢紊乱，并具有抗氧化作用，还有护肝、抗乙肝病毒的作用。

用法用量

内服：煎汤，6～10 克；研末，1.5～3 克；入丸、散。外用：研末调敷。

方剂选用

（1）治心痛及小肠气：以荔枝核慢火中烧存性，为末，新酒调 1 枚末服。

（2）治疝气痛极，凡在气分者最宜用之，并治小腹气痛等证：荔枝核（炮微焦）、大茴香（炒）各等份，研为末，每次用好酒调服 15 克，如寒甚者，加制吴茱萸减半用之。

（3）治心腹胃脘久痛，屡触屡发者（惟妇人多有之）：荔枝核 5 克，木香 4 克，研为末，每次用服 5 克，以清汤调服。

（4）治疝气上冲、筑塞心脏欲死、手足厥冷：荔枝核、陈皮、硫黄各等份，研为末，加饭做成如梧桐子大小的丸，每次以酒调下 14 丸，其疼立止，如自觉疼甚不能支持，则加用 6 丸，再不可多。

（5）治妇人血气刺痛：荔枝核（烧存性）25 克，香附（去毛，炒）50 克，研为细末，每次以盐汤、米汤调下 10 克，不拘时服。

注意事项

无寒湿滞气者勿服。

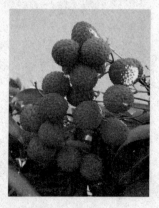

佛手柑

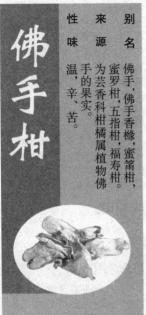

别名

佛手，佛手香橼，五指柑，蜜箩柑，福寿柑。

来源

为芸香科柑橘属植物佛手的果实。

性味

温，辛、苦。

药用功效

疏肝理气，和胃化痰，主治肝气郁结之胁痛、胸闷，肝胃不和、脾胃气滞之脘腹胀痛、嗳气、恶心、久咳痰多。

·主要成分·

其本品主要含柠檬油素等香豆精类，尚含香叶木苷及橙皮苷等黄酮苷、柠檬苷素等二萜类、有机酸、挥发油等。

·方剂选用·

（1）治食欲不振：佛手柑、枳壳、生姜各3克，黄连0.9克，水煎服，每日1剂。

（2）治肝胃气痛：鲜佛手柑12～15克，开水冲泡，代茶饮。或佛手柑、延胡索各6克，水煎服。

（3）治膨胀发肿：佛手柑（去瓤）200克，人中白150克，共研为末，空腹时以白开水调下。

植物形态

常绿小乔木或灌木。老枝灰绿色，幼枝略带紫红色，有短而硬的刺。单叶互生；叶柄短，长3～6毫米，无翼叶，无关节；叶片革质，长椭圆形或倒卵状长圆形，长5～16厘米，宽2.5～7厘米，先端钝，有时微凹，基部近圆形或楔形，边缘有浅波状钝锯齿。花单生，簇生或为总状花序；花萼杯状，5浅裂，裂片三角形；花瓣5，内面白色，外面紫色；雄蕊多数；子房椭圆形，上部窄尖。柑果卵形或长圆形，先端分裂如拳状，或张开似指尖，其裂数代表心皮数，表面橙黄色，粗糙，果肉淡黄色。种子数颗，卵形，先端尖，有时不完全发育。花期为4～5月，果期为10～12月。

生长特性

生于热带、亚热带，我国浙江、福建、江西、广东、广西、四川、云南等地有栽培。

采集方法

本品于栽培4～5年开花结果，分批采收，多于晚秋果皮由绿变浅黄绿色时，用剪刀剪下，选晴天，将果实顺切成4～7毫米的薄片，晒干或烘干。

药材性状

本品果实卵形或长圆形，先端裂瓣如拳或指状，常皱缩或卷曲。外表面橙黄色、黄绿色或棕绿色，密布凹陷的窝点，有时可见细皱纹。内表面类白色，散有黄色点状或纵横交错的维管束。质硬而脆，受潮后柔软。气芳香，果皮外部味辛微辣，内部味甘而后苦。

药理作用

本品煎剂有祛痰、平喘、抗过敏作用。其醇提取物对肠管有明显抑制作用，并能显著增加冠脉流量和提高耐缺氧能力，改善心肌缺血，预防心律失常，尚有催眠、镇痛、抗惊厥作用。

用法用量

内服：煎汤，3～10克；泡茶饮。

注意事项

阴虚有火、无气滞者慎服。

特别附注意

本植物的果实蒸馏液（佛手露）、花朵和花蕾（佛手花）、根（佛手柑根）亦供药用。

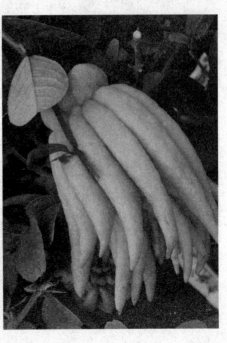

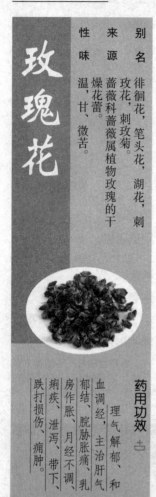

玫瑰花

别名 徘徊花，笔头花，湖花，刺玫菊，刺玫花。

来源 蔷薇科蔷薇属植物玫瑰的干燥花蕾。

性味 温，甘、微苦。

药用功效 理气、解郁、和血调经，主治肝气郁结、脘胁胀痛、乳房作胀、月经不调、痢疾、泄泻、带下、跌打损伤、痈肿。

·主要成分·

其本品主要含挥发油，油中主要成分为香茅醇、槲牛醇、橙花醇、丁香油酚、苯乙醇等。尚含槲皮苷、苦味素、鞣质、脂肪油、有机酸等。

植物形态

直立灌木，高约2米。枝干粗壮，有皮刺和刺毛，小枝密生绒毛。羽状复叶；叶柄及叶轴上有绒毛及疏生小皮刺和刺毛；托叶大部附着于叶柄上；小叶5～9，椭圆形或椭圆状倒卵形，长2～5厘米，宽1～2厘米，边缘有钝锯齿，质厚，上面光亮，多皱，无毛，下面苍白色，有柔毛及腺体，网脉显著。花单生或3～6朵聚生；花梗有绒毛和刺毛；花瓣5或多数；紫红色或白色，芳香；花柱离生，被柔毛，柱头稍突出。果扁球形，红色，平滑，萼片宿存。花期为5～6月，果期为8～9月。

生长特性

原产于中国北部，现全国各地均有栽培，以山东、江苏、浙江及广东最多。

采集方法

本品于5～6月盛花期前，采摘已充分膨大但未开放的花蕾，文火烘干或阴干。或采后装入纸袋，贮石灰缸内，封盖，每年梅雨期更换为新石灰。

药材性状

本品花蕾略呈半球形或不规则团块，直径1～2.5厘米。花托半球形，与花萼基部合生；萼片5，披针形，黄绿色或棕绿色，被有细柔毛；花瓣多皱缩，展平后宽卵形，呈覆瓦状排列，紫红色，有的黄棕色；雄蕊多数，黄褐色。体轻，质脆。气芳香浓郁，味微苦涩。

药理作用

本品对人免疫缺陷病病毒、白血病病毒和T细胞白血病病毒均有抑制作用。所含挥发油能促进大鼠胆汁分泌。

用法用量

内服：煎汤，3～10克；浸酒或泡茶饮。

方剂选用

（1）治肝胃气痛：玫瑰花阴干，泡茶饮。

（2）治肝风头痛：玫瑰花4～5朵，合蚕豆花9～12克，泡开水，代茶频饮。

（3）治肺病咳嗽、吐血：鲜玫瑰花捣汁，炖冰糖服。

（4）治上部食管痉挛、咽中有异物感：玫瑰花、白梅花各3克，沏水代茶饮。

（5）治痢疾：玫瑰花、黄连各6克，莲子9克，水煎服。

注意事项

阴虚有火者勿用。

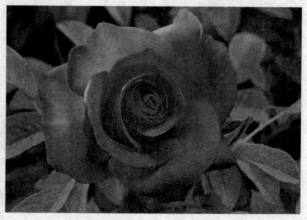

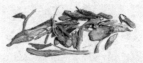

青木香

别　名

马兜铃根，兜铃根，土木香，青藤香，水木香根，蛇参根，铁扁担，痧药，野木香根，云南根，土青木香，独行根，马兜铃科马兜铃属植物马兜铃的根。

来　源

性　味

寒，辛，苦。有小毒。

药用功效

行气、解毒、消肿，主治脘腹胀痛、疝气、泄泻、痢疾、咳喘、高血压病、蛇虫咬伤、痈肿疔疮、秃疮、湿疹、皮肤瘙痒。

·主要成分·

其本品主要含挥发油，其主要成分为马兜铃酮。尚含马兜铃酸、青木香酸、木兰花酸、木兰花碱、土青木香甲素及丙素等。

植物形态

形态与北马兜铃相似，其主要特点是：叶柄长1～2厘米；叶片卵状三角形、长圆状卵形或戟形，长3～6厘米，基部宽1.5～3.5厘米。花单生或2朵聚生于叶腋；花梗长1～1.5厘米；小苞片三角形，易脱落；花被长3～5.5厘米，花被檐部一侧渐延伸成的舌片卵状披针形，顶端钝。蒴果近球形，较小。种子扁平，钝三角形，边缘具白色膜质宽翅。花期为7～8月，果期为9～10月。

生长特性

生于山谷、沟边阴湿处或山坡灌丛中。分布于山东、河南及长江流域以南各地。

采集方法

本品于10～12月采收，切片晒干。

药材性状

本品根呈圆柱形或扁圆柱形，略弯曲，长3～15厘米，直径0.5～1.5厘米。表面黄褐色或灰棕色，粗糙不平，有纵皱纹及须根痕。质脆，易折断，断面不平坦，皮部淡黄色，木部宽广；射线乳白色，木质部束淡黄色，呈放射状，导管孔明显，形成层环明显。香气特异，味苦。

药理作用

本品煎剂有降低由多种原因引起的高血压的作用。所含木兰花碱对肾性高血压的降低作用明显。青木香总生物碱有抑菌作用，并能增强腹腔巨噬细胞的吞噬活性。此外，本品尚有抗癌、镇静、催化、驱蛔等作用。

用法用量

内服：煎汤，3～9克；研末，1.5～2克，每日2～3次。外用：研末调敷或磨汁涂。

方剂选用

（1）治肠炎、腹痛下痢：青木香9克，槟榔、黄连各4.5克，共研为细末，以温开水冲服。

（2）治中暑腹痛：青木香根（鲜）9～15克，捣汁，温开水送服。亦可用青木香根3～6克，研末，以温开水送服。

（3）治上气喘急：青木香根50克，木香、楝实（微泡）各1.5克，均捣罗为散，每次服10克，以浓煎乌梅蜜汤调下，晚饭后临卧服。

（4）治疗疮、蛇伤、犬咬、鼠咬：青木香（土者，根、梗均可用），研为末，每次服5克，以蜂蜜水调下。

（5）治蜘蛛疮（单纯疱疹）：青木香适量，研成极细的末，以柿漆（即柿油）调擦。

注意事项

脾胃虚寒者慎服。

特别附注

植物马兜铃的果实（马兜铃）、茎叶（天仙藤）亦供药用。马兜铃有清肺降气、止咳平喘、清泄大肠的功效，主治肺热咳嗽、痰壅气促、肺虚久咳、肠热痔血、痔疮肿痛、水肿；天仙藤有行气活血、利水消肿、解毒的功效，主治疝气痛、胃痛、产后血气腹痛、风湿痹痛、妊娠水肿、蛇虫咬伤。

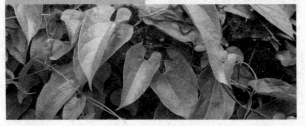

柿蒂

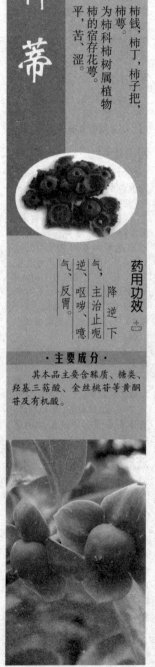

别名 柿钱、柿丁、柿子把，柿萼。

来源 为柿科柿树属植物柿的宿存花萼。

性味 平，苦，涩。

药用功效

降逆下气，主治止呃、呕哕、噫气、反胃。

·主要成分·

其本品主要含鞣质、糖类、羟基三萜酸、金丝桃苷等黄酮苷及有机酸。

植物形态

落叶大乔木，高达14米。树皮深灰色至灰黑色，长方块状开裂；枝开展，有深棕色皮孔，落叶大乔木，高达14米。树皮深灰色至灰黑色，长方块状开裂；枝开展，有深棕色皮孔，嫩枝有柔毛。单叶互生；叶柄长8～20毫米；叶片卵状椭圆形至倒卵形或近圆形，长5～18厘米，宽2.8～9厘米，先端渐尖或钝，基部阔楔形，全缘，上面深绿色，主脉生柔毛，下面淡绿色，有短柔毛，沿脉密被褐色绒毛。花杂性，雄花成聚伞花序，雌花单生叶腋；总花梗长约5毫米，有微小苞片；花萼下部短筒状，4裂，内面有毛；花冠黄白色，钟形，4裂；雄蕊在雄花中16枚，在两性花中8～16枚，雌花有8枚退化雄蕊；子房上位，8室，花柱自基部分离。浆果形状种种，多为卵圆球形，直径3.5～8厘米，橙黄色或鲜黄色，基部有宿存萼片。种子褐色，椭圆形。花期为5月，果期为9～10月。

生长特性

多为栽培。分布于华东、中南及河北、山西、辽宁、陕西、甘肃、台湾等地。

采集方法

本品于9～12月收集成熟柿子的果蒂（带宿存花萼），去柄，晒干。

药材性状

本品宿萼近盘状，先端4裂，裂片宽三角形，多向外反卷或破碎不完整，具纵脉纹，萼筒增厚，平展，近方形，直径1.5～2.5厘米。表面红棕色，被稀疏短毛，中央有短果柄或圆形凹陷的果柄痕；内面黄棕色，密被锈色短绒毛，放射状排列，具光泽，中心有果实脱落后圆形隆起的瘢痕。裂片质脆，易碎，萼筒坚硬木质。质轻，气微，味涩。

药理作用

本品提取物能对抗氯仿诱发的小鼠室颤以及乌头碱、氯化钡所致的大鼠心律失常，并有镇静、催眠、抗家兔生育的作用。

用法用量

内服：煎汤，5～10克；入散剂。外用：研末撒。

方剂选用

（1）治呃逆：柿蒂、丁香、人参各等份，研为细末，水煎，饭后服。

（2）治伤寒呕哕不止：干柿蒂7枚，白梅3枚，粗捣筛，只作1剂，加水200毫升，煎至100毫升，去滓温服，不拘时。

（3）治胸满咳逆不止：柿蒂、丁香各50克，切细，每次取20克，加水300毫升、姜5片，煎至七分，去滓热服，不拘时。

注意事项

风寒咳嗽者禁服。

特别附注

柿叶有止咳定喘、生津止血的功效，主治咳喘、消渴及各种内出血、瘰疬；柿花可滋润五脏，治一切呕吐；柿子可清热润肺、生津解毒，主治咳嗽、吐血、热渴、口疮、热痢、便血；柿皮主治疔疮、无名肿毒；柿饼有润肺止血、健脾涩肠的功效，主治喉干音哑、咯血、吐血、便血、尿血、脾虚消化不良、反胃、泄泻、痢疾、颜面黑斑、热涩淋痛；柿霜有润肺止咳、生津利咽、止血的功效，主治肺热燥咳、咽干喉痛、口舌生疮、吐血、咯血、消渴；柿漆可治高血压病；柿皮可治疔疮、无名肿毒；柿根有清热解毒、凉血止血的功效，主治血崩、血痢、痔疮、蜘蛛背等。

第九章　消食类

凡以消积导滞、促进消化、治疗饮食积滞证为主要作用的药物，称为消食药，又谓消导药。

本类药物性味多甘平，主归脾胃二经，具有消食导滞、健运脾胃作用。主要用于因饮食积滞所引起的脘腹胀闷、嗳腐吞酸、恶心呕吐、不思饮食、大便失常，以及脾胃虚弱之消化不良等证。

本类药物多属渐消缓散之品，适用于病情较缓、积滞不甚者。朱震亨云："凡积病不可用下药，徒损真气，病亦不去，当用消积药使之融化，则根除免。"可见，食积之证，除病势急重，不可轻投攻下之品者，当以消食药治之。

使用本类药物，应根据不同的病情作适当选择，并与相应的药物配伍。若宿食停滞、脾胃气滞，须配以理气药，以行气导滞；若脾胃素虚、运化无力，则应配伍健脾益胃药，以标本兼顾、消补并用；若中焦虚寒，当配以温中健脾药，以散寒消食；若湿浊中阻，当配以芳香化湿药，以化湿醒脾；若积滞化热，则当配以苦寒清热药，以泻热化积。

消食药作用虽缓和，但部分药也有耗气之弊，气虚食滞者当以调养脾胃为主，不宜过用久服，以免耗伤正气。

山楂

别名 机，梁梅，机子，鼠查，羊梂，赤爪实。

来源 为蔷薇科山楂属植物山楂的成熟果实。

性味 微温，酸，甘。

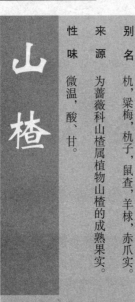

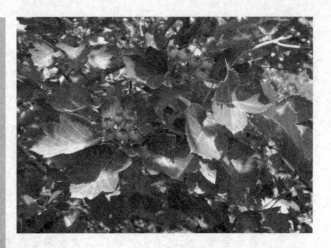

药用功效

消食健胃、行气散瘀，主治饮食积滞，脘腹胀痛，血瘀痛经、泄泻痢疾，产后腹痛、恶露不尽，疝气或睾丸肿痛，高脂血症。

· 主要成分 ·

其山楂主要含黄酮类，其主要成分为槲皮素、牡荆素、金丝桃苷、芦丁等。尚含齐墩果酸等有机酸、亚油酸等脂肪酸、鞣质、糖类、蛋白质及维生素C等。

· 药材性状 ·

果实较小，类球形，直径0.8～1.4厘米，有的压成饼状。表面棕色至棕红色，并有细密皱纹，顶端凹陷，有花萼残迹，基部有果梗或已脱落。质硬，果肉薄，味微酸涩。

· 用法用量 ·

内服：煎汤，3～10克；入丸、散。外用：煎水洗或捣敷。

· 注意事项 ·

脾胃虚弱及孕妇慎服。

植物形态

果实呈球形或梨形，直径1.5～2厘米，表面深红色，有光泽，满布灰白细斑点，顶端有宿存花萼，基部有果柄残痕。切片者，常为0.3～0.4厘米厚的顶头片，多卷缩不平，果肉深黄色至浅棕色，切面可见5～6粒淡黄色种子，皮肉紧包着种子，皮肉厚而核小，气清香，味酸微甜。以个大、片形匀、皮红棕色、肉质厚者为佳。

生长特性

生于河岸的沙土或干燥多沙石的山坡上。

采集方法

本品于9～10月果实成熟后采收，采下后趁鲜横切或纵切成两瓣，晒干。或采用切片机切成薄片，在60～65℃环境下烘干。

药理作用

本品可增加胃中的酶类及

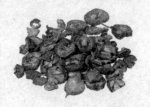

胃液分泌量，促进消化。山楂提取物有强心、降压、增加冠脉流量及抗心律失常作用。山楂总黄酮和三萜酸类均有降压、降血脂和抗动脉粥样硬化作用，可增加家兔血清溶菌酶含量及血T淋巴细胞转化率等。此外，本品尚有收缩子宫、抗氧化、抗肿瘤、抗菌及利尿等作用。

方剂选用

（1）治一切食积：山楂200克，白术200克，神曲100克，上药均研为末，蒸饼捏成如梧桐子大小的丸，每次服70丸，以白开水送下。

（2）治食肉不消：山楂肉200克，水煮，食山楂饮汁。

（3）治诸滞腹痛：取山楂适量，煎浓汤饮。

（4）治肠风：山楂肉、核烧灰，以米汤调下。

（5）治痢疾（症见赤白相兼）：山楂肉不拘多少，炒后研为末，每次取10克，红痢则以蜜拌，白痢则以红、白糖拌；红白相兼则蜂蜜、砂糖各半，拌匀，空腹时以白开水调下。

（6）治寒湿气小腹疼、外肾偏大肿痛：茴香、山楂各等份，均研为细末，每次取10克，加适量盐、酒调匀，空腹时热服。

神曲

别名

六曲，六神曲

来源

为辣蓼、青蒿、杏仁等药加入面粉或麸皮混合后，经发酵制成的曲剂。

性味

温，甘、辛。

药用功效

消食化积、健脾和胃，主治饮食停滞、消化不良、脘腹胀满、食欲不振、呕吐泻痢。

·主要成分·

其神曲为酵母制剂，含酵母菌、淀粉酶、维生素B复合体、麦角甾醇、蛋白质、脂肪及挥发油等。

·药理作用·

含大量酵母菌和B族维生素，干酵母菌中也含多种B族维生素，故本品具B族维生素的作用，如增进食欲、维持正常消化功能等。

·用法用量·

内服：煎汤，10～15克；入丸、散。

·注意事项·

脾阴不足、胃火盛者及孕妇慎服。

制法

其为鲜辣蓼草、青蒿、苍耳草各7千克，切碎打汁；赤豆、杏仁（去皮）各4千克，轧成粉末；取麸皮60千克、面粉40千克，以麸皮和大部分面粉与上药混合和匀，余些面粉与沸水打成糨糊状，倒入混合的药料中，用木棒搅拌均匀，至成饼状，移置木板上压平约1厘米厚，用刀切成3厘米见方的小块，晒半天或1天，收起堆置在大竹匾内，上盖麻袋、草包或稻麦秆，使其发酵，待其表面生出菌丝，取出晒干即成。

产地

全国各地均可炮制。

炮制方法

本品呈方形或长方形的块状，直径约3厘米，厚约1厘米，外表土黄色，粗糙。质硬脆，易断，断面不平整，类白色，可见未被粉碎的褐色残渣及发酵后的空隙。具陈腐气，味苦。

药理作用

①神曲：除去纸或麻叶，切成小方块，晒干。生用健脾开胃，并有发散作用。②炒神曲：取净神曲置锅内，用文火加热，炒至微黄色，取出放凉。炒神曲健脾悦胃功能增强，发散作用减少。③麸炒神曲：取净麸皮撒入热锅内，待起烟时随即倒入神曲块，拌炒至深黄色，取出，筛去麸皮，放凉。每六神曲100千克，用麸皮10千克。神曲经麸炒后具有甘香气，以醒脾和胃为主要功能。④焦神曲：取净神曲置锅内，用无烟文火加热炒至表面焦黄色、有焦香气外逸时止，取出放凉。焦神曲消食止泻的功能增强。

方剂选用

（1）治中脘宿食留饮、酸蜇心痛、口吐清水：神曲（炒）150克，苍术（洗米水浸泡）75克，陈皮50克，砂仁50克，上药均研为细末，以生姜汁煮药末成糊状，做成如梧桐子大小的丸，每次服70丸，以姜汤送下。

（2）治酒癖不消、心腹胀满、嗳气吞酸、呃逆不食、胁肋疼痛：神曲（锉，炒）、麦蘖（炒）各50克，黄连（去须）25克，巴豆（去壳）3粒，上药同炒，令变色，去巴豆不用，其余药物均研为细末，加鲜开水和成如梧桐子大小的丸，每次服50丸，饭后以生姜汤送下。

（3）治过食伤脾、健运无力、食滞不化而为泄泻：神曲15克，枳实10克，大黄（最后下）10克，水煎，空腹时服下。

（4）治休息痢、日夜不止、腹内冷痛：神曲、芜荑、吴茱萸各等份，研为末，加生姜汁和成如梧桐子大小的丸，每次服30丸，饭前用粥调下。

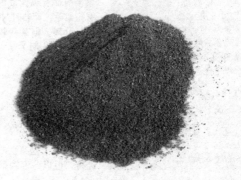

麦芽

别名 大麦毛，大麦芽。

来源 为禾本科大麦属植物大麦的发芽颖果。

性味 平，甘。

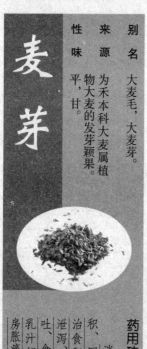

药用功效

消食化积，回乳，主治食积，腹满泄泻，恶心呕吐、食欲不振，乳汁郁积，乳房胀痛。

· 主要成分 ·

其本品主要含酶类，其主要成分为淀粉酶、转化糖酶等。尚含大麦芽碱等多种生物碱、卵磷脂、α-生育三烯酚、大麦胚苷等。

· 方剂选用 ·

1. 快膈进食：麦芽200克，神曲100克、白术、陈皮各50克，上药均研为末，蒸饼做成如梧桐子大小的丸，每人以参汤调下30～50丸。

2. 治产后五七日不大便：大麦芽不拘多少，炒黄研为末，每次取15克，以白开水调下，与粥间服。

3. 治产后腹中膨胀不通转、气急、坐卧不安：麦芽末1000克，和酒服食，良久通转。

· 注意事项 ·

妇女哺乳期禁服。孕妇、无积滞者慎服。

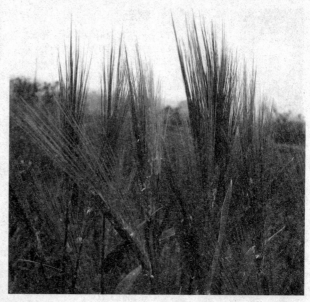

植物形态

越年生草本。秆粗壮，光滑无毛，直立，高50～100厘米。叶鞘松弛抱茎；两侧有较大的叶耳；叶舌膜质，长1～2毫米；叶片扁平，长9～20厘米，宽6～20毫米。穗状花序长3～8厘米（芒除外），径约1.5厘米，小穗稠密，每节着生3枚发育的小穗，小穗通常无柄，长1～1.5厘米（除芒外）；颖线状披针形，微具短柔毛，先端延伸成8～14毫米的芒；外稃背部无毛，有5脉，顶端延伸成芒，芒长8～15厘米，边棱具细刺，内稃与外稃等长。颖果腹面有纵沟或内陷，先端有短柔毛，面熟时与外稃粘着，不易分离，但某些栽培品种容易分离。花期为3～4月，果期为4～5月。

生长特性

全国各地均有栽培。

采集方法

本品于麦芽生产全年皆可进行，但以冬春两季为好。取净大麦，用清水浸泡3～4小时，捞出，置能排水的容器内，盖好，每日淋水2～3次，保持湿润，至芽长2～3毫米时，取出，晒干。

药材性状

本品颖果呈梭形，长8～12厘米，直径3～4毫米。表面淡黄色，背面为外稃包围，具5脉；腹面为内稃包围。除去内外稃后，腹面有1条纵沟；基部胚根处生出幼芽及须根，幼芽长披针状条形，长约0.5厘米。须根数条，纤细而弯曲。质硬，断面白色，粉性。无臭，味微甘。

药理作用

本品有助消化、降血糖作用，对乳汁分泌有双向调节作用（小剂量催乳、大剂量回乳）。大麦碱具有类似麻黄碱的作用，并有抗真菌作用。此外，本品还有降血脂和护肝作用。

用法用量

内服：煎汤，10～15克，大剂量可用至30～120克；入丸、散。

谷芽

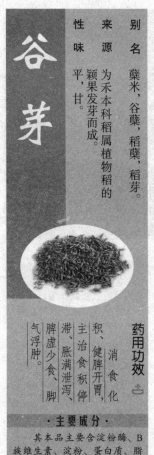

别名　蘖米，谷蘖，稻蘖，稻芽。

来源　为禾本科稻属植物稻的颖果发芽而成。

性味　平，甘。

药用功效

消食化积、健脾开胃，主治食积停滞、胀满泄泻、脚脾虚少食、脚气浮肿。

·主要成分·

其本品主要含淀粉酶、B族维生素、淀粉、蛋白质、脂肪油、麦芽糖、腺嘌呤、胆碱、聚胺氧化酶等。

植物形态

1年生栽培植物。秆直立，丛生，高约1米。叶鞘无毛，下部者长于节间；叶舌膜质而较硬，披针形，基部两侧下延与叶鞘边缘相结合，长5～25毫米，幼时具明显的叶耳；叶片扁平，披针形至条状披针形，长30～60厘米，宽6～15毫米。圆锥花序疏松，成熟时向下弯曲，分枝具角棱，常粗糙；小穗长圆形，两侧压扁，长6～8毫米，含3小花，下方2小花退化仅存极小的外稃而位于1两性小花之下；颖极退化，在小穗柄之顶端呈半月形的痕迹；退化外稃长3～4毫米，两性小花外稃有5脉，常具细毛，有芒或无芒，内稃3脉，亦被细毛；鳞被2，卵圆形；雄蕊6；花柱2枚，柱头帚刷状。颖果平滑。花期、果期均为6～10月。

生长特性

水生或陆生，全国各地均有栽培。

采集方法

本品于秋季颖果成熟时采收，脱下果实，晒干，除去稻壳即可。

药材性状

本品呈类圆球形，直径约2毫米，顶端钝圆，基部略尖。外壳为革质的稃片，淡黄色，具点状皱纹，下端有初生的细须根，长3～6毫米，剥去稃片，内含淡黄色或黄白色颖果（小米）1粒。无臭，味微甘。

药理作用

本品能增加消化液分泌，有助于消化，其所含淀粉酶能将糖、淀粉完全水解成麦芽糖。

用法用量

内服：煎汤，10～15克，大剂量可用至30克；研末用。

方剂选用

（1）启脾进食：谷芽200克，研为末，加少许姜汁、盐，和匀做成饼，焙干。人炙甘草、砂仁、白术（麸炒）各50克，研为末，以白开水点服之，或丸服。

（2）治小儿消化不良、面黄肌瘦：谷芽9克，甘草3克，砂仁3克，白术6克，水煎服。

（3）治饮食停滞、胸闷胀痛：谷芽12克，山楂6克，陈皮9克，红曲6克，水煎服。

注意事项

胃下垂者忌用。

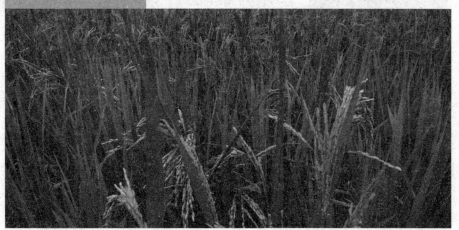

莱菔子

别名 萝卜子，芦菔子。

来源 为十字花科莱菔属植物莱菔的成熟种子。

性味 平，辛，甘。

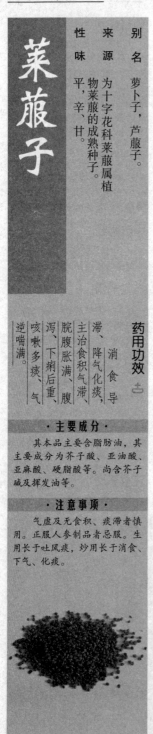

药用功效

消食导滞、降气化痰。主治食积气滞、脘腹胀满、腹泻、下痢后重、咳嗽多痰、气逆喘满。

· **主要成分** ·

其本品主要含脂肪油，其主要成分为芥子酸、亚油酸、亚麻酸、硬脂酸等。尚含芥子碱及挥发油等。

· **注意事项** ·

气虚及无食积、痰滞者慎用。正服人参制品者忌服。生用长于吐风痰，炒用长于消食、下气、化痰。

植物形态

1年生或2年生直立草本，高30～100厘米。直根，肉质，长圆形、球形或圆锥形，外皮绿色、白色或红色。茎有分枝，无毛，稍具粉霜。基生叶和下部茎生叶大头羽状半裂，长8～30厘米，宽3～5厘米，顶裂片卵形，侧裂片4～6对，长圆形，有钝齿，疏生粗毛；上部叶长圆形，有锯齿或近全缘。总状花序顶生或腋生；萼片长圆形；花瓣4，白色、紫色或粉红色，倒卵形，具紫纹，下部有长5毫米的爪；雄蕊6，4长2短；雌蕊1，子房钻状，柱头柱状。长角果圆柱形，在种子间处缢缩，形成海绵质横膈，先端有喙长1～1.5毫米；种子1～6颗，卵形，微扁，长约3毫米，红棕色，并有细网纹。花期为4～5月，果期为5～6月。

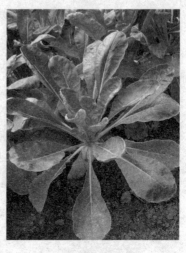

生长特性

全国各地均有栽培。

采集方法

本品于栽种翌年5～8月，角果充分成熟时采收晒干，打下种子，放干燥处贮藏。

药材性状

本品种子类圆形或椭圆形，略扁，长2～4毫米，宽2～3毫米。表面红棕色、黄棕色或深灰棕色，放大镜下观察有细密网纹，一端有深棕色圆形种脐，一端有数条纵沟。种皮薄而脆，子叶2片，乳黄色，肥厚，有油性，纵摺。气微，味略辛。

药理作用

本品能增强离体回肠的节律性收缩，抑制胃排空，提高胃幽门部环行肌紧张性和降低胃底纵行肌紧张性。其提取液有明显的降血压作用，还有一定的镇咳、祛痰作用，并能降低血清胆固醇水平，防止冠状动脉粥样硬化。水提物尚有抑菌作用。

用法用量

内服：煎汤，5～10克；入丸、散，宜炒用。外用：研末调敷。

方剂选用

（1）治小儿伤食腹胀：莱菔子（炒）、蓬莪术各50克，胡椒25克，均研为末，做成如黄米大小的丸，每次服15～20丸，不拘时，以萝卜汤送下。

（2）治小儿腹胀如鼓、气急满闷：莱菔子25克（取巴豆肉0.5克，拍破，同炒至黑色，去巴豆不用），木香0.5克，研为细末，蒸饼为丸，如麻子大，每次服5～7丸，陈皮汤调下，饭后服，每日3次。

（3）治小儿盘肠气痛：莱菔子炒黄，研末，每次以乳香汤服2.5克。

（4）治痢疾有积、后重不通：莱菔子25克，白芍药15克，大黄5克，木香2.5克，水煎服。

第十章　驱虫类

凡以驱除或杀灭人体寄生虫为主要作用、用于治疗虫症的药物，称为驱虫药。

本类药物多具毒性，主要入脾、胃、大肠经。对人体寄生虫特别是肠道寄生虫，有毒杀、麻痹作用，能促使其排出体外。因此，驱虫药主要用于治疗肠道寄生虫病，如蛔虫病、绦虫病、钩虫病、蛲虫病、姜片虫病等。

肠道寄生虫多由饮食不洁、食入虫卵或蚴虫侵入人体所致。虫居肠道，壅滞气机，久则伤及气血，损伤脾胃。因此，虫证患者多表现为绕脐腹痛、不思饮食或多食善饥、嗜食异物，迁延日久则可见面色萎黄、形体消瘦、浮肿乏力，或腹大胀满、青筋暴露等症状。也有部分患者无明显症状，只在查验大便时才被发现。此外，消化道内不同的寄生虫往往具有其特殊的症状表现，如唇内有红白点为蛔虫病见症，肛门作痒是蛲虫病特点，便下虫体节片为绦虫特征，嗜食异物、面黄虚肿则多为钩虫所致。凡此，均当服用驱虫药物，以求根治。

应用驱虫药，须根据寄生虫的种类、患者体质的强弱、病势的缓急以及不同兼证，而选择适宜的药物，并根据患者的不同兼证进行适当配伍。如大便秘结者，当配伍泻下药物；兼有积滞者，可与消积导滞药同用；应用无泻下作用的驱虫药，常配伍泻下药物以促进虫体排出；脾胃虚弱者，又当配伍健脾和胃之品；体质虚弱者，须先补后攻或攻补兼施。

某些驱虫药对机体其他部位的寄生虫，如血吸虫、滴虫等也有驱杀作用。部分驱虫药既可驱虫，又能健脾和胃、消积化滞。

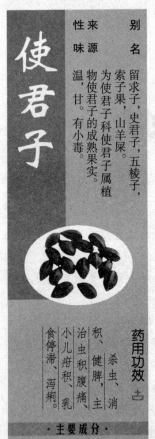

使君子

别名 留求子，史君子，五棱子，索子果，山羊屎。

来源 为使君子科使君子属植物使君子的成熟果实。

性味 温，甘。有小毒。

药用功效 杀虫、消积、健脾，主治虫积腹痛、小儿疳积、乳食停滞、泻痢。

·主要成分·

其种子含使君子酸钾，并含脂肪油。油中含油酸、棕榈酸、硬脂酸、亚油酸、肉豆蔻酸、花生酸、甾醇。种子尚含蔗糖、葡萄糖、果糖、戊聚糖、苹果酸、柠檬酸、琥珀酸、生物碱（如N-甲基烟酸内盐）、脯氨酸等。

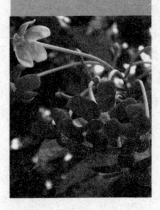

植物形态

落叶攀缘状灌木，高2～8米。幼枝被棕黄色短柔毛。叶对生或近对生；叶柄无关节，在落叶后宿存；叶片膜质，卵形或椭圆形，长5～11厘米，宽2.5～5.5厘米，先端短渐尖，基部钝圆，表面无毛，背面有时疏被棕色柔毛。顶生穗状花序组成伞房状花序；花两性；苞片卵形至线状披针形，被毛；萼管长5～9厘米，被黄色柔毛，先端具广展、外弯、小形的萼齿5枚；花瓣5，长1.8～2.4厘米，宽4～10毫米，先端钝圆，初为白色，后转淡红色；雄蕊10，2轮，不突出冠外；子房下位。果卵形，短尖，长2.7～4厘米，径1.2～2.3厘米，无毛，具明显的锐棱角5条，成熟时外果皮脆薄，呈青黑色或栗色。种子1颗，白色，圆柱状纺锤形，长2.5厘米，径约1厘米。花期为5～9月，果期秋末。

生长特性

生于山坡、路旁向阳灌木丛中，分布于福建、江西、湖南、广东、广西等地。

采集方法

本品于栽后3年开始结果。8月以后，当果壳由绿变棕褐或黑褐色时采收，用竹竿击落果实，晒干或烘干。

药材性状

本品呈椭圆形或卵圆形，具5条纵棱，偶有4～9棱，长2.5～4厘米，直径约2厘米。表面黑褐色至紫黑色，平滑，微具光泽。顶端狭尖，基部钝圆，有明显圆形的果梗痕。质坚硬，横切面多呈五角星形，棱角处壳较厚，中间呈类圆形空腔。种子长椭圆形或纺锤形，长约2厘米，直径约1厘米；表面棕褐色或黑褐色，有多数纵皱纹；种皮薄，易剥离；子叶2，黄白色，有油性，断面有裂纹。气微香，味微甜。

药理作用

本品有较强的驱除猪蛔虫作用，所含使君子酸钾及脂肪油是驱蛔虫的有效成分。还有一定的驱蛲虫作用。本品水浸剂在体外对某些皮肤真菌有一定作用。使君子酸钾对麻醉大鼠有升压作用。

用法用量

内服：煎汤，6～15克，捣碎煎；入丸、散；去壳炒香嚼服，小儿每岁每日1粒至1粒半，总量不超过20粒。

方剂选用

（1）治小儿腹中蛔虫攻痛、口吐清沫：使君子去壳，研为极细的末，用米汤调饮，五更时空腹服。

（2）治小儿痞块、腹大、面黄肌瘦、渐成疳疾：使君子仁15克，木鳖子仁25克，研为末，加水和成如龙眼大小的丸，每次取1丸，再取1个鸡蛋，在鸡蛋顶上开一小口，放入药丸，将鸡蛋放饭上蒸熟，空腹吃下。

（3）治寸白虫疾：鸭蛋1个，破一小孔，放入使君子肉末50克，槟榔末5克，用纸封口，蒸熟食之，虫随大便而出。

（4）治钩虫病：使君子4克，槟榔8克，加水100毫升，煎成30毫升。成人全量为90毫升，儿童11～15岁60毫升，9～10岁45毫升，7～8岁30毫升，分3次口服，每日早晨空腹服，连续服3次。

注意事项

服量过大或与热茶同服可引起呃逆、眩晕、呕吐等反应。

苦楝皮

别名

楝木皮、楝树枝皮、苦楝树皮、东行楝根白皮，楝皮、楝根皮，苦楝树皮，苦楝根皮。

来源

为楝科楝属植物楝的树皮及根皮。

性味

苦，寒。

药用功效

杀虫、清热、燥湿，主治蛔虫病、钩虫病、蛲虫病、阴道滴虫病、疥疮、头癣、风疹瘙痒、湿疮。

·主要成分·

其本品主要含三萜类化合物，其主要成分为苦楝素、苦内酯等。尚含鞣质、树脂、苦山柰酚、苦楝碱、糖类等。

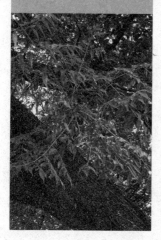

植物形态

落叶乔木，高 15～20 米。树皮暗褐色，纵裂，老枝紫色，有多数细小皮孔。二至三回奇数羽状复叶互生；小叶卵形至椭圆形，长 3～7 厘米，宽 2～3 厘米，先端长尖，基部宽楔形或圆形，边缘有钝尖锯齿，上面深绿色，下面淡绿色，幼时有星状毛，稍后除叶脉上有白毛外，余均无毛。圆锥花序腋生或顶生；花淡紫色，长约 1 厘米；花萼 5 裂，裂片披针形，两面均有毛；花瓣 5，平展或反曲，倒披针形，雄蕊管通常暗紫色，长约 7 毫米；子房上位。核果圆卵形或近球形，长 1.5～2 厘米，淡黄色，4～5 室，每室具 1 颗种子。花期为 4～5 月，果熟期为 10～11 月。

生长特性

生于旷野或路旁，常栽培于屋前房后。分布北至河北，南至广西、云南，西至四川等地。

采集方法

本品于 4～5 月剥取茎皮，全年可采收根皮，切段晒干。

药材性状

本品干皮呈不规则块片状、槽状或半卷筒状，长宽不一，厚 2～6 毫米。外表面灰棕色或灰褐色，粗糙，有交织的纵皱纹及点状灰棕色皮孔。除去粗皮者淡黄色；内表面类白色或淡黄色。质韧，不易折断，断面纤维性，呈层片状，易剥离成薄片，层层黄白相间，每层薄片均可见极细的网纹。无臭，味苦。根皮呈不规则片状或卷曲，厚 1～5 毫米。外表面灰棕色或棕紫色，微有光泽，粗糙，多裂纹。

药理作用

本品酒精浸膏在体外对猪蛔虫有麻痹作用，苦楝素为驱蛔有效成分。本品还具有麻痹蛲虫、抗血吸虫、抑制多种致病性真菌等作用。苦楝素能增强骨骼肌及平滑肌的收缩，大剂量能引起大鼠呼吸衰竭。其醇提物有抗溃疡、止泻、利胆、镇痛、抗炎和抗血栓形成的作用。

用法用量

内服：煎汤，干品 6～15 克，鲜品 15～30 克；入丸、散。外用：煎水洗或研末调敷。

方剂选用

（1）治小儿蛔虫：苦楝皮 1 千克，去粗皮，切细，加水 10 升，煮取 3 升，以砂锅熬成膏，五更初以温酒调服 1 匙，以虫下为度。

（2）治钩虫病：苦楝皮（去粗皮）5 千克，加水 25 千克，熬成 5 千克；另用石榴皮 24 克，加水 2.5 千克，熬成 1 千克。再把两种药水混合搅匀，成人每次服 30 克。

（3）杀蛲虫：苦楝皮 10 克，苦参 10 克，蛇床子 5 克，皂角 2.5 克，共研为末，以蜜炼成丸，如枣大，塞入肛门或阴道内。

（4）治浸淫疮：苦楝根晒干，烧存性，研为末，以猪油调敷，湿则干掺。先用苦参、大腹皮煎汤洗。

注意事项

体弱者、肝肾功能障碍者、孕妇及脾胃虚寒者均慎服。亦不宜持续和过量服用。过量服用轻者出现头痛、头晕、恶心、呕吐、腹痛等症状，重者可出现内脏出血、中毒性肝炎、精神失常、呼吸中枢麻痹等症状，甚至休克、昏迷死亡。

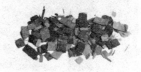

槟榔

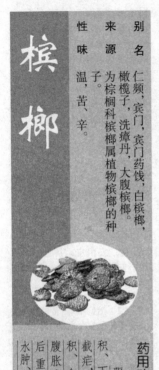

别名 仁频，宾门，宾门药饯，白槟榔，洗瘴丹，大腹槟榔。

来源 为棕榈科槟榔属植物槟榔的种子。

性味 温，苦、辛。

药用功效 驱虫消积，下气行水，截疟，主治脘腹胀痛，食滞，泻痢后重，脚气，水肿，疟疾。

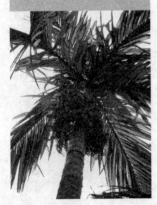

·主要成分·

其本品主要含生物碱，其主要成分为槟榔碱、槟榔次碱、去甲基槟榔次碱、去甲基槟榔碱、槟榔副碱、高槟榔碱等。尚富含脂肪油，另含儿茶素、无色花青素及皂苷等。

植物形态

乔木，高 10～18 米。不分枝，叶脱落后形成明显的环纹。羽状复叶，丛生于茎顶端，长 1.3～2 米，光滑，叶轴三棱形；小叶片披针状线形或线形，长 30～70 厘米，宽 2.5～6 厘米，基部较狭，顶端小叶愈合，有不规则分裂。花序着生于最下一叶的基部，有佛焰苞状大苞片，长倒卵形，长达 40 厘米，光滑，花序多分枝；花单性同株；雄花小、多数，无柄，紧贴分枝上部，通常单生，很少对生，萼片 3，厚而细小，花瓣 3，卵状长圆形，长 5～6 毫米，雄蕊 6，花丝短小，退化雌蕊 3，丝状；雌花较大而少，无梗，着生于花序轴或分枝基部，萼片 3，长圆状卵形，长 12～15 毫米。坚果卵圆形或长圆形，长 5～6 厘米，花萼和花瓣宿存，熟时红色。每年开花 2 次，花期 3～8 月，冬花不结果；果期为 12 月至翌年 6 月。

生长特性

我国福建、广东、广西、海南、云南、台湾等地有栽培。原产于马来西亚。

采集方法

本品于 11～12 将采下的青果煮沸 4 小时，烘 12 小时即得榔干。3～6 月采收成熟果实，晒 3～4 天，捶破或用刀剖开取出种子，晒干。亦有经水煮，熏烘 7～10 天，待干后剥去果皮，取出种子，烘干，称为榔玉。

药材性状

本品种子扁球形或圆锥形，顶端钝圆，基部平宽，高 1.5～3.5 厘米，基部直径 1.5～3 厘米。表面淡黄棕色或淡红棕色，具稍凹下的网状沟纹，底部中心有圆形凹陷的珠孔，其旁有 1 明显瘢痕状种脐。质坚硬，不易破碎，断面可见红棕色的种皮及外胚乳向内错入于类白色的内胚乳而成的大理石样花纹。气微，味涩、微苦。

药理作用

本品对猪肉绦虫有较强的作用，可使全虫体麻痹，对牛肉绦虫则只能麻痹头部及未成熟节片；对蛲虫、蛔虫、钩虫、鞭毛虫、姜片虫等亦有驱杀作用；对血吸虫病有一定预防作用。水浸液对皮肤真菌、流感病毒有抑制作用。另外，槟榔可影响精子发育过程，引起妊娠期子宫痉挛。

用法用量

内服：煎汤，6～15 克，单用杀虫，可用至 60～120 克；入丸、散。

方剂选用

（1）治诸虫在脏腑，久不瘥者：槟榔 25 克（炮），研为末，每剂 10 克，每次以葱蜜煎汤调服 5 克。

（2）治食积满闷成痰涎呕吐者：槟榔、半夏、砂仁、萝卜子、麦芽、干姜、白术各 10 克，水煎服。

（3）治脾胃两虚、水谷不消化、腹中胀满痛者：槟榔 100 克，白术 150 克，麦芽 100 克，砂仁 50 克，上药均炒燥，研为末，每天早上服 15 克，白开水调服。

（4）治心脾疼：高良姜、槟榔各等份，炒干，研为细末，以米汤调下。

注意事项

气虚下陷者禁服。

特别附注

槟榔的雄花蕾（槟榔花）、果皮（大腹皮）、未成熟果实（枣槟榔）供药用。槟榔花与猪肉煲汤，可治疗咳嗽；大腹皮有下气宽中、行水消肿的功效，主治胸腹胀闷、水肿、脚气、小便不利等症；枣槟榔可消食、醒酒、宽胸腹、止呕恶、消痰止咳，还可作通经药、收敛药。

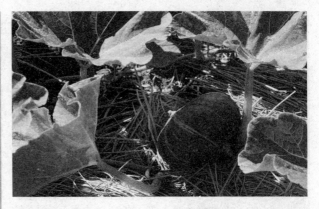

南瓜子

别名　南瓜仁，白瓜子，金瓜米，窝瓜子，倭瓜子。

来源　为葫芦科南瓜属植物南瓜的种子。

性味　平，甘。

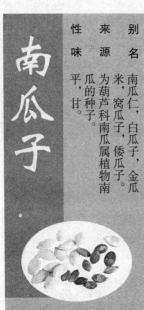

药用功效

杀虫，下乳、血、利水消肿，主治绦虫、蛔虫、蛲虫病，钩虫、血吸虫，产后缺乳，百日咳，手足浮肿，痔疮。

·主要成分·

其本品主要含南瓜子氨酸（南氨酸），为驱虫的主要成分。并含有丰富的脂肪油、蛋白质及维生素A、维生素B1，维生素B2，维生素C，又含胡萝卜素。脂肪油中的主要成分为亚麻仁油酸、油酸、硬脂酸等甘油酯。

·采集方法·

食用南瓜时，收集成熟种子，除去瓤膜，晒干。

·用法用量·

内服：煎汤，30～60克；研末或制成乳剂。外用：煎水熏洗。

·注意事项·

多食易使壅气滞膈。

植物形态

1年生蔓生草本，茎长达2～5米。常节部生根，密被白色刚毛。单叶互生；叶柄粗长，长8～19厘米，被刚毛。叶片阔卵形，近圆形或心脏形，有时浅裂成五角形，长12～25厘米，宽20～30厘米，先端尖，基部深心形，叶缘略呈波状，有不规则的小齿状，上面绿色，下面淡绿色；两面均被茸毛。叶腋侧边生一卷须，粗壮，被毛，3～5歧。花单性，雌雄同株；雄花单生，花萼筒钟形，长5～6毫米，裂片条形，长10～15毫米，被柔毛，上部扩大成叶状；花冠黄色，钟状，长约8厘米，5中裂，裂片边缘反卷，雄蕊3，花丝腺体状，长5～8毫米，药室折曲；雌花单生，子房1室，花柱短，柱头3，膨大，先端2裂，果梗粗状，有棱槽，长5～7厘米。

生长特性

全国各地均有栽培。

药材性状

本品于种子扁圆形，长1.2～1.8厘米，宽0.7～1厘米。表面淡黄白色至淡黄色，两面平坦而微隆起，边缘稍有棱，一端略尖，先端有珠孔，种脐稍突起或不明显。除去种皮，有黄绿色薄膜状胚乳。子叶2枚，黄色，肥厚，有油性。气微香，味微甘。

药理作用

本品对绦虫、蛔虫有明显驱除作用；对血吸虫幼虫有抑制和杀灭作用，能使虫体萎缩、生殖器官退化和子宫内虫卵减少；并能遏制日本血吸虫在动物体内向肝脏移动。另外，家兔注射150～250毫克/千克南氨酸，可出现血压升高、呼吸加深加快。

方剂选用

（1）治绦虫病：南瓜子60～120克，去皮生食。或炒熟研粉，早晨空腹服下，30分钟后再用槟榔60～120克，石榴皮30克，水煎服；2小时后如不大便，再用芒硝6～9克，开水冲服。

（2）治小儿蛔虫：南瓜子30克，韭菜叶30克，水竹沥60克，开水冲服。

（3）治血吸虫病：南瓜子适量，炒黄，碾成细末，每日服60克，分两次，加白糖，开水冲服。15天为一疗程。

（4）治钩虫病：南瓜子榨油，每次1茶匙，内服，4小时后服泻下剂。

（5）治产后缺乳：南瓜子60克，研末，加红糖适量，以开水冲服。

鹤草芽

别名

牙子，狼子，狼牙，狼齿，狼子，犬牙，狼牙草根芽。

来源

为蔷薇科龙芽草属植物龙芽草带短小根茎的冬芽（地下根芽）。

性味

凉，苦，涩。

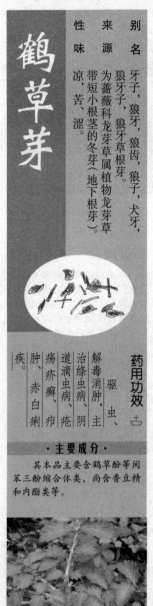

药用功效

驱虫、解毒消肿，主治绦虫病、阴道滴虫病、疮疡疥癣、疖肿、赤白痢疾。

· 主要成分 ·

其本品主要含鹤草酚等间苯三酚缩合体类，尚含香豆精和内酯类等。

植物形态

多年生草本，高 30~120 厘米，根茎短，基部常有 1 或数个地下芽。茎被疏柔毛及短柔毛。奇数羽状复叶互生；托叶镰形；小叶有大小 2 种，相间生于叶轴上，倒卵形至倒卵状披针形，长 1.5～5 厘米，宽 1～2.5 厘米，先端急尖至圆钝，稀渐尖，基部楔形，边缘有急尖到圆钝锯齿，上面绿色被疏柔毛，正面淡绿色。总状花序单一或 2～3 个生于茎顶，花序轴和花梗被柔毛；苞片通常 3 深裂；花萼片 5，三角卵形；花瓣 5，长圆形，黄色；雄蕊 5～15；花柱 2，丝状，柱头头状。瘦果倒卵圆锥形，外面有 10 条肋，被疏柔毛，先端有数层钩刺，幼时直立，成熟时向内靠合。花、果期为 5～12 月。

生长特性

生于溪边、路旁、草地、灌丛及疏林下。我国大部分地区均有分布。

采集方法

本品于冬春季新株萌发前挖取根茎，除去老根茎，留幼芽（带小根茎），洗净晒干或低温烘干。

药材性状

本品呈圆锥形，中上部常弯曲，全长 2～6 厘米，直径 0.5～1 厘米，顶部包以数枚浅棕色膜质芽鳞。根茎短缩，圆柱形，长 1～3 厘米，表面棕褐色，有紧密环状节，节上生有棕黑色退化鳞叶，根茎下部有时残存少数不定根。根牙质脆易碎，折断后断面平坦，黄白色。气微，略有豆腥气，味先微甜而后涩苦。

药理作用

本品对绦虫有驱杀作用，其有效成分鹤草酚主要作用于绦虫的头节，对猪肉绦虫、羊肉绦虫、短小膜壳绦虫及莫氏绦虫有直接杀灭作用。鹤草酚对血吸虫、蛔虫也有驱杀作用，还可抗疟、杀灭精子及阴道滴虫。鹤草醇提物有抗肿瘤作用。

用法用量

内服：煎汤，10～30 克；研末，15～30 克，小儿每 1 千克体重服用 0.7～0.8 克。外用：煎水洗，或鲜品捣烂敷。

方剂选用

（1）治寸白虫：鹤草芽 250 克，捣末，和蜂蜜做丸如麻子大。晚上不能服用，白天以浆水调 0.1 升服下，药尽则瘥。

（2）治妇人阴中生疮、糜烂痒痛或痛引腰腹：鹤草芽 50 克，水煎去滓，以脱脂棉蘸之，浸洗阴中，早晚各 1 次。

（3）治妇人阴疮、蚀如中烂：鹤草芽 250 克，以水 4 升煮至 1 升，去滓，加入米醋 0.1 升，再煮沸一两次，稍热时以棉蘸汤涂于疮上，再以热棉敷之，三五日即愈。

（4）治绦虫病：①取适量鹤草芽，剪去须根，用水焖湿，搓去根茎上的外皮，晒干研末。成人 30 克，小儿酌减，早晨空腹 1 次以白开水送下。②鹤草芽石灰水法提取物：成人 2 克，小儿 0.6 克；同时服酚酞，成人 0.5 克，小儿 0.3 克。如以硫酸镁导泻，则需间隔 1.5 小时后服之。③鹤草芽石油醚法提取物：成人 1.5～1.7 克，小儿 1.0～1.3 克，早晨空腹 1 次服下。

（5）治小儿头部疖肿：鲜鹤草芽 250 克，糯米适量，煮粥，去渣，加糖（不放油盐）1 次服下，每日 1 剂，连服 3～5 剂。

注意事项

鹤草芽治绦虫病时须研末服，水煎服无效。粉剂有导泻作用，不必再服泻药。内服时，可能有恶心、呕吐、头昏等副作用，停药后即可恢复。

第十一章 止血类

凡以制止体内外出血为主要作用、常用于治疗出血证的药物，称为止血药。

止血药主要适用于各种出血病证，如咯血、咳血、吐血、衄血、便血、尿血、崩漏、紫癜及创伤出血等。部分药物尚可用于血热、血瘀及中焦虚寒等证。

本类药物以归心、肝、脾经为主，根据其药性寒、温、敛、散之不同，其作用亦有凉血止血、化瘀止血、收敛止血、温经止血之异，因而止血药分为凉血止血药、化瘀止血药、收敛止血药和温经止血药四类。

血液为人体精微物质，环周不止，荣养全身，若血液溢出脉外，轻则引起机体衰弱，重则导致气随血脱，危及生命，所以出血症是为临床急症，必须尽快治疗。止血药不论是对于治疗一般出血证，还是对于急诊抢救及战伤救护，均有重要意义。

使用止血药，必须根据出血证不同病因和病情作合理选择，并进行必要的配伍，如血热妄行出血，应选择凉血止血药，并配伍清热泻火药和清热凉血药；阴虚火旺及阴虚阳亢出血，亦应选用凉血止血药，并配伍滋阴降火、滋阴潜阳药；若瘀血内阻、血不循经出血，应选用化瘀止血药，并配伍行气活血之品；若为虚寒性出血，应选用温经止血药和收敛止血药，并配伍益气健脾温阳之品；若出血过多、气随血脱，则须急投大补元气之药以益气固脱、益气摄血，即所谓"有形之血不能速生，无形之气所当急固"，此时一般止血、补血之品卒难起效。

凉血止血药

本类药物适用于血热妄行出血证。出血之证，血热出血占大多数，故在止血药中，凉血止血药数量多，应用较广。

大蓟

别名

马蓟，虎蓟，刺蓟，山牛蒡，鸡项草，野红花，茨芥，牛触嘴，鼓椎，鸡脚刺，鸡姆刺，恶鸡婆，驴扎嘴，马刺刺，牛口舌，老虎刺，草鞋刺。

来源

为菊科蓟属植物大蓟的地上部分或根。

性味

凉，甘，微苦。

药用功效

凉血止血，行瘀消肿，主治吐血，咯血，蚵血，便血，尿血，妇女崩漏，外伤出血，疮疡肿痛，瘰疬，湿疹，肝炎，肾炎。

·主要成分·

其本品主要含挥发油，其主要成分为单紫杉烯、香附子烯等。尚含黄酮、α-香树脂等三萜、甾醇及多糖等。

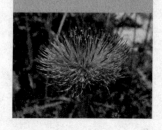

植物形态

多年生草本。块根纺锤状或萝卜状，直径达7毫米。茎直立，高30～80厘米，茎枝有条棱，被长毛。基生叶有柄，叶片倒披针形或倒卵状椭圆形，长8～20厘米，宽2.5～8厘米，羽状深裂或几全裂，侧裂片6～12对，中部侧裂片较大，向上及向下的侧裂片渐小，边缘齿状，齿端具刺；自基部向上的叶渐小，无柄，基部扩大半抱茎；全部茎叶两面绿色，沿脉有疏毛。头状花序直立，单一或数个生于枝端集成圆锥状；总苞钟状，直径3厘米；总苞片约6层，外层与中层卵状三角形至长三角形，先端有短刺，内层披针形或线状披针形，先端渐尖呈软针刺状；花两性，全部为管状花，花冠紫色或紫红色，5裂；雄蕊5，花药先端有附片，基部有尾。瘦果长椭圆形，稍扁，冠毛羽状，暗灰色。花期为5～8月，果期为6～8月。

生长特性

生于山坡、草地、路旁。分布于河北、山东、江苏、浙江、福建等地。

采集方法

本品于栽种第三年9～10月挖根，晒干。6～9月盛花时割取地上部分，鲜用或晒干。

药材性状

本品大蓟草：茎呈圆柱形，基部直径可达1.2厘米；表面绿褐色或棕褐色，有纵棱，被丝状毛；断面灰白色，髓部疏松或中空。头状花序顶生，球形或椭圆形，总苞黄褐色，羽状冠毛灰白色。气微，味淡。

大蓟根：根长纺锤形，常簇生而扭曲，长5～15厘米，直径0.2～0.6厘米。表面暗褐色，有不规则的纵皱纹。质硬而脆，易折断，断面粗糙，灰白色。气微，味甘、微苦。

药理作用

本品水煎液灌胃能显著缩短小鼠凝血时间；水煎剂或醇浸剂对家兔子宫有兴奋作用，但对离体大白鼠及在体猫子宫有抑制作用；对离体兔十二指肠有抑制作用；对人型结核杆菌、白喉杆菌、P型链球菌、福氏痢疾杆菌及单纯疱疹病毒均有抑制作用。

用法用量

内服：煎汤，干品5～10克，鲜品可用至30～60克。
外用：捣敷。

方剂选用

（1）治呕吐、咯血：大蓟、小蓟、荷叶、扁柏叶、茅根、茜草、山栀、大黄、牡丹皮、棕榈皮各等份，烧灰存性，研成极细的末，用纸包好，放在泥地上，上面用碗盖住，保持此状态一晚上，以出火毒，用时先研磨白藕汁或萝卜汁半碗，每次饭后调服25克。

（2）治外伤出血：大蓟根适量，研成极细的末，敷患处。

注意事项

虚寒出血、脾胃虚寒者禁服。

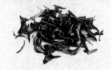

小蓟

别名

猫蓟，青刺蓟，刺蓟菜，千针草，枪刀菜，刺杀草，刺角菜，木刺艾，刺萝卜，荠荠毛，刺儿菜，青青菜，小恶鸡婆，刺刺菜，姜姜菜，刺刺芽。

来源

为菊科蓟属植物刺儿菜的地上部分或根。

性味

凉，甘，微苦。

药用功效

凉血止血，解毒消肿，主治尿血、血淋、咯血、吐血、蚵血、便血、血痢、崩中漏下、外伤出血、痈疽肿毒。

・**主要成分**・

其本品主要含芦丁等黄酮、蒲公英甾醇等三萜、生物碱、绿原酸等有机酸、甾醇、氯化钾等。

・**用法用量**・

内服：煎汤，干品5～10克，鲜品可用至30～60克，或捣汁用。外用：捣敷。

・**注意事项**・

虚寒出血及脾胃虚寒者禁服。

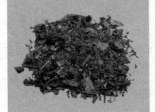

植物形态

多年生草本。根状茎长。茎直立，高30～80厘米，茎无毛或被蛛丝状毛。基生叶花期枯萎；下部叶和中部叶椭圆形或椭圆状披针形，长7～15厘米，宽1.5～10厘米，先端钝或圆形，基部楔形，通常无叶柄，上部茎叶渐小，叶缘有细密的针刺或刺齿，全部茎叶两面同色，无毛。头状花序单生于茎端，雌雄异株；雄花序总苞长约18毫米，雌花序总苞长约25毫米；总苞片6层，外层甚短，长椭圆状披针形，内层披针形，先端长尖，具刺；花冠紫红色。瘦果椭圆形或长卵形，冠毛羽状。花期为5～6月，果期为5～7月。

生长特性

生于山坡、河旁或荒地、田间，分布于除广东、广西、云南、西藏外的全国各地。

采集方法

本品于5～6月盛花期，割取全草晒干或鲜用。可连续收获3～4年。

药材性状

本品茎呈圆柱形，有的上部分枝，长5～30厘米，直径2～5毫米；表面灰绿色或带紫色，具纵棱和白色柔毛；质脆，易折断，断面中空。叶互生，无柄或有短柄；叶片皱缩或破碎，完整者展平后呈长椭圆形或长圆状披针形，长3～12厘米，宽0.5～3厘米；全缘或微齿裂至羽状深裂，齿尖具针刺；上表面绿褐色，下表面灰绿色，两面均有白色蛛丝状毛。头状

花序单个或数个顶生；总苞钟状，苞片5～8层，黄绿色；花紫红色。气微，味微苦。

药理作用

本品水煎剂可明显缩短小鼠出血时间，促进血液凝固，并可代替凝血酶做血浆纤维蛋白平板试验，炒炭后其止血作用增强；对溶血性链球菌、肺炎球菌、金黄色葡萄球菌及白喉杆菌、伤寒杆菌、绿脓杆菌、结核杆菌等也有抑制作用。水煎剂和酊剂对离体动物心脏有兴奋作用，能增强心肌收缩力，对肾上腺素能受体有激动作用。本品还有降低胆固醇、利胆、兴奋子宫及抗炎作用。

方剂选用

（1）治崩中下血：小蓟茎叶（洗、切）研汁200毫升，入地黄汁200毫升、白术25克，煎减半，温服。

（2）治下焦结热、尿血成淋：生地黄、小蓟根、通草、滑石、山栀仁、蒲黄（炒）、淡竹叶、当归、藕节、甘草各等份，上嚼咀，每次取25克，水煎，空腹服。

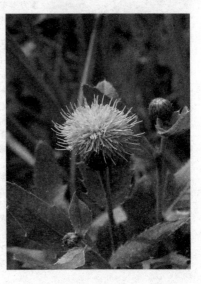

地榆

别名 酸赭,豚榆系,白地榆,鼠尾地榆,花椒地榆,水橄榄根,线形地榆,野升麻,马连鞍,山枣参,蕨苗参,红地榆,岩地芨。

来源 蔷薇科地榆属植物地榆或长叶地榆的根。

性味 微寒,苦、酸。

药用功效 凉血止血,清热解毒,主治吐血、咯血、衄血、尿血、便血、痔血、血痢、崩漏、赤白带下,疮痈肿痛、湿疹、阴痒,水火烫伤、蛇虫咬伤。

· 主要成分 ·

其品主要含鞣质,其主要成分为没食子儿茶精、地榆素等。尚含地榆皂苷等三萜皂苷、没食子酸等酚酸。

· 注意事项 ·

脾胃虚寒、中气下陷、冷痢泄泻、崩漏带下、血虚有瘀者均应慎服。

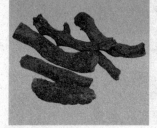

植物形态

地榆:多年生草本。根茎粗壮,着生多数暗棕色肥厚的根。茎直立,有细棱。单数羽状复叶,基生叶具长柄,小叶通常4～9对,小叶片卵圆形或长圆状卵形,边缘有具芒尖的粗锯齿,两面均无毛,小叶柄基部常有小托叶;托叶抱茎,镰刀状,有齿花小,紫红色,密集成近球形或短圆柱形的穗状花序;每小花有膜质苞片2;萼片4片,宿存;无花瓣;雄蕊4个,花药黑紫色;子房上位。瘦果暗棕色,被细毛。花期及果期6～9月。长叶地榆与上种的区别为:根富纤维性,折断面呈细毛状,基生小叶线状长圆形至线状披针形,茎生叶与基生叶相似,但较细长;穗状花序圆柱形;花、果期为8～11月。

生长特性

生长于山地的灌木丛、草原、山坡或田岸边。全国大部地区均有分布。

采集方法

本品以第二、第三年于春季发芽前,秋季枯萎前后挖出,晒干。或趁鲜切片干燥。

药材性状

本品根呈不规则纺锤形或圆柱形,稍弯曲或扭曲,长5～25厘米,直径0.5～2厘米。表面灰褐色、棕褐色或暗紫色,粗糙,有纵皱纹、横裂纹及支根痕。质硬,断面较平坦或皮部有众多的黄白色至黄棕色绵状纤维,木部黄色或黄褐色,略呈放射状排列。切片呈不规则圆形或椭圆形,厚0.2～0.5厘米;切面紫红色或棕褐色。无臭,味微苦涩。

药理作用

本品煎剂可明显收缩血

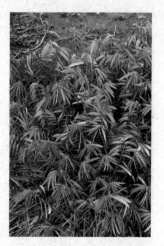

管、缩短出凝血时间,并有较强抗炎作用。水提物涂抹伤口,可促进愈合。外用炒地榆粉可使犬或家兔皮肤烫伤渗出减少,组织水肿减轻,感染与死亡率降低。对大肠杆菌、宋氏痢疾杆菌、变形杆菌、伤寒杆菌、副伤寒杆菌、金黄色葡萄球菌、绿脓杆菌、结核杆菌、霍乱弧菌等均有抑制作用。此外,本品还有镇吐、止泻、抗溃疡、抗氧化等作用。

用法用量

内服:煎汤,干品6～15克,鲜品30～120克;入丸、散;亦可绞汁内服。外用:煎水或捣汁外涂,也可研末外擦或捣烂外敷。

方剂选用

(1)治血痢不止:地榆100克,甘草(炙、锉)25克,粗捣筛,每次取25克,加适量水煎,去渣,温服,白天两次,晚上1次。

(2)治红白痢、噤口痢:地榆10克,炒乌梅5枚,山楂5克,水煎服。红痢以红糖为引,白痢以白糖为引。

(3)治急性菌痢:地榆根适量,研粉,成人每次服1～2克,每天3次,儿童减半。

槐花

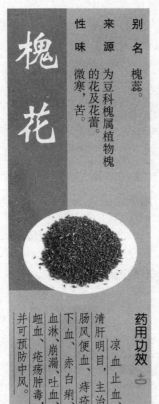

别名　槐蕊。

来源　为豆科槐属植物槐的花及花蕾。

性味　微寒，苦。

药用功效

凉血止血，清肝明目。主治肠风便血、痔疮下血、赤白痢、血淋、崩漏、吐血、衄血、疮疡肿毒，并可预防中风。

·主要成分·

其本品主要含黄酮，其主要成分为芦丁、槲皮素等。尚含槐花皂苷Ⅰ等多种皂苷以及白桦脂醇、植物凝集素等。

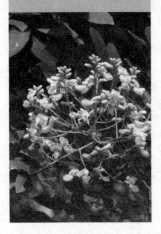

植物形态

落叶乔木，高 8～20 米。树皮灰棕色，具不规则纵裂，内皮鲜黄色，具臭味；嫩枝暗绿褐色，近光滑或有短细毛，皮孔明显。奇数羽状复叶，互生，长 15～25 厘米，叶轴有毛，基部膨大；小叶 7～15，柄长约 2 毫米，密生白色短柔毛；托叶镰刀状，早落；小叶片卵状长圆形，长 2.5～7.5 厘米，宽 1.5～3 厘米，先端渐尖具细突尖，基部宽楔形，全缘，上面绿色，微亮，背面伏生白色短毛。圆锥花序顶生，长 15～30 厘米；萼钟状，5 浅裂；花冠蝶形，乳白色，旗瓣阔心形，有短爪，脉微紫，翼瓣和龙骨瓣均为长方形；雄蕊 10，分离，不等长；子房筒状，有细长毛，花柱弯曲。荚果肉质，串珠状，长 2.5～5 厘米，黄绿色，无毛，不开裂，种子间极缩细。种子 1～6 颗，肾形，深棕色。花期为 7～8 月，果期为 10～11 月。

生长特性

生于山坡、平原，或植于庭园、路边。全国各地普遍栽培。

采集方法

本品于夏季花蕾形成时采收，及时干燥。亦可在花开放时，在树下铺布、席等，将花打落，收集晒干。

药材性状

本品开放的花朵习称"槐花"，花蕾习称"槐米"。槐花：本品皱缩而卷曲，花瓣多散落。完整者花萼钟状，黄绿色，先端 5 浅裂；花瓣 5，黄色或黄白色，1 片较大，近圆形，先端微凹，其余 4 片长圆形。雄蕊 10，其中 9 个基部连合，花丝细长。雌蕊圆柱形，弯曲。体轻，无臭，味微苦。槐米：呈卵形或椭圆形，长 2～6 毫米，直径约 2 毫米。花萼下部有数条纵纹。萼的上方为黄白色未开放的花瓣。花梗细小。体轻，手捻即碎。无臭，味微苦涩。

药理作用

本品能缩短凝血时间，炒炭后作用增强；所含芦丁及槲皮素能降低毛细血管通透性，增强毛细血管抵抗力；还可扩张冠状动脉，增强心肌收缩力，减慢心率，降低血压，预防动脉硬化。水浸剂对堇色毛癣菌、许兰黄癣菌等皮肤真菌有不同程度的抑制作用。

用法用量

内服：煎汤，5～10 克；入丸、散。外用：煎水熏洗或研末撒。止血宜炒用，清热降火宜生用。

方剂选用

（1）治大肠下血：槐花、荆芥穗等份，研为末，每次以酒调服 2 克。

（2）治诸痔出血：槐花 100 克，地榆、苍术各 75 克，甘草 50 克，上药均微炒，研为细末，每天早晚饭前各服 10 克。气痔以人参汤调服，酒痔以陈皮、干葛汤调服，虫痔以乌梅汤调服，脉痔以阿胶汤调服。

（3）治赤白痢疾：槐花（微炒）15 克，白芍药（炒）10 克，枳壳（麸炒）5 克，甘草 2.5 克，水煎服。

（4）治血淋：槐花烧过，去火毒，研为末，每次取 5 克，用水酒送下。

（5）治血崩：陈槐花 50 克，百草霜 25 克，研为末，每次取 15～20 克，以温酒调下。若昏聩不省人事，则烧红秤锤淬酒调下。

注意事项

脾胃虚寒及阴虚发热而无实火者慎服。

侧柏叶

别名 柏叶，扁柏叶，丛柏叶。

来源 为柏科侧柏属植物侧柏的枝梢及叶。

性味 微寒，苦、涩。

药用功效 凉血止血、祛风解毒。主治吐血、衄血、尿血、血痢、肠风、崩漏、咳嗽痰多、风湿痹痛、脱发、丹毒、痄腮、烫伤。

·主要成分·

其本品主要含挥发油，其主要成分为 α–侧柏酮、侧柏烯、小茴香酮等。尚含侧柏双黄酮类、脂肪酸等。

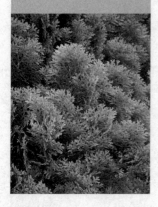

植物形态

常绿乔木，高达20米，胸径可达1米。树皮薄，浅灰褐色，纵裂成条片。小枝扁平，直展，排成一平面。叶鳞形，交互对生，长1～3毫米，先端微钝，位于小枝上下两面之叶的露出部分倒卵状菱形或斜方形，两侧的叶折覆着上下之叶的基部两侧，呈龙骨状，叶背中部均有腺槽。雌雄同株，球花单生于短枝顶端；雄球花黄色，卵圆形，长约2毫米。球果当年成熟，卵圆形，长1.5～2厘米，熟前肉质，蓝绿色，被白粉；熟后木质，张开，红褐色；种鳞4对，扁平，背部近先端有反曲的尖头，中部种鳞各有种子1～2颗。种子卵圆形或长卵形，长4～6毫米，灰褐色或紫褐色，无翅或有棱脊，种脐大而明显。花期为3～4月，球果为9～10月成熟。

生长特性

生于湿润肥沃地，石灰岩山地也有生长。分布于我国东北的南部，经华北向南达广东、广西北部，西至陕西、甘肃，西南至四川、云南、贵州等地。

采集方法

本品于全年均可采收，以6～9月采收者为佳。剪下大枝，干燥后取其小枝叶，扎成小把，置通风处风干。不宜暴晒。

药材性状

本品枝长短不一，多分枝，小枝扁平。叶细小鳞片状，交互对生，贴伏于枝上，深绿色或黄绿色。质脆，易折断。气清香，味苦涩、微辛。

药理作用

本品煎剂可显著缩短凝血时间；对金黄色葡萄球菌、卡他球菌、痢疾杆菌、乙型链球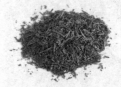菌等均有抑制作用，对人型结核杆菌及流感、疱疹病毒也有抑制作用。侧柏叶煎剂、醇提液及提取物黄酮均有镇咳、祛痰、平喘作用。水提醇沉剂可使猫血压下降。

用法用量

内服：煎汤，6～15克；入丸、散。外用：煎水洗，捣敷或研末调敷。

方剂选用

（1）治吐血不止：侧柏叶、干姜各150克，艾3把，加水5升、马通汁1升合煎，取1升，分两次温服。

（2）治血淋：侧柏叶、藕节、车前草各等份，同捣取其汁，调益元散，神效。

（3）治肠风、脏毒酒痢、下血不止：侧柏叶（九蒸九晒）100克，陈槐花50克（炒半黑色），均研为末，炼蜜丸，如梧桐子大小，每次服40～50丸，空腹时以温酒调下。

注意事项

久服、多服易致胃脘不适及食欲减退。

特别附注意

侧柏的枝条（柏枝节）、去掉栓皮的根皮（柏根白皮）、树干或树枝经燃烧后分泌的树脂（柏脂）、种仁（柏子仁）亦供药用。柏枝节有祛风除湿、解毒疗疮的功效，主治风寒湿痹、历节风、霍乱转筋、牙齿肿痛、恶疮、疥癞。柏根白皮有凉血、解毒、敛疮、生发的功效，主治烫伤、灸疮、疮疡溃烂、毛发脱落。

白茅根

别名

茅根，兰根，茹根，白茅菅，白花茅根，丝茅，地菅，地筋，兼杜，地节根，坚草根，甜草根，万根草，茅草根，丝毛草根，寒草根。

来源

为禾本科白茅属植物白茅的根茎。

性味

寒，甘。

药用功效

清热生津、凉血止血、利尿通淋，主治热病烦渴、肺热喘咳、胃热呕逆、血热出血、小便淋沥涩痛、水肿、黄疸。

· 主要成分 ·

其本品主要含淀粉及糖类，糖类主要成分为葡萄糖、蔗糖等。尚含有柠檬酸等有机酸、白茅素等三萜及白头翁素等。

· 用法用量 ·

内服：煎汤，干品10～30克，鲜品30～60克；捣汁用。外用：鲜品捣汁涂。

· 注意事项 ·

虚寒出血、呕吐、溲多不渴者禁服。

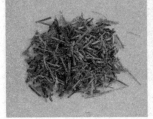

植物形态

多年生草本，高20～100厘米。根茎白色，匍匐横走，密被鳞片。秆丛生，直立，圆柱形，光滑无毛，基部被多数老叶及残留的叶鞘。叶线形或线状披针形；根出叶长几与植株相等；茎生叶较短；叶鞘褐色，无毛，或上部及边缘和鞘口具纤毛，具短叶舌。圆锥花序紧缩呈穗状，顶生，圆筒状，长5～20厘米，宽1～2.5厘米；雄蕊2，花药黄色；雌蕊1，具较长的花柱，柱头羽毛状。颖果椭圆形，暗褐色，成熟的果序被白色长柔毛。花期为5～6月，果期为6～7月。

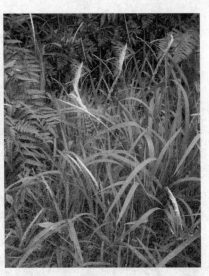

生长特性

生于路旁向阳的草地或山坡上。分布于华北、东北、华东、中南、西南及陕西、甘肃等地。

采集方法

本品于春秋季采挖，除去地上部分和鳞片状的叶鞘，鲜用或扎把晒干。

药材性状

本品根茎呈长圆柱形，长30～60厘米，直径0.2～0.4厘米。表面黄白色或淡黄色，微有光泽，具纵皱纹，节明显，稍突起，节间长短不等，通常长1.5～3厘米。体轻，质略脆，断面皮部白色，多有裂隙，放射状排列，中柱淡黄色，易与皮部剥离。无臭，味微甜。

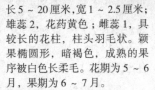

药理作用

本品可显著缩短出凝血时间，根粉可缩短兔血浆复钙时间。水煎剂灌胃，具有镇痛和抗炎作用；对小鼠醋酸扭体反应及醋酸引起的毛细血管通透性增高有明显抑制作用；对结核杆菌、肺炎球菌、卡他球菌、宋内痢疾杆菌及乙型肝炎病毒等也有抑制作用。

方剂选用

（1）治热渴、头痛、壮热、妇人血气上冲闷不堪：白茅根（切）200克，捣3次，取尽其汁，渴即服之。

（2）治虚劳症、痰中带血：鲜白茅根（切碎）、鲜藕（切片）各200克，煮汁常常饮之。若大便滑者，白茅根宜减半，再取生山药末50克左右调入药汁中，煮成茶汤服之。

（3）治胃反、食即吐出及上气：芦根、白茅根各100克，细切，以水4升煮取2升，1次饮尽，服后会有腹泻现象，腹泻完则病愈。

（4）治胃火上冲、牙龈出血：鲜白茅根60克，生石膏60克，白糖30克，药水煎，冲白糖服。

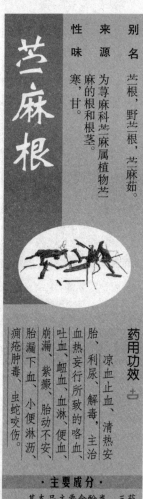

苎麻根

别名　苎麻根，野苎麻，苎麻苏。

来源　为荨麻科苎麻属植物苎麻的根和根茎。

性味　寒，甘。

药用功效

凉血止血，清热安胎、利尿、解毒，主治血热妄行所致的咯血、吐血、衄血、血淋、便血、崩漏、紫癜、胎动不安、胎漏下血、小便淋沥、痈疮肿毒、虫蛇咬伤。

· 主要成分 ·

其本品主要含酚类、三萜（或甾醇）、绿原酸、咖啡酸等。

· 采集方法 ·

冬春季采挖，晒干。一般选择小指粗细的根，太粗者不易切片，药效亦不佳。

· 用法用量 ·

内服：煎汤，5～30克；捣汁用。外用：鲜品捣敷或煎汤熏洗。

· 注意事项 ·

胃弱泄泻者勿服，诸病不由血热者亦不宜用。

植物形态

多年生半灌木，高1～2米。茎直立，圆柱形，多分枝，青褐色，密生粗长毛。叶互生；叶柄长2～11厘米；托叶2，分离，早落；叶片宽卵形或卵形，长7～15厘米，宽6～12厘米，先端渐尖或近尾状，基部宽楔形或截形，边缘密生齿牙，上面绿色，粗糙，并散生疏毛，下面密生交织的白色柔毛，基出脉3条。花单性，雌雄通常同株；花序呈圆锥状，腋生，雄花序通常位于雌花序之下；雄花小，无花梗，黄白色，花被片4，雄蕊4，有退化雌蕊；雌花淡绿色，簇球形，花被管状，宿存，花柱1。瘦果小，椭圆形，密生短毛，为宿存花被包裹，内有种子1颗。花期为9月，果期为10月。

生长特性

在我国山东、河南及陕西以南各地广为栽培，也有野生品种。

药材性状

本品于根茎呈不规则圆柱形，稍弯曲，表面灰棕色，有纵纹及多数皮孔，并有多数疣状突起及残留须根；质坚硬，不易折断，折断面纤维性，皮部棕色，木部淡棕色，有的中间有数个同心环纹，中央有髓或中空。根略呈纺锤形，表面灰棕色，有纵皱纹及横长皮孔；断面粉性。气微，味淡，有黏性。

药理作用

本品口服、静脉或腹腔注射，均可显著缩短出凝血时间。用野苎麻提取物浸泡鼠尾人工创面，可使出血减少、出血时间缩短。所含咖啡酸也有止血作用。此外，本品还具有安胎、抗辐射作用。

方剂选用

（1）治吐血不止：苎麻根、人参、白垩、蛤粉各0.5克，上四味均捣罗为散，每次取2克，以糯米汤调下，不拘时服用。

（2）治淋症尿血、小便不利：苎麻根、小蓟各9～15克，生蒲黄4.5～9克，水煎服。

（3）治习惯性流产或早产：鲜苎麻根、干莲子（去心）、糯米各30克，加清水煮成粥，去苎麻根服，每日3次，服足1个月。

（4）治痢疾：苎麻根60克，野麻草30克，冰糖或红糖15克，水煎服。

（5）治痰哮咳嗽：苎麻根煅存性，研为末，以生豆腐蘸15～25克，食用即生效。未痊愈者可以肥猪肉2～3片蘸食，甚妙。

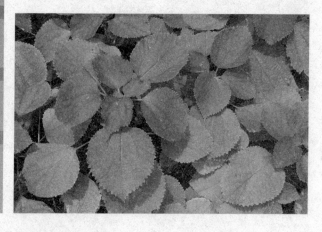

荠菜

别名　荠，靡草，鸡心菜，护生草，芊菜，净肠草。

来源　为十字花科荠属植物荠菜的带根全草。

性味　凉，甘、淡。

药用功效

凉肝止血，清热利湿，平肝明目。治吐血、崩漏、衄血、咯血、尿血、眼底出血、高血压病、赤白痢疾、肾炎水肿、乳糜尿。

·主要成分·

其本品主要含有机酸，其主要成分为草酸、酒石酸、对氨基苯磺酸等。尚含芦丁等黄酮、皂苷、苹果酸、丙酮酸、氨基酸、糖类、胆碱等。

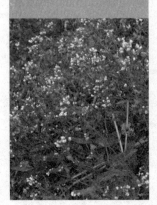

植物形态

1年或2年生草本，高20～50厘米。茎直立，有分枝，稍有分枝毛或单毛。基生叶丛生，呈莲座状，叶柄长5～40毫米，叶片大头羽状分裂，长可达12厘米，宽可达2.5厘米，顶生裂片较大，卵形至长卵形，长5～30毫米，侧生者长2～20毫米，裂片3～8对，较小，狭长，呈圆形至卵形，先端渐尖，浅裂或具有不规则粗锯齿；茎生叶狭披针形，长1～2厘米，宽2～15毫米，基部箭形抱茎，边缘有缺刻或锯齿，两面有细毛或无毛。总状花序顶生或腋生，果期延长达20厘米；萼片长圆形；花瓣白色，匙形或卵形，长2～3毫米，有短爪。短角果倒卵状三角形或倒心状三角形，长5～8毫米，宽扁平，无毛，先端稍凹，裂瓣具网脉。种子2行，呈椭圆形，浅褐色。花期、果期为4～6月。

生长特性

全国各地均有分布或栽培。

采集方法

本品于3～5月采收，晒干。

药材性状

本品主根圆柱形或圆锥形，有的有分枝，长4～10厘米；表面类白色或淡褐色，有许多须状侧根。茎纤细，黄绿色，易折断。根出叶羽状分裂，多卷缩，展平后呈披针形，顶端裂片较大，边缘有粗齿；表面灰绿色或枯黄色，有的棕褐色，纸质，易碎；茎生叶长圆形或线状披针形，基部耳状抱茎。果实倒三角形，扁平，顶端微凹，具残存短花柱。种子细小，倒卵圆形，着生在假隔膜上，成2行排列。搓之有清香气，味淡。

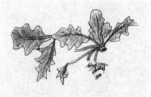

药理作用

本品流浸膏和煎液对小鼠腹腔注射或灌胃，可缩短出血时间，但大量给药时反会使出血时间延长。醇提物静脉给药可使实验动物产生一过性降压作用。荠菜煎剂与流浸膏对动物子宫有明显兴奋作用，可加强子宫收缩。此外，本品尚有抗炎、抗溃疡、利尿、扩张冠状动脉及退热作用。

用法用量

内服：煎汤，干品15～30克，鲜品60～120克；入丸、散。外用：捣汁点眼。

方剂选用

（1）治内伤吐血：荠菜、蜜枣各30克，水煎服。

（2）治崩漏及月经过多：荠菜、龙芽草各30克，水煎服。

（3）治尿血：鲜荠菜125克，水煎，调冬蜜服，或加陈棕炭3克，冲服。

（4）治肺热咳嗽：荠菜全草和鸡蛋一起煮吃。

（5）治高血压病：荠菜、夏枯草各60克，水煎服。

注意事项

孕妇禁用。

特别附注

荠菜的种子（荠菜籽）、花序（荠菜花）亦供药用。荠菜籽有祛风明目的功效，主治目痛、青盲翳障。荠菜花有凉血止血、清热利湿的功效，主治崩漏、尿血、吐血、咯血、衄血、小儿乳积、痢疾、赤白带下。

景天三七

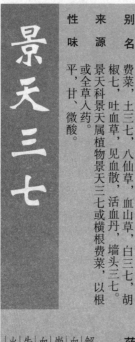

别名

费菜，土三七，八仙草，见血散，活血丹，墙头三七，胡椒七，吐血草，血山草，白三七，以根或全草入药。

来源

景天科景天属植物景天三七或横根费菜，以根或全草入药。

性味

平，甘、微酸。

药用功效

散瘀止血、安神、解毒，主治吐血、衄血、咯血、便血、尿血、崩漏、紫斑、外伤出血、跌打损伤、心悸、失眠、疮疖痈肿、烫火伤、毒虫螫伤。

·主要成分·

其本品主要含生物碱。根尚含有熊果酸、齐墩果酸及谷甾醇。全草尚含没食子酸、葡萄糖、果糖、蔗糖和两种七碳糖等。

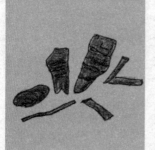

植物形态

①景天三七：多年生肉质草本，无毛，高可达80厘米。根状茎粗厚，近木质化，地上茎直立，不分枝。叶互生，或近乎对生；广卵形至倒披针形，先端钝或稍尖，边缘具细齿，或近全缘，基部渐狭，光滑或略带乳头状粗糙。伞房状聚伞花序顶生；无柄或近乎无柄；萼片5片，长短不一，长约为花瓣的1/2，线形至披针形，先端钝；黄色，长圆状披针形，先端具短尖；心皮5，略开展，基部稍稍相连。蓇葖果5枚成星芒状排列。种子平滑，边缘具窄翼，顶端较宽。花期6～8月，果期7～9月。②横根费菜：多年生肉质草本。根状茎粗而木质。茎直立，高15～40厘米，圆柱形，无毛。叶互生，倒卵形或长椭圆形，中部以上最广，先端稍圆，基部楔形，边缘近先端处有齿牙，几无柄。聚伞花序顶生，疏松；萼片5，披针形，钝头；披针形，锐头；鳞片小；雌蕊5，离生，较雄蕊稍长。蓇葖果星芒状开展，带红色或棕色。种子倒卵形，褐色。花期夏季。

生长特性

生于山地岩上或河沟坡上。分布于江苏、浙江、江西、安徽、辽宁、黑龙江、河北、山东、山西、陕西、福建、贵州等地。

采集方法

本品于9～11月挖根，6～7月采收全草，鲜用或晒干。

药材性状

本品干燥全草，茎呈青绿色，易折断，中间空心，叶皱缩，上面、下面均呈灰绿色，但大多已脱落。气无，味微涩。亦有带根者。以色绿、身干、无杂质者为佳。

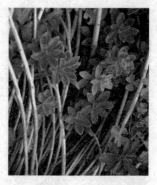

药理作用

本品水提物可缩短实验动物出血、凝血时间，其止血作用主要是提高血小板功能；另外还可增强毛细血管抵抗力，体外实验证明对金黄色葡萄球菌有抑制作用。此外，本品尚有镇静、降压、扩张冠状动脉作用。

用法用量

内服：煎汤，干品15～30克；绞汁，鲜品30～60克。外用：鲜品捣敷或研末撒敷。

方剂选用

（1）治吐血、咯血、鼻衄、牙龈出血、内伤出血：景天三七60～90克，水煎或捣汁服，连服数日。

（2）治血小板减少性紫癜、消化道出血：景天三七30～60克，水煎服。也可制成糖浆服。

（3）治白带、崩漏：景天三七60～90克，水煎服。

（4）治创伤出血：景天三七适量，研成极细的末，外敷伤处。

（5）治癔症、惊悸、失眠、烦躁惊狂：景天三七30～90克，猪心1个（不要剖割，保留内部血液），置瓦罐中炖熟，去草当日分两次吃，连吃10～30天。

注意事项

脾胃虚寒者禁服。

蓍草

别名

蓍，蜈蚣草，飞天蜈蚣，锯草，一枝蒿，千条蜈蚣，土一支蒿。

来源

为菊科蓍属植物高山蓍的全草。

性味

微温，辛、苦。有毒。

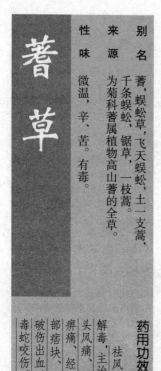

药用功效

解毒，祛风止痛、活血、头风痛、牙痛、风湿痹痛、经闭腹痛，腹部痞块、跌打损伤、破伤出血、痈肿疮毒、毒蛇咬伤。主治感冒发热，

·主要成分·

其全草含有机酸，包括琥珀酸、延胡索酸、α-呋喃甲酸国、乌头酸等。

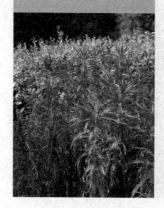

植物形态

多年生草本，高50～100厘米，具短根状茎。茎直立，有棱条，上部有分枝。叶互生；叶片长线状披针形，长6～10厘米，宽7～15毫米，栉齿状羽状深裂或浅裂，裂片线形，排列稀疏，半抱茎，两面生长柔毛，下面毛密生，下部叶花期常枯萎，上部叶渐小。头状花序多数，集生成伞房状；总苞钟状；总苞片卵形，3层，覆瓦状排列，绿色，草质，有中肋，边缘膜质，疏生长柔毛；边缘舌状花，雌性，5～11朵，白色，花冠长圆形，先端3浅裂；中心管状花，两性，白色，花药黄色，伸出花冠外面。瘦果扁平，宽倒披针形，有淡色边肋。花期为7～9月，果期为9～10月。

生长特性

生于向阳山坡草地、林缘、路旁及灌丛间。分布于华北、东北及河南、甘肃、宁夏等地。各地广泛栽培。

采集方法

本品于7～9月采收，晒干。

药材性状

本品茎呈圆柱形，上部有分枝，长30～100厘米；表面深灰绿色至浅棕绿色，被白色柔毛，具纵棱。叶互生，无柄；叶片多破碎，完整者展平后呈条状披针形，羽状深裂，长2～6厘米，宽0.5～1.5厘米；暗绿色，两面均被柔毛；叶基半抱茎。头状花序密集成圆锥伞房状。气微，味微辛。

药理作用

①抗炎作用：蓍草总酸流浸膏3.75克/千克给大鼠口服，可显著抑制蛋清性足肿胀。②解热、镇痛、镇静作用：琥珀酸1克/千克、延胡索酸0.5克/千

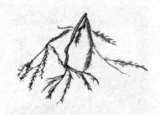

克和乌头酸1克/千克分别给家兔皮下注射，在注射伤寒、副伤寒甲、乙菌苗后2小时或3小时，有明显的退热作用。③抗菌作用：10%鲜草醇溶性部分用平板纸片法，可见对金黄色葡萄球菌、肺炎链球菌、大肠杆菌及福氏痢疾杆菌有抑制作用。

用法用量

内服：煎汤，10～15克；研末，每次1～3克。外用：煎水洗、捣敷或研末调敷。

方剂选用

（1）治头风、年久头风痛：蓍草捣烂绞汁，滴耳心。

（2）治风火牙痛：蓍草捣烂，揉擦两太阳穴。如痛不止，再取叶塞于痛处。

（3）治风湿疼痛：蓍草30～60克，煎水熏洗。

（4）治腹中痞块：蓍草、独蒜、穿山甲末、食盐放一起调匀，以好醋捣成饼，量痞大小贴之。约两炷香的时间，其痞化为脓血，从大便出。

（5）治跌打损伤：蓍草30克，泡酒涂擦。

注意事项

体虚及孕妇忌服。

特别附注

蓍草的果实（蓍实）亦供药用，有益气、明目的功效，主治气虚体弱、视物昏花。

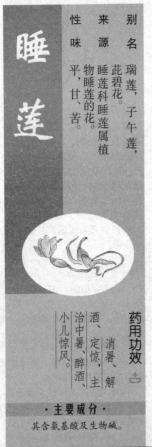

睡莲

别名 瑞莲,子午莲,茈碧花。

来源 睡莲科睡莲属植物睡莲的花。

性味 平,甘、苦。

药用功效 消暑、解酒、定惊,主治中暑、醉酒、小儿惊风。

·主要成分·
其含氨基酸及生物碱。

植物形态

多年生水生草本。根茎粗短,具线状黑毛。叶丛生,浮于水面;纸质,心状卵形或卵状椭圆形,长5~12厘米,宽3.5~9厘米,先端圆钝,基部深弯呈耳状裂片,急尖或钝圆,稍展开或几重合,全缘,上面绿色,光亮,下面带红色或暗紫色,具小点;叶柄细长,约60厘米。花梗细长,花浮出水面,直径3~5厘米;花萼基部四棱形,萼片4,革质,宽披针形,长2~3.5厘米,宿存;花瓣8~17,白色宽披针形或倒卵形,长2~2.5厘米,排成多层;雄蕊多数,短于花瓣,花药条形,黄色;柱头具5~8条辐射线,广卵形,呈匙状。浆果球形,包藏于宿存花萼中,松软。种子椭圆形,长2~3毫米,黑色。花期为6~8月,果期为8~10月。

生长特性

生于池沼湖泊中。全国广布。

采集方法

本品于6~8月采收,晒干。

药材性状

本品花较大,直径4~5厘米,白色。萼片4片,基部呈四方形;花瓣8~17;雄蕊多数,花药黄色;花柱4~8裂,柱头广卵形,呈茶匙状,放射状排列。

药理作用

全植物的水提取物对垂体后叶素所致实验性高血压的犬和兔,有明显的降压作用,且毒性颇低。

用法用量

内服:煎汤,25~50克。

方剂选用

(1)梦遗、盗汗、醉酒、心烦不眠或夏季感受暑热,均可用睡莲花水煎服或开水冲泡代茶饮。

(2)治小儿急慢惊风,用睡莲7~14朵,煎汤服。

注意事项

孕妇慎用。

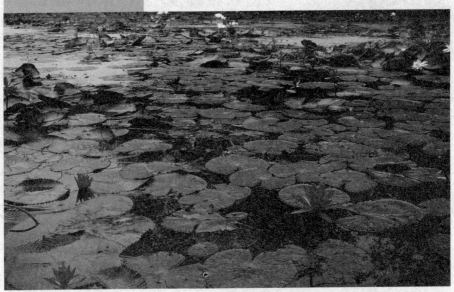

化瘀止血药

本类药物既能止血，又能化瘀，能消散瘀血而止血，适用于因瘀血内阻而血不循经之出血症。

三七

别名 山漆，金不换，血参，人参三七，参三七，田漆，田三七。

来源 为五加科人参属植物三七的根。

性味 温，甘，微苦。

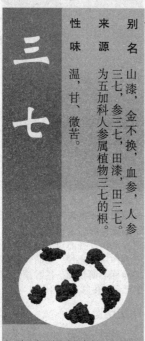

药用功效 止血散瘀、消肿定痛，主治吐血、咯血、尿血、便血、血痢、崩漏、产后出血、外伤出血、跌仆损伤、胸痹心痛、脘胁久痛、血瘀经闭、痛经、产后瘀滞腹痛、疮痈肿痛。

· 主要成分 ·

其本品主要含四环三萜皂苷活性成分，其主要成分为三七皂苷。尚含有止血有效成分田七氨酸（三七素）、挥发油、甾醇及糖类等。

· 用法用量 ·

内服：煎汤3～9克；研末，1～3克；入丸、散。外用：磨汁涂或研末撒。

植物形态

多年生草本，高30～60厘米。主根粗壮，肉质，纺锤形、倒圆锥形。掌状复叶，3～4片轮生茎顶；叶柄长5～11.5厘米；托叶线形，簇生，长不及2毫米；小叶通常5～17，稀3～9，膜质，长圆形至倒卵状长圆形，长5～15厘米，宽2～5厘米，基部一对较小，先端长渐尖，基部近圆形，多不对称；叶缘有细密锯齿，齿端具小刺毛，两面沿脉疏生刺毛。伞形花序单个顶生；有花80～100朵或更多，花梗被微柔毛；总花梗从茎端叶柄中央抽出，直立，长13～30厘米；花小，基部具鳞片状苞片；花萼5齿裂，花瓣5，黄绿色，长圆状卵形，先端尖；雄蕊5，花丝线形；子房下位，2室，花柱2，稍内弯，下部合生。核果，浆果状，长6～9毫米，近肾形，熟时鲜红色。种子1～3颗，扁球形，白色。花期为6～8月，果期为8～10月。

生长特性

野生于山坡丛林下。分布于江西、湖北、广东、广西、四川、贵州等地。

采集方法

本品于栽种3～7年后于夏末秋初开花前或冬季种子成熟后采收。挖取根部，去净泥土，剪下须根、支根及茎基，留主根（习称"三七头子"），晒至半干时，反复搓揉或放入转筒中滚动，然后晒干或烘干，称为"毛货"。再置容器内，加入蜡块，反复振荡，使表面光亮呈棕黑色，或将三七放麻袋中用干松毛、棕毛加粗糠或谷壳抛光，使外表皮光洁而色泽油润即为成品。按个头大小分为13个等级。

药材性状

本品主根呈类圆锥形或圆柱形，长1～6厘米，直径1～4厘米。表面灰褐色或灰黄色，有断续的纵皱纹及支根痕。顶端有茎痕，周围有瘤状突起。体重，质坚实。断面灰绿色、黄绿色或灰白色，木部微呈放射状排列。气微，味苦回甜。筋条呈圆柱形，长2～6厘米，上端直径约0.8厘米，下端直径约0.3厘米。剪口呈不规则的皱缩块状及条状，表面有数个明显的茎痕及环纹，断面中心灰白色，边缘灰色。

药理作用

本品有显著的止血作用，能缩短动物出、凝血时间及凝血酶原时间；又有显著抗凝血作用，能抑制血小板聚集，促进纤溶，使全血黏度下降。又能增加动物冠脉流量，增加心输出量，降低心耗氧量，促进冠心病冠脉梗死区侧支循环的形成，并有抗心律失常、抗动脉粥样硬化作用；还能扩张脑血管，增加脑血管流量。

方剂选用

（1）治吐血：鸡蛋1个，打散，和三七末5克，藕汁1小杯，陈酒半小杯，隔汤炖熟食之。

（2）治咯血，兼治吐衄、理瘀血及二便下血：花蕊石15克（煅存性），三七10克，血余5克（煅存性），共研成细末，两次服完，以白开水送服。

（3）治胃及十二指肠溃疡：三七粉12克，白及9克，乌贼骨3克，共研为细末，日服3次，每次3克，以白开水送服。

茜草

别名
来源
性味

茹卢本，蒐，蘆茹，蒨，茜根，蒨草，地血，牛蔓，芦茹，血见愁，过山龙，地苏木，活血丹，红龙须根，沙茜秧根，五爪龙，满江红，九龙根。

为茜草科茜草属植物茜草的根及根茎。

寒，苦。

药用功效

凉血止血、活血化瘀，主治血热咯血、吐血、衄血、尿血、便血、崩漏、经闭、产后瘀阻腹痛、跌打损伤、风湿痹痛、黄疸、疮痈、痔肿。

·主要成分·

其本品主要含蒽醌，其主要成分为茜草素、茜草色素、黑茜素等。尚含萘醌类、萘氢醌类、环己肽类、三萜类物质及多糖类。

·特别附注·

茜草的地上部分（茜草藤）亦供药用，有止血、行瘀的功效，主治吐血、血崩、跌打损伤、风痹、腰痛、痈毒、疔肿。

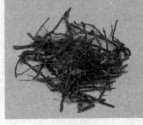

植物形态

多年生攀缘草本。根数条至数十条丛生，外皮紫红色或橙红色。茎四棱形，棱上生多数倒生的小刺。叶四片轮生，具长柄；叶片形状变化较大，卵形、三角状卵形、宽卵形至窄卵形，长2～6厘米，宽1～4厘米，先端通常急尖，基部心形，上面粗糙，下面沿中脉及叶柄均有倒刺，全缘，基出脉5。聚伞花序圆锥状，腋生及顶生；花小，黄白色，5数；花萼不明显；花冠辐状，直径约4毫米，5裂，裂片卵状三角形，先端急尖；雄蕊5，着生在花冠管上；子房下位，2室，无毛。浆果球形，直径5～6毫米，红色后转为黑色。花期为6～9月，果期为8～10月。

生长特性

生于山坡路旁、沟沿、田边、灌丛及林缘。分布于全国大部分地区。

采集方法

本品于栽后2～3年，于11月挖取根部，晒干。

药材性状

本品根茎呈结节状，丛生粗细不等的根。根呈圆柱形，略弯曲，长10～25厘米，直径0.2～1厘米；表面红棕色或暗棕色，具细纵皱纹及少数细根痕；皮部脱落处呈黄红色。质脆，易折断，断面平坦，皮部狭，紫红色，木部宽广，浅黄红色，导管孔多数。无臭，味微苦，久嚼刺舌。

药理作用

本品能缩短实验动物出血时间，对凝血过程三阶段（凝血活酶生成、凝血酶生成、纤维蛋白形成）均有促进作用。茜草素对家兔血小板聚集有抑

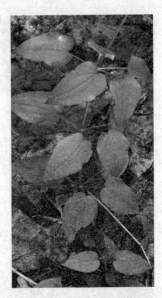

制作用；茜草素同血液内钙离子结合，有轻度抗凝作用。茜草提取物有升高白细胞及兴奋子宫作用。此外，本品尚有抗实验性心肌梗死、抗肿瘤、抑制细菌和皮肤真菌的作用。

用法用量

内服：煎汤，10～15克；入丸、散；泡酒饮。

方剂选用

（1）治吐血后虚热燥渴及解毒：茜草（锉）、雄黑豆（去皮）、甘草（炙、锉）各等份均捣罗为细末，以井华水和丸如弹子大，每次服1丸，以温开水化下，不拘时。

（2）治衄血无时：茜草根、艾叶各50克，乌梅肉（焙干）25克，研为细末，炼蜜丸如梧子大，每次以乌梅汤调下30丸。

（3）治咯血、尿血：茜草9克，白茅根30克，水煎服。

（4）治女子经水不通：茜草50克，以黄酒煎，空腹服。

注意事项

脾胃虚寒及无瘀滞者慎服。

蒲黄

别名　蒲厘花粉，蒲草黄，蒲花，蒲棒花粉，蒲草黄。

来源　为香蒲科植物狭叶香蒲或其同属多种植物的花粉。

性味　平，甘、微辛。

药用功效

止血、祛瘀、利尿，

主治吐血、咯血、衄血、血痢、便血、崩漏、经闭腹痛、产后瘀痛、痛经、跌扑肿痛、血淋涩痛、带下、重舌、口疮、阴下湿痒。

·主要成分·

其本品主要含黄酮，其主要成分为香蒲新苷、异鼠李素、柚皮素、槲皮素等。尚含琥珀酸等有机酸、棕榈酸脂肪酸酯、蛋白质、氨基酸及多糖等。

·注意事项·

孕妇慎服。

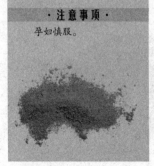

植物形态

沼泽多年生草本，高 1～2 米。根茎匍匐，有多数须根。叶扁平，线形，宽 4～10 毫米，质稍厚而柔，下部鞘状，穗状花序圆柱形，雌雄花序间有间隔 1～15 厘米；雄花序在上，雄花有早落的佛焰状苞片，花被鳞片状或茸毛状，雄蕊 2～3 个。雌花序长 10～30 厘米，雌花小苞片较柱头短，匙形，花被茸毛状与小苞片等长，柱头线状圆柱形，小坚果无沟。花期为 6～7 月，果期为 7～8 月。

生长特性

生于河流两岸、池沼等地水边，以及沙漠地区的浅水滩中。分布于黑龙江、辽宁、吉林、河北、河南、山西、陕西、内蒙古等地。

采集方法

本品于栽后第二年开花增多，产量增加即可开始收获。6～7 月为花期，待雄花花粉成熟，选择晴天，用手把雄花勒下，晒干搓碎，用细筛筛去杂质即成。

药材性状

本品为黄色粉末。体轻，放水中则飘浮水面。手捻有滑腻感，易附着于手指上。气微，味淡。

药理作用

本品对凝血过程有抑制作用，还有抗血小板聚集作用。蒲黄花粉提取物能增加兔冠脉流量，并有降压、扩张大血管、改善微循环的作用，有显著降血脂、兴奋子

宫及肠道平滑肌的作用。蒲黄对免疫系统的作用，小剂量无明显影响，中剂量抑制免疫功能，大剂量则增强免疫功能。此外，本品还有抗炎、镇痛、利胆、抑菌等作用。

用法用量

内服：煎汤，5～10 克，须包煎；入丸、散。外用：研末撒或调敷。散瘀止痛多生用，止血每炒用，血瘀出血生、熟各半。

方剂选用

（1）治妇人月候过多、血伤漏下不止：蒲黄 150 克（微炒），龙骨 125 克，艾叶 50 克，均捣罗为散，炼蜜和丸梧桐子大，每次服 20 丸，以米汤调下，以艾汤调下也可以，每日两次。

（2）治血崩：蒲黄、黄芩各 50 克，荷叶灰 25 克，共研为末，每次服 15 克，空腹时以酒调下。3. 治（产妇）经日不产，催生：蒲黄、地龙（洗去土，于新瓦上焙令微黄）、陈皮各等份，分别研为末，每次每种药末取 2 克，以新汲水调服。

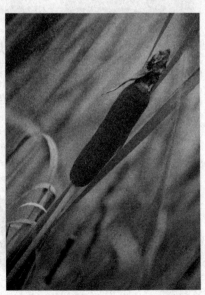

五灵脂

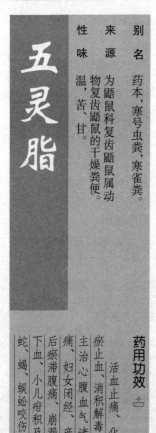

别名 药本，寒号虫粪，寒雀粪。

来源 为鼯鼠科复齿鼯鼠属动物复齿鼯鼠的干燥粪便。

性味 温，苦，甘。

药用功效

活血止痛、化瘀止血、消积解毒，主治心腹血气诸痛，妇女闭经、产后瘀滞腹痛、崩漏下血、小儿疳积及蛇、蝎、蜈蚣咬伤。

· 主要成分 ·

其本品主要含三萜类，其主要成分为五灵脂三萜酸Ⅰ、Ⅱ、Ⅲ等。尚含苯甲酚、原儿茶酸等酚酸、五灵脂二萜酸、尿嘧啶、尿酸、尿囊素等。

· 注意事项 ·

血虚无瘀及孕妇慎用。不能与人参同服。

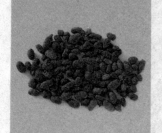

动物形态

其为形如松鼠，但较松鼠略大，为中等的一种鼯鼠。体长20～30厘米，体重250～400克。头宽，吻较短。眼圆而大，耳壳显著，耳基部前后方生有黑色细长的簇毛。前后肢间有皮膊相连。尾呈扁平状，略短于体长，尾毛长而蓬松。全身背毛为灰黄褐色，毛基部黑灰色，上部黄色，尖端黑褐色。颜脸部较淡，为灰色，耳同身色。腹部毛色较浅。毛基灰白色，毛尖黄棕色。皮膜上下与背腹面色相同，惟侧缘呈鲜橙黄色。四足色较深，为棕黄色。尾为灰黄色，尾尖有黑褐色长毛。

生长特性

本种为我国特有，分布于河北、山西、四川、云南、西藏等地。

采集方法

本品于全年可采收，但在春秋季为多，春季采者品质较佳，采得后，拣尽硝砂石、泥土等杂质，晒干。按其形状的不同常分为"灵脂块"及"灵脂米"。

药材性状

本品灵脂块：又名"糖灵脂"。呈不规则块状，大小不一。表面黑棕色、红棕色或灰棕色，凹凸不平，有油润性光泽，黏附的颗粒呈长椭圆形，表面常裂碎，显纤维性。质硬，断面黄棕色或棕褐色，不平坦，有的可见颗粒，间或有黄棕色树脂状物质。气腥臭，带有柏树叶样气味，味苦、辛。灵脂米：为长椭圆形颗粒，两端钝圆，长5～15毫米，直径3～6毫米。表面黑褐色，较平滑或微粗糙，可见淡黄色的纤维残痕，有的略具光泽。具柏树叶样气味，味微苦。

药理作用

本品水提物能显著抑制ADP胶原所诱导的家兔血小板聚集，其抑制作用与剂量相关。五灵脂煎剂可增加麻醉犬冠脉流量，降低冠脉阻力，并降低左心室和外周阻力，对心肌耗氧量、氧利用率则影响不大。此外，本品尚有抗应激性损伤、抗炎、抗菌及增强免疫功能等作用。

用法用量

内服：煎汤，5～10克；入丸、散。外用：研末撒或调敷。

方剂选用

（1）治吐血、呕血：五灵脂50克，芦荟10克，同捣为末，加水和成如鸡头大小的丸，再捏成饼子。每次服用2饼，以龙脑浆水化下，不拘时。

（2）治消渴：五灵脂、黑豆（去皮、脐）各等份，均研为末，每次取15克，以冬瓜汤调下。无冬瓜时，以冬瓜苗叶熬汤也可。每日服两次，小渴服2～3次则有效，止渴后不可再服热药。

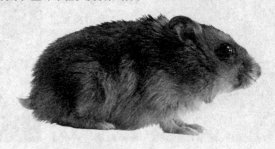

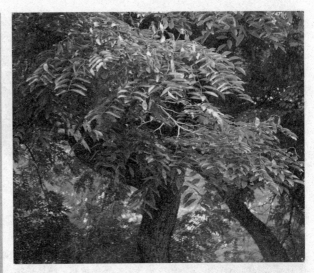

降香

别　名

降真香，紫藤香，降真，花梨母。

来　源

豆科植物降香檀树干和根的干燥心材。

性　味

温，辛。

药用功效

活血散瘀、
止血定痛、降气、
辟秽，主治胸胁
疼痛、跌打损伤、
创伤出血、寒疝
疼痛、呕吐腹痛。

·主要成分·

其本品主要含挥发油和异黄酮，挥发油主要成分为苦橙油醇等，异黄酮主要成分为刺芝柄花素、降香黄酮等。本品尚含黄酮、异黄酮双聚体衍生物、苯并呋喃衍生物等。

·注意事项·

阴虚火旺、血热妄行者禁服等。

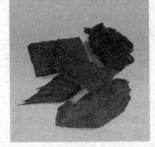

植物形态

乔木，高 10～15 米。树皮褐色，小枝有密集白色的小皮孔。叶互生，单数羽状复叶，小叶 9～13 片，近革质，卵形或椭圆形，长 4～7 厘米，宽 2～3 厘米，顶端急尖，钝头，基部圆或阔契形；小叶柄长 4～5 毫米，圆锥花序腋生，由多数聚伞花序组成，花冠淡黄色或乳白色。荚果舌状，长椭圆形，薄而扁平，不裂，长 4.5～8 厘米，宽 1.5～2 厘米，基部窄缩，与纤细的子房柄相接。通常有种子 1 颗，稀 2 颗。花期为 4～6 月，果期为 6 月至第二年春。

生长特性

生于中海拔地区的山坡疏林中、林边或村旁。产于海南。

采集方法

本品于全年均可采收。将树干削去外皮和白色木部，锯成段；将根部挖出，削去外皮，锯成段。晒干。

药材性状

本品呈类圆柱形或不规则块状。表面紫红色或红褐色，切面有致密的纹理。质硬，有油性。气微香，味微苦。

药理作用

本品能使血淤证动物模型的全血黏度降低，还可降低血浆黏度，抑制血小板聚集；可促进小鼠试验性微循环障碍血流的恢复，其抗肾上腺素所致的微动脉收缩作用较强。此外，本品还有镇静、抗惊厥、镇痛及抑制胆囊收缩作用。

用法用量

内服：煎汤，3～6 克；研末吞服，1～2 克；入丸、散。外用：研末敷。

方剂选用

（1）治金刃或打扑伤损、血出不止：降香末、五倍子末、铜末（削下镜面上的铜，于乳钵内研细）各等份（也可随意加减用之），拌匀，散用。

（2）治外伤性吐血：紫降香 3 克，花蕊石 3 克，没药 1.5 克，乳香 1.5 克，共研成极细的末，每次取 0.3 克，以童便（新尿出者）或 1 杯黄酒送服。

花蕊石

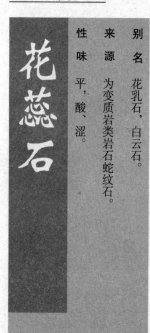

别名　花乳石，白云石。

来源　为变质岩类岩石蛇纹石。

性味　平，酸，涩。

药用功效　化瘀、止血，主治吐血、衄血、便血、崩漏、产妇血晕、胞衣不下、金疮出血。

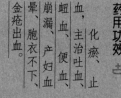

·主要成分·

其本品主要含碳酸钙、碳酸镁等，尚含少量铁盐、铝盐、锌、铜、钴、镍、铬、镉、铅等，以及少量酸不溶物。

·用法用量·

内服：研末，3～6克。外用：研末擦。

·注意事项·

凡无瘀滞者及孕妇忌服。

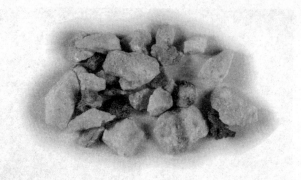

矿物形态

其为晶体结构属单斜晶系。单个晶体呈片状、针状，但罕见。常呈板状、鳞片状或为显微粒状集合体。以纤维状纹理或斑点状团块分散于方解石晶粒中。一般呈绿色，深浅不等，也有呈白色、浅黄色、灰色、蓝绿色或褐黑色者，作为药用者以黄色为佳。透明至半透明。油脂状或蜡状光泽，纤维状或鳞片状者呈丝绢光泽。硬度2.5～3.5，相对密度2.5～3.6，抚摸之有滑感。

生长特性

系由石灰岩经变质作用形成。产于河北、山西、江苏、浙江、河南、湖南、四川、陕西等地。

采集方法

本品于采挖后，敲去杂石，选取有淡黄色或黄绿色彩晕的小块作药用。

药材性状

本品为粒状和致密块状的集合体，呈不规则的块状，具棱角，但不锋利。白色或浅灰白色，其中夹有点状或条状的蛇纹石，呈浅绿色或淡黄色，习称"彩晕"，对光观察有闪星状光泽。体重，质硬，不易破碎。无臭，味淡。

药理作用

20%花蕊石混悬液灌胃，能缩短正常小鼠凝血时间，并有明显的抗惊厥作用，作用优于龙骨、龙齿。

方剂选用

（1）治被金刃、箭镞伤，打扑伤损，猫狗咬伤，内损血入脏腑，妇人产后败血不尽，血迷血晕，恶血奔心，胎死腹中，胎衣不下：花蕊石（捣为粗末）50克，硫黄（上色明净者，捣为粗末）200克，拌均匀，固济，瓦罐内煅，取出细研，瓷盒内盛。外伤擦伤处，内损用童便或酒每次调服5克。

（2）治诸疮出血不止，并久不生肌：花蕊石、龙骨、黄丹、没药各25克，黄药子37.5克，寒水石（煅）75克，均研为末，和匀。被金刃所伤时，以药敷之，绢帛扎定，则可止痛不化脓；干贴可生肌定痛。

（3）治多年障翳：花蕊石（水飞，焙）、防风、川芎、甘菊花、白附子、牛蒡子各50克，甘草（炙）25克，均研为末，每次服2.5克，以腊茶调下。

（4）治脚缝出水：好黄丹入花蕊石末，擦之。

（5）治气心风，即痰迷心窍，发狂乱作：花蕊石（煅），黄酒淬一次，研为末。每次取5克，黄酒调下。

韩信草

别名 大力草，耳挖草，大叶半枝莲，金茶匙，印度黄芩，笑花草。

来源 为唇形科黄芩属植物韩信草的带根全草。

性味 寒，辛，苦。

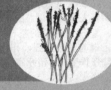

药用功效 清热解毒、活血止血，主治痈肿疔毒、肺痈、肠痈、瘰疬、肺热咳喘、毒蛇咬伤、牙痛、喉痹、筋骨疼痛、吐血、便血、跌打损伤、皮肤瘙痒。

·主要成分·

其根含黄酮类成分，如高山黄芩苷、半枝莲种素、半枝莲素、汉黄芩素、山姜素、小豆蔻查耳酮等，还含酚性成分、氨基酸、有机酸等。

植物形态

多年生草本，高 10 ~ 37 厘米，全株被毛。叶对生；有叶柄；叶片草质至坚纸质，心状卵圆形至椭圆形，两面密生细毛。花轮有花 2 朵，集成偏侧的顶生总状花序；苞片卵圆形；小梗基部有 1 对刚毛状小苞片；花萼钟状，具 2 唇，全缘，萼筒背生 1 囊状盾鳞；花冠蓝紫色，2 唇形，上唇先端微凹，下唇有 3 裂片，中裂片圆状卵圆形；雄蕊 2 对；花柱细长，子房光滑，4 裂。小坚果横生，卵形，有小瘤状突起。花期为 4 ~ 5 月，果期为 6 ~ 9 月。

生长特性

生于海拔 1500 米以下的山地、丘陵地、疏林下及路旁空地、草地上。分布于江苏、浙江、安徽、福建、江西、河南、湖南、广东、广西、四川、贵州、云南、陕西、台湾等地。

采集方法

本品于 5 ~ 7 月采收，鲜用或晒干。

药材性状

本品全体被毛，根纤细。茎方柱形，灰绿色。叶片较厚，皱缩，灰绿色或暗紫色。花偏向一侧。果实淡棕色，卵圆形。

气微，味微苦。

药理作用

韩信草水提取物可抑制人呼吸道合胞体病毒。韩信草中的化合物体外对白血病细胞株 L1210、HL-60 和 K562 细胞等均有细胞毒性。

用法用量

内服：煎汤，10 ~ 15 克；捣汁，鲜品 30 ~ 60 克；泡酒饮。外用：捣敷或煎汤洗。

方剂选用

（1）治痈疽、无名肿毒：韩信草和白糖捣烂外敷，另用六棱菊根 30 克，水煎服。

（2）治蝮蛇、蕲蛇咬伤：韩信草全草捣烂取汁 60 克，加热黄酒 200 克冲服，盖被发汗为效。药渣捣烂敷伤处。

（3）治瘰疬：韩信草全草连根 15 克，加水煮汁，以药汁煮 2 个鸡蛋，服药汁吃鸡蛋。

（4）治小儿高热抽搐：韩信草 30 ~ 60 克，以灯芯为引，水煎服。

（5）治肺热咳嗽：韩信草鲜全草 90 克，煎汤代茶，频服。

注意事项

孕妇慎服。

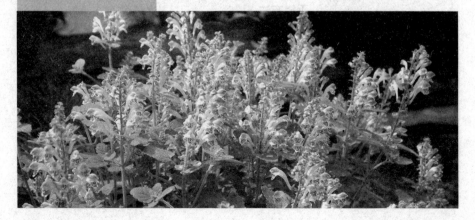

莲花

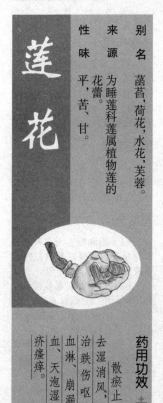

别名 菡萏，荷花，水花，芙蓉。

来源 为睡莲科莲属植物莲的花蕾。

性味 平，苦，甘。

药用功效 去湿消风，散瘀止血，主治跌伤呕血、血淋、崩漏下血、天泡湿疮、疥癣瘙痒。

·主要成分·

其含黄酮类成分，包括槲皮素、木樨草素、异槲皮苷、木樨草素葡萄糖苷、山柰酚、山柰酚-3-半乳糖葡萄糖苷及山柰酚-3-二葡萄糖苷等。

植物形态

多年生水生草本。根茎肥厚横走，外皮黄白色，节部缢缩，生有鳞叶与不定根，节间膨大，内白色，中空而有许多条纵行的管。叶片圆盾形，高出水面，直径30～90厘米，全缘，稍呈波状，上面暗绿色，光滑，具白粉，下面淡绿色；叶柄着生于叶背中央，圆柱形，中空，高达1～2米，表面散生刺毛。花梗与叶柄等高或略高；花大，单一，顶生，粉红色或白色，芳香；花瓣多数，长圆状椭圆形至倒卵形，先端钝，由外向内逐渐变小；雄蕊多数，早落，花药线形，黄色，药隔先端成一棒状附属物，花丝细长，着生于花托下；心皮多数，埋藏于花托内，花托倒圆锥形，顶部平，有小孔20～30个，每个小孔内有1椭圆形子房，花柱很短，果期时花托逐渐增大，内堡海绵状，俗称"莲蓬"，长宽均5～10厘米。坚果椭圆形或卵形，长1.5～2.5厘米，果皮坚硬、革质；内有种子1枚，俗称"莲子"。花期为7～8月，果期为9～10月。

生长特性

生于水泽、池塘、湖沼或水田内，野生或栽培。广布于我国南北各地。

采集方法

本品于6～7月间采收含苞未放的大花蕾或开放的花，阴干。

药材性状

本品花蕾圆锥形，长2.5～5厘米，直径2～3厘米。表面灰棕色，花瓣多层。散落的花瓣呈卵形或椭圆形，皱缩或折摺，表面具多数细脉，光滑柔软。去掉花瓣，中心有幼小的莲蓬，顶端平坦，上面有小孔十余个，基部渐窄，周围着生多数雄蕊。气香，味微涩。

药理作用

本品有降低胆固醇的作用。有人用荷叶煎剂治疗高脂血症，以20天为一疗程，结果绝大多数人都有效果。据药理研究，莲子心中所含的莲子碱、异莲心碱有显著的强心作用，并有降压作用，对治疗高血压有一定效果。

用法用量

内服：研末，1～1.5克；煎汤，6～9克。外用：以鲜者贴敷患处。

方剂选用

（1）治坠损呕血、坠跌积血、心胃呕血不止：干莲花研为末，每次以酒调服1克左右。

（2）治天泡湿疮：以莲花瓣贴之。

（3）治唇上生疮：以白荷花瓣贴之。

注意事项

本品忌地黄、葱、蒜。

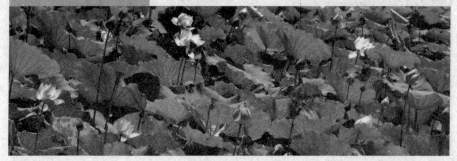

收敛止血药

本类药长于收敛止血，且其性多平，或凉而不寒，无论热性出血或虚寒性出血均可用之。

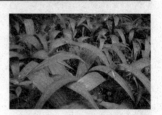

白及

别名

甘根，连及草，白根，白给，乌儿头，地螺丝，羊角七，千年棕，白鸡儿，皲口药，利知子，一兜棕，白鸡儿，冰球子，君求子，白及。

来源

为兰科白及属植物白及的根茎。

性味

微寒，苦、甘、涩。

药用功效

主治略 血、吐血、衄血、便血、外伤出血、痈疮肿毒、烫灼伤、手足皲裂、肛裂。

· 主要成分 ·

其本品主要含黏液质，其主要成分为白及甘露聚糖。尚含挥发油、淀粉、蒽醌类等。

· 注意事项 ·

白及恶理石，畏李核、杏仁，反乌头。紫石英肺痈初起、肺胃有实热者忌用。

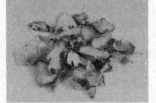

植物形态

多年生草本，高15～70厘米。块茎肉质，肥厚，富黏性，三角状扁球形或不规则菱形，常数个相连。茎直立。叶片3～5，披针形或宽披针形，长8～30厘米，宽1.5～4厘米，先端渐尖，基部下延成长鞘状，全缘。总状花序顶生，有花3～8朵，花序轴长4～12厘米；苞片披针形，早落；花紫色或淡红色，直径3～4厘米；萼片和花瓣近等长，狭长圆形，长2.8～3厘米；唇瓣倒卵形，白色或具紫纹；雄蕊与雌蕊合为蕊柱，两侧有窄翅，柱头先端着生1雄蕊，花粉块4对，扁而长；子房下位，圆柱形，扭曲。蒴果圆柱形，两端稍尖，具6纵肋。花期为4～5月，果期为7～9月。

生长特性

生于山野、山谷较潮湿处，分布于华东、中南、西南及河北、山西等地。

采集方法

本品于栽种3～4年后于9～10月采挖，将块茎浸水中约1小时，经蒸煮至内面无白心时取出，晒或烤至表面干硬、不黏结时，用硫黄熏一夜，然后晒干或烤干，最后去残须，使表面成光洁淡黄白色，筛去杂质。

药材性状

本品根茎呈不规则扁圆形，多有2～3个爪状分枝，长1.5～5厘米，厚0.5～1.5厘米。表面灰白色或黄白色，有数圈同心环节和棕色点状须根痕，上面有凸起的茎痕，下面有连接另一块茎的痕迹。质坚硬，不易折断，断面类白色，半透明，角质样。粗粉遇水即膨胀，有显著黏滑感，水浸液呈胶质样。无臭，味苦，嚼之有黏性。

药理作用

本品能显著缩短凝血时间和凝血酶原时间。1%白及液注入蛙下腔静脉，可使血细胞凝集，形成人工血栓，其止血成分与其所含胶状成分有关。还有减轻盐酸对大鼠胃黏膜损伤、保护胃黏膜的作用。此外，本品尚有抗肿瘤及抗菌作用。

用法用量

内服：煎汤，3～10克；研末，每次1.5～3克。外用：研末撒或调涂。

方剂选用

（1）治咯血：白及50克，枇杷叶（去毛，蜜炙）、藕节各25克，均研为细末；另以阿胶25克，锉成如豆粒大小，用蛤粉炒成珠，生地黄自然汁调之，放火上炖化，入前面研好的药末，做成如龙眼大小的丸。每次服1丸，嚼化。

（2）治肺叶痿败、喘咳夹红者：嫩白及20克（研末），陈阿胶10克，以白开水调服。

仙鹤草

别名

狼牙草，龙牙草，地蜈蚣，金顶龙芽，龙头草，寸八节，脱力草，子母草，石打穿，铁胡蜂，乌脚鸡，毛脚茵，刀口药，大毛药。

来源

蔷薇科龙芽草属植物龙芽草的地上部分。

性味

平，苦，涩。

药用功效

收敛止血、消积止痢、解毒消肿，主治咯血、吐血、崩漏及外伤出血、便血、尿血、腹泻、痢疾、脱力劳伤、疟疾、疔疮痈肿、滴虫性阴道炎。

·主要成分·

其本品主要含仙鹤草素等止血成分，其主要成分为鹤草甲素、乙素等6种。尚含仙鹤草酚等间苯三酚缩合体、黄酮、有机酸、内酯、香豆素、鞣质、皂苷及挥发油等。

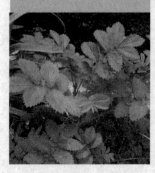

植物形态

多年生草本，高30～120厘米。根茎短，基部常有1或数个地下芽。茎被疏柔毛及短柔毛。奇数羽状复叶互生；托叶镰形；小叶有大小2种，相间生于叶轴上，倒卵形至倒卵状披针形，长1.5～5厘米，宽1～2.5厘米，先端急尖至圆钝，稀渐尖，基部楔形，边缘有急尖到圆钝锯齿，上面绿色，被疏柔毛，下面淡绿色。总状花序单一或2～3个生于茎顶，花序轴和花梗被柔毛；苞片通常3深裂；花萼片5，三角卵形；花瓣5，长圆形，黄色；雄蕊5～15；花柱2，丝状，柱头头状。瘦果倒卵圆锥形，外面有10条肋，被疏柔毛，先端有数层钩刺，幼时直立，成熟时向内靠合。花期、果期为5～12月。

生长特性

生于溪边、路旁、草地、灌丛、林缘及疏林下，我国南北各地均有分布。

采集方法

本品于栽种当年或第二年开花前枝叶茂盛时采收，割取地上部分切段，晒干或鲜用。

药材性状

本品长50～100厘米，全体褐白色柔毛。茎下部圆柱形，直径4～6毫米，红棕色，上部方柱形，四面略凹陷，绿褐色，有纵沟及棱线，有节；体轻，质硬，易折断，断面中空。单数羽状复叶互生，暗绿色，皱缩卷曲；质脆，易碎；叶片有大小2种，相间生于叶轴上，顶端小叶较大，完整小叶片展平后呈卵形或长椭圆形，先端尖，基部楔形，边缘有锯齿；托叶2，抱茎，斜卵形。总状花序细长，花萼下部呈筒状，萼筒上部有钩刺，先端5裂，花

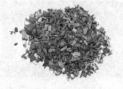

瓣黄色。气微，味微苦。

药理作用

本品具有抗凝血和抗血栓形成的作用。水提物腹腔注射能延长大鼠出血时间、血浆凝血活酶时间，还可抑制富血小板血浆ADP和胶原的聚集作用。此外，本品尚有抗肿瘤、抗寄生虫及抗菌作用。

用法用量

内服：煎汤，10～15克，大剂量可用至30～60克；入散剂。外用：捣敷或熬膏涂敷。

方剂选用

（1）治虚损、唾血、咯血：仙鹤草30克，红枣5枚，水煎服。

（2）治鼻衄、齿龈出血：仙鹤草、白茅根各15克，焦山栀9克，水煎服。

（3）治尿血：仙鹤草、大蓟、木通各9克，茅根30克，水煎服。

（4）治便血：仙鹤草（焙干，入蚌粉炒）、槐花、百药煎各适量，研为末，每次取15克，以淘米水调下，空腹服。

（5）治赤白痢、咯血、吐血：仙鹤草15～30克，水煎服。

注意事项

外感初起、泄泻发热者忌用。

特别附注

本植物的根（龙芽草根）、带短小根茎的冬芽（鹤草芽）亦供药用。龙芽草根主治痢疾、肿毒、疟疾、绦虫病、闭经。鹤草芽有驱虫、解毒消肿的功效，主治绦虫病、阴道滴虫病、疮疡疥癣、疖肿、赤白痢疾。

紫珠

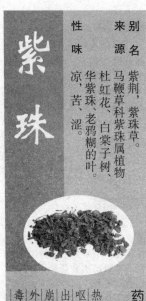

别名
紫荆，紫珠草。

来源
马鞭草科紫珠属植物杜虹花、华紫珠、老鸦糊的叶。

性味
凉，苦，涩。

药用功效

收敛止血，主治咯血、呕血、衄血、便血、尿血、牙龈出血、崩漏、皮肤紫癜、外伤出血、痈疽肿毒、毒蛇咬伤、烧伤。热解毒，清

·主要成分·

其本品主要含黄酮类、三萜类等，尚含植物甾醇类及其葡萄糖苷、缩合鞣质、中性树脂、糖类等。

·方剂选用·

（1）治肺结核咯血、胃及十二指肠出血：紫珠叶、白及各等量，共研成细末，每次服6克，每日3次。
（2）治衄血：干紫珠叶6克，以1个鸡蛋清调服；外用消毒棉花蘸叶末塞鼻。
（3）治创伤出血：鲜紫珠叶用冷开水洗净，捣匀后敷创口；或用干紫珠叶研末撒敷，外用消毒纱布包扎之。
（4）治赤眼：鲜紫珠草头30克，洗净切细，以水2碗煎1碗服。
（5）治痈肿、喉痹和蛇虫、狂犬等毒：紫珠适量，煮汁服之，亦可洗。

植物形态

①杜虹花：落叶灌木，高达3米，小枝被黄褐色星毛。叶对生：卵状椭圆形或椭圆形，长7～15厘米，高3.5～8厘米，基部钝圆形或阔楔形，上面有细小粗毛，下面有黄褐色星毛，侧脉8～12对，边缘有齿牙及细锯齿；叶柄长8～15毫米，密被黄褐色星毛。复聚伞花序腋生，径3～4厘米，花序梗长约1.5～2.5厘米；花柄长约1.5毫米；萼短钟形，4裂，裂片钝三角形，萼及柄均被星毛；花冠短筒状，4裂，紫色，长约2毫米，无毛；雄蕊4，长于花冠两倍；雌蕊1，子房4室，花柱细长，高于雄蕊，柱头单一。小核果，紫红色，径约2毫米。花期夏秋间。②紫珠：为马鞭草科紫珠属落叶灌木，株高1.2～2米，小枝光滑，略带紫红色，有少量的星状毛，单叶对生，叶片倒卵形至椭圆形，长7～15厘米，先端渐尖，边缘疏生细锯齿。聚伞花序腋生，具总梗，花多数，花蕾紫色或粉红色，花朵有白、粉红、淡紫等色，6～7月开放。果实球形，9～10月成熟后呈紫色，有光泽，经冬不落。

生长特性

生于山地、林间。分布于我国南部。江苏、江西、广东、广西等地所产华紫珠亦同等入药。

采集方法

7～8月采收，晒干。

药材性状

本品以叶多卷曲、皱缩，有的破碎。完整者展平后，长椭圆形至椭圆状披针形，长15～30厘米，宽5～11厘米，先端渐尖，边缘有锯齿，上面有短柔毛，下面密被灰白色茸毛。气微，味微苦。

药理作用

本品注射液对人、兔均有使血小板增加的作用，可使出血时间、血块收缩时间和凝血酶原时间均缩短，对纤溶系统也有显著的抑制作用。紫珠花、叶、根、皮及茎均有抑菌作用，以叶效果最好。

用法用量

内服：煎汤，干品10～15克，鲜品30～60克；研末，1.5～3克，每日1～3次。外用：鲜品捣敷或研末撒。

注意事项

孕妇慎用。

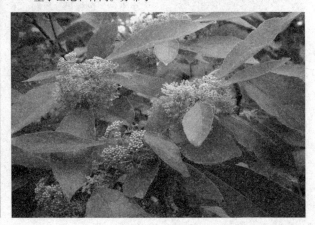

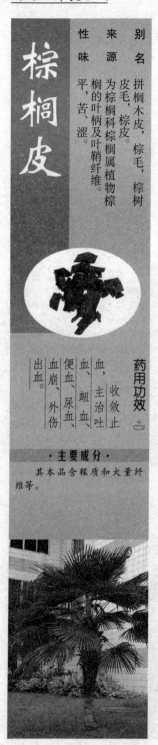

棕榈皮

别名

拼桐木皮，棕皮，棕毛，棕树皮毛。

来源

为棕榈科棕榈属植物棕榈的叶柄及叶鞘纤维。

性味

平，苦，涩。

药用功效

收敛止血，主治吐血、衄血、尿血、便血、血崩、外伤出血。

·主要成分·

其本品含鞣质和大量纤维等。

植物形态

常绿乔木，高达 10 米以上。茎秆直立，粗壮，褐色纤维状老叶鞘包被于茎秆上，脱落后呈环状节。叶簇生于茎顶；叶柄坚硬；叶片近圆扇状，具多数皱褶，掌状分裂至中部，革质。肉穗花序，淡黄色，具柔毛。雌雄异株；雄花小，多数，花被 6 片，淡黄色；雄蕊 6，花丝短，分离；雌花花被同雄花，子房上位，密被白柔毛，花柱 3 裂。核果球形或近肾形。花期为 4～5 月，果期为 10～12 月。

生长特性

栽培或野生，生于村边、庭园、田边、丘陵或山地。长江以南各地多有分布。

采集方法

本品于 9～10 月间采收其剥下的纤维状鞘片，除去残皮，晒干。

药材性状

本品棕榈皮的陈久者，名"陈棕皮"。商品中有用叶柄部分或废棕绳。将叶柄削去外面纤维，晒干，名为"棕骨"；废棕绳多取自破旧的棕床，名为"陈棕"。陈棕皮：为粗长的纤维，成束状或片状，长 20～40 厘米，大小不一。色棕褐，质韧，不易撕断。气微，味淡。棕骨（棕板）：呈长条板状，长短不一，红棕色，基部较宽而扁平，或略向内弯曲，向上则渐窄而厚，背面中央隆起，成三角形，背面两侧平坦，上有厚密的红棕色毛茸，腹面平坦，或略向内凹，有左右交叉的纹理。撕去表皮后，可见坚韧的纤维。质坚韧，不能折断。切面平整，散生有多数淡黄色维管束成点状。气无，味淡。陈棕：呈破碎的网状或绳索状，深棕色至黑棕色，粗糙，质坚韧，不易断。气微，味淡。

药理作用

棕榈水煎剂、棕榈碳水煎液及混悬液等，均可缩短小鼠出、凝血时间。棕榈皮水煎液无止血作用，但其碳的水煎液及混悬液有明显止血作用，临床以煅碳入药为宜。

用法用量

内服：煎汤，10～15 克。
外用：研末，外敷。

方剂选用

（1）治诸窍出血：隔年莲蓬、棕榈皮、头发（烧存性）各等份，均研为末，每次取 10 克，以煎南木香汤调下。只用棕榈皮烧灰，以米汤调下，也可。

（2）治妇人经血不止：棕榈皮（烧灰）、柏叶（焙）各 50 克，均捣罗为散，每次以酒调下 10 克。

（3）治妊娠胎动、下血不止、脐腹疼痛：棕榈皮（烧灰）、原蚕沙（炒）各 50 克，阿胶（炙燥）1.5 克，均捣罗为散，每次取 4 克，以温酒调下。

注意事项

出血诸症瘀滞未尽者不宜独用。

特别附注

本植物的根（棕榈根）、心材（棕树心）、叶（棕榈叶）、花蕾及花（棕榈花）、成熟果实（棕榈子）亦供药用。棕榈根有收敛止血、涩肠止痢、解毒消肿的功效，主治吐血、便血、崩漏、带下、痢疾、淋虫、水肿、关节疼痛、瘰疬、流注、跌打肿痛。棕树心有养心安神、收敛止血的功效，主治心悸、头昏、崩漏、脱肛、子宫脱垂。棕榈叶有收敛止血、降血压的功效，主治吐血、劳伤、高血压病。棕榈花有止血、止泻、活血的功效，主治血崩、带下、肠风、泻痢、瘰疬。

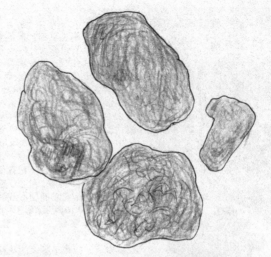

血余

别名 乱发，发灰，人退，头发，血余炭，人发灰。

来源 为人科健康人之头发制成的碳化物。

性味 平，苦，涩。

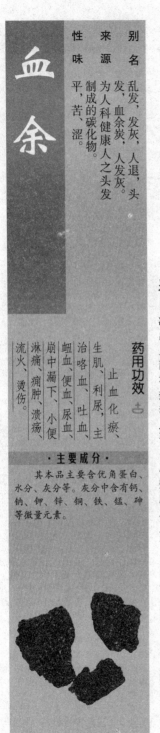

药用功效

止血化瘀、生肌、利尿，主治咯血、吐血、衄血、便血、尿血、崩中漏下、小便淋痛、痈肿、溃疡、流火、烫伤。

·主要成分·

其本品主要含优角蛋白、水分、灰分等。灰分中含有钙、钠、钾、锌、铜、铁、锰、砷等微量元素。

采集方法

其为收集头发，用碱水洗净污垢后，再用清水洗净，捞出晒干。然后放置于煅锅内，上面再覆盖上同样大小的锅，两锅之间的缝隙用黄泥封严，在上锅底上贴上1张白纸，加热煅烧至白纸呈焦黄色，经冷却后取出即成。

药材性状

其本品呈不规则块状，大小不一。乌黑光亮，表面有多数细孔，如海绵状。质轻，质脆易断，断面蜂窝状。用火烧之有焦发气，味苦。

药理作用

本品能显著缩短出凝血时间及血浆复钙时间，减少出血量，其止血作用可能与其中所含大量钙、铁离子有关。本品对多种细菌有抑制作用。

用法用量

内服：煎汤，5～10克；研末，每次1.5～3克；入丸剂。外用：研末擦或油调，熬膏涂敷。

方剂选用

（1）治小便尿血：头发不拘多少，烧灰存性，研为细末。用新采侧伯叶捣汁，调血余炭、糯米粉打糊为丸，如梧桐子大小。每次服50丸，空腹时白开水调下，或煎四物汤送下。

（2）治恶露不尽、腹胀痛：乱发如鸡子大，灰汁洗净，烧末，酒服。

（3）治咯血，兼治吐衄及二便下血：花蕊石（煅存性）15克，三七10克，血余（煅存性）5克，共研细末，分两次服，以开水送服。

（4）治泻血脏毒：血余（烧灰）25克，鸡冠花根、柏叶各50克，均研为末，每晚临卧前以温酒调下15克，来晨酒200毫升投之。

（5）治崩中漏下、赤白不止、气虚竭：烧血余，每次以酒调服1克左右，每日3次。

（6）治小便不利：滑石、血余（烧）、白鱼各1克，均杵为散，每次经白开水调服1克，每日3次。

（7）治黄疸：烧血余适量，每次以白开水调服2克，每日3次。

注意事项

胃弱者慎用。

藕节

别名 光藕节，藕节疤。

来源 为睡莲科莲属植物莲的根茎的节部。

性味 平，甘、涩。

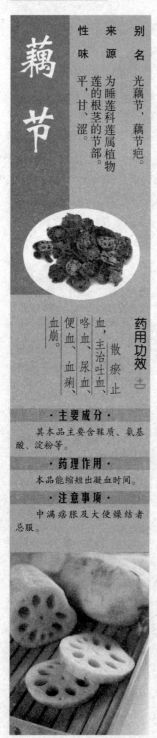

药用功效

散瘀止血，主治吐血、咯血、尿血、血痢、便血、血崩。

· 主要成分 ·

其本品主要含鞣质、氨基酸、淀粉等。

· 药理作用 ·

本品能缩短出凝血时间。

· 注意事项 ·

中满痞胀及大便燥结者忌服。

植物形态

多年生水生草本。根茎横生，肥厚，节间膨大，内有多数纵行通气孔洞，外生须状不定根。节上生叶，露出水面；叶柄着生于叶背中央，粗壮，圆柱形，多刺；叶片圆形，直径 25 ~ 90 厘米，全缘或稍呈波状，上面粉绿色，下面叶脉从中央射出，有 1 ~ 2 次叉状分枝。花单生于花梗顶端，花梗与叶柄等长或稍长；花直径 10 ~ 20 厘米，芳香，红色、粉红色或白色；花瓣椭圆形或倒卵形，长 5 ~ 10 厘米，宽 3 ~ 5 厘米；雄蕊多数，花药条形，花丝细长，着生于花托之下；心皮多数，埋藏于膨大的花托内，子房椭圆形，花柱极短。花后结"莲蓬"，倒锥形，有小孔 20 ~ 30 个，每孔内含果实 1 枚；坚果椭圆形或卵形，果皮革质，坚硬，熟时黑褐色。种子卵形或椭圆形，长 1.2 ~ 1.7 厘米，种皮红色或白色。花期为 6 ~ 8 月，果期为 8 ~ 10 月。

生长特性

生于水泽、池塘、湖沼或水田内，野生或栽培。广布于南北各地。

采集方法

本品于秋冬或春初挖取根茎（藕），洗净泥土，切下节部，除去须根，晒干。

药材性状

本品呈短圆柱形，中部稍膨大，长 2 ~ 4 厘米，直径约 2 厘米。表面灰黄色至灰棕色，有残存的须根及须根痕，偶见暗红棕色的鳞叶残基。两端有残留的藕，表面皱缩有纵纹。质硬，断面有多数类圆形的孔。气微，味微甘、涩。

用法用量

内服：煎汤，10 ~ 30 克；鲜用捣汁，用 60 克左右取汁冲服；入散剂。

方剂选用

（1）治落马后胸有积血、唾吐不止：干藕节 250 克，捣细为散，每次以温酒调下 15 克，每日服 3 ~ 4 次。

（2）治大便下血：藕节晒干，每次取用 7 个，和白蜜 7 茶匙，加水 2 碗，煎至 1 碗服。

特别附注

本植物的叶（荷叶）、叶柄或花柄（荷梗）、叶基部（荷叶蒂）、花蕾（莲花）、花蕾蒸馏所得的芳香水（白荷花露）、花托（莲房）、种皮（莲衣）、雄蕊（莲须）、肥大根茎（藕）、老熟的果实（石莲子）、成熟种子（莲子）和成熟种子中的幼叶及胚根（莲子心）亦供药用。荷叶有清热解暑、升阳、止血的功效，主治暑热烦渴、头痛眩晕、脾虚腹胀、大便泄泻、吐血下血、产后恶露不净、赤游火丹。荷梗有解暑清热、理气化湿的功效，主治暑湿胸闷不舒、泄泻、痢疾、淋病、带下。荷叶蒂有解暑去湿、止血、安胎功效，主治暑湿泄泻、血痢、崩漏下血、妊娠胎动不安。莲花有散瘀止血、去湿消风的功效，主治跌伤呕血、血淋、崩漏下血、天泡湿疮、疥癣痒。白荷花露有清暑、凉营的功效，主治中暑、烦热口渴、喘咳、痰血。莲房有散瘀止血的功效，主治崩漏、月经过多、便血、尿血、痔漏。莲衣有收涩止血的功效，主治吐血、衄血、下血。莲须有清心益肾的功效，主治遗精、尿频、遗尿、带下、吐血、崩漏。藕有清热生津、凉血、散瘀、止血的功效，主治热病烦渴、吐衄、下血。石莲子有清热利湿、开胃进食、除烦、涩精的功效，主治噤口痢、反胃、心烦失眠、遗精、淋虫、带下。莲子有补脾止泻、益肾固精的功效，主治脾虚久泻、久痢、肾虚遗精、滑泄、小便不禁、妇人崩漏带下、心神不宁、惊悸、不眠。莲子心有清心、平肝、止血、固精的功效，主治神昏谵语、烦躁不眠、眩晕目赤、吐血、遗精。

温经止血药

本类药物性多温热，能温内脏、益脾阳、固冲脉而统摄血液，从而达到温经止血之效。

艾叶

别名
冰台，艾蒿，医草，黄草，家艾，甜艾，灸草，蕲艾，草蓬，艾蓬，狼尾蒿子，香艾，野莲头。

来源
菊科蒿属植物艾的叶。

性味
温，辛，苦。

药用功效
温经止血，安胎，逐寒湿，理气血，主治吐衄、下血、崩漏，月经不调、痛经、带下，胎动不安、心腹冷痛、泄泻久痢、霍乱转筋、疮疡、疥癣。

·主要成分·
其本品主要含挥发油，其主要成分为柠檬烯、香叶烯、β-蒎烯、龙脑等。尚含α-香树脂醇等三萜、倍半萜、黄酮醇、甾醇等。

·用法用量·
内服：煎汤，3～10克；入丸、散；捣汁。外用：捣草作炷或制成艾条熏灸；捣敷；煎水熏洗；炒热温熨。

·注意事项·
阴虚血热者慎服。

植物形态

多年生草本，高50～120厘米。全株密被白色茸毛，中部以上或仅上部有开展及斜升的花序枝。叶互生，下部叶在花期枯萎；中部叶卵状三角形或椭圆形，长6～9厘米，宽4～8厘米，基部急狭或渐狭成短或稍长的柄，或稍扩大而成托叶状；叶片羽状或浅裂，侧裂片约2对，常楔形，中裂片又常3裂，裂片边缘有齿，上面被蛛丝状毛，有白色密或疏腺点，下面被白色或灰色密茸毛；上部叶渐小，3裂或不分裂，无柄。头状花序多数，排列成复总状，花后下倾；总苞卵形；总苞片4～5层，边缘膜质，背面被绵毛；花带红色，多数，外层雌性，内层两性。瘦果长达1毫米，无毛。花期为7～10月。

生长特性

生于荒地林缘，分布于全国大部分地区。

采集方法

本品于培育当年9月、第二年6月花未开时割取地上部分，摘取叶片嫩梢，晒干。

药材性状

本品叶多皱缩、破碎，有短柄。完整叶片展平后呈卵状椭圆形，羽状深裂，裂片椭圆状披针形，边缘有不规则粗锯齿；上表面灰绿色或深黄绿色，有稀疏的柔毛及腺点；下表面密生灰白色绒毛。质柔软。气清香，味苦。

药理作用

本品煎剂能使兔血浆凝血活酶时间、凝血酶原时间及凝血酶时间明显延长，并有促纤维蛋白溶解作用，对兔离体子宫有兴奋作用。生艾叶煎剂对小鼠凝血时间无影响，艾叶制成炭则可缩短凝血时间。艾叶浸剂及提取物能抑制血小板聚集。艾叶油有明显的平喘、镇咳及祛痰作用，并有抗过敏作用。豚鼠结核杆菌感染后以艾炷灸，可增强网状内皮系统的吞噬功能。艾叶水浸剂及煎剂对多种致病菌及真菌、病毒有抑制作用。此外，本品尚有强心、镇静、利胆等作用。

方剂选用

（1）治妇人经行后余血未尽、腹痛：熟艾（揉极细做饼，焙）200克，香附（醋酒同煎，捣）300克，同姜汁和神曲做成丸，以砂仁汤调服。

（2）治产后泻血不止：干艾叶25克（灸熟），老生姜25克，煎浓汤，1剂便止。

（3）治妊娠卒胎动不安，或但腰痛，或胎转抢心，或下血不止：艾叶9克，以酒4升煮取2升，分两次服完。

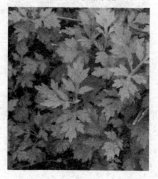

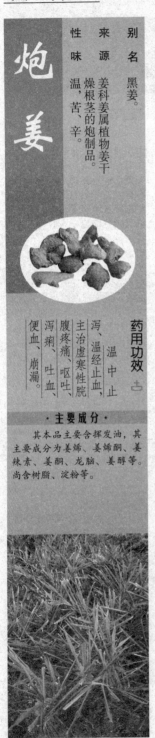

炮姜

别名 黑姜。

来源 姜科姜属植物姜干燥根茎的炮制品。

性味 温，苦、辛。

药用功效
温中止泻、温经止血，主治虚寒性脘腹疼痛、呕吐、泻痢、吐血、便血、崩漏。

· 主要成分 ·
其本品主要含挥发油，其主要成分为姜烯、姜烯酮、姜辣素、姜酮、龙脑、姜醇等。尚含树脂、淀粉等。

植物形态

多年生草本，高40～100厘米。根茎肉质，扁圆横走，分枝，具芳香和辛辣气味。叶互生，2列，无柄，有长鞘，抱茎；叶片线状披针形，长15～20厘米，宽约2厘米，先端渐尖，基部狭，光滑无毛；叶舌长1～3毫米，膜质。花茎自根茎抽出，长约20厘米；穗状花序椭圆形，稠密，长约5厘米，宽约2.5厘米；苞片卵圆形，长约2.5厘米，先端具硬尖，绿白色，背面边缘黄色；花萼管状，长约1厘米，具3短齿；花冠绿黄色，管长约2厘米，裂片3个，披针形，略等长，唇瓣长圆状倒卵形，较花冠裂片短，稍为紫色，有黄白色斑点；雄蕊微紫色，与唇瓣等长；子房无毛，3室，花柱单生，为花药所抱持。蒴果3瓣裂，种子黑色。花期7～8月（栽培的很少开花），果期为12月至翌年1月。

生长特性

我国中部、东南部、西南部各省均有栽培。

采集方法

本品于以干姜砂烫至鼓起、表面呈棕褐色，或炒炭至外色黑、内呈棕褐色时入药。

药材性状

本品为不规则膨胀的块状，具指状分枝。表面棕黑色或棕褐色。质轻泡，断面边缘处显棕黑色，中心棕黄色，细颗粒性，维管束散在。气香特异，味微辛、辣。

药理作用

炮姜与姜炭醚提取物灌胃，能显著缩短小鼠凝血时间，而生姜、干姜的醚提取物则无此作用。炮姜的水煎剂、混悬剂灌胃，亦可缩短出、凝血时间。炮姜水煎剂灌胃，对应激性、幽门结扎型及醋酸诱发的小鼠胃溃疡均有抑制作用，而干姜无此作用。

用法用量

内服：煎汤，3～6克；入丸、散。外用：研末调敷。

方剂选用

（1）治心脾疼痛，宽胸下气，疗一切冷物所伤，养脾温胃，去冷消痰：炮姜、良姜（去芦头）各等份，均研为细末，加面糊和为丸，如梧桐子大，每次服15～29丸，饭后以陈皮汤调下。妊娠妇人不宜服。

（2）治肠胃虚寒、心腹冷痛、泄泻不止：炮姜、附子（炮，去皮、脐）、肉豆蔻（面裹，煨）各等份，研为细末，加米糊和成如梧桐子大小的丸，每次服50丸，空腹时以米汤调下。

（3）治休息痢：炮姜、建茶各50克，研为末，加乌梅肉，做成如梧桐子大小的丸，每次服30丸，饭前以米汤调下。

（4）治五饮酒癖（因饮酒冒寒或冷水过多所致）：炮姜、肉桂（去粗皮）各250克，白术500克，均捣筛，加蜂蜜和成如梧桐子大小的丸，每次服20丸，以温米汤调下；加至30丸，饭前服，每日服两次。

注意事项

孕妇及阴虚有热者禁服。

特别附注

本植物的茎叶（姜叶）、根茎外皮（生姜皮）、鲜根茎的蒸馏液（姜露）、干燥根茎（干姜）亦供药用。姜叶有活血散结的功效，主治症积、扑损瘀血。生姜皮有行水消肿的功效，主治水肿初起、小便不利。姜露有辟寒的功效，可解中霜雾毒、驱瘴、消食化痰。干姜有温中散寒、回阳通脉、温肺化饮的功效，主治脘腹冷痛、呕吐、泄泻、亡阳厥逆、寒湿痹痛、寒饮喘咳。

第十二章　活血化瘀类

　　凡能通畅血行、消散瘀血，以治疗瘀血证为主要作用的药物，称为活血化瘀药，又称活血祛瘀药，简称活血药或化瘀药。

　　本类药物味多辛、苦，辛能行散，苦能疏泄，主归肝、心二经，入血分。善走散行通，而有活血化瘀之功，并通过活血化瘀而达到止痛、调经、疗伤等作用。根据其作用强弱之不同，有活血行血、活血化瘀及破血逐瘀之分。

　　活血化瘀药主治瘀血证，而瘀血既属病理产物，又是继发性致病因素，所治范围包括内、妇、外、伤各科，表现症状有胸、腹、头诸痛，痛如针刺，部位固定；体内癥瘕积聚；经闭痛经或产后恶露不尽，出血色紫，夹有瘀块；中风后半身不遂，肢体麻木；关节痹痛日久；跌打损伤、骨折；痈肿疮疡等。凡一切瘀血阻滞之症，均可用之。

　　应用本类药物，除根据各类药物的不同特点加以选择应用，尚需配伍相须为用。如寒凝血瘀者，配温里散寒药；瘀热互结者，配清热凉血药；风湿痹痛、经脉不通者，配祛风湿药；癥瘕积聚者，配软坚散结药；久淤体虚或因虚而淤者，配补益药。此外，根据"气行则血行"的理论，活血祛瘀药应与理气药同用，以增强活血祛瘀之效。

　　本类药物易耗血动血，凡妇女月经过多者及其他出血证无瘀血现象者忌用；孕妇慎用或忌用。

活血止痛药

本节药物以活血止痛为主要功效，是常用以治疗多种淤滞疼痛症的药物。

川芎

别名　山鞠穷，芎䓖，香果，胡䓖，马衔芎䓖，雀脑芎，京芎，贯芎，抚芎，台芎，西芎。

来源　伞形科藁本属植物川芎的根茎。

性味　辛，温。

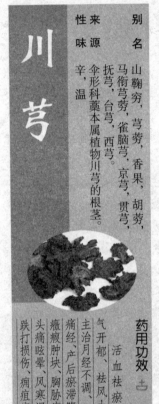

药用功效　活血祛瘀，行气开郁，祛风止痛。

主治　月经不调，经闭痛经，产后瘀滞腹痛，胸胁疼痛，癥瘕肿块，头痛眩晕，风寒湿痹，跌打损伤，痈疽疮疡。

·主要成分·

其本品主要含川芎嗪等多种生物碱、阿魏酸等酚性物质及藁本内酯、川芎内酯等多种挥发油。尚含香草醛、甾醇类及维生素等。

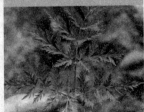

植物形态

多年生草本，高40～70厘米。全株有浓烈香气。根茎呈不规则的结节状拳形团块，下端有多数须根。茎直立，圆柱形，中空，表面有纵直沟纹，茎下部的节膨大成盘状（俗称"苓子"）。茎下部叶具柄，柄长3～10厘米，基部扩大成鞘；叶片轮廓卵状三角形，长12～15厘米，宽10～15厘米，三至四回三出式羽状全裂，羽片4～5对，卵状披针形，末回裂片线状披针形至长卵形，顶端有小尖头；茎上部叶渐简化。复伞形花序顶生或侧生，总苞片3～6，线形；伞辐7～20，不等长；小伞形花序有花10～24；小总苞片2～7，线形，略带紫色；萼齿不发育；花瓣白色，倒卵形至椭圆形，先端有短尖状突起，内曲；雄蕊5，花药淡绿色；花柱2，长2～3毫米，向下反曲。幼果两侧扁压；背棱槽内有油管1～5，侧棱槽内有油管2～3，合生面有油管6～8。花期为7～8月，幼果期为9～10月。

生长特性

为著名栽培中药材，未见野生。主要栽培于江苏、浙江、江西、湖北、湖南、广西、四川、贵州、云南、陕西、甘肃等地。

采集方法

本品于栽后第二年5月下旬至6月上旬，挖出根茎，抖掉泥土，除去茎叶，烤干。

药材性状

本品根茎为不规则结节状拳形团块，直径2～7厘米。表面黄褐色，粗糙皱缩，有多数平行隆起的轮节；顶端有类圆形凹窝状茎痕，下侧及轮节上有多数细小的瘤状根痕。质坚实，不易折断，断面黄白色或灰黄色，散有黄棕色的油点，形成层呈波状环纹。香气浓郁而特殊，味苦、辛。稍有麻舌感，微回甜。

药理作用

本品提取物有扩张冠脉、增加冠脉血流量、降低心肌耗氧量、改善微循环、降低血小板表面活性、抑制血小板聚集等作用。川芎嗪能通过血脑屏障，在脑干分布较多，能对抗血栓形成，对缺血性脑血管病有显著预防作用。水煎剂对动物中枢神经有镇静、降压作用；可加强子宫收缩，甚至痉挛，大剂量则转为抑制，使之收缩停止；对小肠平滑肌有抑制作用。阿魏酸可提高 γ 球蛋白及 T 淋巴细胞的免疫作用，对各种致病菌及病毒有抑制作用，还有抗维生素 E 缺乏的作用。

用法用量

内服：煎汤，3～10克；研末，每次1～1.5克；入丸、散。外用：研末撒。

方剂选用

（1）治妊娠六七个月，忽胎动下血、腹痛不可忍：川芎4克，桑寄生2克，当归6克，以水1.5升煎取160毫升，加入清酒0.5升，同煎取180毫升，分3次服完，温服。

（2）治胎衣不下，因产母元气虚薄者：川芎、当归各10克，官桂20克，水煎服。

注意事项

阴虚火旺、月经过多者慎用。

延胡索

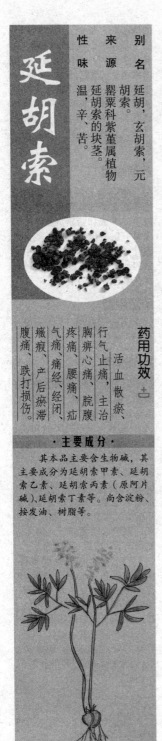

别　名 延胡，玄胡索，元胡索。

来　源 罂粟科紫堇属植物延胡索的块茎。

性　味 温，辛、苦。

药用功效

活血散瘀、行气止痛，主治胸痹心痛、腕腹气痛、痛经、经闭、疝气痛、腰痛、疼痛、癥瘕、产后瘀滞、腹痛、跌打损伤。

·主要成分·

其本品主要含生物碱，其主要成分为延胡索甲素、延胡索乙素、延胡索丙素（原阿片碱）、延胡索丁素等。尚含淀粉、按发油、树脂等。

植物形态

多年生草本，高 9 ~ 20 厘米，全株无毛。块茎扁球形，直径 7 ~ 15 毫米，上部略凹陷，下部生须根，有时纵裂成数瓣，断面深黄色。茎直立或倾斜，常单一，近基部具鳞片 1 枚，茎节处常膨大成小块茎，小块茎生新茎，新茎节处又成小块茎，常 3 ~ 4 个成串。基生叶 2 ~ 4 枚；柄长 3 ~ 8 厘米；叶片轮廓宽三角形，长 3 ~ 6 厘米，宽 4 ~ 8 厘米，二回三出全裂，一回裂片具柄，末回裂片近无柄，裂片披针形至长椭圆形，长 20 ~ 30 毫米，宽 5 ~ 8 毫米，全缘，少数上半部 2 深裂至浅裂；茎生叶常 2 枚，互生，较基生叶小而同形。总状花序顶生，长 2 ~ 5 厘米，疏生花 3 ~ 8 朵；苞片卵形至狭卵形，位于花序下部者长约 10 毫米，先端 3 ~ 5 栉裂，位于上部者全缘；萼片 2，细小，早落；花冠淡紫红色，花瓣 4，2 轮，外轮上瓣最大，长 15 ~ 25 毫米，上部舒展成宽倒卵形至宽椭圆形的兜状瓣片，边缘具小齿，先端有浅凹陷，中下部延伸成长距，下瓣较短，形同上瓣，基部具浅囊状突起，内轮两瓣长 10 ~ 15 毫米，合抱裹于雄蕊外，上部宽倒卵形，中、下部细长成爪；雄蕊 6，每 3 枚合生成束；子房条形，花柱细短，柱头近圆形，具乳突 8 个。蒴果条形，长 1.7 ~ 2.2 厘米，花柱、柱头宿存，熟时 2 瓣裂。种子 1 列，数粒，细小，扁长圆形，黑色，有光泽，表面密布小凹点。栽培品常只开花，果不及成熟即凋落。花期为 3 ~ 4 月，果期为 4 ~ 5 月。

生长特性

生于低海拔旷野草地、丘陵林缘。分布于江苏、浙江、安徽、河南、湖北、陕西等地。浙江东阳、磐安、永康、缙云等地及江苏南通地区大量栽培。

采集方法

本品于栽种第二年 5 月上旬至下旬，地上部分枯萎后，选晴天挖掘块茎，摊放于室内，除去须根，擦去老皮，过筛，分级，倒入沸水中煮烫，不断搅拌，大块茎煮 4 ~ 5 分钟，小块茎煮 3 分钟，煮至无白心为度，捞起，晾晒。宜勤翻晒，晒 3 ~ 4 天，堆放室内 2 ~ 3 天，反复 2 ~ 3 次即可干燥。亦可用 50 ~ 60℃的温度烘干。

药材性状

本品块茎呈不规则的扁球形，直径 0.5 ~ 1.5 厘米。表面黄色或黄褐色，有不规则网状皱纹。质硬而脆，断面黄色，角质样，有蜡样光泽。气微，味苦。

药理作用

本品各种制剂均有明显的止痛作用。醇提物能显著扩张冠状血管，降低冠脉阻力，增加血流量，对某些实验性心律失常有效。延胡索乙素有镇静、催眠作用。本品还能降低实验性动物胃酸及胃蛋白酶含量，减少胃液分泌。

用法用量

内服：煎汤，3 ~ 10 克；研末服，1.5 ~ 3 克；入丸、散。

方剂选用

（1）治热厥心痛，或发或止，久不愈，身热足寒：延胡索、金铃子肉各等份，研为末，每次以温酒或白开水调下 10 克。

（2）治心腹冷痛、肠鸣气走、身寒自汗、大便滑泄：延胡索、附子各 50 克，木香 25 克，每次取 20 克，加生姜 7 片煎服。

（3）治风淫血刺、身体疼痛、四肢拘挛：延胡索（炒）、辣桂（去粗皮）、当归各等份，研为末，每次以酒调下 10 克。

注意事项

孕妇禁服。体虚者慎服。

郁金

别名 马迷、帝足、黄郁、乌头。

来源 为姜科温郁金的根茎。

性味 寒，辛、苦。

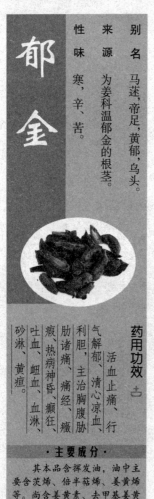

药用功效 活血止痛、行气解郁，主治胸腹胁肋诸痛、痛经、癥痕、热病神昏、癫狂、吐血、衄血、血淋、砂淋、黄疸。

・**主要成分**・

其本品含挥发油，油中主要含茨烯、倍半萜烯、姜黄烯等。尚含姜黄素、去甲基姜黄素、淀粉、多糖、脂肪油、水芹烯等。

植物形态

郁金为多年生宿根草本。根粗壮，末端膨大成长卵形块根。块茎卵圆状，侧生，根茎圆柱状，断面黄色。叶基生，叶柄长约5厘米，基部的叶柄短，或近于无柄，具叶耳；叶片长圆形，长15～37厘米，宽7～10厘米，先端尾尖，基部圆形或三角形。穗状花序，长约13厘米；总花梗长7～15厘米；具鞘状叶，基部苞片阔卵圆形，小花数朵，生于苞片内，顶端苞片较狭，腋内无花；花萼白色筒状，不规则3齿裂；花冠管呈漏斗状，裂片3，粉白色，上面1枚较大，两侧裂片长圆形；侧生退化雄蕊长圆形，药隔距形，花丝扁阔；子房被伏毛，花柱丝状，光滑或被疏毛，基部有2棒状附属物，柱头略呈2唇形，具缘毛。花期为4～6月，极少秋季开花。

生长特性

野生于山间或村边林下草地。分布于福建、广东、广西、浙江、台湾、云南、四川等地。

采集方法

本品于在栽种当年12月中下旬，茎叶逐渐枯萎，选晴天干燥时，将地上叶苗割去，挖出地下部分，摘下块根，蒸或煮约15分钟，晒干或烘干，去须根即成。

药材性状

本品黄郁金：为植物姜黄的干燥块根，呈卵圆形或长卵圆形，两端稍尖，中部微满，长2～4厘米，中部直径1～2厘米。表面灰黄色或淡棕色，有灰白色细皱纹及凹下的小点，一端显折断的痕迹，呈鲜黄色，另一端稍尖。质坚实，横断面平坦光亮，呈角质状，杏黄色或橙黄色，中部有一颜色较浅

的圆心。黑郁金：为植物郁金的干燥块根，呈长纺锤形，稍扁，多弯曲，两端钝尖，有折断痕而呈灰黑色，长3～6厘米，中部直径1～1.5厘米。表面灰褐色，外皮皱缩或有细皱纹。横断面暗灰色发亮，中部有1条颜色较浅的环纹，中心扁圆形。

药理作用

本品有轻度的镇痛作用，能减缓主动脉及冠状动脉内膜斑块的形成和脂质沉积。姜黄素对肝脏有保护作用，能促进胆汁分泌和排泄，减少尿中的尿胆元。郁金水浸液对多种致病真菌有抑制作用。

用法用量

内服：煎汤，3～10克；入丸、散。

方剂选用

（1）治气郁血郁之胸痛：木香、郁金各适量（气郁为主，木香加倍；血郁为主，郁金加倍），均研为末，每次取10克，以老酒调下。

（2）治一切厥心（痛）、小肠膀胱痛不可忍：附子（炮）、郁金、干姜各等份，均研为细末，加醋煮成糊，和成如梧桐子大小的丸，朱砂为衣。每次取30丸，男子以温酒调下，妇人以醋汤调下，饭后2小时服。

（3）治癫狂因忧郁而得、痰涎阻塞包络心窍：白矾150克，郁金350克，均研成末，加米糊和成如梧桐子大小的丸，每次服50丸，以白开水送下。

（4）治呕血：郁金（锉）、甘草（炙）各50克，均捣罗为散，每次服4克，以井华水调下，不拘时。

注意事项

阴虚失血者及无气滞血瘀者禁服。孕妇慎服。

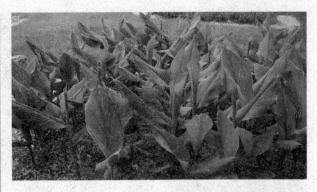

姜黄

别名　宝鼎香，黄姜。

来源　为姜科姜黄属植物姜黄的根茎。

性味　温，苦，辛。

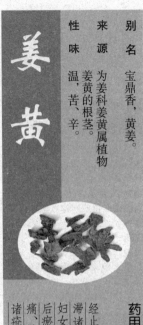

药用功效

破血行气、通经止痛，主治血瘀气滞诸症、胸腹胁痛、妇女痛经、闭经、产后瘀滞腹痛、风湿痹痛、跌打损伤、痈肿、诸疮癣初生时痛痒。

·主要成分·

其本品主要含挥发油，其主要成分为姜黄酮、姜烯、水芹烯、龙脑等。尚含姜黄素等。

·药理作用·

本品提取物有明显的降血脂、增加心肌营养性血流量、增强纤溶酶活性、抑制血小板聚集等作用；可增加胆汁分泌，加强胆囊收缩，其作用弱而持久。本品煎剂对子宫有兴奋作用，可使子宫阵发性收缩增强。

·用法用量·

内服：煎汤，3～10克；入丸、散。外用：研末调敷。

·注意事项·

血虚无气滞血瘀者及孕妇慎服。

植物形态

多年生草本，高1～1.5米。根茎发达，成丛，分枝呈椭圆形或圆柱状，橙黄色，极香；根粗壮，末端膨大成块根。叶基生，5～7片，2列；叶柄长20～45厘米；叶片长圆形或窄椭圆形，长20～50厘米，宽5～15厘米，先端渐尖，基部楔形，下延至叶柄，上面黄绿色，下面浅绿色，无毛。花葶由叶鞘中抽出，总花梗长12～20厘米；穗状花序圆柱状，长12～18厘米；上部无花的苞片粉红色或淡红紫色，长椭圆形，中下部有花的苞片嫩绿色或绿白色，卵形至近圆形；花萼筒绿白色，具3齿；花冠管漏斗形，淡黄色，喉部密生柔毛，裂片3；能育雄蕊1，花丝短而扁平，花药长圆形，基部有距；子房下位，花柱细长，基部有2个棒状腺体，柱头稍膨大，略呈唇形。花期为8月。

生长特性

多为栽培，植于向阳、土壤肥厚质松的田园中。偶有野生的。分布于福建、江西、广东、广西、四川、云南、台湾等地。

采集方法

本品于12月下旬挖出地下部分，去掉泥土和茎秆，选出种根，摘下块根作黄郁金（参见"郁金"条）。将根茎水洗，放入开水中焯熟，烘干，撞去粗皮，即得干姜黄。也可将根茎切成0.7厘米厚的薄片，晒干。

药材性状

本品根茎呈不规则卵圆形、圆柱形或纺锤形，常弯曲，有的具短叉状分枝，长2～5厘米，直径1～3厘米。表面深黄色，粗糙，有皱缩纹理和明显环节，并有圆形分枝痕及须根痕。质坚实，不易折断，断面棕黄色至金黄色，角质样，有蜡样光泽，内皮层环纹明显，维管束呈点状散在。气香特异，味苦、辛。

方剂选用

（1）治右肋疼痛、胀满不食：姜黄片（洗）、枳壳（去瓤，麸炒）、桂心（去粗皮，不见火）各25克，甘草（炙）10克，上药均研为细末，每次服10克，以姜汤调服，热酒调服亦可，不拘时。

（2）治心痛：姜黄50克、桂心（去粗皮）150克，均捣罗为细散，每次服4克，以醋汤调下。

（3）治蛔虫心痛、喜吐水、冲刺痛不可忍，或不能食、面黄腹满：姜黄51.5克，瞿芦（锉）50克，鹤虱（微炒）50.5克，捣筛，每次取15克，以水200毫升煎至七分，加入酒20毫升，再煎沸，空腹服下。晚上吃热饭，虫下即下，1服未愈，就再服。

活血调经药

本节药物以活血调经为主要功效，常用以治疗妇科经产瘀滞症，称为活血调经药。

丹参

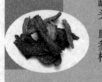

别名

郛蝉草，赤参，木羊乳，逐马，山参，紫丹参，山红萝卜，活血根，靠山红，红参，烧酒壶根，血参根。

来源

野苏子根，山苏子根，大红袍，蜜罐头，唇形科鼠尾草属植物丹参的根。

性味

微寒，苦

药用功效

活血祛瘀、调经止痛，除烦安神、凉血消痈、调经止痛，经闭、产后瘀滞腹痛、心腹疼痛、热痹肿痛、跌打损伤、烦躁不安、心烦失眠、痈疮肿毒。

主治妇女月经不调、痛经。

·主要成分·

其本品含丹参酮Ⅰ及隐丹参酮等多种醌类等。尚含丹参素，丹参酸甲、乙、丙以及儿茶酸等。

植物形态

多年生草本，高30～100厘米。全株密被淡黄色柔毛及腺毛。茎四棱形，具槽，上部分枝。叶对生，奇数羽状复叶；叶柄长1～7厘米；小叶通常5，稀3或7片，顶端小叶最大，侧生小叶较小，小叶片卵圆形至宽卵圆形，长2～7厘米，宽0.8～5厘米，先端急尖或渐尖，基部斜圆形或宽楔形，边缘具圆锯齿，两面密被白色柔毛。轮伞花序组成顶生或腋生的总状花序，每轮有花3～10朵，下部者疏离，上部者密集；苞片披针形，上面无毛，下面略被毛；花萼近钟状，紫色；花冠二唇形，蓝紫色，上唇直立，呈镰刀状，先端微裂，下唇较上唇短，先端3裂，中央裂片较两侧裂片长且大；发育雄蕊2，着生于下唇的中部，伸出花冠外，退化雄蕊2，线形，着生于上唇喉部的两侧，花药退化成花瓣状；花盘前方稍膨大；子房上位，4深裂，花柱细长，柱头2裂，裂片不等。花期为5～9月，果期为8～10月。

生长特性

生于林下草地或沟边。分布于河北、山西、辽宁、华东、河南、湖北等地。

采集方法

本品于春栽春播于当年采收；秋栽秋播于第二年10～11月地上部枯萎或翌年春季萌发前将全株挖出，除去残茎叶，摊晒，使根软化，抖去泥沙（忌用水洗），晒至五六成干。把根捏拢，再晒至八九成干，最后捏1次，把须根全部捏断晒干。

药材性状

本品根茎短粗，顶端有时残留茎基。根数条，长圆柱形，有的分枝并具须状细根，长10～20厘米，直径0.3～1厘米。表面棕红色或暗棕红色，粗糙，具纵皱纹。外皮疏松，多显紫棕色，常呈鳞片状剥落。质硬而脆，断面疏松，有裂隙或略平整而致密，皮部棕红色，本部灰黄色或褐色，导管束黄白色，呈放射状排列。气微苦涩。

药理作用

本品能扩张冠状动脉和外周血管，增加冠脉血流量，减慢心率，减轻心肌缺血性损伤程度；能促进纤维蛋白溶解，并有抗凝作用，对缺血后脑组织有明显的保护作用；可减轻四氯化碳引起的肝组织损伤，促进肝细胞再生；能调整体液免疫和细胞免疫，且有抗菌、抗炎、抗过敏、抗肿瘤、解热、镇静、降血糖、降胆固醇等作用。

用法用量

内服：煎汤，5～15克，大剂量可用至30克。

方剂选用

治妇人经脉不调，或前或后，或多或少，产前胎不安，产后恶血不下；兼治冷热劳、腰脊痛、骨节烦疼：丹参洗净，切碎，晒干，研为末，每次服用10克，以温酒调下。

注意事项

妇女月经过多及无瘀血者禁服。孕妇慎服。反藜芦。

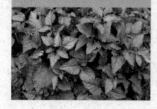

红花

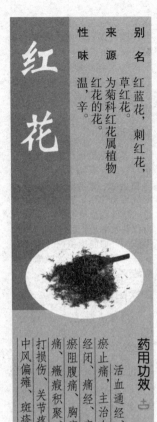

别名

红蓝花，刺红花，草红花。

来源

为菊科红花属植物红花的花。

性味

温，辛。

药用功效

活血通经、祛瘀止痛，主治血瘀经闭、痛经、产后瘀阻腹痛、胸痹心痛、癥瘕积聚、跌打损伤、关节疼痛、中风偏瘫、斑疹。

·主要成分·

其本品含红花黄素及红花苷、新红花苷等苷类。尚含棕榈酸、花生酸、油酸等脂肪酸组成的甘油酸酯类。

·用法用量·

内服：煎汤，3～10克。养血和血宜少用，活血祛瘀宜多用。

·注意事项·

孕妇及月经过多者禁服。

植物形态

越年生草本，高 50～100厘米。茎直立，上部分枝。叶互生；无柄；中下部茎生叶披针形、卵状披针形或长椭圆形，长 7～15 厘米，宽 2.5～6 厘米，边缘具大锯齿、重锯齿、小锯齿或全缘，稀羽状深裂，齿顶有针刺，向上的叶渐小，披针形，边缘有锯齿，齿顶针刺较长；全部叶质坚硬，革质，有光泽。头状花序多数，在茎枝顶端排成伞房花序，为苞叶所围绕；苞片椭圆形或卵状披针形，边缘有或无针刺；总苞片4层，外层竖琴状，中部或下部有收缢，收缢以上叶质绿色，边缘无针刺或有篦齿状针刺，收缢以下黄白色；中内层质硬膜质，倒披针状椭圆形至长倒披针形，长达 2.2 厘米，先端渐尖；小花红色、橘红色，全部为两性，管状花，上部5裂，裂片几达檐部基部。雄蕊5；雌蕊1，柱头2裂。瘦果倒卵形，乳白色，有4棱，无冠毛。花期、果期为5～8月。

生长特性

我国华北、东北、西北及浙江、山东、四川、贵州、西藏等地广泛栽培。

采集方法

本品于5月底至6月中下旬盛花期，分批采摘。选晴天，每日早晨6～8时，待管状花充分展开呈金黄色时采摘，过迟则管状花发蔫并呈红黑色，收获困难，质量差，产量低。采回后放在白纸上在阳光下干燥，或在阴凉通风处阴干，或用 40～60℃ 的低温烘干。

药材性状

为不带子房的筒状花，长1～2厘米。表面红黄色或红色。花冠筒细长，先端5裂，裂片呈狭条形，长 5～8 毫米；雄蕊5，花药聚合成筒状，黄白色；柱头长圆柱形，顶端微分叉。质柔软。气微香，味微苦。

药理作用

本品水煎剂对实验动物的子宫有明显兴奋作用，对妊娠动物的作用尤为明显，大剂量可使其子宫收缩达到痉挛的程度。本品还能轻度兴奋心脏，增加冠脉血流量及心肌营养性血流量，抑制血小板凝聚，增强纤溶酶活性。

方剂选用

（1）治痛经：红花6克，鸡血藤24克，水煎，调黄酒适量服。

（2）治逆经咳嗽气急：红花、黄芩、苏木各4克，天花粉3克，水煎，空腹服。

（3）治堕胎恶血下泄、内逆奔心、闷绝不省人事：红花（焙）、男子发、陈墨、血竭、蒲黄各等份，研为末，每次取10～15克，以童便、酒调服。

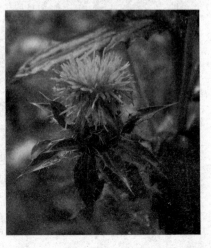

桃仁

别名 桃核仁。

来源 为蔷薇科桃属植物桃或山桃的成熟种子。

性味 平，苦、甘。有小毒。

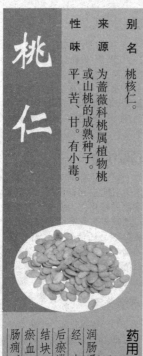

药用功效

活血祛瘀、润肠通便，主治痛经、血滞经闭、产后瘀滞腹痛、癥瘕结块、跌打损伤、瘀血肿痛、肺痈、肠痈、肠燥便秘。

·主要成分·

其本品主要含脂质体、甾体、黄酮及糖类，脂质体主要成分为三脂酰基甘油醇等，甾体主要成分为β–谷甾醇和菜油甾醇等，黄酮主要成分为洋李苷、柚皮素等。本品尚含苦杏仁苷、磷脂、蛋白质等。

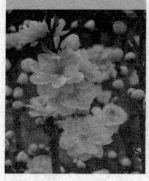

植物形态

①桃：落叶小乔木，高达8米。小枝绿色或半边红褐色，无毛，冬芽有细柔毛。叶互生，在短枝上呈簇生状；叶片椭圆状披针形至倒卵状披针形，中部最阔，长8～15厘米，宽2～3.5厘米，先端长尖，基部阔楔形，边缘具细锯齿，两面无毛；叶柄长7～12毫米，具腺点。花通常单生，直径2.5～3.5厘米；具短梗；萼片5，基部合生成短萼筒，红色，外面有绒毛；花瓣5，倒卵形，粉红色；雄蕊多数，着生于萼筒边缘；子房1室，花柱细长，柱头小，圆头状。核果近球形，直径5～7厘米，有短绒毛；果肉白色或黄色；核极硬，有不规则的凹点及深沟。种子1枚，扁卵状心形。花期4月，先叶开放，果期6～7月。
②山桃：落叶小乔木，高5～9米。叶互生；托叶早落；叶柄长1.5～3厘米；叶片卵状披针形，长4～8厘米，宽2～3.5厘米，中部以上渐尖，近基部最宽，基部呈广楔形或圆形，边缘具细锯齿。花单生；萼片5，多无毛；花瓣5，阔倒卵形，粉红色至白色。核果近圆形；黄绿色，表面被黄褐色柔毛，果肉离核；核小坚硬，表面有网状的凹纹。种子1枚，棕红色。花期3～4月，果期6～7月。

生长特性

全国各地普遍栽培。

采集方法

本品于7～8月采摘成熟果实，取出果核，除净果肉及核壳，取出种子，晒干。

药材性状

干燥种子呈扁平长卵形，长1～1.6厘米，宽0.8～1厘米，外表红棕色或黄棕色，有纵皱。先端尖，中间膨大，基部钝圆而扁斜，自底部散出多数脉纹，脐点位于上部边缘上，深褐色，棱线状微突起。种皮薄，质脆；种仁乳白色，富含油脂，2子叶之结合面有空隙。气微弱，味微苦。

药理作用

本品煎剂能促进初产妇的子宫收缩，有助于产后子宫复原和止血；对初期炎症有较强的抗渗出作用；能增加脑血流量，降低脑血管阻力。所含苦杏仁苷水解后产生氢氰酸和苯甲醛，可抑制组织内呼吸而减少其耗氧量，用于治咳嗽，使痰易于咳出。

用法用量

内服：煎汤，6～10克，用时打碎；入丸、散。制霜用须包煎。

方剂选用

（1）治妇人、室女血闭不通，五心烦热：红花、当归（洗，焙）、杜牛膝、桃仁（焙）各等份，均研为细末，每次取15克，温酒调下，空腹服。

（2）治妇人宿有癥积，妊娠三月，漏下不止，胎动：桃仁（去皮、尖，熬）、芍药、桂枝、茯苓、牡丹（去心）各等份，均研为末，炼蜜和丸如兔屎大。每餐饭前服1丸，不愈则加至3丸。

（3）治伤寒蓄血、发热如狂、少腹硬满、小便自利：桃仁（去皮、尖）20个，大黄（酒洗）150克，水蛭（熬）、虻虫（去翅、足，熬）各30个，加水5升煮取3升，去滓，每次温服1升，不下则再服。

注意事项

无瘀滞者及孕妇禁服。

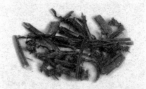

益母草

别名

蓷，萑，益母，茺蔚，益明，大札，臭秽，贞蔚，火炊，郁臭草，土质汗，夏枯草，野天麻，益母蒿，苦低草，辣母藤，郁臭苗。

来源

为唇形科益母草属植物益母草和细叶益母草的全草。

性味

微寒，辛，苦。

药用功效

古 活血调经、利尿消肿、清热解毒，主治月经不调、经闭、胞衣不下、产后血晕、瘀血腹痛、胎漏难产、跌打损伤、小便不利、水肿、痈肿疮疡。

·主要成分·

其本品含益母草碱、水苏碱、益母草定等生物碱，尚含苯甲酸、月桂酸等脂肪酸以及二萜类等。

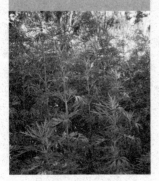

植物形态

1 年或 2 年生草本。茎直立，方形，单一或分枝，高 60 厘米至 1 米许，被微毛。叶对生；叶形多种，一年根生叶有长柄，叶片略呈圆形，直径 4～8 厘米，叶缘 5～9 浅裂，每裂片具 2～3 钝齿，基部心形；茎中部的叶有短柄，3 全裂，裂片近披针形，中央裂片常 3 裂，两侧裂片常再 1～2 裂，最终裂片近线形，先端渐尖，边缘疏生锯齿或近全缘；最上部的叶不分裂，线形，近无柄，上面绿色，下面浅绿色，两面均被短柔毛。花多数，生于叶腋，呈轮伞状；苞片针刺状；花萼钟状；花冠唇形，淡红色或紫红色，上下唇几等长，上唇长圆形，全缘，下唇 3 裂，中央裂片较大，倒心脏形，花冠外被长绒毛，尤以上唇为甚；雄蕊 4，2 强，着生于花冠内面近裂口的下方；子房 4 裂，花柱与花冠上唇几等长，柱头 2 裂。小坚果褐色，三棱状，长约 2 毫米。花期为 6～8 月，果期为 7～9 月。

生长特性

生于山野荒地、田埂、草地、溪边等处。全国大部分地区均有分布。

采集方法

本品于在每株开花 2/3 时收获，选晴天齐地割下，应即摊放，晒干后打成捆。

药材性状

本品鲜益母草：幼苗期无茎，基生叶圆心形，边缘 5～9 浅裂，每裂片有 2～3 钝齿。花前期茎呈方柱形，上部多分枝，四面凹下成纵沟，长 30～60 厘米，直径 0.2～0.5 厘米；表面青绿色；质鲜嫩，断面中部有髓。叶交互对生，有柄；叶片青绿色，质鲜嫩，揉之有汁；下部茎生叶掌状 3 裂，上部叶羽状深裂或浅裂成 3 片，裂片全缘或具少数锯齿。气微，味微苦。干益母草：茎表面灰绿色或黄绿色；体轻，质韧，断面中部有髓。叶片灰绿色，多皱缩、破碎，易脱落。轮伞花序腋生，小花淡紫色，花冠二唇形，花萼宿存，筒状，黄绿色，萼内有小坚果 4。切段者长约 2 厘米。

药理作用

本品煎液及提取物对多种动物子宫有兴奋作用，可使子宫收缩的频率、幅度增加。其注射液可增加冠脉流量，减慢心率。煎剂能改善微循环障碍，对实验性血栓形成有抑制作用；能改善肾功能，使尿量明显增加。益母草素水浸剂有抑制皮肤真菌的作用。

用法用量

内服：煎汤，10～15 克；熬膏或入丸、散。外用：煎水洗或鲜品捣敷。

方剂选用

（1）治痛经：益母草 30 克，香附 9 克，水煎，冲酒服。

（2）治产后瘀血痛：益母草、泽兰各 30 克，红番苋 120 克，酒 120 毫升，水煎服。

（3）治产后血晕、心闷乱、恍惚：生益母草汁 60 毫升（根亦得），地黄汁 40 毫升，小便 20 毫升，鸡蛋 3 个（取清），先将除蛋清外的药材煎沸 3～4 次，然后放入鸡蛋清，勿搅，烧沸，放温后 1 次服下。

注意事项

阴虚血少、月经过多、瞳仁散大者均禁服。

泽兰

别名

虎兰，龙枣，小泽兰，虎蒲，地瓜儿苗，红梗草，风药，蛇王草，蛇王菊，捕斗蛇草，地溜秧，甘露秧，草泽兰，麻泽兰，矮地瓜儿苗。

来源

为唇形科地笋属植物地笋及毛叶地瓜苗的地上部分。

性味

微温，苦、辛。

药用功效

活血化瘀、解毒利水消肿，主治妇女经闭，痛经、产后瘀滞腹痛、癥瘕，身面浮肿、跌打损伤、痈肿疮毒。

·主要成分·

其本品主要含挥发油，其主要成分为己醛、苯甲醛、紫苏油烯、芳梓醇等。尚含黄酮苷、三萜、鞣质、皂苷、树脂、氨基酸等。

·用法用量·

内服：煎汤，6～12克；入丸、散。外用：鲜品捣敷或煎水熏洗。

·注意事项·

无血瘀或血虚者慎服。

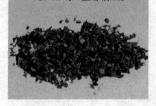

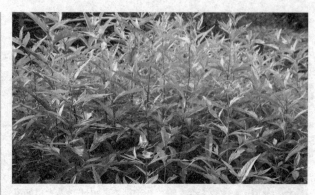

植物形态

泽兰为多年生草本，高40～100厘米。地下根茎横走，稍肥厚，白色。茎直立，方形，有四棱角，中空，表面绿色、紫红色或紫绿色，光滑无毛，仅在节处有毛丛。叶交互对生；披针形，狭披针形至广披针形，先端长锐尖或渐尖，基部楔形，边缘有粗锐锯齿，有时两齿之间尚有细锯齿；近革质，上面略有光泽，无毛，下面密被腺点，无毛或脉上疏生白柔毛；叶柄短或几无柄。轮伞花序腋生，花小；苞片披针形，边缘有毛；萼钟形，长约4毫米，先端5裂，裂片狭披针形，先端长锐尖；花冠白色，钟形，稍露出于花萼，长4.5～5毫米，外面有腺点，上唇直立，下唇3裂，裂片几相等；能育雄蕊2个；子房矩形，4深裂，着生于花盘上，花柱顶端2裂，伸出。小坚果扁平，长约1毫米，暗褐色。

生长特性

生于山野的低洼地或溪流沿岸的灌木丛、草丛中。分布于黑龙江、吉林、辽宁、河北、陕西、贵州、云南、四川等地。

采集方法

本品于根茎繁殖当年、种子繁殖第二年的6～10月，茎叶生长茂盛时采收。割取地上部切段，晒干。

药材性状

本品茎呈方柱形，少分枝，四面均有浅纵沟，长50～100厘米，直径0.2～0.6厘米；表面黄绿色或带紫色，节处紫色明显，有白色茸毛；质脆，断面黄白色，髓部中空。叶对生，有短柄；叶片多皱缩，展平后呈披针形或长圆形，长5～10厘米；上表面黑绿色，下表面灰绿色，密具腺点，两面均有短毛；先端尖，边缘有锯齿。花簇生于叶腋成轮状，花冠多脱落，苞片及花萼宿存，黄褐色。无臭，味淡。

药理作用

本品提取物能改善实验动物的微循环障碍，扩张微血管管径，加快微血管内血流速度。制剂有强心作用。

方剂选用

（1）治产后恶露不尽、腹痛往来兼胸闷少气：泽兰（熬）、生干地黄、当归各0.9克，芍药、生姜各3克，甘草1.8克，大枣14个，上药切细，加水9升，煮取3升，分3次服完。

（2）治产后血虚、风肿、水肿：泽兰叶、防己等份，均研为末，每次取10克，以温酒调下。不能喝酒者，以醋汤调亦可。

3. 治水肿：泽兰、积雪草各30克，一点红25克，水煎服。

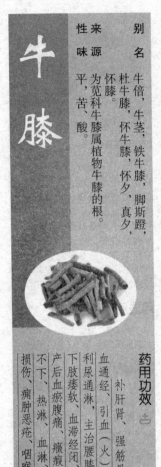

牛膝

别名

牛倍，牛茎，铁牛膝，怀牛膝，怀夕，脚斯蹬，真夕，杜牛膝。

来源

为苋科牛膝属植物牛膝的根。

性味

平，苦，酸。

药用功效

补肝肾、引血（火）下行、活血通经、利尿通淋，主治腰膝酸痛、下肢痿软、血滞经闭、痛经、癥瘕、胞衣不下、热淋、血淋、跌打损伤、痈肿恶疮、咽喉肿痛。

·主要成分·

其本品含对动物子宫平滑肌有活性的三萜皂苷和有抗肿瘤活性的多糖。尚含蜕皮甾酮等多种昆虫变态激素、生物碱、香豆素、氨基酸等。

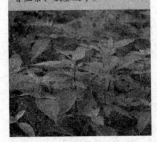

植物形态

多年生草本，高70~120厘米。根圆柱形，直径5~10毫米，土黄色。茎直立，具棱，节膨大，节上分枝对生。单叶对生，叶柄长5~30毫米；叶片膜质，椭圆形或椭圆状披针形，长5~12厘米，宽2~6厘米，先端渐尖，基部宽楔形，全缘，两面被柔毛。穗状花序顶生及腋生，长3~5厘米，花期后反折；总花梗长1~2厘米，有白色柔毛；花多数，密生；苞片宽卵形，长2~3毫米，先端长渐尖；小苞片刺状，先端弯曲，基部两侧各有1卵形膜质小裂片；花被片披针形，光亮，先端急尖，有1中脉；雄蕊长2~2.5毫米；退化雄蕊先端平圆，稍有缺刻状细锯齿。胞果长圆形，黄褐色，光滑。种子长圆形，黄褐色。花期为7~9月，果期为9~10月。

生长特性

生于屋旁、林缘、山坡草丛中，分布于除东北以外的全国广大地区，有些地区大量栽培，以河南产的怀牛膝为道地药材。

采集方法

本品于南方在11月下旬至12月中旬，北方在10月中旬至11月上旬收获。先割去地上茎叶，依次将根挖出，剪除芦头，去净泥土和杂质。按根的粗细不同，晒至六七成干后集中于室内加盖草席，堆闷2~3天，分级，扎把，晒干。

药材性状

本品根呈细长圆柱形，稍弯曲，上端稍粗，下端较细，长15~50(~90)厘米，直径0.4~1厘米。表面灰黄色或淡棕色，有略扭曲而细微的纵皱纹、横长皮孔及稀疏的细根痕。质硬而脆，易折断，受潮则变柔软，断面平坦，黄棕色，微呈角质样而油润，中心维管束木部较大，黄白色，其外围散有多数点状维管束，排列成2~4轮。气微，味微甜而稍苦涩。

药理作用

①用本品的醇浸剂每日灌胃，连续5天，对大鼠甲醛性关节炎有较明显的抑制作用；其提取的皂苷灌胃对大鼠蛋清性关节炎也有促进炎肿消退的明显作用。②流浸膏或煎剂能使离体家兔子宫不论已孕、未孕都发生收缩；可让收缩无力的小白鼠离体子宫收缩加强；对猫的未孕子宫呈弛缓作用，而对已孕子宫则发生强有力的收缩；对已孕或未孕豚鼠子宫多呈弛缓作用。

用法用量

内服：煎汤，5~15克；浸酒或入丸、散。外用：捣敷，捣汁滴鼻，研末撒入牙缝。

方剂选用

（1）治小便不利、茎中痛欲死，兼治妇人血结腹坚痛：牛膝1大把（并叶），不拘多少，酒煮饮之。

（2）治妇女月经不通、脐下坚结、大如杯升、发热往来、下痢羸瘦，此为血瘕：干漆（杵细，炒令烟尽）、牛膝（酒浸一宿）各80克，研为末；生地黄200克，慢火熬，煎取汁；将前面准备好的药末放入生地黄汁中，做成如梧桐子大小的丸，空腹时以米汤或温酒调下2丸。

（3）治腹中有物如石，痛如刺，昼夜啼呼：牛膝1000克，以酒10升浸渍，密封，于热炭火中温令味出，每次服1升，量力服之。

（4）治胞衣不出：牛膝400克，葵子50克，以水9升煎取3升，分3次服用。

注意事项

孕妇及月经过多者忌用。

鸡血藤

别名
血风藤，九层风，马鹿藤，红藤，紫梗藤，活血藤，猪血藤，密花豆属植物密花豆的藤茎。

来源
为豆科密花豆属植物密花豆的藤茎。

性味
温，苦，微甘。

药用功效
活血舒筋、养血调经，主治手足麻木、风湿痹痛、肢体瘫痪、月经不调，贫血、闭经、痛经。

·主要成分·

其本品主要含甾体、异黄酮类等，甾体主要成分为鸡血藤醇，胡萝卜苷等，异黄酮主要成分为芒柄花苷、刺芒柄花素等。尚含三萜、查尔酮及表儿茶素等。

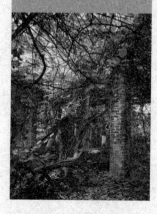

植物形态

木质藤本，长达数十米。老茎砍断时可见数圈偏心环，鸡血状汁液从环处渗出。三出复叶互生；顶生小叶阔椭圆形，长12～20厘米，宽7～15厘米，先端锐尖，基部圆形或近心形，上面疏被短硬毛，背面脉间具黄色短髯毛，侧生小叶基部偏斜，小叶柄长约6毫米；小托叶针状。圆锥花序腋生，大型，花多而密，花序轴、花梗被黄色柔毛；花长约10毫米；花萼肉质筒状，5齿，上面2齿合生，两面具黄色柔毛；花冠白色，肉质，旗瓣近圆形，具爪，翼瓣与龙骨瓣均长约7毫米，具爪及耳；雄蕊10，2组，花药5大5小；子房具白色硬毛。荚果舌形，有黄色柔毛；种子1颗，生荚果先端。花期为6～7月，果期为8～12月。

生长特性

生于山谷林间、溪边及灌丛中，分布于福建、广东、广西、云南。

采集方法

本品于9～11月采收茎藤，锯成段，晒干；也可鲜时切片，晒干。

药材性状

本品茎藤呈扁圆柱形，稍弯曲，直径2～7厘米。表面灰棕色，有时可见灰白色斑，栓皮脱落处显红棕色，有明显的纵沟及小形点状皮孔。质坚硬，难折断，折断面呈不整齐的裂片状。血藤片为椭圆形、长矩圆形或不规则的斜切片，厚3～10毫米。切面木部红棕色或棕色，导管孔多数，不规则排列，皮部有树脂状分泌物，呈红棕色至黑棕色，并与木部相间排列成3～10个偏心性半圆形或圆形环。髓小，偏于一侧。

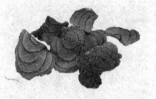

气微，味涩。

药理作用

本品水煎剂对动脉粥样硬化病变有明显的对抗作用；能使血红细胞增加，血红蛋白升高，对试验性家兔贫血有治疗作用；小剂量煎剂能增强子宫节律性收缩，较大剂量能使收缩更显著，已孕子宫较未孕子宫敏感；制剂可增加实验动物股动脉血流量，降低血管阻力。

用法用量

内服：煎汤，10～15克，大剂量可用至30克；也可浸酒用。

方剂选用

（1）治风湿痹痛、月经不调：鸡血藤500克，蔗糖830克，苯甲酸钠3克。口服，每日3次，每次10毫升。

（2）治老人血管硬化、腰背神经痛：鸡血藤20克，杜仲15克，五加皮10克，生地15克，加水500毫升，煎至200毫升，去渣，每日分3次服用。

（3）治经闭：鸡血藤、穿破石各30克，水煎服，每日1剂。

（4）治疗再生障碍性贫血：鸡血藤60～120克，鸡蛋2～4个，红枣10枚，加水8碗，煎至大半碗（鸡蛋熟后去壳放入再煎）。鸡蛋与药汁同服，每日1剂。

（5）治疗白细胞减少症：鸡血藤15克，黄芪12克，白术、茜草根各9克，水煎服，每日1剂。

注意事项

阴虚火亢者慎用。

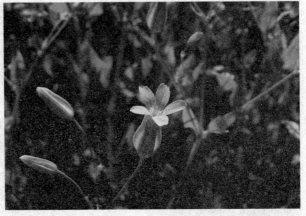

王不留行

别名 不留行，留行子，麦兰子。

来源 石竹科麦蓝菜的干燥成熟种子。

性味 平，苦。

药用功效

活血通经、下乳消肿，用于治疗乳汁不下、经闭、痛经、乳痈肿痛。

·主要成分·

其含王不留行皂苷、王不留行黄酮苷等。

·药理作用·

①对子宫有收缩作用：王不留行水煎剂对大白鼠子宫有收缩作用。②镇痛作用：对小白鼠的外伤有镇痛作用。③消炎作用：对脓肿及蜂窝织炎用王不留行鲜叶捣碎外敷有消炎散肿作用。

·用法用量·

内服：煎汤，7.5～15克；入丸、散。外用：研末调敷。

·注意事项·

孕妇慎用。

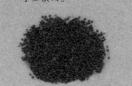

植物形态

1年生或2年生草本。茎直立，高30～70厘米，圆柱形，节处略膨大，上部呈二叉状分枝。叶对生，无柄，卵状披针形或线状披针形，长4～9厘米，宽1.2～2.7厘米，先端渐尖，基部圆形或近心脏形，全缘。顶端聚伞花序疏生，花柄细长，下有鳞片状小苞2枚；萼筒有5条绿色棱翘，先端5裂，裂片短小三角形，花后萼筒中下部膨大呈棱状球形；花瓣5片，分离，淡红色，倒卵形，先端有不整齐的小齿牙，由萼筒口向外开展，下部渐狭呈爪状；雄蕊10个，不等长；雌蕊1个，子房椭圆形，花柱2，细长。蒴果广卵形，包在萼筒内。花期为4～5月，果期为6月。

生长特性

生于田边或耕地附近的丘陵地，尤以麦田中最为普遍。除华南外，全国各地区都有分布。

采集方法

本品于夏季果实成熟、果皮尚未开裂时采割植株，晒干，打下种子，除去杂质，再晒干。

药材性状

本品呈球形，直径约2毫米。表面黑色，少数红棕色，略有光泽，有细密颗粒状突起，一侧有1凹陷的纵沟。质硬。胚乳白色，胚弯曲成环，子叶2个。无臭，味微涩苦。

方剂选用

（1）治妇人因气、奶汁绝少：瞿麦穗、麦冬（去心）、王不留行、紧龙骨、穿山甲（炮黄）各等份，研为末，每服5克，热酒调下；后食猪蹄羹少许，投药，用木梳左右乳上梳三十来梳。一日3服，食前服，3次羹汤投，3次梳乳。

（2）治血淋不止：王不留行50克，当归身、续断、白芍药、丹参各10克，分作2剂，水煎服。

（3）治诸淋及小便常不利、阴中痛，日数十度起，此皆劳损虚热所致：石韦（去毛）、滑石、瞿麦、王不留行、葵子各100克，捣筛为散，日服3次。

（4）治痈肿：王不留行（成末）4千克、甘草250克、冶葛100克、桂心200克、当归200克，上药治合下筛，以酒服，日3夜1。

（5）治乳痈初起：王不留行50克，蒲公英、瓜蒌仁各25克，当归梢15克，酒煎服。

（6）治疗肿初起：王不留行子为末，蟾酥丸黍米大，每服1丸，酒下，汗出即愈。

活血疗伤药

本节药物可活血化瘀、消肿止痛、续筋接骨、止血生肌敛疮，主要适用于跌打损伤等伤科疾患。

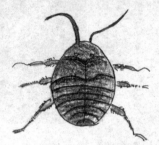

土鳖虫

别　名 山地鳖虫、土元，地乌龟、蟅。

来　源 鳖蠊科昆虫地鳖或冀地鳖的雌虫干燥体。

性　味 寒，咸。有小毒。

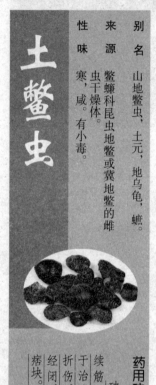

药用功效

续筋骨、破瘀血、折伤、瘀血，用于治疗筋骨经闭、癥瘕痞块。

·主要成分·

其含挥发油和氨基酸。挥发油主要成分为萘，还包括各种脂肪醛和芳香醛。还含有二氯苯和二甲基二硫醚等其他中药少见的成分。氨基酸总含量约40%，人体必需的氨基酸占氨基酸总量的30%以上。另含β-谷甾醇，又从中分得二十八烷醇、十八烷基甘油醚、尿囊素、尿嘧啶、胆甾醇、棕榈酸5，4-二羟基-7-甲氧基黄酮。

动物形态

其为扁平卵形，长1.3～3厘米，宽1.2～2.4厘米。前端较窄，后端宽，背部紫褐色，具光泽，无翅。前胸背板较发达，盖住头部。腹背板9节，呈覆瓦状排列。腹面红棕色，头较小，有1对丝状触角，常脱落；胸部有3对足。腹部有横环节。以完整、光泽、无泥沙者为佳。

生长特性

全国大部分地区有产。

采集方法

本品于捕捉后，置沸水中烫死，晒干或烘干。

药材性状

本品鳖：呈扁平卵形，长1.3～3厘米，宽1.2～2.4厘米。前端较窄，后端较宽，背部紫褐色，具光泽，无翅。前胸背板较发达，盖住头部；腹背板9节，呈覆瓦状排列。腹面红棕色，头部较小，有丝状触角1对，常脱落，胸部有足3对，具细毛和刺。腹部有横环节。质松脆，易碎。气腥臭，味微咸。冀地鳖：长2.2～3.7厘米，宽1.4～2.5厘米。背部黑棕色，通常在边缘带有淡黄褐色斑块及黑色小点。

药理作用

本品水提取物可提高心肌和脑对缺血的耐受力，并降低心脑组织的耗氧量；降低总胆固醇，延缓动脉粥样硬化的形成；还可抑制血小板聚集，有抗血栓作用。

用法用量

内服：研末服1～1.5克，以黄酒送服为佳。

方剂选用

（1）治产妇腹痛、腹中有干血着脐下，亦治经水不利：大黄150克、桃仁20枚、土鳖虫20个（熬，去足），研末，炼蜜和为4丸。以酒1升，煎1丸，顿服。

（2）治血鼓、腹皮上有青筋：桃仁4克、大黄2.5克、土鳖虫3个、甘遂2.5克，为末冲服或水煎服。

（3）治折伤、接骨：土鳖虫焙存性，为末，每服15克。

（4）治跌打轻伤：土鳖虫净末10克（炙）、乳香5克（去油）、没药4克（去油）、骨碎补5克、大黄5克、血竭5克，共为细末，空腹好酒送下。

注意事项

孕妇禁用。

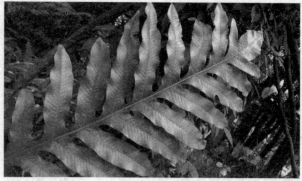

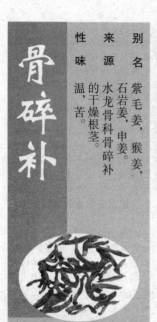

骨碎补

别名 紫毛姜，猴姜，石岩姜，申姜。

来源 水龙骨科骨碎补的干燥根茎。

性味 温，苦。

药用功效

凉补肾强骨、续伤止痛，用于治疗肾虚腰痛、肾虚久泻、耳鸣耳聋、牙齿松动、跌扑闪挫、筋骨折伤、斑秃、白癜风。

· 主要成分 ·

其含橙皮苷、柑橘素等。

· 药物作用 ·

内服：煎汤，15～25克；浸酒或入丸、散。外用：捣敷。

· 药理作用 ·

骨碎补具有预防血脂升高及降低高脂血的作用，并能防止主动脉壁粥样硬化斑块的形成。实验还表明，骨碎补对骨关节软骨有刺激细胞代偿性增生的作用，并能部分改善由于力学应力线改变造成的关节软骨的退行性变，从而降低骨关节病的病变率。

· 注意事项 ·

阴虚及无瘀血者慎服。

植物形态

多年生草本，高20～40厘米。叶二型，营养叶枯黄色，革质，卵圆形，羽状浅裂，下面有短毛，无柄，覆瓦状叠生在孢子叶柄的基部；孢子叶绿色；长椭圆形，羽状深裂，裂片7～13对，宽2～3厘米，基部裂片短缩成耳状；叶柄短，有翅。孢子囊群圆形，生于内藏小脉的交叉点，在中脉两侧各2～4列，无盖。孢子期夏季。

生长特性

附生于树干、岩石上。主产于湖北、浙江。

采集方法

本品于全年可采挖，除去泥沙，干燥或再燎去茸毛。

药材性状

本品呈扁平长条状，多弯曲，有分枝，长5～15厘米，宽1～1.5厘米，厚0.2～0.5厘米。表面密被深棕色至暗棕色的小鳞片，柔软如毛，经火燎者呈棕褐色或暗褐色，两侧及上表面均具凸起或凹下的圆形叶痕，少数有叶柄残基及须根残留。体轻，质脆，易折断，断面红棕色，维管束呈黄色点状，排列成环。无臭，味淡，微涩。

方剂选用

（1）治腰脚疼痛不止：骨碎补50克、桂心75克、牛膝1.5克（去苗）、槟榔100克、补骨脂150克（微炒）、安息香100克（入胡桃仁捣熟），捣罗为末，炼蜜入安息香，和捣百余杵，做丸如梧桐子大。每于食前，以温酒下20丸。

（2）治耳鸣，亦能止诸杂痛：骨碎补去毛细切后，用生蜜拌，蒸，从巳至亥，晒干，捣末，用炮猪肾空腹吃。

（3）治肾虚耳鸣耳聋，并齿牙浮动，疼痛难忍：骨碎补200克，怀熟地、山茱萸、茯苓各100克，牡丹皮75克（俱酒炒），泽泻40克（盐水炒），共为末，炼蜜丸。每服25克，食前白汤送下。

（4）治牙痛：鲜骨碎补100克（去毛），打碎，加水蒸服。勿用铁器打煮。

（5）治打扑伤损：骨碎补不以多少，生姜半之，同捣烂，以敷损处，用片帛包，干即易之。

（6）接骨续筋：骨碎补200克，浸酒500毫升，分10次内服，每日两次；另晒干研末外敷。

（7）治挫闪：骨碎补100克，杵烂，同生姜母、菜油、茹粉少许，炒敷患处。

（8）治关节脱位、骨折：在关节复位或正骨手术后，取骨碎补（去毛）和榔榆皮捣烂，加面粉适量，捣成糊状，敷伤处，2～3日换药1次。

苏木

别名 四苏枋,苏方,苏方木,窊木,棕木,赤木,红柴,红柴。

来源 豆科小乔木苏木的干燥心材。

性味 平,甘,咸。

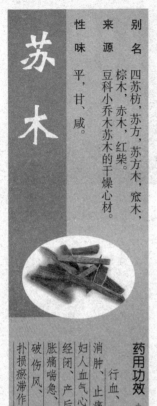

药用功效 行血,破瘀,止痛,消肿。妇人血气心腹痛,经闭,产后瘀血胀痛喘急,痢疾,痈肿,破伤风,扑损瘀滞作痛。

主要成分

其木部含无色的原色素——巴西苏木素,巴西苏木素遇空气即氧化为巴西苏木红素。另含苏木酚,可做有机试剂检查铝离子。又含挥发油,油的化学成分为水芹烯及罗勒烯。还含鞣质。

采集方法

全年可采。除去外皮及边材,取心材,晒干。

用法用量

内服:煎汤,5～15克;研末或熬膏。外用:研末撒。

注意事项

血虚无瘀者不宜服。孕妇忌服。

植物形态

苏木为常绿小乔木,高可达5～10米。树干有小刺,小枝灰绿色,具圆形凸出的皮孔,新枝被微柔毛,其后脱落。叶为2回双数羽状复叶,全长达30厘米或更长;羽片对生,9～13对,长6～15厘米,叶轴被柔毛;小叶9～16对,长圆形,长约14毫米,宽约6毫米,先端钝形微凹,全缘,上面绿色无毛,下面具细点,无柄;具锥刺状托叶。圆锥花序,顶生,宽大多花,与叶等长,被短柔毛;花黄色,径10～15毫米;萼基部合生,上部5裂,裂片略不整齐;花瓣5,其中4片圆形,等大,最下1片较小,上部长方倒卵形,基部约1/2处窄缩成爪状;雄蕊10个,花丝下部被棉状毛;子房上位,1室。荚果长圆形,偏斜,扁平,厚革质,无刺,无刚毛,顶端一侧有尖喙,长约7.5厘米,直径约3.5厘米,成熟后暗红色,具短茸毛,不开裂,含种子4～5。花期为5～6月,果期为9～10月。

生长特性

生于热带、亚热带地区。多栽培于园边、地边、村前村后。分布于广西、广东、台湾、贵州、云南、四川等地。

药材性状

本品呈长圆柱形或对剖半圆柱形,长10～100厘米,直径3～12厘米。表面黄红色至棕红色,具刀削痕,常见纵向裂缝。横断面略具光泽,年轮明显,有的可见暗棕色、质松、带亮星的髓部。质坚硬。无臭,味微涩。

药理作用

①对心血管的作用:在蟾蜍下肢灌流时,苏木水能使血管轻度收缩,以后用亚硝酸钠也不能使血管扩张。如先用亚硝酸钠,再用苏木水同样不能使血管收缩。在离体蛙心标本上,适量苏木水能使收缩力增强,并可使由枳壳煎剂减弱的心收缩力有所恢复。还能解除水合氯醛、奎宁、毛果芸香碱、毒扁豆碱、尼可丁等对离体蛙心的毒性。②中枢抑制作用:适量苏木水用不同给药方法对小鼠、兔、豚鼠均有催眠作用,大量尚有麻醉作用,甚至可能造成死亡。能对抗士的宁与可卡因的中枢兴奋作用,但不能对抗吗啡的兴奋性。

方剂选用

(1)治妇人月水不通、烦热疼痛:苏木100克(锉)、硇砂25克(研)、川大黄(末)50克,上药,先以水900毫升,煎苏木至450毫升,去滓,入硇砂、大黄末,同熬成膏。每日空心,以温酒调下半大匙。

(2)治血晕:苏木25克,煎水,加童便1杯,顿服。

(3)治被打伤损、因疮中风:苏木(槌令烂,研)100克,用酒2升,煎取1升,分3服,空腹午时、夜卧各1服。

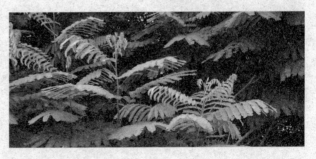

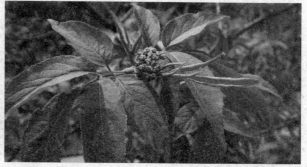

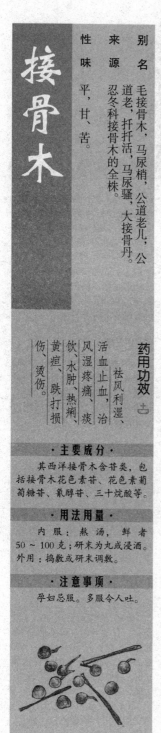

接骨木

别　名

毛接骨木，马尿梢，公道老儿，公道老，扦扦活，马尿骚，大接骨丹。

来　源

忍冬科接骨木的全株。

性　味

平，甘，苦。

药用功效

祛风利湿、活血止血，治风湿疼痛、痰饮、水肿、热痢、黄疸、跌打损伤、烫伤。

·主要成分·

其西洋接骨木含苷类，包括接骨木花色素苷、花色素葡萄糖苷、氰醇苷、三十烷酸等。

·用法用量·

内服：熬汤，鲜者50～100克；研末为丸或浸酒。外用：捣敷或研末调敷。

·注意事项·

孕妇忌服。多服令人吐。

植物形态

忍冬科接骨木属灌木式小乔木植物，高达6米。茎髓心淡黄棕色。叶对生，奇数羽状复叶，小叶常5～7枚，椭圆形或长圆状披针形，长5～12厘米，急尖，基部常不对称，边缘具锯齿，揉碎后有臭味。6～7月开花，圆锥花序顶生，长达7厘米；花小，白色至淡黄色；萼筒杯状，长1毫米，萼齿三角状披针形；花冠辐状，裂片5片，长2毫米。浆果状核果近球形，直径3～5毫米，红色或黑紫色。

生长特性

生于海拔800～2000米的林下、灌丛中。分布于我国东北至南岭以北，西至甘肃、四川和云南。

采集方法

本品于春采根皮，全年采枝，夏秋采叶，切碎，晒干备用。

药材性状

本品干燥茎枝多加工为斜向横切的薄片，呈长椭圆状，长2～6厘米，厚约3毫米，皮部完整或剥落，外表绿褐色，有纵行条纹及棕黑点状突起的皮孔；木部黄白色，年轮呈环状，极明显，且有细密的白色髓线，向外射出，质地细致；髓部通常褐色，完整或枯心成

空洞，海绵状，容易开裂。质轻，气、味均弱。以片完整、黄白色、无杂质者为佳。

药理作用

接骨木煎剂灌胃，对小鼠（热板法）有镇痛作用，作用强度次于吗啡、优于安乃近，服药后的小鼠呈安静状态。同属植物无梗接骨木的水或醇提取物对小鼠注射有利尿作用，此作用并非由其中所含的矿物质引起，利尿同时常导致小鼠下泻。接骨木油具有降血脂的作用，还有抗癌的作用。

方剂选用

（1）治跌打损伤、骨折：接骨木鲜品100克，水煎服，并可用鲜品捣烂敷患处。

（2）治风湿性关节炎：鲜接骨木、鲜豆腐各200克，酌加水，黄酒炖服。

（3）治急、慢性肾炎及各种浮肿：接骨木叶50克，玉米须15克，决明子25克，水煎服。

（4）治风湿性关节炎痛：接骨木根150克，鲜豆腐200克，酌加水或黄酒炖服。

（5）治脚肿：接骨木根同甘草煎水洗。

（6）治筋骨折伤：鲜接骨木根皮（或鲜叶）250克、黄栀子50克，共捣烂，加黄酒适量，炒热，按伤处大小摊药于布上，骨折复位后即以上药敷患处，夹板固定。

刘寄奴

别名
金寄奴，乌藤菜，六月雪，白花尾，炭包包，千粒米，斑枣子，细白花草，九牛草，苦连婆。

来源
为菊科植物奇蒿的全草。

性味
温，苦。

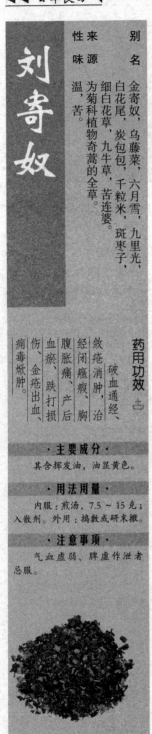

药用功效

破血通经，敛疮消肿，治经闭癥瘕、产后胸腹胀痛、血瘀、跌打损伤、金疮出血、痈毒焮肿。

·主要成分·

其含挥发油，油显黄色。

·用法用量·

内服：煎汤，7.5～15克；入散剂。外用：捣敷或研末撒。

·注意事项·

气血虚弱、脾虚作泄者忌服。

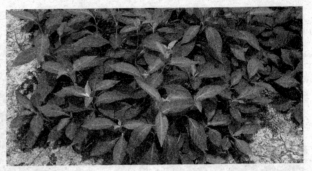

植物形态

多年生直立草本，高60～100厘米。茎有明显纵肋，被细毛。叶互生；长椭圆形或披针形，长6～9厘米，宽2～4厘米，先端渐尖，基部狭窄成短柄，边缘具锐尖锯齿，上面绿色，下面灰绿色，有蛛丝毛，中脉显著；上部叶小，披针形，长约1.5厘米；下部叶花后凋落。头状花序，钟状，长约3毫米，密集成穗状圆锥花丛；总苞片4轮，淡黄色，无毛，覆瓦状排列；外层花雌性，管状，雌蕊1；中央花两性，管状，先端5裂，雄蕊5，聚药，花药先端有三角状附属物，基部有尾，雌蕊1，柱头2裂，呈画笔状。瘦果矩圆形。花期为7～9月，果期为8～10月。

生长特性

野生于山坡、树林下。分布于江苏、浙江、江西、湖南、湖北、云南、四川、贵州、福建、广西、广东等地。

采集方法

本品于8月开花时，连根拔起，晒干，除去根及泥土，打成捆。

药材性状

本品干燥的带花全草，枝茎长60～90厘米，通常已弯折，直径2～4毫米，表面棕黄色至棕褐色，常被白色茸毛，茎质坚而硬，折断面呈纤维状，黄白色，中央白色而疏松。叶互生，通常干枯皱缩或脱落，表面暗绿色，背面灰绿色，密被白毛，质脆易破碎或脱落，枝梢带花穗，枯黄色。气芳香，味淡。以叶绿、花穗黄而多、无霉斑及杂质者为佳。

药理作用

刘寄奴在江苏、浙江、湖南等地区民间有"灵茵陈"、"黄花茵陈"、"金钟茵陈"等称，有清热利湿之功效，民间用以治疗黄疸型肝炎。

方剂选用

（1）治血气胀满：刘寄奴穗实为末，每服15克，煎酒服。

（2）治产后恶露不尽、脐腹疠痛、壮热憎寒、咽干烦渴：刘寄奴、知母（焙）各50克，当归（切，焙）、鬼箭羽各100克，桃仁（去皮、尖、双仁，炒）75克，上5味粗捣筛，每服200克，水225～450毫升，煎，去渣，温服。

（3）治产后百病血运：刘寄奴、甘草等份，锉如麻豆大。每服25克，先以水300～600毫升，入药煎至一半，再入酒150～300毫升，再煎至一半，去渣，温服。

（4）敛金疮口、止疼痛：刘寄奴为末，掺金疮口，裹。

第十三章　化痰止咳平喘类

止咳祛痰，即止住咳嗽，祛出痰浊。中药有专止咳而不祛痰的，也有只祛痰而不止咳的。这里所选的都是草药，多有既止咳又祛痰的双重作用，有的还兼有平喘之功效。

咳、痰、喘为呼吸系统疾病的三大症状，常常是由炎症引起或加重，前面的疏风解表类中草药能治疗上呼吸道感染，也有一定的止咳祛痰功效；清热解毒类中草药具有消炎作用，也可止咳、祛痰、平喘。这两类药主要用于呼吸道急性炎症，包括急性支气管炎、肺炎的咳嗽、痰喘。

中医认为"脾为生痰之源，肺为贮痰之器"，所以肺脾气虚也可能出现痰咳喘，多属于慢性呼吸道疾病，补气健脾类中草药对这种咳、痰、喘有一定疗效。

本类中草药是专门止咳祛痰的，无论急性、慢性都可选用。因含多种药物成分，还有其他功能，如降血脂胆固醇、减肥、消胀止痛、利尿通便、祛风除湿等。使用本类药物时必须注意，药性温燥的温化寒痰药，一般不宜用于热痰、燥痰；药性寒凉的清化热痰药，一般不宜用于寒痰、湿痰；凡咳嗽兼咯血或痰中带血等有出血倾向者，不宜使用作用强烈而有刺激性的化痰药，以免加重出血；麻疹初起有表邪之咳嗽，不宜单投止咳药，温性或有收敛功效的止咳药尤为所忌，以免恋邪而影响麻疹之透发；有毒性的药物，应注意其炮制、用法、用量及不良反应的防治。

温化寒痰药

本类药物多性温，味辛、苦。温以祛寒，苦能燥湿，故以温肺祛寒、燥湿化痰为主要功效。

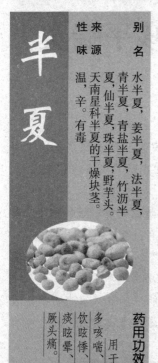

半夏

别名　水半夏，姜半夏，法半夏，青半夏，青盐半夏，仙半夏，珠半夏，野芋头，竹沥半夏。

来源　天南星科半夏的干燥块茎。

性味　温，辛。有毒。

药用功效　用于痰多咳喘、痰饮眩悸、风痰眩晕、痰厥头痛。

·主要成分·

其块茎含挥发油、少量脂肪（其脂肪酸中约34%为固体酸、66%为液体酸）、淀粉、烟碱、黏液质、天门冬氨酸、谷氨酸、精氨酸、β-氨基丁酸等氨基酸、β-谷甾醇、胆碱、β-谷甾醇-β-D-葡萄糖苷、3，4-二羟基苯甲醛，又含药理作用与毒芹碱及烟碱相似的生物碱、类似原白头翁素的刺激皮肤的物质。

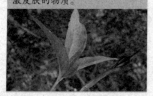

植物形态

多年生小草本，高15～30厘米。块茎近球形。叶出自块茎顶端，叶柄长6～23厘米，在叶柄下部内侧生一白色珠芽；1年生的叶为单叶，卵状心形；2～3年后，叶为3小叶的复叶，小叶椭圆形至披针形，中间小叶较大，长5～8厘米，宽3～4厘米，两侧的较小，先端锐尖，基部楔形，全缘，两面光滑无毛。肉穗花序顶生，花序梗常较叶柄长；佛焰苞绿色，长6～7厘米；花单性，无花被，雌雄同株；雄花着生在花序上部，白色，雄蕊密集成圆筒形，雌花着生于雄花的下部，绿色，两者相距5～8毫米；花序中轴先端附属物延伸呈鼠尾状，通常长7～10厘米，直立，伸出在佛焰苞外。浆果卵状椭圆形，绿色，长4～5毫米。花期为5～7月，果期为8～9月。

生长特性

野生于山坡、溪边阴湿的草丛中或林下。主产于四川、湖北、安徽等地。

采集方法

本品于夏秋季采挖，洗净，除去外皮及须根，晒干。

药材性状

本品干燥块茎呈圆球形、半圆球形或偏斜状，直径0.8～2厘米。表面白色，未去净的外皮呈黄色斑点。上端多圆平，中心有凹陷的黄棕色的茎痕，周围密布棕色凹点状须根痕，下面钝圆而光滑。质坚实，致密。纵切面呈肾脏形，洁白，粉性充足；质老或干燥过程不适宜呈灰白色或显黄色纹。粉末嗅之呛鼻，味辛辣，嚼之发黏，麻舌而刺喉。

药理作用

①镇咳作用：实验证明，煎剂静脉注射对轻度麻醉猫电刺激喉上神经所致的咳嗽有镇咳作用。②镇吐作用：煎剂灌胃能抑制阿扑吗啡皮下注射对狗引起的呕吐。③抗癌作用：半夏的稀醇或水浸出液对动物实验性肿瘤小鼠肝癌HCA、小鼠肉瘤S180和宫颈癌Hela细胞都具有明显的抑制作用。同时，试验表明半夏多糖组分具有多形核白细胞活化作用和抗肿瘤作用。体外培养肿瘤细胞试验也表明，半夏各炮制品总生物碱对慢性髓性白血病细胞的生长均有抑制作用。

用法用量

内服：煎汤，7.5～15克；或入丸、散。外用：研末调敷。

方剂选用

（1）治湿痰，咳嗽脉缓，面黄，肢体沉重，嗜卧不收，腹胀而食不消化：南星、半夏各50克，白术75克。研为细末，糊为丸，如桐子大，每服50～70丸，生姜汤下。

（2）治痰喘急、止心痛：半夏不拘多少，香油炒，研为末，制成梧桐子大小的丸，每服30～50丸，姜汤下。

注意事项

阴虚燥咳、血证、燥痰者应慎用。忌与含草乌、川乌、附子制品同服。生用外治痈肿痰咳。

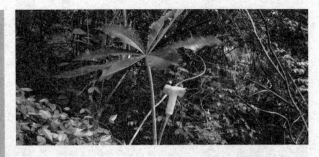

天南星

别名　虎掌，南星，胆星，蛇木芋，野芋头，蛇木芋。

来源　天南星科天南星、异叶天南星或东北天南星的块茎。

性味　温，苦、辛。有毒。

药用功效

燥湿化痰、祛风止痉、散结消肿。用于顽痰咳嗽、风痰眩晕、中风痰壅、口眼歪斜、半身不遂、癫痫、惊风、破伤风；生用外治痈肿、蛇虫咬伤。

·主要成分·

其块茎含三萜皂苷、苯甲酸、黏液质、氨茎酸、甘露醇、生物碱，还含 β-谷甾醇-D-葡萄糖苷及氨基酸。

·用法用量·

内服：煎汤，4～7.5克；或入丸、散。外用：研末撒或调敷。

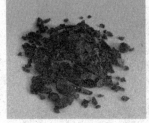

植物形态

多年生草本，高 40～90 厘米。块茎扁球形，外皮黄褐色，直径 2.5～5.5 厘米。叶 1 片，基生；叶柄肉质，圆柱形，直立，长 40～55 厘米，下部成鞘，基部包有透明膜质长鞘，白绿色或散生污紫色斑点；叶片全裂成小叶片状，颇似掌状复叶，裂片 7～23 片，披针形至长披针形，长 13～19 厘米，宽 1.5～2.5 厘米，先端渐尖，至末端呈芒状，基部狭楔形，叶脉羽状，全缘，两面光滑无毛，上面绿色，下面淡绿色。花雌雄异株，成肉穗花序，花序柄长 30～70 厘米；佛焰苞绿色，偶为紫色，长 11～10 厘米，先端芒状；花序轴肥厚，先端附属物棍棒状；雄花有多数雄蕊，每 2～4 枚雄蕊聚成一簇，花药黑紫色，孔裂；雌花密聚，每花由 1 雌蕊组成，子房卵形，花柱短。浆果红色。

生长特性

生长于阴坡较阴湿的树林下。分布河北、河南、广西、陕西、湖北、四川、贵州、云南、山西、黑龙江等地。

采集方法

本品于秋冬二季茎叶枯萎时采挖，除去须根及外皮，干燥。

药材性状

本品干燥的块茎，呈扁圆形块状。直径 2～7 厘米，厚 1～2 厘米。表面乳白色或棕色，皱缩或较光滑，茎基处有凹入痕迹，周围有麻点状须根痕。质坚硬，不易破碎，断面不平坦，色白，粉性。微有辛气，味辣而麻。

药理作用

①平喘作用：气管炎防治小组用豚鼠（组织胺恒压喷雾致喘法）做平喘实验表明，白云花根水煮酒沉溶液有一定平喘作用。②抑菌作用：100% 的水浸液及乙醇浸液对金黄色葡萄球菌、黄色炎球菌、肠炎沙门氏菌绿脓杆菌、伤寒杆菌及白喉杆菌等均有抑制作用。

方剂选用

（1）治卒中昏不知人、口眼歪斜、半身不遂、咽喉作声、痰气上壅、外感风寒、内伤喜怒、六脉沉伏、指下浮盛，并宜服之，兼治痰厥气逆及气虚眩晕：天南星 5 克（生用），木香 0.5 克，川乌（生，去皮）、附子（生，去皮）各 25 克，均细切，每次取 25 克，水适量，姜 15 片，煎去滓，温服，不拘时候。

（2）治暴中风口眼歪斜：天南星研为细末，生姜自然汁调摊纸上贴之，左歪贴右，右歪贴左，才正便洗去。

（3）治风痫：天南星（9 蒸 9 晒）研为末，姜汁糊丸，梧子大。煎人参、菖蒲汤或麦门冬汤下 20 丸。

注意事项

阴虚燥痰者及孕妇忌用。

白附子

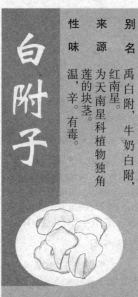

别名

禹白附，牛奶白附，红南星。

来源

为天南星科植物独角莲的块茎。

性味

温，辛。有毒。

药用功效

祛风痰、定惊搐、解毒散结、止痛。用于治疗中风痰壅、口眼㖞斜、痰厥头痛、喉痹咽痛、偏正头痛、破伤风症，外治瘰疬痰核、毒蛇咬伤。

·主要成分·

其含黏液质、草酸钙、蔗糖、皂苷、β-谷甾醇、β-谷甾醇-D-葡萄糖苷、肌醇。块茎含β-谷甾醇及其葡萄糖苷、蔗糖，可能尚有皂苷。还含胆碱、尿嘧啶、琥珀酸、酪氨酸、缬氨酸、棕榈酸、亚油酸、油酸、三亚油酸甘油酯及二棕榈酸甘油酯。

·药理作用·

本品具有镇痛、镇静、抗惊厥、抗菌、抗破伤风毒素、抗癌作用，能止咳祛痰、抑制结核杆菌，还能降低血清胆固醇。

·用法用量·

内服：煎汤，5～15克；浸酒。外用：捣烂敷或研末调敷。

·注意事项·

孕妇忌服。生者内服宜慎。

植物形态

多年生草本。叶基生，1～2年生的有1叶，3～4年生的有3～4叶；叶戟形，先端渐尖，基部箭形；叶柄肥大，半圆形，基部扩大成鞘。花序柄从块茎生出，圆柱形，内侧稍扁平，绿色，带紫色纵条斑点；佛焰苞先端渐尖，下部管状；肉穗花序长约14厘米，雄花在上部，雌花在下部；附属器圆柱形，紫色，不伸出佛焰苞外。浆果红色。花期为6～7月，果期为8～9月。

生长特性

生于林下或山沟阴湿地。主产河南、甘肃、湖北。

采集方法

本品于秋季采挖，除去须根及外皮，用硫黄熏1～2次，晒干。

药材性状

本品块茎椭圆形或卵圆形。表面白色至黄白色，略粗糙，有环纹及须根痕，顶端有茎痕及芽痕。质坚硬，断面白色。粉性。无臭，味淡，麻辣刺舌。

方剂选用

（1）中风口㖞、半身不遂：白附子、白僵蚕、全蝎等份，生研为末。每服10克，热酒调下。

（2）风痰眩晕（头痛，胸膈不利）：白附子250克（炮，去皮脐）、朱砂110克、龙脑5克，共研为末，加粟米饭做成丸子，如小豆大。每服30丸，饭后服，茶或酒送下。

（3）赤白清真斑：白附子、硫黄，等份为末，加姜汁调稀，以蒂蘸搽。一天可搽数次。

（4）喉痹肿痛：白附子、枯矾，等份研细，涂舌上，有涎水吐出。

（5）小儿慢脾惊风：白附子25克、天南星25克、黑附子5克，炮去皮，研为末。每服10克，加生姜5片，水煎服。

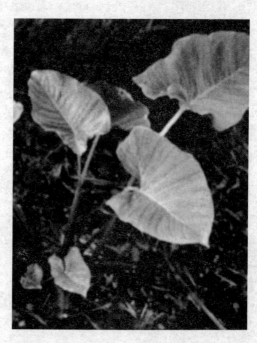

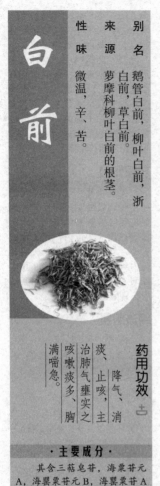

白前

别名 鹅管白前，柳叶白前，浙白前，草白前。

来源 萝摩科柳叶白前的根茎。

性味 微温，辛、苦。

药用功效 降气、消痰、止咳，主治肺气壅实之咳嗽痰多、胸满喘急。

· 主要成分 ·

其含三萜皂苷，海罂粟苷元A，海罂粟苷元B，海罂粟苷A及海罂粟苷元C-单-D-黄花夹竹桃糖苷等。

植物形态

多年生草本。高30～60厘米。根茎匍匐。茎直立，单一，下部木质化。单叶对生，具短柄；叶片披针形至线状披针形，长3～8厘米，宽3～8毫米，先端渐尖，基部渐狭，边缘反卷；下部的叶较短而宽；顶端的叶渐短而狭。聚伞花序腋生，总花梗长8～15毫米，中部以上着生多数小苞片；花萼绿色，5深裂，裂片卵状披针形；花冠紫色，5深裂，裂片线形，长约5毫米，基部短筒状；副花冠5个，上部围绕于蕊柱顶端，较蕊柱短；雄蕊5个，与雌蕊合成蕊柱，花药2室；雌蕊1，子房上位，2心皮几乎分离，花柱2个，在顶端连合成一平盘状的柱头。蓇葖角状，长约7厘米。种子多数，顶端具白色细绒毛。

生长特性

生长于溪滩、江边沙碛之上或山谷中阴湿处。分布于浙江、江苏、安徽、江西、湖南、湖北、广西、广东、贵州、云南、四川等地。

采集方法

本品于秋季采挖，洗净，晒干。

药材性状

本品根茎细长圆柱形，有分枝，稍弯曲，长4～15厘米，直径1.5～4毫米；表面黄白色或黄棕色，节间长1.5～4.5厘米，顶端有残茎；质脆，断面中空。节处簇生纤细弯曲的根，长可达10厘米，直径不及1毫米，有多次分枝呈毛须状，常盘曲成团。气微，味微甜。

药理作用

①对呼吸系统的影响：具有镇咳、祛痰、平喘作用。②抗炎作用：芫花叶白前水提取物腹腔注射对巴豆油所致小鼠耳郭急性渗出性炎症有非常显著的抗炎作用。

用法用量

内服：煎汤，7.5～15克。

方剂选用

（1）治久患暇呷咳嗽，喉中作声，不得眠：白前捣为末，温酒调10克，服。

（2）治久嗽兼唾血：白前150克，桑白皮、桔梗各100克，甘草50克（炙），上4味切，以水2升煮取0.5升，空腹顿服。若重者，十数剂。忌猪肉、海藻、菘菜。

（3）治胃脘痛、虚热痛：白前、重阳木根各25克，水煎服。

（4）治疟母（脾肿大）：白前15克，水煎服。

注意事项

凡咳逆上气，咳嗽气逆，由于气虚气不归元，而不由于肺气因邪客壅实者禁用。

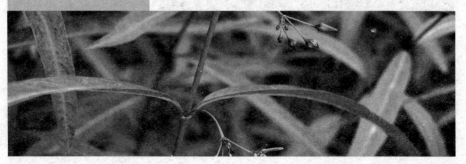

皂荚

别名
鸡栖子，皂荚，悬刀，皂角，大皂荚，长皂角，大皂角。

来源
豆科皂荚的干燥不育果实。

性味
温，辛。微毒。

药用功效
祛风痰、除湿毒、杀虫，治中风口眼㖞斜、头风头痛、咳嗽、痰喘、肠风便血、下痢噤口、痈肿便毒、疮癣疥癞。

·主要成分·
其荚果含三萜皂苷、鞣质。此外，还含蜡醇、廿九烷、豆甾醇、谷甾醇等。

植物形态

皂荚为落叶乔木，高达15米。棘刺粗壮，红褐色，常分枝。双数羽状复叶；小叶4～7对，小叶片卵形、卵状披针形或长椭圆状卵形，长3～8厘米，宽1～3.5厘米，先端钝，有时稍凸，基部斜圆形或斜楔形，边缘有细锯齿。花杂性，成腋生及顶生总状花序，花部均有细柔毛；花萼钟形，裂片4片，卵状披针形；花瓣4片，淡黄白色，卵形或长椭圆形；雄蕊8个，4长4短；子房条形，扁平。荚果直而扁平，有光泽，紫黑色，被白色粉霜，长12～30厘米，直径2～4厘米。种子多数，扁平，长椭圆形，长约10毫米，红褐色，有光泽。花期为5月，果期为10月。

生长特性

生长于村边、路旁向阳温暖的地方。全国大部分地区有分布。

采集方法

本品于秋季果实成熟时采摘，晒干。

药材性状

本品干燥荚果呈长条形而扁，或稍弯曲，长15～25厘米，宽2～3.5厘米，厚0.8～1.4厘米。表面不平，红褐色或紫红色，被灰白色粉霜，擦去后有光泽。两端略尖，基部有短果柄或果柄断痕，背缝线突起成棱脊状。质坚硬，摇之有响声。剖开后呈浅黄色，内含多数种子。种子扁椭圆形，外皮黄棕色而光滑，质坚。气味辛辣，嗅其粉末则打喷嚏。

药理作用

①祛痰作用：含皂苷类的药物能刺激胃黏膜而反射性地促进呼吸道黏液的分泌，产生祛痰作用。②抗菌作用：在试管中，皂荚对某些革兰氏阴性肠内致病菌有抑制作用。其水浸剂（1∶3）在试管中对某些皮肤真菌也有抑制作用。

用法用量

内服：研末或入丸剂，1.5～2.5克。外用：煎汤洗、捣烂或烧存性研末敷。

方剂选用

（1）治卒中风口㖞：皂荚50克（去皮、子，研末下筛），以3年大醋和，左㖞涂右，右㖞涂左，干更涂之。

（2）治头风头痛，暴发欲死：皂荚适量（去皮、弦、子），切碎，蜜水拌微炒，研为极细末。每用0.05克吹入鼻内，取嚏；再用0.5克，以当归、川芎各5克，煎汤调下。

（3）治大风诸癞：皂荚12条，炙，去皮、子，以酒煎稠，滤去渣，候冷，丸如梧子大，每次用酒调下50丸。

（4）治乳痈：皂荚（烧存性，研细）、蛤粉等份，研末，温酒调下2.5克，未散稍加服药，次仍以手揉之。

注意事项

孕妇忌服。

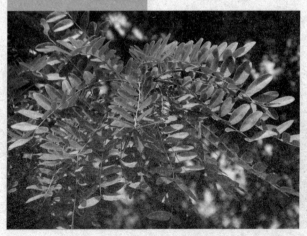

清化热痰药

本类药物有清化热痰、润燥化痰的功效。主治由于热痰壅肺引起的咳嗽气喘、痰多黄稠。

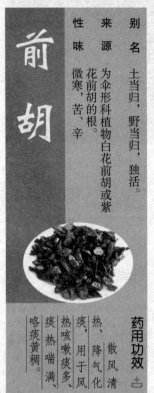

前胡

别名 土当归，野当归，独活。

来源 为伞形科植物白花前胡或紫花前胡的根。

性味 微寒，苦、辛。

药用功效 散风清热，降气化痰，用于风热咳嗽痰多，痰热喘满，咯痰黄稠。

·主要成分·

其含紫花前胡苷、紫花前胡素、紫花前胡次素、印枳素、3'-异戊酚-4'-0-当归酰-3', 4'-二氢花椒树皮素、伞形花内酯等一吡喃葡糖苷）。还含有酚酸类。

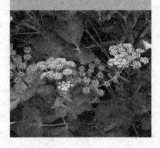

植物形态

多年生草本，高30～120厘米。根圆锥形。茎直立，单一，上部分枝。基生叶和下部叶纸质，圆形至宽卵形，长5～9厘米，2～3回三出式羽状分裂，最终裂片菱状倒卵形，不规则羽状分裂，有圆锯齿；叶柄长6～20厘米，基部有宽鞘，抱茎；顶端叶片生在膨大的叶鞘上。复伞形花序，顶生或腋生，总伞梗7～18个，不等长，无总苞，小总苞片条状披针形，有缘毛；花萼5片，短三角形；花瓣白色，广卵形或近于圆形，先端有向内曲的舌片；雄蕊5个，花药卵圆形；子房有毛，花柱2枚极短。双悬果椭圆形或卵圆形，光滑无毛，背棱和中棱线状，侧棱有窄翅。花期为8～10月，果期为10～11月。

生长特性

生于山坡、林缘或灌丛、草地。分布于山东、河南、安徽、江苏、浙江、广西、江西、湖南、湖北、四川、台湾等地。

采集方法

本品于冬季至次春茎叶枯萎或未抽花茎时采挖，除去须根，晒干或低温干燥。

药材性状

本品主根形状不一，圆锥形、圆柱形或纺锤形，稍弯曲，或有支根，但根端及支根多已除去，长3～9厘米，直径1～1.5厘米。表面黑褐色或灰黄色。根头部有茎痕及残留的粗毛（叶鞘）。根的上端密生环纹，多发黑，下部有纵沟及纵皱纹，并有横列皮孔和须根痕。质较柔软，易折断；断面疏松；皮部占根的主要部分，周边乳白色，内层有黄棕色的圈，中心木质部窄，有淡黄白色的菊花纹；抽点金黄色，散在，多数有香气，味甘而后苦。

药理作用

①祛痰作用：用麻醉猫收集气管黏液分泌的方法证明，口服紫花前胡煎剂能显著增加呼吸道黏液的分泌。②止咳作用：用1%碘液注入猫的肋膜腔引起咳嗽，服煎剂可止咳。

用法用量

内服：煎汤，7.5～15克；或入丸、散。

方剂选用

（1）治咳嗽涕唾稠黏，心胸不利，时有烦热：前胡50克（去芦头）、麦门冬75克（去心）、贝母50克（煨微黄）、桑根白皮50克（锉）、杏仁25克（汤浸，去皮、尖，麸炒微黄）、甘草0.5克（炙微赤，锉），上药捣筛为散。每服20克，以水200毫升，加入生姜0.25克，煎煮，去滓，不计时候，温服。

（2）治肺热咳嗽、痰壅、气喘不安：前胡75克（去芦头）、贝母（去心）、白前各50克，麦门冬75克（去心，焙），枳壳50克（去瓤、麸炒），芍药（亦者）、麻黄（去根节）各75克，大黄50克（蒸），上8味，细切，如麻豆。每服15克，以水煎取7分，去滓，食后温服，每日服两次。

注意事项

恶皂荚，畏藜芦。

川贝母

别名　黄虻，贝母，空草，贝父，药实，苦花，苦菜，勤母。

来源　百合科多年生草本植物川贝母、暗紫贝母、甘肃贝母或梭砂贝母的鳞茎。前三者按性状不同分别

性味　凉，苦，甘。习称："松贝"，"青贝"，"炉贝"。

药用功效

清热润肺、化痰止咳，用于治疗肺热燥咳、干咳少痰、阴虚劳嗽、咯痰带血。

·主要成分·

其川贝商品较复杂，从商品川贝中分出贝母丙素。甘肃贝母含岷贝碱及岷贝分碱、青贝碱。芦贝中含芦贝碱。

·注意事项·

脾胃虚寒及有湿痰者不宜。

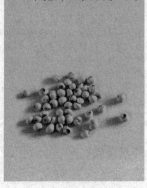

植物形态

多年生草本，高 15 ～ 55 厘米。鳞茎圆锥形或近球形，直径 5 ～ 12 毫米。茎直立，绿色或微带褐紫色，具细小灰色斑点。叶片通常下端对生，上端 3 叶轮生，少为互生；叶片线形，先端卷曲呈卷须状。花单生于茎顶，少有 2 朵，下垂，钟状；花被 6 片，菱状椭圆形，外轮 3 片较狭，先端钝圆或稍尖，黄绿色，具紫色方块纹及脉纹；雄蕊 6 个，长 1 ～ 1.5 厘米；子房 3 室，花柱较粗。蒴果六角矩形。种子薄而扁平，半圆形，黄色。花期 6 月，果熟期 8 月。

暗紫贝母形态与卷叶贝母相似，惟本种鳞茎圆锥形，叶下部的常对生，上部的互生或近对生，线形或线状披针形，先端不卷曲。花被片长 2 ～ 2.5 厘米，外轮长椭圆形，内轮矩状倒卵形，外面浓紫色，内面黄绿色并带不规则的紫色斑点及脉纹；花丝密被短毛。

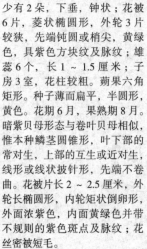

生长特性

生于高山草地或湿润的灌木丛中。分布于四川、西藏、云南、甘肃、青海等地。

采集方法

本品于夏秋季或积雪融化时采挖，除去须根、粗皮及泥沙，晒干或低温干燥。

药材性状

本品呈类圆锥形或近球形，表面类白色。外层鳞叶 2 瓣，大小悬殊，大瓣紧抱小瓣，未抱部分呈新月形，习称"怀

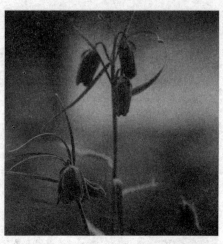

中抱月"；顶部闭合，内有类圆柱形、顶端稍尖的心芽和小鳞叶 1 ～ 2 枚；先端钝圆或稍尖，底部平，微凹入，中心有 1 灰褐色的鳞茎盘，偶有残存须根。质硬而脆，断面白色，富粉性。气微，味微苦。

药理作用

本品所含生物碱有明显的镇咳祛痰作用。川贝母流浸膏也有祛痰作用。川贝母碱有降压作用。西贝母碱能使豚鼠离体子宫张力增加，有解痉作用；还能抑制大肠杆菌及金黄色葡萄球杆菌的生长繁殖。

用法用量

内服：煎汤，5 ～ 15 克；入丸、散。外用：研末撒或调敷。

方剂选用

（1）治肺热咳嗽多痰、咽喉中干：川贝母（去心）、杏仁（汤浸去皮、尖，炒）各 75 克，捣为末，炼蜜丸如弹子大，含化咽津。

（2）治百日咳：白花蛇舌草 5 克，川贝母 10 克，生甘草 10 克，上 3 味粉碎，过筛，混合均匀。口服，每次 1.5 ～ 3 克，1 日 3 次。

桔梗

别名　铃当花，白药，土人参，符蒠，荠苨，苦梗，卢如，房图，梗草，苦桔梗，大药。

来源　为桔梗科植物桔梗的根。

性味　平，苦。

药用功效

宣肺、利咽，祛痰、排脓，用于咳嗽痰多、咽喉肿痛、胸闷不畅，支气管炎，肺脓疡，胸膜炎。

· 主要成分 ·

其根含皂苷，已知其成分有远志酸、桔梗皂苷元及葡萄糖。又含菠菜甾醇、α-菠菜甾醇-β-D-葡萄糖苷、白桦脂醇，并含葡萄、桔梗聚糖。从桔梗得到三个三萜烯类物质：桔梗酸A，桔梗酸B，桔梗酸C。

· 方剂选用 ·

（1）治肺痈，咳而胸满、振寒脉数、咽干不渴、时出浊唾腥臭、久久吐脓如米粥者：桔梗50克，甘草100克，上2味，以水3升，煮取1升，温时再服，则吐脓血也。

（2）治痰嗽喘急不定：桔梗75克，捣罗为散，用童子小便0.5升，煎取四合，去滓温服。

（3）治喉痹及毒气：桔梗100克，水3升，煮取1升，顿服之。

植物形态

多年生草本，有白色乳汁。茎上部稍分枝，微被白粉。茎中下部叶对生或轮生，上部叶互生，卵形或卵状披针形，边缘具不整齐锐锯齿，下面微被白粉。叶近于无柄，生于茎中、下部的叶对生或3～4片轮生，茎上部的叶有时为互生；叶片卵状披针形，长3～6厘米，宽1～2.5厘米，先端尖，基部楔形或近圆形，边缘有锯齿。花大，花萼钟状，5裂；花冠阔钟状，先端5裂，紫蓝色或蓝白色；雄蕊5个，花丝基部变宽，有短柔毛。蒴果倒卵形，成熟后顶端5瓣裂，具宿萼。花期为7～9月，果期为8～10月。

生长特性

野生于山坡草丛中。我国大部分地区均有分布，主产于安徽、河南、湖北、辽宁、吉林、河北、内蒙古等地。

采集方法

本品春秋两季采收，而以秋采者质量较佳。挖取后去净苗叶，洗净泥土，浸水中，刮去外皮，晒干。

药材性状

本品干燥根呈长纺锤形或长圆柱形。下部渐细，有时分歧稍弯曲，顶端具根茎（芦头），上面有许多半月形茎痕（芦碗）。全长6～30厘米，直径0.5～2厘米。表面白色或淡棕色，皱缩，上部有横纹，通体有纵沟，下部尤多，并有类白色或淡棕色的皮孔样根痕，横向略延长。质坚脆，易折断，断面类白色至类棕色，略带颗粒状，有放射状裂隙，皮部较窄，形成层显著，淡棕色，木部类白色，中央无髓。气无，味微甘而后苦。以粗细均匀，坚实、洁白、味苦者佳。

药理作用

①祛痰作用：麻醉犬口服煎剂后，呼吸道黏液分泌量显著增加，作用强度可与氯化铵相比。②其他作用：家兔内服桔梗的水或酒精提取物均可使血糖下降，对四氧嘧啶引起的家兔糖尿病作用更加显著。

用法用量

内服：煎汤，5～10克；入丸、散。

注意事项

阴虚久嗽、气逆及咯血者忌服。

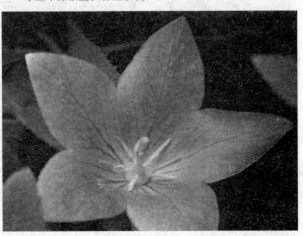

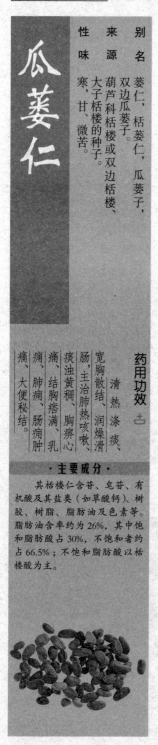

瓜蒌仁

别名　蒌仁，栝蒌仁，瓜蒌子，双边瓜蒌子。

来源　葫芦科栝楼或双边栝楼、大子栝楼的种子。

性味　寒，甘、微苦。

药用功效　清热涤痰、润燥滑肠，主治肺热咳嗽、痰浊黄稠、胸痹心痛、结胸痞满、乳痈、肺痈、肠痈肿痛、大便秘结。

·主要成分·

其栝楼仁含苷、皂苷、有机酸及其盐类（如草酸钙）、树胶、树脂、脂肪油及色素等。脂肪油含率约为26%，其中饱和脂肪酸占30%，不饱和者约占66.5%；不饱和脂肪酸以栝楼酸为主。

植物形态

①栝楼为多年生草质藤本。茎有棱线，卷须2～3歧。叶互生，叶片宽卵状心形，长宽相近，浅裂至深裂，边缘常再分裂，小裂片较圆，两面稍被毛。雄花生于上端1/3处，3～8朵成总状花序，有时单生，萼片线形，花冠白色，裂片扇状倒三角形，先端流苏；雌花单生，花梗长约6厘米。果实椭圆形至球形，果瓢橙黄色。种子扁椭圆形。花期6～8月，果期9～10月。②双边栝楼为多年生草质藤本。根粗壮。茎细长，具棱，幼时被褐色短柔毛，卷须腋生，先端2歧。叶互生，宽卵状浅心形，通常3～9深裂，裂片披针形或狭倒卵形，锐尖，边缘具疏齿，两面无毛或基部稍被毛，有粗糙斑点。花单性，雌雄异株；雄花3～4朵，排成总状花序；萼筒状；花冠白色，5裂，裂片细裂成流苏状；雄蕊3，花丝长约2.5毫米；雌花单生于叶腋，萼、花冠与雄花同；子房下位，花柱3裂，柱头头状。瓠果，宽椭圆形或球形，橙黄色，光亮。

生长特性

①栝楼常生长于海拔200～1800米的山城林下、灌丛中、草地和村旁田边，或在自然分布区内广为栽培。分布于华北、华东、中南及辽宁、四川、贵州、云南、陕西、甘肃。②双边栝楼分布于江西、湖北西南部、四川东部、贵州、云南东部、陕西南部、甘肃东南部。

采集方法

本品于秋季果实成熟时，连果梗剪下，置通风处阴干。

药材性状

本品①栝楼子扁平椭圆状，长1.2～1.5厘米，宽6～10

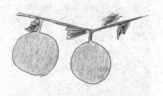

毫米，厚约4毫米，外皮平滑，灰褐色，尖端有一白色凹点状的种脐，四周有宽约1毫米的边缘。种皮坚硬，内含种仁2瓣，类白色，富油性，外被绿色的外衣（内种皮）。气微弱。②双边栝楼子为植物双边栝楼的种子，形状与栝楼子相类似，但较大，极扁平，一端平截成矩形，一端圆或略尖，长1.5～1.7厘米，宽约1厘米，厚约2毫米，表面略粗糙，暗棕色或紫棕色。

药理作用

①体外实验具抗癌活性：醇制剂对直肠癌、结肠癌、绒毛膜上皮癌等癌细胞均有抑制作用。醇制剂及20%水煎剂在动物体内对移植性小鼠肉瘤S-180、艾氏腹水癌均有抑制其生长的作用。②20%的全瓜蒌水煎剂和60%的醇提取物在体外对腹水癌癌细胞有致死作用；分别实验则果皮的作用较种仁好。

用法用量

内服：煎汤，15～20克；入丸、散。外用：研末调敷。

方剂选用

（1）治痰咳不止：瓜蒌仁50克，文蛤3.5克，研为末，以姜汁澄浓脚，做成丸弹子大，含之。

（2）治热游丹肿：瓜蒌仁末100克，酽醋调涂。

注意事项

脾虚便溏及湿痰、寒痰者忌用，正在服含草乌、川乌、附子制品者禁用。

浙贝母

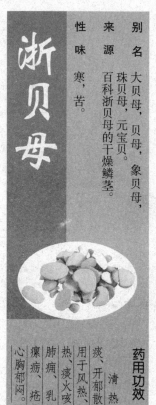

别　名　大贝母，贝母，象贝母，珠贝母，元宝贝。

来　源　百合科浙贝母的干燥鳞茎。

性　味　寒，苦。

药用功效

清热化痰、开郁散结。用于风热、痰火咳嗽，热痰，乳痈，肺痈，瘰疬，疮毒，心胸郁闷。

· 主要成分 ·

其鳞茎含浙贝母碱、去氢浙贝母碱、贝母醇。此外还有四种含量极少的生物碱：贝母丁碱、贝母芬碱、贝母辛碱和贝母替定碱。日本产的浙贝鳞茎中还分出了浙贝母碱的葡萄糖苷。

植物形态

多年生草本。鳞茎半球形，直径 1.5～6 厘米，有 2～3 片肉质的鳞片。茎单一，直立，圆柱形，高 50～80 厘米。叶无柄；茎下部的叶对生，罕互生，狭披针形至线形，长 6～17 厘米，宽 6～15 毫米；中上部的叶常 3～5 片轮生，罕互生，叶片较短，先端卷须状。花单生于茎顶或叶腋，花梗长 1～1.5 厘米；花钟形，俯垂；花被 6 片，2 轮排列，长椭圆形，先端短尖或钝，淡黄色或黄绿色，具细微平行脉，内面并有淡紫色方格状斑纹，基部具腺体；雄蕊 6，花药基部着生，外向；雌蕊 1，子房 3 室，每室有多数胚珠。朔果卵圆形，直径约 2.5 厘米，有 6 条较宽的纵翅，成熟时室背开裂。种子扁平，近半圆形，边缘具翅。

生长特性

生于湿润的山脊、山坡、沟边及村边草丛中。分布于浙江、江苏、安徽、湖南等地。

采集方法

本品于初夏植株枯萎时采挖，洗净。

药材性状

本品为鳞茎外层的单瓣鳞片。一面凸出，一面凹入，呈元宝状，瓣长 1.7～4 厘米，厚 7～17 毫米。表面白色，或带淡黄色，被有白色粉末，质硬而脆，易折断，断面不齐，白色或淡黄色，富粉性。气微劈，味苦。

药理作用

①对平滑肌及腺体的作用：浙贝母碱在低浓度时对支气管平滑肌有明显扩张作用，高浓度则显著收缩。②对循环系统及呼吸的作用：浙贝母生物碱大剂量可使狗、猫及兔血压降低，呼吸抑制，少量可使兔血压微升，离体蛙心或兔心灌流可使心脏搏动立即停止。

用法用量

内服：煎汤，7.5～15 克；入丸、散。外用：研末撒。

方剂选用

（1）治感冒咳嗽：浙贝母、知母、桑叶、杏仁各 15 克，紫苏 10 克，水煎服。

（2）治痈毒肿痛：浙贝母、连翘各 15 克，金银花 30 克，蒲公英 40 克，水煎服。

（3）治咽喉十八症：大黑枣每个去核，装入五倍子 1 个（去虫，研）、浙贝母 1 个（去心，研），用泥裹，煨存性，共研极细末，加薄荷叶末少许，冰片少许，贮瓷瓶内。临用吹患处，任其呕出痰涎。

注意事项

不能与草乌、川乌、附子同用。

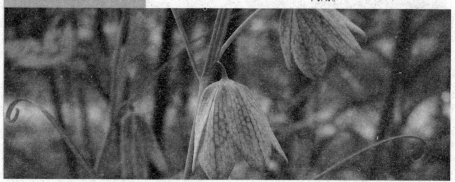

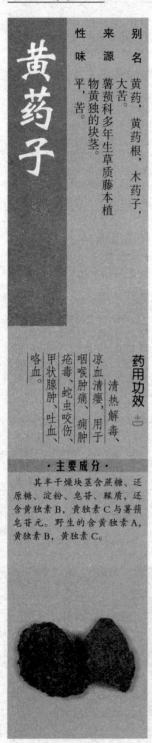

黄药子

别名 黄药，黄药根，木药子，大苦。

来源 薯蓣科多年生草质藤本植物黄独的块茎。

性味 平，苦。

药用功效

清热解毒、凉血清瘿，用于咽喉肿痛、痈肿疮毒、蛇虫咬伤、甲状腺肿、吐血、咯血。

·主要成分·

其半干燥块茎含蔗糖、还原糖、淀粉、皂苷、鞣质，还含黄独素B、黄独素C与薯蓣皂苷元。野生的含黄独素A，黄独素B，黄独素C。

植物形态

多年生草质缠绕藤本。块茎单生，球形或圆锥形，直径 3～10 厘米，外皮暗黑色，密生须根。茎圆柱形，长可达数米，绿色或紫色，光滑无毛；叶腋内有紫棕色的球形或卵形的珠芽。叶互生；叶片广心状卵形，长 7～22 厘米，宽 7～8 厘米，先端尾状，基部宽心形，全缘，基出脉 7～9 条；叶柄扭曲，与叶等长成稍短。花单性，雌雄异株；小花多数，黄白色，呈穗状花序，腋生；花基部均有苞片 2，卵形，先端锐尖；雄花花被 6 片，披针形，雄蕊 6 个，花丝很短；雌花花被 6 片，披针形，先端钝尖，子房下位，3 室，花柱 3 裂。蒴果下垂，长椭圆形，有 3 个膜质的翅。花期为 8～9 月，果期为 9～10 月。

生长特性

生于山谷、河岸、路旁或杂林边缘。分布于安徽、江苏、浙江、福建、广东、广西、湖南、湖北、贵州、云南、四川、台湾等地。河北、山东等地有栽培。

采集方法

本品于夏末至冬初均可采挖，以 9～11 月产者为佳。将块茎挖出，去掉茎叶，洗净泥土，横切成厚 1～1.5 厘米的片，晒干。

药材性状

本品干燥的块茎为圆形或类圆形的片。表面棕黑色，有皱纹，密布短小的支根及黄白色圆形的支根痕，微突起，直径约 2 毫米，一部分栓皮脱落，脱落后显露淡黄色且光滑的中心柱。切面淡黄色至黄棕色，平滑或呈颗粒状凹凸不平。质坚脆，易折断，断面平坦或呈

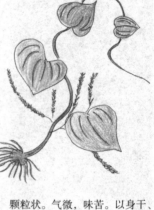

颗粒状。气微，味苦。以身干、片大、外皮灰黑色、断面黄白色者为佳。

药理作用

能直接抑制心肌；对离体肠管有抑制作用，而对子宫则呈现强直性收缩和节律性收缩的作用。水煎剂有抑制金黄色葡萄球菌和多种皮肤真菌的作用。对肿瘤细胞有抑制作用。

用法用量

内服：煎汤，7.5～15 克。外用：捣敷或研末调敷。

方剂选用

（1）治吐血不止：黄药子 50 克（万州者），捣碎，用水煎，去滓温热服。

（2）治吐血：真蒲黄、黄药子各等份，用生麻油调，以舌舐之。

（3）治鼻衄不止：黄药子 50 克，捣为散。每服 10 克，煎阿胶汤调下；良久，以新汲水调生面 1 匙投之。

（4）治疮：黄药子 200 克，研为末，以冷水调敷疮上，干而旋敷之。

注意事项

痈疽已溃不宜服。

竹茹

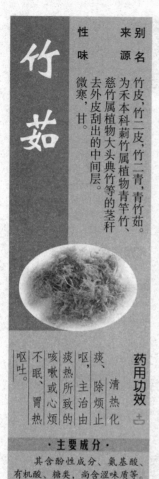

别名

竹皮、竹二皮、竹二青、青竹茹。

来源

为禾本科莉竹属植物大头典竹、慈竹属植物青竿竹等的茎秆去外皮刮出的中间层。

性味

微寒，甘。

药用功效

清热化痰、除烦止呕，主治由痰热所致的咳嗽或心烦不眠、胃热呕吐。

·主要成分·

其含酚性成分、氨基酸、有机酸、糖类，尚含涩味质等。

植物形态

多年生常绿乔木或灌木。秆高6～8米，直径3～4.5厘米。节间壁厚，长30～36厘米，幼时被白粉。节稍隆起。分枝常于秆基部第一节开始分出，数枝簇生节上。箨鞘背面无毛，干时肋纹稍缒起，先端呈不对称的拱形，外侧一边稍下斜至箨鞘全长的1/10～1/8。箨耳稍不等大，靠外侧1枚稍大，卵形，略波褶，边缘被波曲状刚毛，小的1枚椭圆形。箨舌高2.5～3.5毫米，边缘被短流苏毛，片直，呈不对称三角形或狭三角形，基部两侧与耳相连，连接部分宽约0.5厘米。叶披针形至狭披针形，背面密生短柔毛。

生长特性

生长于山坡、路旁或栽培。主产于广东、海南。

采集方法

本品于全年均可采集，取新鲜茎，除去外皮，将稍带绿色的中间层刮成丝条，或削成薄片，捆扎成束，阴干。前者称"散竹茹"，后者称"齐竹茹"。

药材性状

本品为不规则的丝条，卷曲成团或长条形薄片。宽窄厚薄不等，浅绿色或黄绿色。体轻松，质柔韧，有弹性。气微，味淡。

药理作用

竹菇含有竹茹粉，对白色葡萄球菌、枯草杆菌、大肠杆菌、伤寒杆菌均有较强的抑制作用。

用法用量

煎服。6～10克。

方剂选用

（1）治百日咳：竹茹9克、蜂蜜100克，竹茹煎水，兑入蜂蜜中，煮沸服。每日1剂，连服3剂。

（2）治虚烦不可攻：竹茹2000克，以水4升，煎至3升，去滓，分温5服，徐徐服之。

（3）治齿龈间津液，血出不止：生竹茹100克，醋煮含之。

注意事项

寒痰咳喘、胃寒呕逆及脾虚泄泻者禁服。

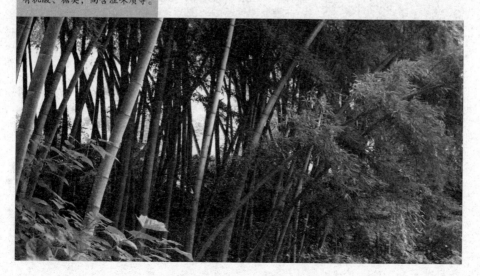

止咳平喘药

本类药物其味或辛或苦或甘，其性或温或寒，其止咳平喘之理也就有宣肺、清肺、敛肺和化痰之别。

别名 杏仁。

来源 蔷薇科植物山杏、西伯利亚杏、东北杏或杏的干燥成熟种子。

性味 微温，苦。有小毒。

苦杏仁

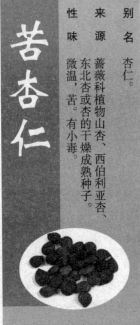

药用功效 降气止咳平喘、润肠通便，用于治疗咳嗽气喘、胸满痰多、血需津枯、肠燥便秘。

·主要成分·
其含苦杏仁苷、脂肪油、蛋白质和各种游离氨基酸。苦杏仁苷受杏仁中的苦杏仁酶及樱叶酶等 B–葡萄糖苷酶水解，依次生成野樱皮苷和扁桃腈，再分解生成苯甲醛和氢氰酸。

·注意事项·
阴虚咳嗽及大便溏泄者忌服。

矿物形态

其为山杏：乔木，高达10米。叶互生，宽卵形或近圆形，长4～5厘米，宽3～4厘米，先端渐尖，基部阔楔形或截形，叶缘有细锯齿；柄长，近叶基部有2腺体；先叶开花，花单生于短枝顶，无柄；萼筒钟形，带暗红色，5裂，裂片比萼筒稍短，花后反折；花瓣5，白色或淡粉红色；雄蕊多数，比花瓣略短；子房1室，密被短柔毛。核果近球形，果肉薄，种子味苦。花期3～4月，果期4～6月。西伯利亚杏：小乔木或小灌木；叶卵形或近圆形，花小，直径1.5～3厘米；果肉薄，质较干，种子味苦。东北杏：乔木，叶椭圆形或卵形，先端尾尖，基部圆形，很少近心形，边缘具粗而深的重锯齿，锯齿狭而向上弯曲；花梗长于萼筒，长1厘米，无毛；核果边缘圆钝，种子味苦。杏与山杏基本相似，惟叶较大，长5～10厘米，宽4～8厘米，基部近心形或圆形；果较山杏为大，直径3厘米或更多，果肉厚，种子味甜或苦。

生长特性

多栽培于低山地或丘陵山地。主产于内蒙古、吉林、辽宁、河北、山西、陕西。

采集方法

本品于夏季采收成熟果实，除去果肉及核壳，取种子晒干。

药材性状

本品种子呈扁心脏形，长1～1.9厘米，宽0.8～1.5厘米，厚0.5～0.8厘米。外皮黄棕色至棕色。顶端略尖，底部钝圆而厚，左右不对称。尖端稍下方的一侧边缘有线形种脐，基部中央有一圆形合点，由合点处向上密部纵行不规则的皱纹。种皮薄，除去种皮后可见子叶两片，乳白色，富油性。无臭，味苦。

药理作用

本品所含的苦杏仁苷能轻度抑制呼吸中枢而起镇咳平喘作用；苦杏仁油对蛔虫、钩虫、蛲虫及伤寒杆菌、副伤寒杆菌有抑制作用，且有润滑性通便作用；此外，苦杏仁苷、苯甲醛和氢氰酸有微弱的抗癌作用；苦杏仁苷能增强免疫，过量则会引起中毒。

用法用量

内服：4.5～9克，生品入煎剂，宜后下。

方剂选用

治上气喘急：桃仁、苦杏仁（去皮、尖）各25克，上2味细研，水调生面少许，和丸如梧桐子大。每服10丸，生姜、蜜汤下，微利为度。

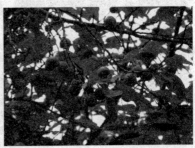

苏子

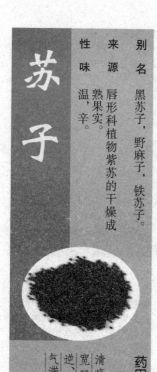

别名 黑苏子，野麻子，铁苏子。

来源 唇形科植物紫苏的干燥成熟果实。

性味 温，辛。

药用功效 下气、清痰、润肺、宽肠，治咳逆、痰喘、气滞、便秘。

·主要成分·

其种子含脂肪油及维生素，还含挥发油，油中以油酸、亚油酸为主，其次为十六烷酸和少量异戊基-3-呋喃基甲酮、丁香酚及邻苯二甲酸二丁酯。

植物形态

1年生直立草本，高1米左右，茎方形，紫或绿紫色，上部被有紫或白色毛。叶对生，有长柄；叶片皱，卵形或卵圆形，长4～12厘米，宽2.5～10厘米，先端突出或渐尖，基部近圆形，边缘有粗锯齿，两面紫色或仅下面紫色，两面疏生柔毛，下面有细腺点，总状花序顶生或腋生，稍偏侧；苞片卵形，花萼钟形，外面下部密生柔毛；花冠二唇形，红色或淡红色；雄蕊4个，2强。小坚果倒卵形，灰棕色。花期为6～7月，果期为7～8月。

生长特性

产于湖北、江苏、河南、山东、江西、浙江、四川等地。

采集方法

本品于秋季果实成熟时割取全株或果穗，打下果实，除去杂质，晒干。

药材性状

本品干燥的果实呈卵圆形或圆球形，长径0.6～3毫米，短径0.5～2.5毫米，野生者粒小，栽培者粒大。表面灰褐色至暗棕色或黄棕色，有隆起的网状花纹，较尖的一端有果柄痕迹。果皮薄，硬而脆，易压碎。种仁黄白色，富油质。气清香，味微辛。以颗粒饱满、均匀、灰棕色、无杂质者为佳。

药理作用

本品有抗癌及延长自发性高血压大鼠的存活率、提高大鼠生存能力等作用。

用法用量

内服：煎汤，7.5～15克；捣汁饮或入丸、散。

方剂选用

（1）治小儿久咳嗽、喉内痰声如拉锯、老人咳嗽吼喘：苏子5克、八达杏仁50克（去皮、尖），老年人加白蜜10克，共研为末，大人每服15克，小儿服5克，白开水送下。

（2）治气喘咳嗽、食痞兼痰：苏子、白芥子、萝卜子各适量，洗净，微炒，击碎，看何证多，则以多者为主，余次之，每剂不超过15克。若大便素实者，临服加熟蜜少许，若冬寒，加生姜3片。

注意事项

气虚久嗽、阴虚喘逆、脾虚便滑者皆不可用。

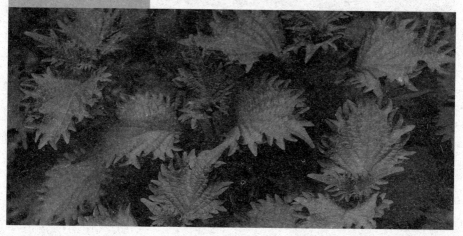

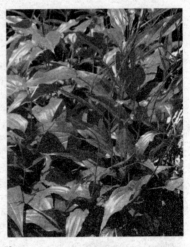

百部

别名

百步,百部根,肥百部,咳药,穿扬,药虱药,百条根,百部草。

来源

百部科直立百部、蔓生百部或对叶百部的干燥块根。

性味

微温,甘、苦。

药用功效

润肺止咳、杀虫。

主治

百日咳、肺痨咳嗽、蛲虫、阴道滴虫、头虱及疥癣。

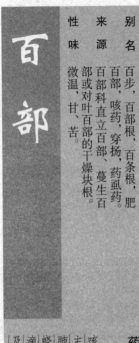

· 主要成分 ·

其块根含多种生物碱。蔓生百部:根含百部碱、百部定碱、异百部定碱、原百部碱、百部宁碱、华百部碱等。直立百部:根含百部碱、原百部碱、百部定碱、异百部定碱、对叶百部碱、霍多林碱、直立百部碱。对叶百部:根含百部碱、对叶百部碱、异对叶百部碱、斯替宁碱、次对叶百部碱、氧化对叶百部碱。

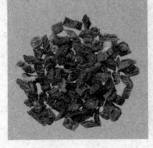

植物形态

多年生草本,高60~90厘米,全体平滑无毛。根肉质,通常作纺锤形,数个至数十个簇生。茎上部蔓状,具纵纹。叶通常4片轮生;卵形或卵状披针形,长3~9厘米,宽1.5~4厘米,先端锐尖或渐尖,全缘或带微波状,基部圆形,偶为浅心形,中脉5~9条;叶柄线形,长1.5~2.5厘米。花梗丝状,长1.5~2.5厘米,其基部贴生于叶片中脉上,每梗通常单生1花;花被4片,淡绿色,卵状披针形至卵形;雄蕊4个,紫色,花丝短,花药内向,线形,顶端有一线形附属体;子房卵形,甚小,无花柱。蒴果广卵形而扁;内有长椭圆形的种子数粒。蒴果倒卵形而扁,花期为5~6月。

生长特性

生长于山地林下或竹林下。分布于山东、河南、安徽、江苏、浙江、福建、江西等地。

采集方法

本品于春秋二季采挖,除去须根,洗净,置沸水中略烫或蒸至无白心,取出,晒干。

药材性状

本品块根略呈纺锤形,平直或略弯曲,两端细,长4~18厘米,直径约1厘米。表面黄白色至土黄色,极皱缩,具不规则的深纵沟及纵皱。质硬,易折断。断面微带角质,淡黄白色至暗棕色,中心柱多扁缩。气微,味先甜而后苦。

药理作用

①抗菌作用:体外试验时,百部(品种未鉴定)煎剂及百部酒精浸液对多种致病菌如肺炎球菌、乙型溶血型链球菌、脑膜炎球菌、金黄色葡萄球菌、白色葡萄球菌与痢疾杆菌等有抑制作用。②杀虫作用:蔓生百部与其他品种百部(品种未鉴定)的水浸液及乙醇浸液对蚊蝇幼虫、头虱、衣虱以及臭虫等皆有杀灭作用。

用法用量

内服:煎汤,5~15克;浸酒或入丸、散。外用:煎水洗或研末调敷。

方剂选用

(1)治肺寒壅嗽、微有痰:百部150克(炒)、麻黄150克(去节)、杏仁40个,上研为末,炼蜜丸如芡实大,热水化下,加松子仁50粒,糖之,含化。

(2)治寒邪侵于皮毛,连及于肺,令人咳:桔梗7.5克、甘草2.5克(炙)、白前7.5克、橘红5克、百部7.5克、紫菀7.5克,水煎服。

(3)治暴嗽:百部藤根捣自然汁,和等份的蜜,沸汤煎成膏咽之。

注意事项

孕妇慎用。

紫菀

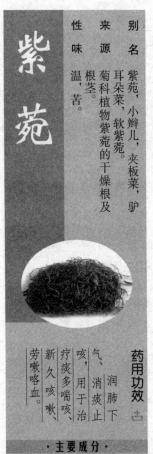

别名

紫菀，小辫儿，夹板菜，驴耳朵菜，软紫菀。

来源

菊科植物紫菀的干燥根及根茎。

性味

温，苦。

药用功效

润肺下气，消痰止咳，用于治疗痰多喘咳，新久咳嗽、劳嗽咯血。

·主要成分·

其根含紫菀酮、槲皮素、无羁萜、表无羁萜和挥发油，尚含紫菀皂苷，水解得常春藤皂苷元。

·药理作用·

（1）祛痰、镇咳作用：麻醉兔灌服煎剂，有显著祛痰作用（呼吸道分泌量测定法），作用可持续4小时以上；粗提取物口服对大鼠气管分泌物也有明显增加作用。

（2）抗菌作用：体外试验对大肠杆菌、痢疾杆菌（宋内氏）、变形杆菌、伤寒杆菌、副伤寒杆菌、绿脓杆菌及霍乱弧菌等有一定的抑制作用。

植物形态

多年生草本，高1~1.5米。根茎短，簇生多数细根，外皮灰褐色。茎直立，上部分枝，表面有沟槽。根生叶丛生，开花时脱落；叶片篦状长椭圆形至椭圆状披针形，先端钝，基部渐狭，延成长翼状的叶柄，边缘具锐齿，两面疏生小刚毛；茎生叶互生，几无柄，叶片狭长椭圆形或披针形，先端锐尖，常带小尖头，中部以下渐狭缩成一狭长基部。头状花序多数，伞房状排列，有长梗，梗上密被刚毛；总苞半球形，苞片3列，长圆状披针形，绿色微带紫；舌状花带蓝紫色，单性，花冠先端3浅裂，基部呈管状，花柱1枚；管状花黄色，长约6毫米，先端5齿裂，雄蕊5个，花药细长，聚合，包围花柱；子房下位，瘦果扁平，一侧弯曲，被短毛；冠毛白色或淡褐色，较瘦果长3~4倍。花期为8月，果期为9~10月。

生长特性

生于低山阴坡湿地、山顶和低山草地及沼泽地。分布于黑龙江、吉林、辽宁、内蒙古东部及南部、山西、河北、河南西部、陕西及甘肃南部等地。

采集方法

本品于春秋均可采挖，除去茎叶及泥土，晒干，或将须根编成小辫晒干，商品称为辫紫菀。

药材性状

本品根茎呈不规则块状。长短不一，直径1.5~3.5厘米。顶端有茎及叶柄残基，下端有时留有未除尽的直根，常具节，直或稍弯曲，淡黄棕色，质稍硬，根茎周围簇生多数细根，形如马尾，长3~15厘米，直径0.1~0.2厘米，多辫结成辫状。表面紫红色或灰红色，有细条纹及细皱纹，质柔软，不易折断，断面灰白色，周边暗紫红色。气微香，味甜、微苦。

用法用量

内服：煎汤，2.5~15克；入丸、散。

方剂选用

（1）治久咳不瘥：紫菀（去芦头）、款冬花各50克，百部25克，3物捣为散，每服15克，生姜3片，乌梅1个，同煎汤调下，食后、欲卧各1服。

（2）治伤寒后肺痿劳嗽，唾脓血腥臭，连连不止，渐将羸瘦：紫菀50克，桔梗75克（去芦头）、天门冬50克（去心）、贝母50克（煨令微黄）、百合1.5克、知母1.5克、生干地黄75克，捣筛为散，每服200克，以水煎，去滓，温服。

（3）治小儿咳逆上气，喉中有声，不通利：紫菀50克，杏仁（去皮尖）、细辛、款冬花各0.5克，捣为散，2~3岁儿，每服2.5克，米饮调下，日服3次，量大小可依年龄加减。

注意事项

有实热者忌服。

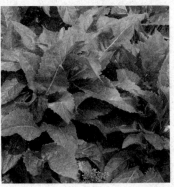

款冬花

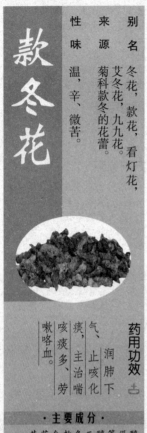

别名 冬花，款花，看灯花，艾冬花，九九花。

来源 菊科款冬的花蕾。

性味 温，辛、微苦。

药用功效 润肺下气，止咳化痰，主治喘咳痰多、劳咳咯血。

·主要成分·

其花含款冬二醇等甾醇类、芦丁、金丝桃苷、三萜皂苷、鞣质、蜡、挥发油和蒲公英黄质；叶含苦味苷、没食子酸、弹性橡胶样物质、糊精、黏液、菊糖、植物甾醇、硬脂酸及棕榈酸甘油酯、酒石酸、苹果酸、转化糖、胆碱、碳氢化合物和皂苷；鲜根茎含挥发油、石蜡、菊糖、鞣质。

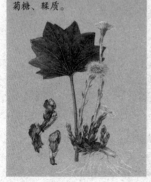

植物形态

多年生草本，高 10 ~ 25 厘米。基生叶广心脏形或卵形，长 7 ~ 15 厘米，宽 8 ~ 10 厘米，先端钝，边缘呈波状疏锯齿，锯齿先端往往带红色。基部心形成圆形，质较厚，上面平滑，暗绿色，下面密生白色毛；掌状网脉，主脉 5 ~ 9 条；叶柄长 8 ~ 20 厘米，半圆形；近基部的叶柄和叶柄带红色，并有毛茸。花茎长 5 ~ 10 厘米，具毛茸，小叶 10 余片，互生，叶片长椭圆形至三角形。头状花序顶生；总苞片 1 ~ 2 层，苞片 20 ~ 30，质薄，呈椭圆形，具毛茸；舌状花在周围一轮，鲜黄色，单性，花冠先端凹，雌蕊 1，子房下位，花柱长，柱头 2 裂；筒状花两性，先端 5 裂，裂片披针状，雄蕊 5，花药连合，雌蕊 1 个，花柱细长，柱头球状。瘦果长椭圆形，具纵棱，冠毛淡黄色。花期为 2 ~ 3 月。

生长特性

栽培或野生于河边、沙地。分布于河北、河南、湖北、四川、山西、陕西、甘肃、内蒙古、新疆、青海、西藏等地。

采集方法

本品于 12 月或地冻前当花尚未出土时采挖，除去花梗及泥沙，阴干。

药材性状

本品干燥花蕾呈不整齐棍棒状，常 2 ~ 3 个花序连生在一起，长 1 ~ 2.5 厘米，直径 6 ~ 10 毫米。上端较粗，中部稍丰满，下端渐细或带有短梗。花头外面被有多数鱼鳞状苞片，外表面呈紫红色或淡红色。苞片内表面布满白色絮状茸毛。气清香，味微苦而辛，嚼之显棉絮状。以朵大、色紫红、无花梗者为佳。

药理作用

①对呼吸系统的作用：具止咳，祛痰并略有平喘作用。口服款冬花煎剂有显著镇咳作用，但不持久。小鼠口服煎剂亦有明显止咳作用。②对循环系统的作用：麻醉猫静脉注射醇提取液对血压有先降低后升高的作用，据成分分离试验表明，款冬花醇溶醚可溶的部分呈升压作用，醇溶醚不溶的部分呈降压作用，其升压作用原理初步认为是由于交感神经节的兴奋、拟交感神经作用、中枢兴奋作用和对血管平滑肌的直接兴奋等多种作用所致。

用法用量

内服：煎汤，2.5 ~ 15 克；熬膏或入丸、散。

方剂选用

（1）治暴发咳嗽：款冬花 100 克，桑根白皮（锉）、贝母（去心）、五味子、甘草（炙，锉）各 25 克，知母 0.5 克，杏仁 1.5 克（去皮尖，炒，研），上 7 味，粗捣筛，每服 15 克，水适量，煎后，去滓温服。

（2）治久嗽不止：紫菀 150 克，款冬花 150 克，上药粗捣罗为散，每服 15 克，生姜 0.5 克，以水煎，去滓温服，日服 3 ~ 4 次。

（3）治肺痈咳嗽而胸满振寒，脉数，咽干，大渴，时出浊唾腥臭，臭久吐脓如粳米粥状：款冬花 50 克（去梗）、甘草 50 克（炙）、桔梗 100 克、薏苡仁 50 克，上作 10 剂，水煎服。

（4）治喘嗽不已或痰中有血：款冬花、百合（蒸，焙）各等份，研为细末，炼蜜为丸，如龙眼大。每服 1 丸，食后临卧细嚼，姜汤咽下，嚼化尤佳。

注意事项

外感暴咳宜生用，内伤久咳宜炙用。

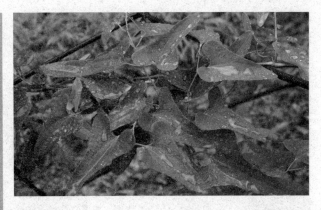

马兜铃

别名 紫马兜零，马兜苓，兜铃，水马香果，葫芦罐，臭铃铛，蛇参果

来源 为马兜铃科植物马兜铃的全草的干燥成熟果实。

性味 寒，苦。

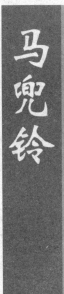

药用功效 占

清肺降

气、化痰止

咳，用于肺

热喘咳、痰

中带血、失音、咯

血、失音、咯

痔瘘肿痛。

·主要成分·

其果实及种子含马兜铃酸、马兜铃次酸、木兰碱、青木香酸等。

·药理作用·

内服：煎汤，5～15克。

·注意事项·

虚寒咳喘及脾虚便泄者禁服。

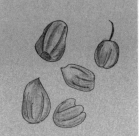

植物形态

多年生缠绕、秃匍匐状细弱草本。叶互生，叶柄较细，长约1～1.5厘米；叶片三角状狭卵形，长3～8厘米，宽1.8～4.5厘米，中部以上渐狭，先端钝圆或微凹，基部心脏形，两侧圆耳形，老时质稍厚，基出脉5～7条，较明显。花较大，单生于叶腋间，花梗细，长1～1.5厘米；花被暗紫色，长3～5厘米，内被细柔毛，有5条纵脉直达花被顶端；雄蕊6个；子房下位，长柱形，花柱6，肉质短厚，愈合成柱体，柱头短。蒴果近圆形或矩圆形，长4～5厘米，直径3～4厘米。花期为7～8月，果期为9月。

生长特性

野生路旁与山坡，分布于黄河以南至长江流域，南至广西。

采集方法

本品于9～10月果实由绿变黄时，连柄摘下，晒干。

药材性状

本品干燥的果实，卵圆形或长圆形，长3～5厘米，直径2～3厘米。外皮灰绿色或灰黄色，有6条凸起的波状纵棱，其间夹有6条顺纹及横向的细脉纹。一端较平，有小脐，一端有细柄。果皮轻脆，易裂为6瓣，果柄亦随着分裂为6条线。果内包有6排平叠的种子。种子扁平三角形或扇形片状，边缘淡棕色，中心棕色，一面附有薄膜。

药理作用

本品煎剂对麻醉兔有微弱的祛痰作用；对金黄色葡萄球菌、肺炎球菌、痢疾杆菌和皮肤真菌有抑制效果；此外还有避孕、抗肿瘤作用；有温和而持久的降压作用，适用于早期的高血压病。

方剂选用

（1）治肺气喘嗽：马兜铃100克（只用里面子，去壳，入碗内拌和匀，慢火炒干）、甘草50克（炙），2味为末，每服5克，水150～300毫升，煎六分，温呷，或以药末含咽津亦得。

（2）治小儿肺虚、气粗喘促：阿胶60克（麸炒），鼠粘子（炒香）、甘草（炙）各100克，马兜铃25克（焙），杏仁7个（去皮、尖），糯米50克（炒），上研为末，每服10克，水煎，食后温服。

（3）治久水，腹肚如大鼓者：水煮马兜铃服之。

（4）治心痛：马兜铃1个，灯上烧存性，研为末，温酒服。

枇杷叶

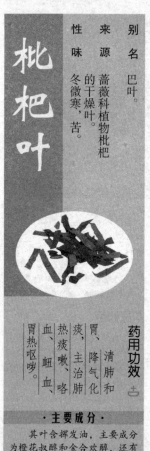

别名 巴叶。

来源 蔷薇科植物枇杷的干燥叶。

性味 冬微寒,苦。

药用功效 清肺和胃、降气化痰,主治肺热痰嗽、咯血、衄血、胃热呕哕。

·主要成分·

其叶含挥发油,主要成分为橙花叔醇和金合欢醇,还有α和β蒎烯、莰烯、月桂烯、对聚伞花素、芳樟醇、α-衣兰烯、α金合欢烯和β金合欢烯、樟脑、橙花醇、牻牛儿醇、α-荜澄茄醇、橙香醇、顺-β、γ-己烯醇和芳樟醇氧化物。

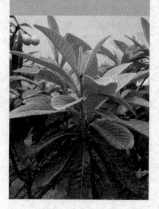

植物形态

常绿小乔木,高3~8米。小枝粗壮,被锈色绒毛。单叶互生;叶片革质;长椭圆形至倒卵状披针形,长15~30厘米,宽4~7厘米,先端短尖,基部楔形,边缘有疏锯齿,上面深绿色有光泽,下面密被锈色绒毛,侧脉11~21对,直达锯齿顶端;叶柄极短或无柄;托叶2枚,大而硬,三角形,渐尖。花每数十朵聚合为顶生圆锥花序,花序有分枝,密被绒毛;苞片凿状,有褐色绒毛;花萼5浅裂,萼管短,密被绒毛;花瓣5,白色,倒卵形,内面近基部有毛;雄蕊20~25;子房下位,5室,每室有胚珠2枚,花柱5,柱头头状。果为浆果状梨果,圆形或近圆形,黄色或橙黄色;核数颗,圆形或扁圆形,棕褐色。花期为9~11月,果期翌年为4~5月。

生长特性

常栽种于村边、平地或坡地。分布于陕西、甘肃、河南、江苏、浙江、安徽、福建、台湾、广东、广西、江西、湖南、湖北、四川、贵州、云南等地。

采集方法

本品于全年均可采收,晒至七八成干时,扎成小把,再晒干。

药材性状

本品叶片长椭圆形,长12~30厘米,宽3~9厘米。上表面淡棕绿色、黄绿色或红棕色,有光泽。下表面灰绿色或棕黄色,密布灰棕色绒毛。叶脉呈羽毛状,两侧斜生,中间主脉呈棕黄或棕红色,显著突起。叶先端渐尖,周边有疏锯齿。叶柄极短,被黄棕色或棕黑色绒毛。叶厚革质,质脆易碎。微有清香气,味微苦。

药理作用

本品有止咳、平喘作用及轻度祛痰作用;煎剂在体外对金黄色葡萄球菌有抑制作用。此外,还有降血糖作用。枇杷叶中所含的苦杏仁苷有抗癌作用。

用法用量

内服:煎汤,7.5~15克(鲜者25~50克);熬膏或入丸、散。

方剂选用

(1)治咳嗽,喉中有痰声:枇杷叶25克、川贝母7.5克、杏仁10克、广陈皮10克,共研为末,每服10克,开水送下。

(2)治妇人患肺热久嗽,身如炙,肌瘦,将成肺痨:枇杷叶、木通、款冬花、紫菀、杏仁、桑白皮各等份,大黄减半,各如常制,同研为末,蜜丸如樱桃大。食后夜卧,含化1丸。

(3)治声音嘶哑:鲜枇杷叶50克、淡竹叶25克,水煎服。

(4)治哕逆不止,饮食不入:枇杷叶200克(拭去毛,炙)、陈橘皮250克(汤浸去白,焙)、甘草150克(炙,锉),以上3味粗捣筛,加水适量,生姜一枣大,切,同煎,去滓稍热服,每服15克。

(5)治小儿吐乳不定:枇杷叶0.5克(拭去毛,微炙黄)、母丁香0.5克,上药捣细罗为散,如吐者,乳头上涂一些,令小儿咂,便止。

(6)治衄血不止:枇杷叶去毛,焙,研末,茶服10克,日服两次。

注意事项

胃寒呕吐及肺感风寒咳嗽者忌食。

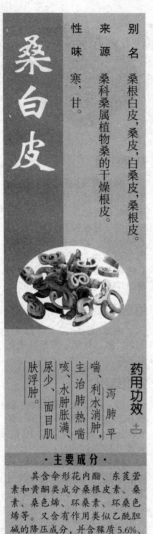

别名

桑根白皮，桑皮，白桑皮，桑根皮。

来源

桑科桑属植物桑的干燥根皮。

性味

寒，甘。

药用功效

泻肺平喘、利水消肿。

主治肺热喘咳、水肿胀满、尿少、面目肌肤浮肿。

·主要成分·

其含伞形花内酯、东莨菪素和黄酮类成分桑根皮素、桑素、桑色烯、环桑素、环桑色烯等。又含有作用类似乙酰胆碱的降压成分，并含鞣质5.6%、黏液素9%。

植物形态

落叶乔木，高3～7米或更高，通常灌木状，植物体含乳液。树皮黄褐色，枝灰白色或灰黄色，细长疏生，嫩时稍有柔毛。叶互生；卵形或椭圆形，长5～10厘米，最长可达20厘米，宽5～11厘米，先端锐尖，基部心脏形或不对称，边缘有不整齐的粗锯齿或圆齿；叶柄长1.5～4厘米；托叶披针形，早落。花单性，雌雄异株；花黄绿色，与叶同时开放；雄花成柔荑花序；雌花成穗状花序；萼片4裂；雄花有雄蕊4；雌花无花柱，柱头2裂，向外卷。聚合果腋生，肉质，有柄，椭圆形，长1～2.5厘米，深紫色或黑色，少有白色。

生长特性

适应性强，抗污染，抗风，耐盐碱。主要分布于安徽、河南、浙江、江苏、湖南。

采集方法

本品于秋末叶落时至次春发芽前采挖根部，刮去黄棕色粗皮，纵向剖开，剥取根皮，晒干。

药材性状

本品干燥根皮多呈长而扭曲的板状，或两边向内卷成槽状。长短宽狭不一，厚1～5毫米。外表面淡黄白色或近白色，有少数棕黄色或红黄色斑点，较平坦，有纵向裂纹及稀疏的纤维。内表面黄白色或灰黄色，平滑，有细纵纹，或纵向裂开，露出纤维。体轻，质韧，难折断，易纵裂，撕裂时有白色粉尘飞出。微有豆腥气，味甘、微苦。

药理作用

①降压作用：桑根或枝的皮煎剂口服有降压效果，桑白皮的醇提取液不仅对麻醉动物十二指肠给药有降压作用，而且对高血压的动物灌胃给药也产生明显的降压效果。②对心血管系统的作用：桑白皮提取物能抑制离体蛙心，对兔耳血管有扩张作用，对蛙下肢血管则为收缩作用，这些作用可被阿托品阻断。③利尿与导泻作用：桑白皮水提取物或正丁醇提取物给大鼠灌胃或腹腔注射、桑白皮煎剂给家兔口服均有利尿作用，尿量及Na+、K+和氯化物排出量均增加。水提取物灌胃小鼠，可排出液状粪便，表明有导泻作用。

用法用量

内服：煎汤，10～25克；或入散剂。外用：捣汁涂或煎水洗。

方剂选用

（1）治小儿肺盛，气急喘嗽：地骨皮、桑白皮（炒）各50克，甘草（炙）5克。锉散，入粳米1撮，加水400毫升，煎七分，食前服。

（2）治咳嗽甚者或有吐血殷鲜：桑白皮500克，米泔浸3宿，净刮上黄皮，锉细，入糯米200克，焙干，一处捣为末。每服米饮调下10克。

（3）治水饮停肺、胀满喘急：桑白皮10克，麻黄、桂枝各5克，杏仁14粒（去皮），细辛、干姜各5克。水煎服。

（4）治小便不利、面目浮肿：桑白皮20克，冬瓜仁25克，葶苈子15克，煎汤服。

（5）治卒小便多、消渴：桑白皮，炙令黄黑，锉，以水煮之令浓，随意饮之；亦可纳少米，勿用盐。

注意事项

泻肺利水、平肝清火宜生用，肺虚咳嗽宜蜜炙用。

葶苈子

别　名　大适，大室，丁历。

来　源　十字花科植物独行菜或播娘蒿的干燥成熟种子。

性　味　寒，辛，苦。

药用功效 古
泻肺平喘、行水消肿，用于治疗痰涎壅肺、喘咳痰多、胸胁胀满、不得平卧、胸腹水肿、小便不利、肺源性心脏水肿。

· 主要成分 ·
其独行菜种子含脂肪油、芥子苷、蛋白质、糖类。播娘蒿种子含挥发油，为异硫氰酸苄酯、异硫氰酸烯丙酯、二烯丙基二硫化物。

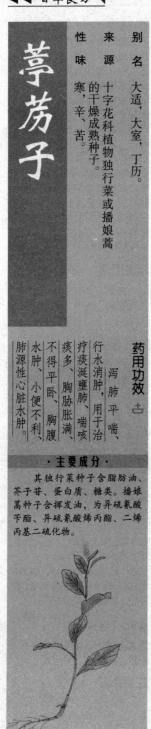

植物形态

播娘蒿为1年生或2年生直立草本，高30~70厘米。叶互生，二回羽状分裂，裂片线形，先端尖。总状花序顶生，果序延长；花小，花瓣黄色，匙形，雄蕊6个。长角果线形，2室，每室有种子2列。花期4~6月，果期5~7月。药材习称"南葶苈子"。独行菜为1年生或2年生矮小草本，高5~30厘米。叶不分裂，基部有耳，边缘有稀疏齿状缺刻。总状花序长；花小；花瓣呈退化状；雄蕊2~4个。角果卵状椭圆形，扁平，成熟时自中央开裂，假隔膜薄膜质，每室含种子1枚。花期为5~6月，果期为6~7月。药材习称"北葶苈子"。

生长特性

生长于田野间。分布于黑龙江、吉林、辽宁、内蒙古、河北、安徽、河南、江苏、浙江、陕西、甘肃、湖北、四川、云南等地。

采集方法

本品于夏季果实成熟时，割取全草，晒干，打下种子，筛净杂质。

药材性状

本品播娘蒿的种子呈椭圆形或矩圆形，略扁。表面黄棕色至红棕色。放大镜下观察，一端钝圆，另一端平截或微凹入，两面常不对称，种脐位于平截或微凹入的一端，种子表面具细密网纹及两条纵列的浅槽。气无，嚼之味微辛，略带黏性。独行菜的种子呈卵圆形而扁。表面黄棕色。放大镜下观察，一端钝圆，另一端渐尖而微凹，种脐位于凹入端，表面具细小密集的颗粒状突起及1~2条纵列的浅槽。气无，味淡，嚼之黏性较强。

药理作用

播娘蒿及独行菜的干燥种子之醇提取物，均表现强心作用，对在位蛙心可使之停止于收缩期；对在位兔、猫心，猫心肺装置，猫心电图等研究，均使心收缩加强、心率减慢、心传导阻滞；对衰竭的心脏可增加其输出量、降低静脉压。

用法用量

内服：煎汤，7.5~15克；入丸、散。外用：煎水洗或研末调敷。

方剂选用

（1）治肺壅咳嗽脓血、喘嗽不得睡卧：葶苈子125克（隔纸炒令紫），研为末，每服10克，水煎，不拘时温服。

（2）治嗽：葶苈子50克（纸衬熬令黑）、知母50克、贝母50克，同捣筛，以枣肉25克，加砂糖75克，同入药中为丸，大如弹丸，每服以新绵裹1丸含之，徐徐咽津，严重者只用3丸即可。

（3）治上气咳嗽、长引气不得卧，或水肿，或遍体气肿，或单面肿，或足肿：葶苈子3000克，微熬，捣筛为散，以清酒5升渍之，春夏3日，秋冬7日。初服如胡桃许大，3夜1，冬季日2夜2，量其气力，取微利为度，如患急困者，不得日满，亦可以绵细绞即服。

注意事项

肺虚喘咳、脾虚肿满者忌服。

白果

别名　灵眼、佛指甲、佛指柑。

来源　银杏科银杏的干燥成熟种子。

性味　平，甘、苦、涩，有毒。

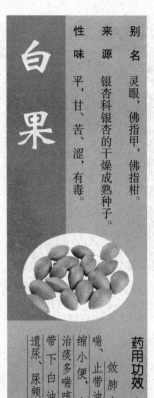

药用功效

敛肺定喘、止咳，缩小便、主带下白浊、治痰多喘咳，遗尿、尿频。

·主要成分·

其含蛋白质、脂肪、碳水化合物、钙、磷、铁、胡萝卜素、核黄素以及多种氨基酸。外种皮含有毒成分白果酸、氢化白果酸、氢化白果亚酸、白果酚和白果醇。尚含天门冬素、甲酸、丙酸、丁酸、辛酸、廿九烷醇-10 等。

·用法用量·

内服：煎汤，5～15 克；捣汁或入丸、散。外用：捣敷。

·药理作用·

白果种仁含有的无氮中性成分可使小鼠惊厥，延髓麻痹，随即呼吸、心跳停止而死。生白果有毒，多食可出现呕吐、腹痛、腹泻、抽搐、烦躁不安、呼吸困难等症状，解救时可洗胃、导泻，服蛋清和活性炭；并对症治疗，如服镇静剂、利尿剂，静脉注射高渗葡萄糖，给氧等。

植物形态

银杏为落叶乔木，高可达 40 米。树干直立，树皮灰色。枝有长短两种，叶在短枝上簇生，在长枝上互生。叶片扇形，长 4～8 厘米，宽 5～10 厘米，先端中间 2 浅裂，基部楔形，叶脉平行，叉形分歧；叶柄长 2.5～7 厘米。花单性，雌雄异株；雄花呈下垂的短柔黄花序，4～6 个生于短枝上的叶腋内，有多数雄蕊，花药 2 室，生于短柄的顶端；雌花每 2～3 个聚生于短枝上，每花有一长柄，柄端两叉，各生 1 心皮，胚珠附生于上，通常只有 1 个胚珠发育成熟。种子核果状，倒卵形或椭圆形，长 2.5～3 厘米，淡黄色，被白粉状蜡质；外种皮肉质，有臭气；内种皮灰白色，骨质，两侧有棱边；胚乳丰富，子叶 2。花期为 4～5 月，果期为 7～10 月。

生长特性

银杏喜肥、喜湿并要求高度通气的环境，全国大部分地区有栽培。

采集方法

本品于秋季种子成熟时采收，除去肉质外种皮，洗净，稍蒸或略煮后，烘干。

药材性状

本品干燥的种子呈倒卵形或椭圆形，略扁，长径 1.5～2.5

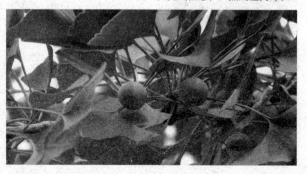

厘米，短径 1～1.5 厘米。外壳（种皮）白色或灰白色，平滑，坚硬，边缘有 2 条棱线盘绕，顶端渐尖，基部有圆点状种柄痕。壳内有长而扁圆形的种仁，剥落时一端有淡棕色的薄膜。种仁淡黄色或黄绿色，内部白色，粉质，中心有空隙。靠近顶端有子叶 2 枚或更多。气微，味甘、微苦涩。

方剂选用

（1）治齁喘：白果 21 枚（去壳砸碎，炒黄色）、麻黄 15 克、苏子 10 克、甘草 5 克、款冬花 15 克、杏仁 7.5 克（去皮尖）、桑皮 15 克（蜜炙）、黄芩 7.5 克（微炒）、制半夏 15 克（如无，用甘草汤泡 7 次，去脐用），用水煎煮。

（2）治梦遗：白果 3 粒，酒煮食，连食 4～5 日。

（3）治赤白带下、下元虚惫：白果、莲肉、糯米各 25 克，研为末，用乌骨鸡 1 只，去肠盛药煮烂，空心食之。

（4）治小儿腹泻：白果 2 个、鸡蛋 1 个，将白果去皮研末，鸡蛋打破一孔，装入白果末，烧熟食。

（5）治诸般肠风脏毒：白果 49 个，去壳膜，研烂，入百药煎末，丸如弹子大。每服 3 丸，空心细嚼米饮下。

注意事项

本品有毒，不可多用，小儿尤当注意，入煎剂应捣碎。

平地木

别名 叶底红，叶下红，千年不大，矮地茶，地青杠。

来源 为紫金牛科紫金牛属植物平地木的全株。

性味 平，辛，微苦。

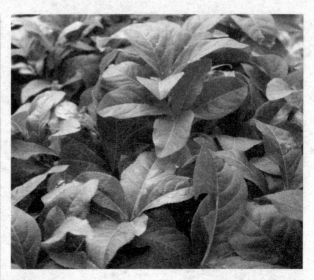

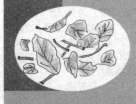

药用功效

化痰止咳、利湿、活血、用于咳嗽、痰中带血、慢性支气管炎、湿热黄疸、跌扑损伤。

· 主要成分 ·

其含紫金牛酚Ⅰ、Ⅱ，紫金牛素，岩石菜内酯，信筒子醌，酸金牛醌，槲皮苷，挥发油等。

· 药理作用 ·

本品有明显镇咳、祛痰作用。煎济在体外对金黄色葡萄球菌、大肠杆菌、伤寒杆菌及流感病毒均有抑制作用，还有抗炎作用。

· 用法用量 ·

内服：煎汤，10～15克（大剂量30～60克）；捣汁。外用：适量，捣敷。

· 注意事项 ·

少数患者服后有胃脘不适症状。孕妇及有老胃气痛者忌服。

植物形态

常绿小灌木，高10～30厘米，基部常匍匐状横生，暗红色，有纤细的不定根。茎常单一，圆柱形，表面紫褐色，被短腺毛。叶互生，常3～7片集生茎端，叶轮生状；椭圆形或卵形，长3～7厘米，宽1.5～3厘米，先端短尖，基部楔形，边缘有尖锯齿，两面疏生腺点，下面淡红色，中脉有毛；叶柄密被短腺毛。花序近伞形，腋生或顶生；花萼5裂，有腺点；花冠5裂，白色，有红棕色腺点；雄蕊5，短于花冠裂片，花药背面有腺点。核果球形，熟时红色，有黑色腺。

生长特性

生于林下、谷地、溪旁阴湿处。产于长江流域以南各省区。

采集方法

本品于夏秋季茎叶茂盛时采挖，除去泥沙，干燥。

药材性状

本品根茎近圆柱状，疏生须根，长约7厘米，直径约1.5毫米。茎与根茎同形，少分枝，长25～35厘米，直径1～1.5毫米；表面浅棕色，有细皱纹和叶痕，无毛或上端被微毛。叶互生，纸质，卷曲；完整叶片呈椭圆形，长2～4厘米，宽8～18毫米；顶端钝，基部楔形，上面无毛或中脉上被微柔毛，浅棕色，下面无毛，具疏的紫黑色腺点，边有圆齿，侧脉每边4～5条，网脉不甚明显。叶柄长2～5毫米，被微柔毛。气微，味淡。

方剂选用

（1）治支气管炎：平地木20克，六月雪、肺经草各10克，每日1剂，水煎，两次服完。

（2）治小儿肺炎：平地木30克，枇杷叶7片，陈皮15克里，如有咯血或痰中带血者，加旱莲草15克，每日1剂，水煎，两次服完。

（3）治肺痈：平地木、鱼腥草各30克，水煎，两次服完。

（4）治急性黄疸型肝炎：平地木、阴行草、车前草各30克，白茅根15克，水煎服。

（5）治肾炎浮肿、尿血尿少：平地木、车前草、萹蓄、鬼针草各9克，水煎服。

洋金花

别名

曼陀罗，羊惊花，山茄花，风茄花，枫茄花，醉仙桃，大麻子花，广东闹羊花，大喇叭花，金盘托荔枝，假荔枝。

来源

本品为茄科植物白曼陀罗的干燥花。

性味

温，辛。有毒。

药用功效

祛风、麻醉、止痛，主治哮喘、风湿痹痛、脚气。

· 主要成分 ·

其白曼陀罗植物（其他曼陀罗属植物也一样）各部分都含生物碱，但以花含率为最高，达 0.43%，生物碱中以天仙子碱为主，天仙子胺次之（叶中生物碱含量的主次恰与花中的相反）。

· 用法用量 ·

内服：煎汤，0.5～0.75 克；煎酒或作卷烟吸。外用：煎水洗或研末调敷。

· 注意事项 ·

内服宜慎，体弱者禁用。

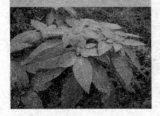

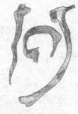

植物形态

1 年生草本，全体近于无毛。茎直立，圆柱形，高 25～60 厘米，基部木质化，上部呈叉状分枝。叶互生，上部的叶近于对生；叶柄长 2～6 厘米，表面被疏短毛；叶片卵形、长卵形或心脏形，长 8～14 厘米，宽 6～9 厘米，先端渐尖或锐尖，基部不对称，圆形或近于阔楔形，全缘或具三角状短齿，两面无毛，或被疏短毛；叶脉背面隆起。花单生于叶腋或上部分枝间；花梗短，直立或斜伸，被白色短柔毛；萼筒状，长 4～6 厘米，淡黄绿色，先端 5 裂，裂片三角形，先端尖，花后萼管自近基部处周裂而脱落，遗留的萼管基部宿存，果时增大呈盘状，边缘不反折；花冠漏斗状，长 12～16 厘米，顶端直径 5～7 厘米，向下直径渐小，白色，具 5 棱，裂片 5，三角状，先端长尖；雄蕊 5，不伸出花冠管外，花药线形、扁平，基部着生；雌蕊 1，子房球形，疏生细短刺，2 室，胚珠多数，花柱丝状，柱头盾形。蒴果圆球形，表面有疏短刺，成熟后由绿变为淡褐色。种子多数，略呈三角状。花期为 3～11 月，果期为 4～11 月。

生长特性

生长于山坡草地或住宅附近。分布于江苏、浙江、湖北、四川等地。

采集方法

本品于 8～11 月间，将初开放的花朵采下，晒干、阴干或微火烘干；亦可捆把后再晒干。

药材性状

本品多皱缩成条状，完整者长 9～15 厘米。花萼呈筒状，长为花冠的 2/5，灰绿色或灰黄色，先端 5 裂，基部具纵脉纹 5 条，表面微有茸毛；花冠呈喇叭状，淡黄色或黄棕色，先端 5 浅裂，裂片有短尖，短尖下有明显的纵脉纹 3 条，两裂片之间微凹；雄蕊 5，花丝贴生于花冠筒内，长为花冠的 3/4；雌蕊 1，柱头棒状。晒干品质脆，气微，味微苦。

药理作用

本品白曼陀罗花的主要有效成分为东莨菪碱，有显著的镇静作用。一般剂量可使人感觉疲倦、进入无梦之睡眠；它还能解除情绪激动。个别病人可产生不安、激动、幻觉乃至谵妄等阿托品样兴奋症状。过去仅知其可作麻醉前给药，现与冬眠药物合用，产生强大的协同作用，广泛应用于中药麻醉。电生理方法证明，东莨菪碱对大脑皮层及中脑网状结构上行激活系统有抑制作用；东莨菪碱对呼吸中枢的兴奋作用、抗晕作用与治疗帕金森氏病的作用，都比阿托品强。

方剂选用

（1）治哮喘：洋金花 250 克、火硝 5 克、川贝 50 克、法夏 40 克、泽兰 30 克、冬花 25 克，上共研细末，用老姜 500 克，捣烂取汁，将药末和匀，以有盖茶盅 1 只盛贮封固，隔水蒸 1 小时，取出，以熟烟丝 500 克和匀，放通风处，吹至八成干时，贮于香烟罐中。每日以旱烟筒如寻常吸烟法吸之。

（2）治小儿慢惊：洋金花 7 朵（重一字），天麻 12.5 克，全蝎 10 枚（炒），天南星（炮），丹砂、乳香各 12.5 克，研为末，每服 0.25 克，薄荷汤调下。

罗汉果

别名 拉汗果，假苦瓜。

来源 葫芦科罗汉果的干燥果实。

性味 凉，甘。

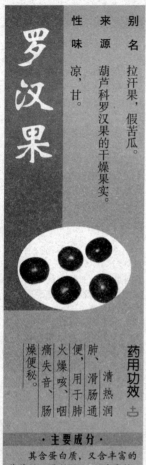

药用功效

清热润肺、滑肠通便，用于肺火燥咳、咽痛失音、肠燥便秘。

·主要成分·

其含蛋白质，又含丰富的葡萄糖、果糖及D—甘露糖、多种维生素，尤以维生素C含量最高。

·方剂选用·

（1）治百日咳：罗汉果1个，柿饼25克，水煎服。

（2）治高血压、高脂血：普洱茶、菊花和罗汉果各等份，研末，每20克包成1袋，沸水冲泡饮用。

（3）治急慢性咽喉炎、咽喉部不适、声音嘶哑：罗汉果15～30克，开水泡，当茶饮。

·注意事项·

便溏者忌服。

植物形态

罗汉果为多年生攀援藤本。嫩茎被白色柔毛和红色腺毛，茎暗紫色，具纵棱。叶互生，卵形或长卵形，先端急尖或渐尖，基部心形，全缘，上面绿色，被短柔毛，沿叶脉分布较密，下面暗绿色；嫩叶呈暗棕红色，密布红色腺毛，沿叶脉密被短柔毛；叶柄长4～5厘米，卷须侧生。花单性，雌雄异株；花序柄、花柄、萼管、花瓣均被柔毛及腺毛；雄花腋生，5～7朵排列成总状；萼5浅裂，裂片具线状尖尾；花瓣5个，淡黄色，微带红色，卵形，长约2厘米，先端具尖尾；雄蕊3个，花药分离；雌花单生于叶腋，萼管先端5裂；倒卵形，先端短尖，子房下位，与萼管合生，花柱3个，柱头2歧，有退化雄蕊3。瓠果圆形、长圆形或倒卵形，幼时深棕红色，成熟时青色，被茸毛。

生长特性

喜温暖湿润的气候和肥沃的土壤，在半阴条件下生长良好。多为栽培品，广西有大量栽培。

采集方法

本品于秋季果实由嫩绿变深绿色时采收，晾数天后，低温干燥。

药材性状

本品呈卵形、椭圆形或球形。表面褐色、黄褐色或绿褐色，有深色斑块及黄色柔毛，有的有6～11条纵纹。顶端有花柱残痕，基部有果梗痕。体轻，质脆，果皮薄，易破。果瓤（中、内果皮）海绵状，浅棕色。种子扁圆形，多数，长约1.5厘米，宽约1.2厘米；浅红色至棕红色，两面中间微凹陷，四周有放射状沟纹，边缘有槽。气微，味甜。

药理作用

①止咳作用：D－甘露醇有止咳作用。又可用于脑水肿，能提高血液渗透压，降低颅内压，脱水作用强于尿素，且持续时间长。还可用于大面积烧伤和烫伤的水肿，防治急性肾功能衰竭病和降低眼球内压，治疗急性青光眼以及代替糖作糖尿病患者的甜味食品或调味剂。②对肠管作用：罗汉果健身茶（含罗汉果77.5%，含茶叶15%，含7.5%罗汉果制剂）对小鼠离体小肠自发活动无明显影响，但可加强家兔和狗离体小肠自发活动；对乙酰胆碱或氯化钡引起的肠管强直性收缩均有拮抗作用，使肠管松弛而解痉；对肾上腺素引起的肠管松弛也有拮抗作用，使肠管恢复自发性活动。表明罗汉果健身茶对肠管运动机能有双向调节作用。

用法用量

内服：煎汤，15～25克。

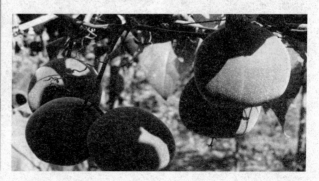

第十四章　安神类

　　安神类是以镇定精神、安定神志为主要作用的一类中药，有补心养血、安神定志的功效。安神药广泛应用于神经衰弱、神经官能症、精神分裂症、癫痫、癔症等所致的失眠、健忘、心悸及惊厥抽搐等症，并可用于心律不齐、高血压等病的治疗。有些安神药有平肝潜阳、明目、收敛固涩的作用。

　　根据药物来源及应用特点不同，安神药可分为重镇安神和养心安神两类。

　　使用安神药需根据不同的病因及病情变化来适当配伍用药。如心火亢盛者，当配清泻心火药；痰火扰心者，当配清热化痰药；痰迷心窍者，当配豁痰开窍药；阴虚阳亢者，当配平肝潜阳药；阴血不足者，当配养血滋阴药；心脾两虚者，当配补益心脾药；心气、肾气两虚不能相交者，当配益肾补气药；情志不遂、肝气郁滞者，当配疏肝解郁药。

　　安神药应用注意事项：

　　一、安神药分重镇安神药和滋养安神药。临床一般应用滋养安神药用于虚症，重镇安神药用于实症。但为了加强安神作用，虚烦失眠、心悸等症也可配用重镇安神药。

　　二、神志不安有热扰心神、肝火亢盛、痰热扰心、阴血不能养心等不同病因，应根据不同病因配用不同的有关药物，以达标本兼治的目的。

　　三、矿石、介壳类的安神药物，质地沉重，研粉服用，易损胃气，不宜多服久服，脾胃虚弱者更须慎用。

　　四、朱砂有毒，琥珀煎制易于结块，远志能引起恶心呕吐，均应注意用量用法。

重镇安神药

本节药物属不质重的矿石药及介类药，取重则能镇、重可去怯的作用，可用于治疗心神不宁等症。

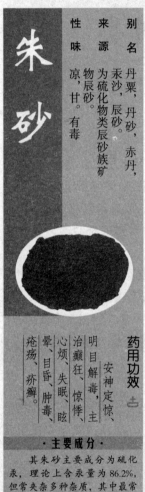

别名
丹粟，丹砂，赤丹，汞沙，辰砂。

来源
为硫化物类辰砂族矿物辰砂。

性味
凉，甘。有毒

药用功效
安神定惊，主治癫狂、惊悸、心烦、失眠、眩晕、目昏、肿毒、疮疡、疥癣。

明目解毒，主

主要成分

其朱砂主要成分为硫化汞，理论上含汞量为86.2%，但常夹杂多种杂质，其中最常见的为雄黄、磷灰、沥青等。

用法用量

内服：研末，0.5～1.5克；入丸、散或拌染他药同煎。外用：和他药研末干撒。

注意事项

不宜久服、多服。

矿物形态

其为晶体结构属三方晶系。晶体成厚板状或菱面体，在自然界中单体少见，多呈粒状、致密状块体出现，也有呈粉末状被膜者。颜色为朱红色至黑红色，有时带铅灰色。条痕为红色。金刚光泽，半透明。有平行的完全解理。断口呈半贝壳状或参差状。性脆。常呈矿脉。

生长特性

共产于石灰岩、板岩、砂岩中。主要分布于贵州、湖南、四川、广西、云南等地。

采集方法

本品于劈开辰砂矿石，取出岩石中夹杂的少数朱砂。可利用浮选法，将凿碎的矿石放在直径约尺余的淘洗盘内，左右旋转，因其比重不同，故砂沉于底，石浮于上。除去石质后，再将朱砂劈成片、块状。其片状者称为"镜面砂"，块状者称"豆瓣砂"，碎末者称"朱宝砂"。

药材性状

本品为大小不一的片状、块状或细小颗粒状。鲜红色或暗红色，有光泽。体重，无臭，无味。商品有以下几种：朱宝砂呈细小片块状或颗粒状，色红明亮，触之不染手；镜面砂呈斜方形或长条形的片状，厚薄不一，边缘不齐，色红而鲜艳，光亮如镜面微透明，质较松脆，易破碎；豆瓣砂呈块状，较大，方圆形或多角形，颜色发暗或现灰黑，体重，质坚而不易碎。上述药材以色红鲜艳、有光泽、微透明、无杂质者为佳。

药理作用

本品能降低大脑中枢神经的兴奋性，有镇静、催眠、抗惊厥的作用；并能抗心律失常。本品亦有解毒防腐作用，外用能抑制或杀灭皮肤细菌和寄生虫。朱砂为汞的化合物，汞与蛋白质中的巯基有特别的亲和力，高浓度时可抑制多种酶的活性；此外，进入体内的汞，主要分布在肝肾，从而引起肝肾损害，并可透过血脑屏障，直接损害中枢神经系统。

方剂选用

（1）治风邪诸痫、狂言妄走、精神恍惚、思虑迷乱、乍歌乍哭、饮食失常、疾发扑地、口吐白沫、口噤戴眼、年岁深远者：朱砂50克（光明者，研）、酸枣仁（微炒，研）、乳香（光莹者，研）各25克，以上3味合研令匀，先令病人尽量饮酒沉醉，次取药25克，酒150～300毫升，调下，于静室中安睡，勿令惊动。

（2）治喜怒无极、发狂：朱砂、白矾、郁金各适量，研为末，蜜丸，薄荷汤送下10丸。

（3）治产后癫狂、败血及邪气入心：朱砂10克，研细，用饮儿乳汁4茶匙调湿，以紫项地龙1条，入药滚3滚，刮净，去地龙，入无灰酒150～300毫升，分作3～4次服。

（4）治心神昏乱、惊悸怔忡、寝寐不安：朱砂、黄连各25克，当归10克，生地黄15克，甘草10克，上研为细末，酒泡蒸饼，丸如麻子大，朱砂为衣。每服30丸，卧时津液下。

珍珠

别名

真朱，真珠，蚌珠，珠子，濂珠。

来源

珍珠贝科动物马氏珍珠贝、蚌科动物三角帆蚌或褶纹冠蚌等双壳类动物受刺激形成的珍珠。

性味

寒，甘，咸。

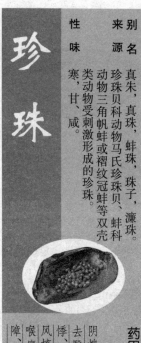

药用功效

镇心安神、清热坠痰、养阴熄风、去翳明目，主治惊悸、怔忡、癫痫、惊风、搐搦、烦热消渴、目生翳障、喉痹口疮、疮疡久不收口。

·主要成分·

其主含碳酸钙。珍珠贝的天然珍珠含碳酸钙、有机物、水。珍珠中的无机元素有铝、铜、铁、镁、锰、钠、锌、硅、钛、锶等。

·药材性状·

呈圆球形、矩圆形或不规则的球形，直径约1～6毫米。表面现半透明状的银白色、黄白色、淡粉红色或浅蓝色，光滑圆润，具有特别的色彩和光泽。质坚硬，破碎后断面呈同心层纹，有的中心见有少许异物存在。在紫外线灯下有浅蓝紫色或浅绿黄色荧光，外周呈半透明状。无臭，味微咸。以粒大、形圆、珠光闪耀、平滑细腻、断面有层纹者为佳。

·用法用量·

内服：研末，每次0.3～1克，多入丸、散，不入汤剂。

外用：研末干撒、点眼或吹喉。

动物形态

其有①珍珠贝：贝壳2片，大而坚厚，略呈圆形；左右两壳不等，左壳较大于右壳。壳的长度与高度几相等，通常长10～15厘米，大者可达20厘米。壳顶向前弯，位于背缘中部靠前端，右壳顶前方有一凹陷，为足丝的出孔。左壳稍凸，右壳较平，壳顶光滑，绿色。有些鳞片呈锯齿状，色淡白；贝壳中部锯齿状鳞片脱落，留有明显的放射纹痕迹。壳内面珍珠层厚，有虹光色彩，边缘黄褐色。铰合线直，在壳顶下有1～2个主齿，韧带细长，紫褐色。闭壳肌痕大，长圆形，略呈葫芦状。②三角帆蚌：贝壳略呈四角形。左右两壳顶紧接在一起，后背缘长，并向上突起形成大的三角形帆状后翼，帆状部脆弱易断。铰合齿发达，左壳有拟主齿和侧齿各2枚；右壳有拟主齿2枚，侧齿1枚。③褶纹冠蚌：贝壳略似不等边三角形。前部短而低，前背缘冠突不明显。后部长而高，后背缘向上斜出，伸展成为大型的冠。壳面深黄绿色至黑褐色。铰合部强大，左右两壳各有1高大的后侧齿，前侧齿细弱。

生长特性

珍珠贝生活于暖海中，利用足丝附着于岩石或珊瑚礁上。分布于西沙群岛、海南、广西及广东沿海。

采集方法

本品于天然珍珠全年可采，以12月为多。从海中捞起珠蚌，剖取珍珠，洗净即可。

药理作用

①延缓衰老作用：以珍珠粉药液浸泡的优质桑叶给家蚕食用，发现三角帆蚌珍珠粉使家蚕幼虫期显著缩短，同时使家蚕成虫期较大幅度地延长，低浓度组效果更为显著。5%组珍珠粉延长家蚕总寿命2.33%。

给小鼠饲含1%珍珠粉的配合颗粒饲料，使小鼠平均寿命延长达21.6%。腹腔注射珍珠粉混悬液（200毫克/千克）使心肌和脑组织的脂褐素含量明显降低。②抗氧化作用：从三角帆蚌珍珠中提取的总卟啉成分（PFC）以及其组分对超氧阴离子的半数抑制发光率（IC_{50}微克/毫升）分别为PFC-70，PFC-A140，PFC-B124，PFC-C151，PFC-D706，表明PFC及其分离后的产物可抑制自由基反应，清除体内超氧阴离子的作用。③抗肿瘤作用：小鼠每日腹腔注射PFC40毫克/千克，连续9天，对小鼠肉瘤S180有明显抑制作用，抑制率达34.8%；对Lewis肺癌也有较弱的抑制，但无统计学差异；对P388/J淋巴性白血病小鼠可明显延长其生存时间，并明显减轻动物脾重；在体外，PFC50微克/毫升和100微克/毫升对P388/J细胞的杀伤率分别为25%和24.8%。

方剂选用

（1）治大人惊悸怔忡、癫狂恍惚、神志不宁及小儿气血未定、遇触即惊，或急慢惊风、痫痖搐搦：珍珠5克（研极细末），茯苓、钩藤、半夏曲各50克，甘草、人参各30克（同炒黄，研极细末），总和匀，炼蜜丸如龙眼核大；每服1丸，生姜汤化下。

（2）治小儿惊啼及夜啼不止：珍珠末、伏龙肝、丹砂各0.5克，麝香5克，同研如粉，炼蜜和丸如绿豆大。候啼即温水下1丸，量大小以意加减。

（3）治小儿中风、手足拘急：珍珠末50克（水飞）、石膏末5克，每服5克，水煎，温服，每日服3次。

注意事项

病不由火热者勿用。

磁石

别名 玄石，磁君，慈石，处石，元武石，铁石，吸铁石，戏铁石，吸针石，摄石。

来源 氧化物类矿物磁铁矿的矿石。

性味 寒，咸。

药用功效

平肝潜阳、镇惊安神、纳气平喘、聪耳明目，用于治疗头晕目眩、视物昏花、惊悸失眠、耳鸣耳聋、肾虚气喘。

· 主要成分 ·

其磁石主要含四氧化三铁，其中含氧化铁31%，三氧化二铁69%；此外有少数变种含氧化镁和氧化铝等。

· 用法用量 ·

内服：煎汤，15～50克；入丸、散。外用：研末敷。

· 药材性状 ·

本品为块状集合体，呈不规则块状或略带方形，多具棱角。灰黑色或棕褐色。条痕黑色，具金属光泽。体重，质坚硬，断面不整齐。具磁性。有土腥气，无味。

· 药理作用 ·

本品可抑制中枢神经系统，有镇静、抗惊厥作用，且炮制后作用明显增强。本品对缺铁性贫血有补血作用，还能抗炎、镇痛、促凝血。

· 注意事项 ·

恶牡丹、莽草，畏黄石脂。

矿物形态

其为晶体结构属等轴晶系。晶体往往为八面体，少数为菱形十二面体。晶面上常有平行条纹。通常成粒状或致密块状体出现。颜色呈铁黑色，晶体有时带有浅蓝靛色。条痕黑色。半金属光泽。不透明。无解理。断口呈贝壳状或参差状。硬度5.5～6.5。比重4.9～5.2。性脆。具强磁性。

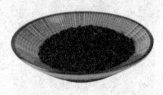

生长特性

常产于岩浆岩、变质岩中，海滨沙中也常存在。分布于山东、河北、河南、辽宁、黑龙江、内蒙古、湖北、云南、广东、四川、山西、江苏、安徽。

采集方法

本品于开采后，除去杂石，选择吸铁能力强者入药。磁石采集后放置日久，发生氧化，其磁性便会减退，乃至失去吸铁能力，影响药效，故应经常用铁屑或泥土包埋之，以保持其磁性。如已失去磁性，则可与活磁石放在一起，磁性可逐渐恢复。

方剂选用

（1）补暖水脏、强益气力、明耳目、利腰脚：磁石500克（大火烧令赤，投于醋中淬之七度，细研，水飞过，以好酒1升，煎如饧）、肉苁蓉100克（酒浸一宿，刮去皱皮，炙干）、木香100克、补骨脂100克（微炒）、槟榔100克、肉豆蔻100克（去壳）、蛇床子100克，捣为末，与磁石煎相和，丸如梧桐子大。每日空腹以温酒下20丸。

（2）补肝肾虚、止冷泪、散黑花：磁石50克（煅，醋炙），菖蒲、川乌（焙，去皮、尖）、巴戟、黄芪、苁蓉、玄参各等份，研为细末，炼蜜和丸，如梧桐子大。每服20丸，盐酒汤下，空腹服。

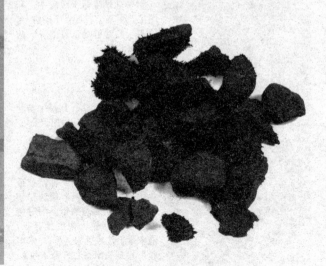

养心安神药

本类药物具有养心益阴、安神定志等功效，常用于阴血不足所致的心悸、失眠等症。

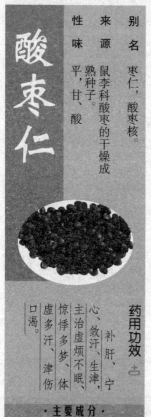

别　名　枣仁，酸枣核。

来　源　鼠李科酸枣的干燥成熟种子。

性　味　平，甘、酸。

药用功效　补肝、宁心、敛汗、生津，主治虚烦不眠、惊悸多梦、体虚多汗、津伤口渴。

· 主要成分 ·

其含多量脂肪油和蛋白质，并有两种甾醇。主要含两种三萜化合物：白桦脂醇、白桦脂酸。另含酸枣皂苷，苷元为酸枣苷元，水解所得到的厄北林内酯是皂苷的第二步产物。还含大量维生素C。

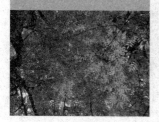

植物形态

酸枣为落叶灌木或小乔木，高1～3米。老枝褐色，幼枝绿色；枝上有两种刺，一为针形刺，长约2厘米，一为反曲刺，长约5毫米。叶互生；叶柄极短；托叶细长，针状；叶片椭圆形至卵状披针形，长2.5～5厘米，宽1.2～3厘米，先端短尖而钝，基部偏斜，边缘有细锯齿，主脉3条。花2～3朵簇生叶腋，小形，黄绿色；花萼5裂，裂片卵状三角形；花瓣小，5片，与萼片互生；雄蕊5，与花瓣对生，比花瓣稍长；花盘10浅裂；子房椭圆形，2室，埋于花盘中，花柱短，柱头2裂。核果近球形，直径1～1.4厘米，先端钝，熟时暗红色，有酸味。花期为4～5月，果期为9～10月。

生长特性

生长于阳坡或干燥瘠土处，常形成灌木丛。分布于辽宁、内蒙古、河北等地。

采集方法

本品于秋末冬初采收成熟果实，除去果肉及核壳，收集种子，晒干。

药材性状

本品干燥成熟的种子呈扁圆形或椭圆形，长5～9毫米，宽5～7毫米，厚约3毫米，表面赤褐色至紫褐色，未成熟者色浅或发黄，光滑。一面较平坦，中央有一条隆起线或纵纹，另一面微隆起，边缘略薄，先端有明显的种脐，另一端具微突起的合点，种脊位于一侧不明显。子叶2片，类圆形或椭圆形，呈黄白色，肥厚油润。气微弱，味淡。

药理作用

①镇静、催眠作用：酸枣仁煎剂给大白鼠口服或腹腔注射均表现镇静及嗜睡，无论白天或黑夜，正常状态或咖啡因引起的兴奋状态，酸枣仁均能表现上述作用。②镇痛、抗惊厥、降温作用：用热板法证明，酸枣仁煎剂注射于小白鼠腹腔有镇痛作用，对小鼠无论注射或口服均有降温作用，但不能拮抗实验性电休克。③对心血管系统的影响：酸枣仁可引起血压持续下降，心传导阻滞。

用法用量

内服：煎汤，10～25克；入丸、散。

方剂选用

（1）治虚劳虚烦，不得眠：酸枣仁2000克，甘草50克。知母100克、茯苓100克、芎劳100克，上5味，以水8升，纳诸药煮取3升，分温3服。

（2）治胆虚睡卧不安、心多惊悸：酸枣仁50克，炒熟令香，捣细罗为散。每服10克，以竹叶汤调下，不计时候。

（3）治心脏亏虚，神志不守，恐怖惊惕，常多恍惚，易于健忘，睡卧不宁，梦涉危险，一切心疾：酸枣仁（微炒，去皮）、人参各50克，辰砂25克（研细），乳香0.5克（以乳钵坐水盆中研）。以上4味研和停，炼蜜丸如弹子大。每服1粒，温酒化下，枣汤亦得，空心临卧服。

注意事项

凡有实邪及滑泄者慎服。

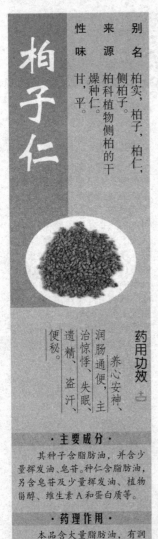

柏子仁

别名
柏实，柏子，柏仁；
侧柏子。

来源
柏科植物侧柏的干
燥种仁。

性味
甘，平。

药用功效

养心安神、主
治惊悸、失眠、
遗精、盗汗、
便秘。
润肠通便，主

·主要成分·

其种子含脂肪油，并含少
量挥发油、皂苷。种仁含脂肪油，
另含皂苷及少量挥发油、植物
甾醇、维生素A和蛋白质等。

·药理作用·

本品含大量脂肪油，有润
肠通便作用。柏子仁的水及乙
醇提取物有镇静作用。

·用法用量·

内服：煎汤，5～15克；
入丸、散。外用：炒研取油涂。

·注意事项·

便溏及痰多者忌服。

植物形态

常绿小乔木，树皮薄，淡
红褐色，常易条状剥落。树枝
向上伸展，小枝扁平，排成一
平面，直展。叶鳞形、质厚、
紧贴在小枝上交互对生，正面
的一对通常扁平。花单性，雌
雄同株；雄花球长圆形，黄色，
生于上年的枝顶上；雌花球长
椭圆形，单生于短枝顶端，由
6～8枚鳞片组成。球果卵状
椭圆形，嫩时蓝绿色，肉质，
被白粉；熟后深褐色，木质。
种子褐色、卵形、无翅或有棱
脊。花期为4～5月，果期为
10～11月。

生长特性

主产于山东、河南、河北、
陕西、湖北、甘肃、云南等地
亦产。

采集方法

本品于冬初种子成熟时收
采，晒干。压碎种皮，簸净，阴干。

药材性状

本品种仁略呈卵形，长
4～7毫米，直径1.5～3毫米。
表面黄白色至淡黄棕色。外有
膜质内种皮，顶端尖，有棕色
小点，基部钝圆。质软，油润，
含大量油质，平断面黄白色。
微臭，味甘香。

方剂选用

（1）治劳欲过度、心血亏
损、精神恍惚、夜多怪梦、怔
忡惊悸、健忘遗泄、常服宁心
定志、补肾滋阴：柏子仁200
克（蒸晒去壳），枸杞子150克
（酒洗晒），麦门冬（去心）、当
归（酒浸）、石菖蒲（去毛洗净）、
茯神（去皮心）各50克，玄参、
熟地（酒蒸）各100克，甘草
25克（去粗皮），先将柏子仁、
熟地蒸过，石器内捣如泥，余
药研末和匀，炼蜜为丸，如梧
桐子大。每服50丸，早晚灯芯
汤或圆眼汤送下。

（2）戢阳气、止盗汗、进
饮食、退经络热：新柏子仁（研），
半夏曲各100克，牡蛎（甘锅
子内火煅，用醋淬7次，焙），
人参（去芦）、白术、麻黄根（慢
火炙，拭去汗）、五味子各50克，
净麸25克（慢火炒），上8味
研为末，枣肉丸如梧子大。空
心米饮下50丸，日服两次。

（3）治老人虚秘：柏子仁、
大麻子仁、松子仁各等份，同研，
熔白蜡丸桐子大。饭前以少黄
丹汤服30丸。

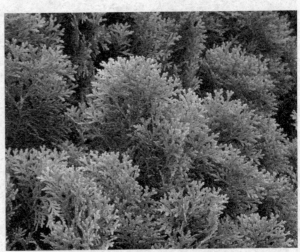

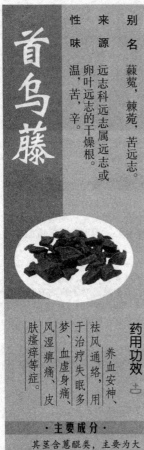

首乌藤

别名 棘菀，棘菀，苦远志。

来源 远志科远志属远志或卵叶远志的干燥根。

性味 温，苦，辛。

药用功效 养血安神、祛风通络，用于治疗失眠多梦、血虚身痛、风湿痹痛，皮肤瘙痒等症。

·主要成分·

其茎含蒽醌类，主要为大黄素、大黄酚或大黄素甲醚，均以结合型存在。茎叶含多种黄酮，亦含蒽醌类化合物，已分得大黄素、大黄素甲醚，并含β-谷甾醇。

·药理作用·

本品有镇静、催眠作用。

·用法用量·

内服：煎汤，10～20克。外用：煎水洗或捣敷。

·注意事项·

躁狂属实火者慎服。

植物形态

多年生缠绕草本。根细长，末端成肥大的块根，外表红褐色至暗褐色。茎基部略呈木质，中空。叶互生，具长柄，叶片狭卵形或心形，长4～8厘米，宽2.5～5厘米，先端渐尖，基部心形或箭形，全缘或微带波状，上面深绿色，下面浅绿色，两面均光滑无毛。托叶膜质，鞘状，褐色，抱茎，长5～7毫米。花小，直径约2毫米，多数，密聚成大形圆锥花序，小花梗具节，基部具膜质苞片；花被绿白色，花瓣状，5裂，裂片倒卵形，大小不等，外面3片的背部有翅；雄蕊8个，比花被短；雌蕊1个，子房三角形，花柱短，柱头3裂，头状。瘦果椭圆形，有3棱，长2～3.5毫米，黑色光亮，外包宿存花被，花被成明显的3翅，成熟时褐色。花期为10月，果期为11月。

生长特性

生长于草坡、路边、山坡石隙及灌木丛中。分布于河南、山东、安徽、江苏、浙江、福建、广东、广西、江西、湖南、湖北、四川、贵州、云南等地。

采集方法

本品于带叶的藤茎于夏秋采收。但商品大都用藤茎，于秋季叶落后割取，除去细枝、残叶，切成长约70厘米的段落，捆成把，晒干。

药材性状

本品藤茎呈长条圆柱形，下短较粗，稍扭曲，有分枝。长短不等。表面紫红色，粗糙，具扭曲的纵皱纹。节部略膨大，有侧枝痕。外皮菲薄，可剥离；质脆易折断，断面皮部紫红色，木部黄白色或淡棕色，导管孔多数明显，髓部疏松，类白色。无臭，味微苦涩。

方剂选用

（1）治彻夜不寐，间日轻重，如发疟：首乌藤20克（切）、珍珠母40克、龙齿10克、柴胡5克（醋炒）、薄荷5克、生地30克、当归身10克、白芍7.5克（酒炒）、丹参10克、柏子仁10克、夜合花10克、沉香2.5克、红枣10枚，水煎服。

（2）治腋疽：首乌藤、鸡矢藤叶各适量，捣烂，敷患处。

（3）治痔疮肿痛：首乌藤、假蒌叶、杉木叶各适量，煎水洗患处。

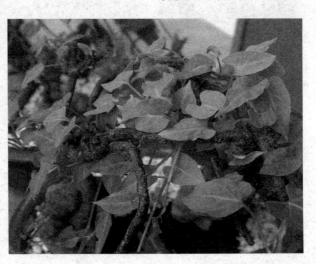

远志

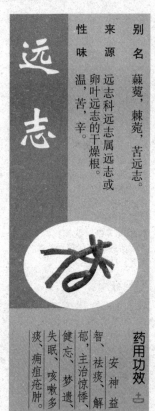

别名 蕀菀，棘菀，苦远志。

来源 远志科远志属远志或卵叶远志的干燥根。

性味 温，苦，辛。

药用功效 安神益智，祛痰，解郁，主治惊悸、失眠、咳嗽多痰、痈疽疮肿。健忘、梦遗、

·主要成分·

其根含皂苷，水解后可分得两种皂苷元结晶，远志皂苷元A和远志皂苷元B。近又从本植物和同属美远志的根中分离出一种皂苷叫叶远志素，即2β，27-二羟基-23-羧基齐墩果酸的3-β-葡萄糖苷。另含远志醇、N-乙酰氨基葡萄糖、生物碱细叶远志定碱、脂肪油、树脂等。

·采集方法·

春季出苗前或秋季地上部分枯萎后挖取根部，除去残基及泥土，阴干或晒干。

·用法用量·

内服：煎汤，5～15克；浸酒或入丸、散。

·注意事项·

心肾有火，阴虚阳亢者忌服。

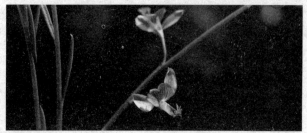

植物形态

远志为多年生草本，高25～40厘米。根圆柱形。茎丛生，径约1毫米，上部绿色。叶互生，线形或狭线形，先端渐尖，基部渐狭，全缘，中脉明显，无毛或稍被柔毛；无柄或近无柄。总状花序偏侧状，长5～12厘米；花淡蓝色；萼5片，3片较小，线状披针形，两侧2片花瓣状，长圆状倒卵形，稍弯斜；花瓣2片，基部合生，两侧瓣为歪倒卵形，中央花瓣较大，呈龙骨状，顶端着生流苏状的附属物；雄蕊8个，花丝基部愈合呈鞘状；雌蕊1个，子房倒卵形，扁平，2室，花柱弯曲，柱头2裂。蒴果扁平，圆状倒心形，长、宽4～5毫米，绿色，光滑，边缘狭翅状，基部有宿存的花萼，种子卵形，微扁，棕黑色，密被白色绒毛。花期为5～7月，果期为6～8月。

生长特性

生于向阳山坡或路旁。分布于东北、华北、西北地区及山东、安徽、江西、江苏等地。

药材性状

本品于根呈圆柱形，中空，拘挛不直，长3～12厘米，直径0.3～1厘米。表面灰色或灰黄色。全体有密而深陷的横皱纹，有些有细纵纹及细小的疙瘩状根痕。质脆易断，断面黄白色、较平坦，微有青草气，味苦微辛，有刺喉感。远志肉多已破碎。肉薄，横皱纹较少。远志棍细小，中间有较硬的淡黄色木心。

药理作用

①祛痰作用：远志含植物皂苷，能刺激胃黏膜，引起轻度恶心，因而反射地增加支气管的分泌而有祛痰作用。②对子宫作用：我国西北之远志煎剂对离体豚鼠、家兔、猫、犬之未孕及已孕子宫均有兴奋作用，静脉注射6.6%煎剂3～6毫升对孕狗在位子宫也有明显的兴奋作用。③溶血作用：远志和桔梗相似，含有皂苷，亦有溶解红细胞的作用，溶血作用强度为：远志＞美远志＞桔梗，远志肉（皮部）比远志木的溶血作用强。

方剂选用

（1）治心气不足、五脏不足，甚者忧愁悲伤不乐、忽忽喜忘、朝瘥暮剧、暮瘥朝发、发则狂眩：菖蒲、远志（去心）、茯苓各1克，人参150克。上4味，捣下筛，服食，每日3次，蜜和丸如梧桐子，服6～7丸。

（2）治神经衰弱、健忘心悸、多梦失眠：远志（研粉），每服5克，每日两次，米汤冲服。

（3）治久心痛：远志（去心）、菖蒲（细切）各50克，上2味，粗捣筛，每服15克，水煎，去滓，不拘时温服。

（4）治痈疽、发背、疖毒，恶候浸大，不问虚实寒热：远志（汤洗去泥，捶去心）为末，酒适量，调末15克，澄清饮之，以滓敷病处。

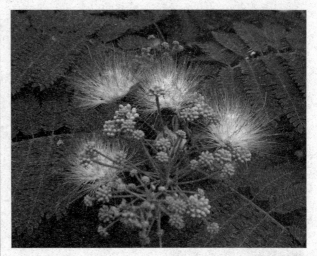

合欢皮

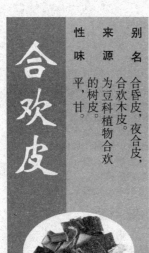

别名 合昏皮，夜合皮，合欢木皮。

来源 为豆科植物合欢的树皮。

性味 平，甘。

药用功效 解郁、和血、宁心，主治心神不安、忧郁痛肿、肺痈、痈肿、瘰疬、筋骨折伤。

·主要成分·

其树皮含皂苷、鞣质等。种子含合欢氨酸和S-（2-羧乙基）-L-半胱氨酸等氨基酸。新鲜叶含维生素C。同属植物楹树的皮含三萜皂苷，称作合欢催产素。

·方剂选用·

（1）治咳有微热，烦满，胸心甲错，是为肺痈：合欢皮手掌大1片，细切，以水3升，煮取1升，分3次服用。

（2）治肺痈久不敛口：合欢皮、白蔹各适量，2味同煎服。

（3）治打扑伤损筋骨：合欢皮200克（炒干，末之），麝香、乳香各5克，每服15克，温酒调，不饥不饱时服。

（4）治打扑伤骨折：合欢皮200克（锉碎，炒令黄微黑色），芥菜籽50克（炒），上研为细末，酒调，临夜服；粗滓敷疮上，扎缚之。

（5）治蜘蛛咬疮：合欢皮，捣为末，和铅下墨，生油调涂。

植物形态

落叶乔木，高达10米以上。树干灰黑色；小枝无毛，有棱角。2回双数羽状复叶，互生；总叶柄长3～5厘米；叶长9～23厘米，羽片5～15对；小叶11～30对，无柄；小叶片镰状长方形，长5～12毫米，先端短尖，基部截形，不对称，全缘，有缘毛，下面中脉具短柔毛，小叶夜间闭合；托叶线状披针形。头状花序生于枝端，总花梗被柔毛；花淡红色；花萼筒状，长约2毫米，先端5齿裂，外被柔毛；花冠漏斗状，长约6毫米，外被柔毛，先端5裂，裂片三角状卵形；雄蕊多数，基部结合，花丝细长，上部淡红色，长约为花冠管的3倍以上；子房上位，花柱几与花丝等长，柱头圆柱状。荚果扁平，长8～15厘米，宽1～2.5厘米，黄褐色，嫩时有柔毛，后渐脱落，通常不开裂。种子椭圆形而扁，褐色。花期为6～8月，果期为8～10月。

生长特性

生长于山坡、路旁，常栽培于庭园。分布于华南、西南、华东、东北及河北、河南、湖北等地。

采集方法

本品于夏秋间采，剥下树皮，晒干。

药材性状

本品干燥的树皮，呈筒状或半筒状，长达30厘米以上，厚1～2毫米。外表面粗糙，灰绿色或灰褐色，散布横细裂纹，稍有纵皱纹，皮孔圆形或长圆形，带棕红色。内表面淡棕色或淡黄色，有细密纵纹。质硬而脆，断面淡黄色，纤维状。气微香，味淡。

药理作用

在离体试验中，合欢催产素在豚鼠或人的子宫处于安静时，可使其收缩；而在子宫有自发活动时，则可增进其收缩力或频率；对豚鼠离体小肠，则即使高浓度也不引起收缩。

用法用量

内服：煎汤，7.5～15克；入散剂。外用：研末调敷。

注意事项

孕妇慎用。

灵芝

别名 赤芝，红芝，木灵芝，菌灵芝，万年蕈，灵芝草。

来源 为多孔菌科赤芝或紫芝的干燥子实体。

性味 温，淡。

药用功效 益精、补气、祛风、咳嗽、主治肾虚劳、失眠、气喘、消化不良。

·主要成分·

其主要含氨基酸、多肽、蛋白质、真菌溶菌酶以及糖类、麦角甾醇、三萜类、香豆精苷、挥发油、硬脂酸、苯甲酸、生物碱、维生素B2及维生素C等；孢子还含甘露醇、海藻糖等。

植物形态

菌盖木栓质，肾形，红褐、红紫或暗紫色，具漆样光泽，有环状棱纹和辐射状皱纹，大小及形态变化很大，大型个体的菌盖为20厘米×10厘米，厚约2厘米，一般个体为4厘米×3厘米，厚0.5～1厘米，下面有无数小孔，管口呈白色或淡褐色，每毫米内有4～5个，管口圆形，内壁为籽实层，孢子产生于担子顶端。菌柄侧生，极少偏生，长于菌盖直径，紫褐色至黑色，有漆样光泽，坚硬。孢子卵圆形，壁两层，内壁褐色，表面有小疣，外壁透明无色。

生长特性

夏秋季多生于林内阔叶树的木桩旁或木头、立木、倒木上，有时也生于针叶树上。有栽培。

采集方法

本品于全年采收，除去杂质，剪除附有朽木、泥沙或培养基质的下端菌柄，阴干或以40～50℃烘干。

药材性状

本品菌盖木栓质，肾形，红褐、红紫或暗紫色，具漆样光泽，有环状棱纹和辐射状皱纹。菌柄侧生，极少偏生，长于菌盖直径，紫褐色至黑色，有漆样光泽，坚硬。孢子卵圆形，壁两层，内壁褐色，表面有小疣，外壁透明无色。

药理作用

据动物试验，对小白鼠有镇静、镇痛作用。可提高小白鼠耐寒、耐缺氧能力，并推迟其死亡时间。以灵芝为主，配以白术、田七、川芎等中药，则能显著提高动物的存活率，并能帮助动物渡过放射病极期而使白细胞较早恢复。受照射动物服用灵芝后可增进食欲，改善精神状态。正常人口服灵芝20克，能降低心率。

用法用量

内服：研末，2.5～5克；浸酒服。

方剂选用

（1）治积年胃病：灵芝2.5克，切碎，用老酒浸泡服用。

（2）神经衰弱、高血压：灵芝6～9克，水煎服。

（3）迁延性肝炎：灵芝6克、甘草4.5克，水煎服。

（4）慢性气管炎：灵芝9克、南沙参、北沙参各6克，百合9克，水煎服。

（5）过敏性哮喘：灵芝16克、半夏3.5克、苏叶6克、厚朴3克、茯苓9克，水煎冰糖，一日2～3次，分服。

注意事项

畏扁青、茵陈蒿。

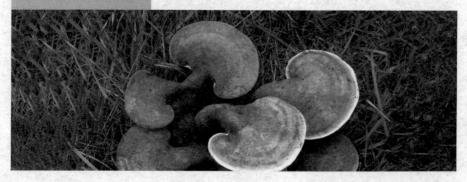

第十五章　补虚类

　　以补充人体精微物质、增强机能，从而提高人体抗病能力、消除虚弱症候为主要功效的药物，称为补虚药。所谓虚证，不外乎气虚、血虚、阴虚、阳虚四种，与之相对应，补虚药则分为补气、补血、补阴、补阳四类。

　　补气药:主要用来治疗气虚证的药物。气虚归结于脏腑，肺主一身之气，脾为气血生化之源，故临床多与肺、脾两脏关系密切。使用本类药物，应注意补中有行，即补气之中酌加行气之品，避免呆补滞气。

　　补阳药：主要用来治疗阳虚证的药物。肾阳为一身阳气之本，诸脏阳虚多本于肾阳不足，故补阳药多与肾脏关系密切。但本类药物多偏温燥，阴虚火旺者应避免妄用。

　　补血药：主要用来治疗血虚证的药物。血虚日久，常可导致阴虚，阴、血关系密切，故补血同时常用补阴药，补阴以生血。又血能载气，气能生血，气、血密不可分，因而补血往往与补气共施，补气以生血。但本类药物多偏于滋腻，使用时一定要注意避免妨碍胃气。

　　补阴药:主要用来治疗阴虚证的药物。阴虚归结于脏腑，主要与肺、胃、肝、肾四脏关系密切。又由于阴阳互根，阴虚日久，常可及阳而见阳浮、内热之证。故补阴同时应注意制阳。且本类药物多具滋腻之性，使用时仍应注意防止碍于脾胃运化，避免呆补。

　　总之，补虚药适用于确有所虚者，对于邪盛之实证，应避免轻用。即使扶正以驱邪，也应选准时机，避免滥补，造成"闭门留寇"。

补气药

本节药物主治气虚症。肺主一身之气，脾为气血生化之源，故临床多与肺、脾两脏关系密切。用药时应注意补中有行，即补气之中酌加行气之品，避免呆补滞气。

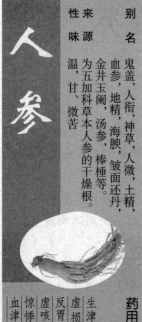

人参

别名

鬼盖，人衔，神草，人微，土精，地精，海腴，人葠，坡面还丹，金井玉阑，汤参，棒棰等。

来源

为五加科草本人参的干燥根。

性味

温，甘、微苦。

药用功效

大补元气、固脱、生津、安神，治劳伤虚损、食少、倦息、反胃吐食、大便滑泄、虚咳喘促、自汗暴脱、惊悸、健忘、一切气血津液不足之证。

·主要成分·

其主要含多种皂苷类，此外尚含人参炔醇、β－榄香稀等挥发性成分，以及单糖（葡萄糖、果糖等），双糖（蔗糖、麦芽糖等），三聚糖、低分子肽、多种氨基酸（苏氨酸、β－氨基丁酸、β－氨基异丁酸），延胡索酸、琥珀酸、马来酸等。

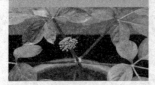

植物形态

多年生草本，高达60厘米。主根肥大，肉质，圆柱状，常分枝；须根长，有多数小疣状物；根茎上有茎痕，有时生数条不定根。茎直立，绿色，细圆柱形，光滑无毛。叶轮生于茎端，数目依生长年限而不同，初生时为1枚3出复叶，二年生者为1枚5出掌状复叶，三年生者为2枚5出掌状复叶，四年生者为3枚，以后逐年增多，最后增至6枚；叶具长柄；小叶卵形或倒卵形，复叶基部的小叶较小，长2~3厘米，宽1~1.5厘米。总花梗由茎端叶柄中央抽出，长7~20厘米，顶生伞形花序，有十余朵或数十朵淡黄绿色的小花，通常在第四年开始开花；花有梗，两性及雄性；萼绿色，6裂；花瓣6片，先端尖；雄蕊5个；子房下位，2室，花柱2个，在两性花中离生，在雄花中合生成中空的筒状。浆果状核果，肾形，成熟时鲜红色，每室含种子1枚。种子白色，扁平圆卵形，一侧平截。花期为6~7月，果期为7~9月。

生长特性

生于茂密的林中。分布于黑龙江、吉林、辽宁和河北北部的深山中。

采集方法

本品于5~9月间采挖。拨松泥土，将根及须根细心拔出，防止折断，去净泥土、茎叶。

药材性状

本品主根（参体）呈圆柱形，表面淡黄色，上部有断续的横纹。根茎（芦头）长2~6厘米，直径0.5~1.6厘米，有稀疏的碗状茎痕（芦碗）及一至数条不定根（参须）。支根2~6条，末端多分枝，有许多细长的须状根。断面平坦，透明角质状。气香，味苦。

药理作用

人参对机体功能和代谢具有双向调节作用，这种双向调节主要是向着有利于机体功能恢复和加强的方向进行。人参主要是预防和治疗机体功能低下，由于人参靶器官较多，尤其适用于各器官功能趋于全面衰退的老年人，是老年人的理想保健用药。

用法用量

内服：煎汤，2.5~15克，大剂15~50克；亦可熬膏或入丸、散。

方剂选用

（1）治营卫气虚、脏腑怯弱、心腹胀满、全不思食、肠鸣泄泻、呕吻吐逆：人参（去芦）、白术、茯苓（去皮）、甘草（炙）各等份，为细末，每服10克，水煎，通口服，不拘时，入盐少许，白汤点亦得。常服温和脾胃，进益饮食，辟寒邪瘴雾气。

（2）治胃虚冷、中脘气满、不能传化、善饥不能食：人参末10克，生附子末2.5克，生姜0.5克（切碎），和匀，用水煎，以鸡蛋1枚取清，打转，空腹顿服。

（3）治肺虚久咳：人参末100克，鹿角胶（炙，研）50克，每服15克，用薄荷、豉汤、葱少许，煎沸，遇咳时，温服。

注意事项

实证、热证患者忌服。

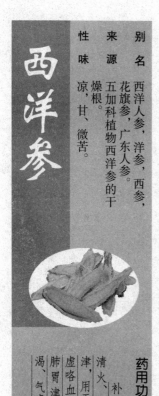

西洋参

别名 西洋人参，洋参，西参，花旗参，广东人参，

来源 五加科植物西洋参的干燥根。

性味 凉，甘、微苦。

药用功效

补肺阴、养胃生津，用于治疗肺虚咯血、潮热、肺胃津亏、烦渴，气虚等症。

·主要成分·

其根茎含人参皂苷Ro、Rb1、Rb2、Rc、Rd、Re、Rg1以及假人参皂苷F11，尚含精氨酸、天冬氨酸等18种氨基酸，又含挥发油、树脂等。

·药理作用·

动物实验中对动物大脑有镇静作用，对生命中枢则有中度的兴奋作用。

·方剂选用·

治肠红：西洋参蒸桂圆服之。

·注意事项·

中阳衰微、胃有寒湿者忌服。

植物形态

多年生草本，全体无毛。根肉质，纺锤形，有时呈分枝状。根茎短。茎圆柱形，长约25厘米，有纵条纹，或略具棱。掌状5出复叶，通常3～4枚，轮生于茎端；叶柄长5～7厘米；小叶片膜质，广卵形至倒卵形，长4～9厘米，宽2.5～5厘米，先端突尖，边缘具粗锯齿，基部楔形，最下两小叶最小；小叶柄长约1.5厘米，最下二小叶柄较短或近于无柄。总花梗由茎端叶柄中央抽出，较叶柄稍长或近于等长；伞形花序，花多数，花梗细短，基部具卵形小苞片1枚；萼绿色，钟状，先端5齿裂，裂片钝头，萼筒基部有三角形小苞片1枚；花瓣5，绿白色，矩圆形；雄蕊5个，花丝基部稍宽，花药卵形至矩圆形；雌蕊1个，子房下位，2室，花柱2枚，上部分离呈叉状，下部合生；花盘肉质状。浆果扁圆形，成对状，熟时鲜红色，果柄伸长。花期为7月，果期为9月。

生长特性

原产于北美洲，我国亦有栽培。

采集方法

本品于选取生长3～6年的根，于秋季挖采，除去分枝、须尾，晒干。喷水湿润，去外皮，再用硫黄熏之，晒干后，其色白起粉者，称为"粉光西洋参"。挖起后即晒干或烘干者，为"原皮西洋参"。

药材性状

本品干燥根略呈圆柱形而带纺锤状，长2～6厘米，直径0.5～1厘米，外表现细横纹及不规则的纵皱，顶端的细纹较密而呈环状。折断面平坦，淡黄色，有暗色形成层环，并散有多数红棕色树脂管及细管。由于加工不同，一般分为粉光西洋参及原皮西洋参，每类又因野生和栽培而有不同。①粉光西洋参：野生者形较小，或有分枝，色白而光，外表横纹细密。体轻，气香而浓，味微甜带苦。栽培者皮色白，细纹不及野生者紧密。体重质坚而味淡。②原皮西洋参：野生者形粗如大拇指，或较小。外表土黄色，横纹色黑而细密，内部黄白色。体质轻松，气香味浓，品质优良。栽培者形与野生者相似，但外皮淡黄，皮细，横纹不黑而较疏。体质结实而沉重，味较淡。

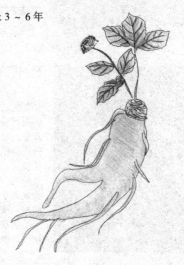

党参

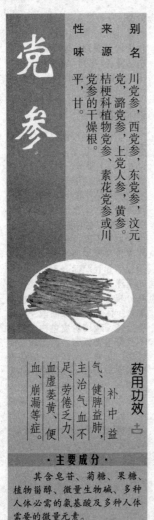

别名

川党参，西党参，东党参，汶元党，潞党参，上党人参，黄参。桔梗科植物党参、素花党参或川党参的干燥根。

来源

性味

平，甘。

药用功效

补中益气、健脾益肺。主治气血不足、劳倦乏力，血虚萎黄、便血、崩漏等症。

·主要成分·

其含皂苷、菊糖、果糖、植物甾醇、微量生物碱、多种人体必需的氨基酸及多种人体需要的微量元素。

植物形态

多年生草本。根长圆柱形，直径1~1.7厘米，顶端有一膨大的根头，具多数瘤状的茎痕，外皮乳黄色至淡灰棕色，有纵横皱纹。茎缠绕，长而多分枝，下部疏生白色粗糙硬毛，上部光滑或近于光滑。叶对生、互生或假轮生：具柄，叶柄长0.5~4厘米，被疏柔毛：叶片卵形或广卵形，先端钝或尖，基部截形或浅心形，全缘或微波状，上面绿色，被粗伏毛，下面粉绿色，密被疏柔毛。花单生，具细花梗；花萼绿色，具5裂片，裂片长圆状披针形，先端钝，光滑或稍被茸毛；花冠广钟形，直径2~2.5厘米，淡黄绿色，且有淡紫堇色斑点，先端5裂，裂片三角形至广三角形，直立；雄蕊5，花丝中部以下扩大；子房上位，3室，胚珠多数，花柱短，柱头3，极阔，呈漏斗状。蒴果圆锥形，3室，有宿存花萼。种子小，褐色有光泽。花期为8~9月，果期为9~10月。

生长特性

生于山地灌木丛中及林缘，分布于东北及河北、河南、山西、陕西、甘肃、内蒙古、青海等地。

采集方法

本品于秋季采挖，洗净，晒干。

药材性状

本品党参：呈长圆柱形，稍弯曲。表面黄棕色至灰棕色，根头部有多数疣状突起的茎痕及芽，每个茎痕的顶端呈凹下的圆点状；根头下有致密的环状横纹，向下渐稀疏，有的达全长的一半，栽培品环状横纹少或无；全体有纵皱纹及散在的横长皮孔，支根断落处常有黑褐色胶状物。质稍硬或略带韧性，断面稍平坦，有裂隙或放射状纹理，皮部淡黄白色至淡棕色，木部淡黄色。有特殊香气，味微甜。素花党参：表面黄白色至灰黄色，根头下致密的环状横纹常达全长的一半以上。断面裂隙较多，皮部灰白色至淡棕色，木部淡黄色。川党参：表面灰黄色至黄棕色，有明显不规则的纵沟。质较软而结实，断面裂隙较少，皮部黄白色，木部淡黄色。

药理作用

党参能增强网状内皮系统，补血，影响肾上腺皮质的功能，抗疲劳，影响环磷酸腺苷，抗高温，影响心血管系统，调节胃肠道，促进凝血，升高血糖，促进细胞免疫作用。有实验证明，党参对脑膜炎球菌、白喉杆菌、卡他球菌、副大肠杆菌及大肠杆菌有不同程度的抑制作用，但又有人认为，党参对嗜盐菌、大肠杆菌等反而有加速其生长的作用。

用法用量

内服：煎汤，15~25克，大剂50~100克；熬膏或入丸、散。

方剂选用

（1）清肺金，补元气，开声音，助筋力：党参500克、沙参250克、桂圆肉200克，水煎浓汁，滴水成珠，用瓷器盛贮，每用一酒杯，空腹滚水冲服。冲入煎药亦可。

（2）治泻痢与产育气虚脱肛：党参（去芦，米炒）10克，炙耆、白术（净炒）、肉蔻霜、茯苓各7.5克，怀山药（炒）10克，升麻（蜜炙）3克，炙甘草3.5克，加生姜2片煎，或加制附子2.5克。

（3）治服寒凉峻剂，以致损伤脾胃、口舌生疮：党参（焙）、黄芪（炙）各10克，茯苓5克，甘草（生）2.5克，白芍3.5克，水煎，温服。

注意事项

不能与含藜芦制品同服。

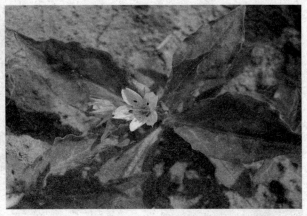

太子参

别名 孩儿参，童参。

来源 为石竹科孩儿参的块根。

性味 平，甘、微苦。

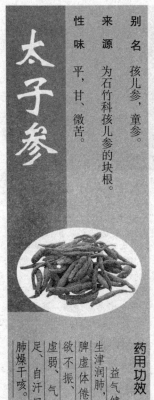

药用功效

益气健脾、生津润肺，主治脾虚体倦、食欲不振、病后虚弱、气阴不足、自汗口渴、肺燥干咳。

·主要成分·

其主要含有太子参皂苷A，棕榈酸、亚油酸、B-谷甾醇等。还含有糖、磷、脂、氨基酸、挥发油及微量元素锰、铁、铜、锌、钴、钼等。

·药理作用·

现代药理研究证明本品有抗疲劳、抗应激作用，并有促进免疫及延长寿命的作用。所含太子参皂苷A有抗病毒作用。

·用法用量·

内服：煎汤，10～20克。

·注意事项·

痰阻湿滞者不宜用。

植物形态

多年生草本，高15～20厘米。块根长纺锤形。茎下部紫色，近四方形，上部近圆形，绿色，有2列细毛，节略膨大。叶对生，略带内质，下部叶匙形或倒披针形。先端尖，基部渐狭，上部叶卵状披针形至长卵形，茎端的叶常4枚相集较大，成十字形排列，边缘略呈波状。花腋生，二型：闭锁花生茎下部叶腋，小形，花梗细，被柔毛；萼片4个；无花瓣。普通花1～3朵顶生，白色；花梗长1～4厘米，紫色；萼片5片，披针形，背面有毛；花瓣5片，倒卵形，顶端2齿裂；雄蕊10个，花药紫色；雌蕊1个，花柱3个，柱头头状。蒴果近球形，熟时5瓣裂。种子扁圆形，有疣状突。

生长特性

生于林下富腐殖质的深厚土壤中。分布于华东、华中、华北、东北和西北等地。

采集方法

本品于夏季茎叶大部分枯萎时采挖，洗净，除去须根，置沸水中略烫后晒干或直接晒干。

药材性状

本品干燥块根呈细长条形或长纺锤形，长2～6厘米，直径3～6毫米。表面黄白色，半透明，有细皱纹及凹下的须根痕，根头钝圆，其上常有残存的茎痕，下端渐细如鼠尾。质脆易折断，断面黄白色而亮，直接晒干的断面为白色，有粉性。气微，味微甘。

方剂选用

（1）治结肠癌手术后便多、便溏、纳呆神疲、苔白腻、脉虚细：太子参、石斛、蟑螂、谷芽、麦芽各12克，焦白术、茯苓各9克，炙甘草、川连各3克，煨木香4.5克，白花蛇舌草30克，龙葵18克，佛手6克，水煎服，每日1剂。

（2）活血化痰，行瘀散结：太子参、黄芪、丹参、郁金、凌霄花、桃仁、八月札、制香附各9克，炙鳖甲12克，全虫6克，水煎服，每日1剂。

（3）治虚证不寐：北五味子6克，珠麦冬12克，太子参、茯苓、茯神各9克，桂圆肉、当归各9克，生龙骨12克，生牡蛎18克，炙远志6克，柏子仁、炒枣仁各15克，夜交藤30克，炙甘草2.5克，水煎服，每日1剂。益气养心，补血安神。

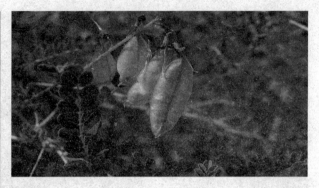

黄芪

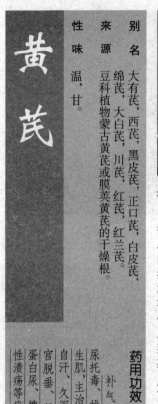

别名

大有芪，西芪，黑皮芪，正口芪，绵芪，大白芪，川芪，红芪，红兰芪，白皮芪，

来源

豆科植物蒙古黄芪或膜荚黄芪的干燥根。

性味

温，甘。

药用功效

补气固表、利尿托毒、排脓、敛疮生肌，主治气血虚弱，自汗、久泻脱肛、子宫脱垂、肾炎浮肿、蛋白尿、糖尿病、慢性溃疡等症。

·主要成分·

其含黄酮类成分，包括毛蕊异黄酮、3-羟基-9，10-二甲氧基紫檀烷，还含黄芪皂苷Ⅰ，黄芪皂苷Ⅴ，黄芪皂苷Ⅲ。

·注意事项·

内有积滞、疮疡者不宜用。

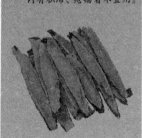

植物形态

多年生草本。茎直立，上部有分枝。奇数羽状复叶互生，小叶12～18对；小叶片广椭圆形或椭圆形，下面被柔毛；托叶披针形。总状花序腋生；花萼钟状，密被短柔毛，具5萼齿；花冠黄色，旗瓣长圆状倒卵形，翼瓣及龙骨瓣均有长爪；雄蕊10个；子房有长柄。荚果膜质，半卵圆形，无毛。花期为6～7月，果期为7～9月。

生长特性

生于向阳草地及山坡。原主产于内蒙古、山西及黑龙江，现广为栽培。

采集方法

本品于春秋季采挖，除去泥土、须根及根头，晒至六七成干，理直扎捆后晒干。

药材性状

本品根圆柱形，有的有分枝，上端较粗，略扭曲，长30～90厘米，直径0.7～3.5厘米。表面淡棕黄色至淡棕褐色，有不规则纵皱纹及横长皮孔，栓皮易剥落而露出黄白色皮部，有的可见网状纤维束。质坚韧，断面强纤维性。气微，味微甜，有豆腥味。

药理作用

黄芪含有黄芪苷类和多糖类等化学成分，在脑血管方面具有多种药理作用。能抑制血小板聚集，降低血黏稠度及凝固性，松弛平滑肌，扩张脑血管，降低血管阻力，改善血液循环，尤其是改善微循环，可以抑制动脉血栓的形成；能有效地降低脂质过氧化作用，有较强的清除自由基的作用，进而可减轻中风缺血引起的损伤。

用法用量

煎服，9～30克。

方剂选用

（1）治小便不通：黄芪10克，加水2碗，煎成1碗，温服。小儿减半。

（2）治酒疸黄疾（醉后感寒，身上发赤、黑、黄斑）：黄芪30克，木兰50克，共研细，每服少许。一日服3次，酒送下。

（3）治白浊：盐炒黄芪25克，茯苓50克，共研细，每服5克。

（4）治血淋：黄芪、黄连等份为末，加面糊做成丸子，如绿豆大。每服30丸。

（5）治吐血：黄芪10克，紫背浮萍25克，共研为末。每服5克，姜蜜水送下。

（6）治咳脓咯血、咽干：黄芪200克，甘草50克，共研为末。每服10克，热水送下。

（7）治肺痈。黄芪10克研细，每取10克煎汤服。一天可服3～4次。

白术

别名 术，山芥，山姜，山连。

来源 为菊科植物白术的干燥根茎。

性味 温，苦，甘。

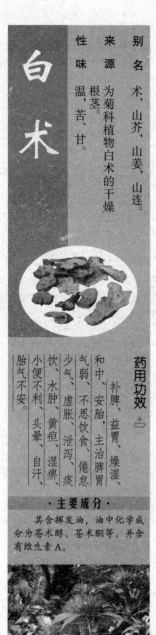

· 主要成分 ·

其含挥发油，油中化学成分为苍术醇、苍术酮等，并含有维生素A。

药用功效

补脾、益胃、燥湿、和中、安胎，主治脾胃气弱、不思饮食、倦怠少气、虚胀、泄泻、痰饮、水肿、黄疸、湿痹、小便不利、头晕、自汗、胎气不安。

植物形态

多年生草本，高30～80厘米。根茎粗大，略呈拳状。茎直立，上部分枝，基部木质化，具不明显纵槽。单叶互生。头状花序顶生，直径2～4厘米；总苞钟状，总苞片7～8列，膜质，覆瓦状排列；基部叶状苞1轮，羽状深裂，包围总苞；花多数，着生于平坦的花托上；花冠管状，下部细，淡黄色，上部梢膨大，紫色，先端5裂，裂片披针形，外展或反卷；雄蕊5个，花药线形，花丝离生；雌蕊1个，子房下位，密被淡褐色绒毛，花柱细长，柱头头状，顶端中央有1浅裂缝。瘦果长圆状椭圆形，微扁，长约8毫米，径约2.5毫米，被黄白色绒毛，顶端有冠毛残留的圆形痕迹。花期为9～10月，果期为10～11月。

生长特性

原生于山区丘陵地带，野生种在原产地几已绝迹。现广为栽培。

采集方法

本品于霜降至立冬期间采挖，除去茎叶和泥土，烘干或晒干，再除去须根即可。

药材性状

本品为不规则的肥厚团块，长3～13厘米，直径1.5～7厘米。表面灰黄色或灰棕色，有瘤状突起及断续的纵皱和沟纹，并有须根痕，顶端有残留茎基和芽痕。质坚硬不易折断，断面不平坦，黄白色至淡棕色，有棕黄色的点状油室散在；烘干者断面角质样，色较深或有裂隙。气清香，味甘、微辛，嚼之略带黏性。

药理作用

①对肠胃运动的影响：大剂量白术水煎剂能促进小鼠的胃肠运动。较小剂量对离体豚鼠回肠平滑肌收缩有较轻度抑制作用，较大剂量则可加强回肠平滑肌的收缩。②抑制子宫平滑肌的作用：白术的醇提取物与石油醚提取物对未孕小鼠离体子宫的自发性收缩及催产素、益母草引起的子宫兴奋性收缩均呈显著抑制作用，随药物浓度增加而增强。③延缓衰老作用：白术煎剂可提高小鼠全血谷胱甘肽过氧化物酶（GSH-Px）活力，降低红细胞中丙二醛含量，并有一定的延缓衰老作用。白术能提高12月龄以上小鼠红细胞超氧化物歧化酶（SOD）的活性，抑制小鼠脑单胺氧化酶B（MAO-B）活性，对抗红细胞自氧化溶血，且有清除自由基作用。

用法用量

内服：煎汤，7.5～15克；熬膏或入丸、散。

方剂选用

（1）治虚弱枯瘦，食而不化：白术（酒浸，九蒸九晒）、菟丝子（酒煮吐丝，晒干）各500克，共为末，炼蜜丸如梧子大。每服15克。

（2）治脾虚胀满：白术100克、陈皮200克，为末，酒糊丸，梧子大。每食前木香汤送下30丸。

（3）治痞，消食强胃：枳实（麸炒黄色）50克、白术100克，为极细末，荷叶裹烧饭为丸，如绿豆一倍大。每服50丸，白汤下，不拘时，量所伤多少，加减服之。

（4）服食滋补，止久泻痢：上好白术500克，切片，入瓦锅内，水淹过，文武火煎至一半，倾汁入器内，以渣再煎，如此3次，取前后汁同熬成膏，入器中一夜，倒去上面清水，收之。每服2～3匙，蜜汤调下。

（5）治脾虚泄泻：白术50克、芍药25克（冬月不用芍药，加肉豆蔻，泄者炒），为末，粥丸。

注意事项

阴虚燥渴、气滞胀闷者忌服。

山药

别　名　怀山药，淮山药，山菇。

来　源　薯蓣科薯蓣的根茎。

性味　平，甘。

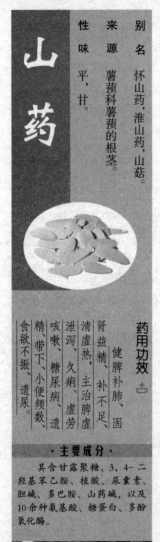

药用功效 ☆

健脾补肺、固肾益精，补不足，主治脾虚泄泻、久痢、虚劳咳嗽、糖尿病、遗精、带下、小便频数、食欲不振、遗尿。

·主要成分·

其含甘露聚糖、3，4—二羟基苯乙胺、植酸、尿囊素、胆碱、多巴胺、山药碱，以及10余种氨基酸、糖蛋白、多酚氧化酶。

植物形态

缠绕草质藤本。茎通常带紫红色。单叶在茎下部互生，中部以上对生；叶片卵状三角形至宽卵状或戟状，变异大，基部深心形，边缘常3浅裂至3深裂。花单性，雌雄异株，成细长穗状花序；蒴果三棱状扁圆形或三棱状圆形，外面有白粉。花期为6～9月，果期为7～11月。

生长特性

生于山坡、山谷林下，溪边、路旁灌丛中或杂草中。主产于河南、河北、湖南、湖北、山西、云南亦产。

采集方法

本品于11～12月采挖，刮去外皮，用硫黄熏好后，晒干或风干成为"毛山药"；再经浸软，搓压成圆柱形，磨光，成为"光山药"。

药材性状

本品毛山药略呈圆柱形，弯曲而稍扁，长15～30厘米，直径1.5～6厘米。表面黄白色或淡黄色，有纵沟、纵皱纹及须根痕，偶有浅棕色外皮残留。体重，质坚实，不易折断，断面白色，粉性。无臭，味淡、微酸，嚼之发黏。光山药呈圆柱形，两端平齐，长9～18厘米，直径1.5～3厘米，表面光滑，白色或黄白色。

药理作用

①对消化系统的影响：山药水煎液具有刺激小肠运动、促进肠道内容物排空作用，对乙酰胆碱及氯化钡引起的离体回肠强直性收缩亦有明显的拮抗作用，能增强小肠吸收功能，抑制血清淀粉酶的分泌，对胆汁及胃液分泌均无明显影响。②降血糖作用：山药水煎剂灌胃可降低正常小鼠的血糖，对四氧嘧啶引起的小鼠糖尿病模型有预防和治疗作用，可明显对抗外源葡萄糖及肾上腺素引起的小鼠血糖升高。③对免疫系统的影响：山药水煎液腹腔注射可显著增加小鼠的脾脏重量，而对胸腺无明显作用，还可显著增强小鼠碳粒廓清作用。山药多糖对小鼠腹腔注射能有效地对抗环磷酰胺的免疫抑制作用。

用法用量

煎汤，干品10～30克。

方剂选用

（1）治子宫脱垂、遗精、脾虚泄泻、消渴：每晨煮食山药120克。

（2）治心腹虚胀、不思饮食等症：山药适量，生的及炒熟的各一半，共研细末，米汤送服，每次服6～10克，每日两次。

（3）固肠止泻，适用于脾虚泄泻：山药20克，粳米30克，共研末煮成糊状食用。

（4）治口渴、尿多、易饥的糖尿病：山药15克，黄连6克（或用天花粉15克），水煎服用。

（5）治食欲不振、大便滑泄、慢性久痢、虚劳咳喘、阴虚劳热、慢性肾炎、男子遗精、妇女白带、小孩消化不良、老人糖尿病等症：山药60克、粳米（或糯米）100～150克，同煮粥，用食盐调味食用。

（6）治大肠滑泄不固、泄泻日久等症：山药粉200克与鸡蛋黄3个调匀，加适量水，煮成糊状食用。

注意事项

感冒、温热、实邪及肠胃积滞者忌用。

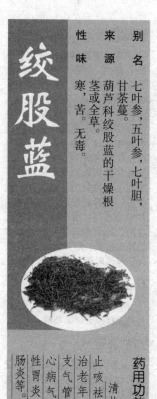

绞股蓝

别名 七叶参，五叶参，七叶胆，甘茶蔓。

来源 葫芦科绞股蓝的干燥根、茎或全草。

性味 寒，苦。无毒。

药用功效 清热解毒、止咳祛痰，主治老年性慢性支气管炎、冠心病气虚、慢性胃炎及慢性肠炎等。

·主要成分·
其含绞股蓝皂苷，另含有黄酮、糖类。

·采集方法·
秋季采收，晒干。

·用法用量·
煎服，3～9克。

·方剂选用·
（1）治疗慢性支气管炎：绞股蓝晒干研成粉，每次6克，吞服，每日3次。

（2）治劳伤虚损、遗精：绞股蓝30克，水煎服，每日1剂。

·注意事项·
少数患者服药后，可能出现恶心、呕吐、腹胀、眼花、耳鸣等症状。

植物形态

多年生攀缘草本。茎细长，节上有毛或无毛，卷须常2裂或不分裂。叶鸟足状，常由5～7小叶组成，小叶片长椭圆状披针形至卵形，有小叶柄，中间小叶片长3～9厘米，宽1.5～3厘米，边缘有锯齿，背面或沿两面叶脉有短硬毛或近无毛。圆锥花序；花小，直径约3毫米；花萼裂片三角形，长约0.5毫米；花冠裂片披针形，长约2毫米；果球形，成熟时黑色。花期为7～8月，果期为9～10月。

生长特性

生于山间阴湿处。主产于安徽、浙江、江西、福建、广东、贵州。

药材性状

本品为干燥收缩，茎纤细灰棕色或暗棕色，表面有纵沟纹，被稀疏茸毛，润湿展开后，叶为复叶，小叶膜质，通常5～7枚，叶柄长2～4厘米被糙毛，侧生小叶卵状长圆形或长圆披针形。先端渐尖，基部楔形，两面被粗毛。味苦，具草腥气。

药理作用

①具降低血脂和抑制肥胖作用：对脂质代谢具明显调节作用。②强壮作用和抗生应激作用：具人参样作用，有强壮补益功效，可以旺盛代谢，有明显的抗疲劳作用，促进生长、提高耐力和对环境改变（如缺氧、高温）的适应能力。③免疫增强作用：对特异性和非特异性免疫均有明显增强作用，可增强巨噬细胞功能、明显提高血清免疫球蛋白含量，增强肿瘤患者T淋巴细胞免疫功能。④保护心脏血管系统的作用：可抑制血小板聚集和血栓素B2（TXB2）的释放，对某些心血管疾病的防治具有一定的意义，能明显减轻缺血心肌组织结构的损伤程度。⑤保护肝脏作用：绞股蓝能够改善肝功能，抑制天门冬氨酸转氨酶（SGOT）和丙氨酸转氨酶（SGPT）值的升高。对肝细胞变性、坏死等均有明显的保护作用，并能促进肝细胞再生。⑥降血糖作用：降低血糖作用和改善糖耐量作用有关。⑦对胃和十二指肠溃疡有保护作用：有促进细胞再生、修复溃疡的作用。⑧抗衰老作用：具有抗脂质过氧化和清除自由基作用，以达到延缓衰老。⑨消除皮质激素副作用：如对类固醇、地塞米松的损伤，绞股蓝有预防和治疗作用。

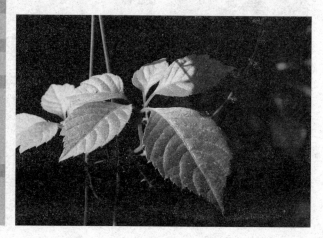

红景天

别名　扫罗玛尔布。

来源　景天科红景天属植物红景天或宽果红景天等的干燥根茎，以全草入药。

性味　寒，甘、涩。

药用功效 🔅

滋补强壮、扶本固正、抗疲劳、抗衰老、耐缺氧、抗寒冷、抗微波辐射等。

· 主要成分 ·

其红景天属植物含有挥发油、果胶、谷甾醇、鞣质、苯三酚、间苯三酚、蒽醌、草酸、氢醌、对苯二酚、阿魏酸、儿茶素、儿茶酸、香豆素、黄酮类和苷类化合物。此外还含有淀粉、蛋白质、脂肪、鞣质、酚类化合物等。

植物形态

多年生草本，株高15～35厘米。根粗壮，直立或倾斜，长20～50厘米，粗1～4厘米，幼根表面淡黄色，老根表面褐色至棕褐色，常具脱落栓皮，断面淡黄色。根茎主轴短粗，顶端分枝多，被多数棕褐色膜质鳞片状叶。花茎直立，丛生，不分枝。叶无柄，长圆状匙形、长圆状菱形或长圆状披针形先端急尖至渐尖，边缘上部具粗锯齿，下部近全缘。聚伞花序，花密集。雌雄异株或杂性异株；萼片4片，少5，披针状线形，长2～3毫米，先端钝；花瓣4片，少5，淡黄色，线状倒披针形或长圆形，先端钝；雄花中雄蕊8个，较花瓣略长，花药黄色；具3～4枚不发育的心皮；雌花中雌蕊心皮4个，花柱外弯，柱头钝。蓇葖果披针形，直立，向外弯曲；种子长圆形至披针形，棕褐色，长约2毫米。

生长特性

生于高山岩石处。分布于西藏等地。

采集方法

本品于在7～9月间采收，拔起全株。

药材性状

本品根茎呈圆柱形，粗短，略弯曲，少数有分枝。表面棕色或褐色，粗糙有褶皱，剥开外表皮有一层膜质黄色表皮且具粉红色花纹；宿存部分老花茎，花茎基部被三角形或卵形膜质鳞片；节间不规则，断面粉红色至紫红色，有一环纹，质轻，疏松。主根呈圆柱形，粗短，长约20厘米，上部直径约1.5厘米，侧根长10～30厘米；断面橙红色或紫红色，有时具裂隙。气芳香，味微苦涩，后甜。

药理作用

本品能增强脑干网状系统的兴奋性，增强对光、电刺激的应答反应，调整中枢神经系统介质的含量，使趋于正常；能促进甲状腺、肾上腺、卵巢的分泌功能；提高肌肉总蛋白含量和RNA的水平，使血液中的血红蛋白质和红细胞数增加，促使负荷肌肉氧化代谢指数正常化；有抗疲劳、抗氧化、抗寒冷、抗微波辐射、提高工作效率等作用。所含红景天素有保肝、抗肿瘤作用。此外，本品尚有抗炎、舒张回肠平滑肌、对抗破伤风毒素等作用。

用法用量

内服：煎汤，5～15克。
外用：捣敷或研末调敷。

方剂选用

（1）治咳嗽：每日切25克左右红景天根部，与茶叶一起冲水饮。

（2）治支气管炎：取250克左右红景天根部，加水用小火提取约500克浸膏，每日1匙，加入1匙蜂蜜，用开水冲服。

注意事项

儿童、孕妇慎用。

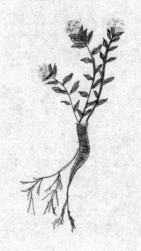

白扁豆

别　名 火镰扁豆，峨眉豆，扁豆子，茶豆。

来　源 豆科植物扁豆的干燥成熟种子。

性　味 微温，甘。

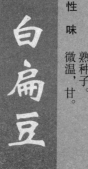

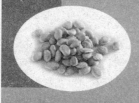

药用功效

健脾化湿、和中消暑，用于治疗脾胃虚弱、食欲不振、大便溏泻，白带过多，暑湿吐泻、胸闷腹胀。

·主要成分·

其种子含蛋白质、脂肪、碳水化合物、钙、磷、铁、植酸、泛酸、锌。尚含豆甾醇、磷脂（主要是磷脂酰乙醇胺）、蔗糖、棉籽糖、水苏糖、葡萄糖、半乳糖、果糖、淀粉、氰苷、酪氨酸酶等。

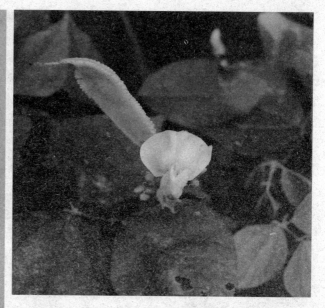

植物形态

一年生缠绕草本。三出复叶，先生小叶菱状广卵形，侧生小叶斜菱状广卵形，长6～11厘米，宽4.5～10.5厘米，顶端短尖或渐尖，两面沿叶脉处有白色短柔毛。总状花序腋生，花2～4朵丛生于花序轴的节上。花冠白色或紫红色；子房有绢毛，基部有腺体，花柱近顶端有白色髯毛。荚果扁，镰刀形或半椭圆形，长5～7厘米，种子3～5颗，白色或紫黑色。花、果期为7～10月。

生长特性

各地有栽培。

采集方法

本品于9～10月摘取成熟果实，晒干，收集种子；生用或微炒用。

药材性状

本品种子扁椭圆形或扁卵圆形。表面淡黄白色或淡黄色，平滑，略有光泽，一侧边缘有隆起的白色半月形种阜。质坚硬，种皮薄而脆，子叶2片，肥厚，黄白色。气微，味淡，嚼之有豆腥气。

药理作用

本品所含植物凝集素B有抗胰蛋白酶活性的作用。所含凝集素A为毒性成分，可引起肝坏死。

用法用量

内服：煎汤，15～30克；入丸、散。

方剂选用

（1）治伏暑引饮、口燥咽干，或吐或泻：白扁豆（微炒）、厚朴（去皮，姜汁炙）、香薷（去土）各10克，水适量，入酒少许，煎，沉冷。不拘时服。一方加黄连姜汁炒黄色，如有抽搐，加羌活。

（2）治慢性肾炎、贫血：白扁豆30克，红枣20粒，水煎服。

注意事项

患寒热病者、患疟者忌用。

甘草

别名

蜜草，甜草，灵通，国老，甜甘草，粉甘草，胀果甘草或光果甘草。

来源

豆科甘草的干燥根及根茎。

性味

平，甘。

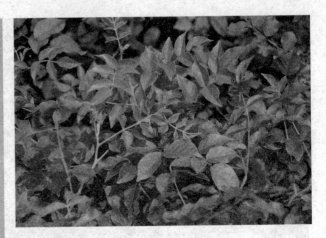

植物形态

多年生草本，高 30 ~ 70 厘米，罕达 1 米，根茎圆柱状；主根甚长，粗大，外皮红褐色至暗褐色。茎直立，稍带木质，被白色短毛及腺鳞或腺状毛。单数羽状复叶，托叶披针形，早落；小叶 4 ~ 8 对，小叶柄甚短，长 1 毫米许；小叶片卵圆形、卵状椭圆形或偶近于圆形，长 2 ~ 5.5 厘米，宽 1.5 ~ 3 厘米，先端急尖或近钝状，基部通常圆形，两面被腺鳞及短毛。总状花序腋生，花密集，长 5 ~ 12 厘米；花萼钟形，长约为花冠的 1/2 而稍长，萼齿 5，披针形，较萼筒略长，外被短毛及腺鳞；花冠淡紫蓝色，长 1.4 ~ 5 厘米，旗瓣大，长方椭圆形，先端圆或微缺，下部有短爪，龙骨瓣直，较翼瓣短，均有长爪；雄蕊 10 个，2 体，花丝长短不一，花药大小不等；雌蕊 1 个，子房无柄。荚果线状长圆形，镰刀状或弯曲呈环状，通常宽 6 ~ 8 毫米，密被褐色的刺状腺毛。种子 2 ~ 8，扁圆形或肾形，黑色光滑。

生长特性

生于向阳干燥的钙质草原、河岸沙质土。分布于东北、西北、华北等地。

采集方法

本品于春秋两季采挖，除去须根，晒干。

药材性状

本品根呈圆柱形，长 25 ~ 100 厘米，直径 0.6 ~ 3.5 厘米。外皮松紧不一。表面红棕色或灰棕色，具显著的纵皱纹，沟纹、皮孔及稀疏的细根痕。质坚实，断面略显纤维性，黄白色，粉性，形成层环明显，射线放射状，有的有裂隙。根茎呈圆柱形，表面有芽痕，断面中部有髓。气微，味甜而特殊。

方剂选用

（1）治荣卫气虚、脏腑怯弱、心腹胀满、全不思食、肠鸣泄泻、呕哕吐逆：人参（去芦）、茯苓（去皮）、甘草（炙）、白术各等份，为细末，每服 10 克，水煎，通口服，不拘时。入盐少许，白汤点亦得。

（2）治肺痿吐涎沫而不咳者：甘草 200 克（炙）、干姜 100 克（炮），上药细切，以水 3 升，煮取 1.5 升，去滓，温服。

（3）治热嗽：甘草 100 克，猪胆汁浸 5 宿，漉出炙香，捣罗为末，炼蜜和丸，如绿豆大，食后薄荷汤下 15 丸。

药用功效

补脾益气、清热解毒、祛痰止咳、缓急止痛、调和诸药，主治痈肿疮毒、咳嗽咽痛、脾胃虚弱、气虚少血、伤风、胃痛、肢体疼痛、黄疸病、牙周病等。

· 主要成分 ·

其甘草根及根茎含甘草酸，尚含甘草苷、甘草苷元、异甘草苷、异甘草苷元、新甘草苷、新异甘草苷等。

· 药理作用 ·

甘草次酸对大白鼠移植的骨髓瘤有抑制作用。甘草酸单铵盐、甘草次酸钠及甘草次酸衍化物之混合物，对小白鼠艾氏腹水癌及肉瘤均有抑制作用，口服亦有效。

· 用法用量 ·

内服：煎汤，2.5 ~ 15 克；入丸、散。外用：研末擦或煎水洗。

· 注意事项 ·

不宜与大戟、芫花、甘遂同用。实证中满腹胀者忌服。

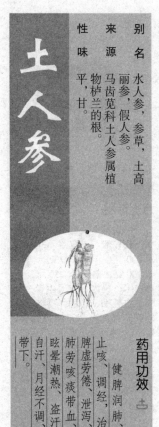

别名

水人参，参草，土高丽参，假人参。

来源

马齿苋科土人参属植物栌兰的根。

性味

平，甘。

药用功效

健脾润肺、止咳、调经、治脾虚劳倦、泄泻、肺劳咳痰带血、眩晕潮热、盗汗、自汗、月经不调、带下。

·主要成分·

其根含挥发油、磷脂、明党参多糖、较多量的 γ-氨基丁酸、高量的天门冬氨酸和精氨酸等20种氨基酸，以及人体必需或有益的微量元素18种等。

植物形态

1年生草本，高可达60厘米左右，肉质，全体无毛。主根粗壮有分枝，外表棕褐色。茎圆柱形，下部有分枝，基部稍木质化。叶互生；倒卵形，或倒卵状长椭圆形，长6～7厘米，宽2.5～3.5厘米，先端尖或钝圆，全缘，基部渐次狭窄而成短柄，两面绿色而光滑。茎顶分枝成长圆锥状的花丛，总花柄呈紫绿或暗绿色；花小多数，淡紫红色，直径约6毫米，花柄纤长；萼片2，卵圆形，头尖，早落；花瓣5，倒卵形或椭圆形；雄蕊10余枚，花丝细柔；雌蕊子房球形，花柱线形，柱头3深裂，先端向外展而微弯。蒴果，熟时灰褐色，直径约3毫米。种子细小，黑色，扁圆形。花期为6～7月，果期为9～10月。

生长特性

常栽于村庄附近的阴湿地方。分布于浙江、江苏、安徽、福建、河南、广西、广东、四川、贵州、云南等地。

采集方法

本品于8～9月采，挖出后，洗净，除去细根，刮去表皮，蒸熟晒干。

药材性状

本品干燥根呈圆锥形，直径1～3厘米，长短不等，有的微弯曲，下部旁生侧根，并有少数须根残留。肉质坚实。表面棕褐色，断面乳白色。

药理作用

本品有双向调节机体免疫功能，可抗脂质过氧化物，抗应激；土人参水煎液灌服，对正常小鼠的小肠蠕动显示出显著的促进作用。

用法用量

内服：煎汤，50～100克。外用：捣敷。

方剂选用

（1）治虚劳咳嗽：土人参、隔山撬、通花根、冰糖各适量，炖鸡服。

（2）治多尿症：土人参150克、金樱根100克，共煎服，日服2～3次。

（3）治盗汗、自汗：土人参100克、猪肚1个，炖服。

（4）治劳倦乏力：土人参50克、墨鱼干1只，酒水炖服。

（5）治脾虚泄泻：土人参50克、大枣25克，水煎服。

（6）治乳汁稀少：鲜土人参叶用油炒当菜食。

（7）治痈疔：鲜土人参叶和红糖捣烂敷患处。

注意事项

孕妇慎服。

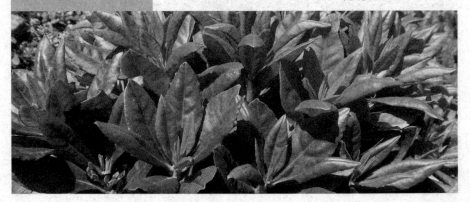

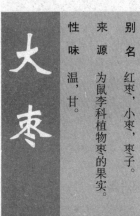

大枣

别名 红枣，小枣，枣子。

来源 为鼠李科植物枣的果实。

性味 温，甘。

药用功效

补中益气、养血安神，用于脾虚食少、乏力便溏、妇人脏躁。

·主要成分·

其含大枣皂苷Ⅰ，大枣皂苷Ⅱ，大枣皂苷Ⅲ及酸枣仁皂苷B，光千金藤碱，葡萄糖，果糖，蔗糖，环磷腺苷，环磷乌苷等。

·药理作用·

本品煎剂有增强免疫、增加肌力、降低胆固醇、保肝、抗氧化、抑制癌细胞增值及抗突变等作用。大枣乙醇提取物具有抗变态反应等作用。大枣山楂酸对S180肉瘤具有明显的抑制作用，比5-氟尿嘧啶作用还强。

·用法用量·

内服：煎汤，10～30克；捣烂做丸。外用：煎水洗或烧存性研末调敷。

·注意事项·

凡有湿痰、积滞、齿病、虫病者，均不宜服。

植物形态

落叶灌木或小乔木，高达10米。小叶有成对的针刺，嫩枝有微细毛。叶互生，椭圆状卵形或卵状披针形，长2.5～7厘米，宽1.2～3.5厘米，先端稍钝，基部偏斜，边缘有细锯齿，基出三脉。花较小，淡黄绿色，2～3朵集成腋生的聚伞花序；花萼5裂；花瓣5；雄蕊5；子房柱头2裂。核果卵形至长圆形，熟时深红色。花期为4～5月，果期为7～9月。

生长特性

全国各地均有栽培，主产于河南、河北、山东、山西、陕西、甘肃、内蒙古。

采集方法

本品于秋季采摘成熟果实晒干或烘烤至皮软再晒干。

药材性状

本品果实椭圆形或圆形，长2～3.5厘米，直径1.5～2.5厘米。表面暗红色，略带光泽，有不规则皱纹，基部凹陷，有短果梗；外果皮薄，中果皮棕黄色或淡褐色，肉质，柔软，富糖性而油润；果核纺锤形，

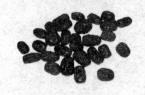

两端锐尖，质坚硬。气微香，味甜。

方剂选用

（1）治脾胃湿寒、饮食减少、长作泄泻、完谷不化：白术200克、干姜100克、鸡内金100克、熟枣肉250克，上药白术、鸡内金皆用生者，每味各自轧细、焙熟，再将干姜轧细，共和枣肉，同捣如泥，做小饼，木炭火上炙干，空腹时，当点心，细嚼咽之。

（2）治反胃吐食：大枣1枚（去核），斑蝥1枚（去头翅）入内喂热，去蝥，空腹食之，白汤下。

（3）补气：大枣10枚，蒸软去核，配人参5克，布包，藏饭锅内蒸烂，捣匀为丸，如弹子大，收贮用之。

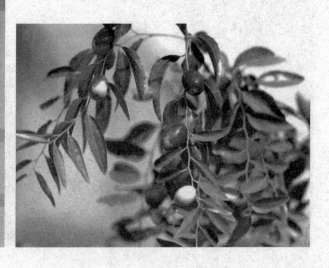

补阳药

主疗阳虚症的药物称为补阳药。肾阳为一身阳气之本，诸脏阳虚多本于肾阳不足，故补阳药多与肾脏关系密切。但本节药物多偏温燥，阴虚火旺者应避免妄用。

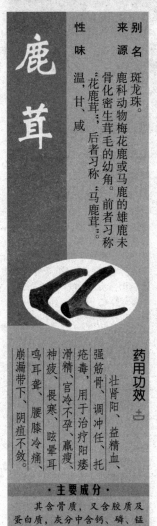

鹿茸

别名
斑龙珠。

来源
鹿科动物梅花鹿或马鹿的雄鹿未骨化密生茸毛的幼角。前者习称"花鹿茸"，后者习称"马鹿茸"。

性味
温，甘，咸。

药用功效
壮肾阳、益精血、强筋骨、调冲任、托疮毒，用于治疗阳痿滑精、宫冷不孕、羸瘦神疲、畏寒、腰膝冷痛、鸣耳聋、眩晕耳崩漏带下、阴疽不敛。

·主要成分·
其含骨质，又含胶质及蛋白质，灰分中含钙、磷、锰等。此外含有极少量的女性卵胞激素。

动物形态

其为①梅花鹿为中型兽，长约1.5米。耳大直立，颈及四肢细长，尾短。雄鹿第二年开始生角，不分叉，密被黄色或白色细茸毛，以后每年早春脱换新角，增生一叉，至生四叉。雌鹿无角。冬毛厚密，呈棕灰色或棕黄色，四季均有白色斑点。夏毛薄，全身红棕色。耳内及腹面毛白色。②马鹿体形高大，身长2米余，毛赤褐色，无白色斑点，角叉多至6叉以上。

生长特性

栖息于针叶及阔叶的混交林、山地草原和森林边缘。广泛分布于我国的东北、西北以及西南地区。

采集方法

本品于一般分锯茸和砍茸两法。①锯茸：雄鹿从第三年开始锯茸，每年可采收1～2次。锯下之茸，先洗去茸毛上不洁物，挤去一部分血液，固定于架上，烫去血水，然后晾干。次日再烫数次，风干或烤干。②砍茸：此法现已少用，适用于生长6～10年的老鹿或病鹿、死鹿。

药材性状

本品①花鹿茸：呈圆柱状分枝，具一个分枝者称"二杠"，主枝习称"大挺"，离锯口约1厘米处分出侧枝，习称"门庄"，直径较大，挺略细。外皮红棕色或棕色，多光润，表面密生红黄色或棕黄色细茸毛，上端较密，下端较疏；分岔间具1条灰黑色筋脉，皮茸紧贴。锯口黄白色，外围无骨质，中部密布细孔。体轻，气微腥。味微咸。具两个分枝者，习称"三岔"，略呈弓形，微扁，枝端略尖，下部多有纵棱筋及突起疙瘩；皮红黄色，茸毛较稀而粗。②马鹿茸：较花鹿茸粗大，分枝较多，侧枝一个者习称"单门"，二个者习称"莲花"，三个者习称"三岔"，四个者习称"四岔"或更多。按产地分为"东马鹿茸"和"西马鹿茸"。表面有棱，多抽缩干瘪，分枝较长且弯曲，茸毛粗长，灰色或黑灰色。锯口色较深，常见骨质。气腥臭，味咸。

药理作用

①对心血管的作用：从西伯利亚斑鹿的鹿茸中抽提出的鹿茸精，大剂量可使血压降低、心振幅变小、心率减慢，并使外周血管扩张。②强壮作用：鹿茸精为良好的全身强壮剂，它能提高机体的工作能力，改善睡眠和食欲，并能减轻肌肉的疲劳。

用法用量

内服：研末，1.5～4克；入丸、散；亦可浸酒。

方剂选用

（1）治精血耗竭、面色黧黑、耳聋目昏、口干多渴、腰痛脚弱、小便白浊、上燥下寒，不受峻补：鹿茸（酒浸）、当归（酒浸）等份，研为细末，煮乌梅膏子为丸，如梧桐子大。每服50丸，空腹用米饮送下。

（2）治精血俱虚、营卫耗损、潮热自汗、怔忡惊悸、肢体倦乏、一切虚弱之症：鹿茸（酒蒸）、附子（炮）各50克，细切，分作4付，水适量，生姜10片，煎后去渣，食前温服。

注意事项

阴虚阳盛者忌用。

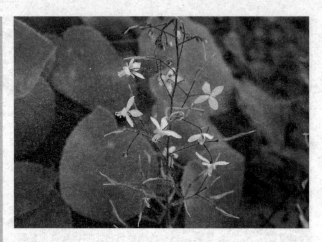

淫羊藿

别名 仙灵脾，刚前。

来源 小檗科植物淫羊藿的干燥地上部分。

性味 温，辛，甘。

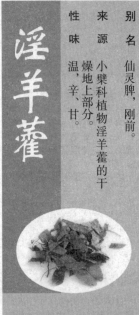

药用功效

补肾阳，强筋骨、祛风湿，主治阳痿遗精、筋骨痿软、风湿痹痛、麻木痉挛、更年期高血压症。

· 主要成分 ·

其淫羊藿茎叶含淫羊藿苷，叶尚含挥发油、蜡醇、卅一烷、植物甾醇、鞣质、油脂。脂肪油中的脂肪酸包括棕榈酸、硬脂酸、油酸、亚油酸。

· 方剂选用 ·

（1）治风走着疼痛、来往不定：淫羊藿、威灵仙、川芎、桂心、苍耳子各50克，捣细罗为散。每服，不拘时候，以温酒调下5克。

（2）治目昏生翳：淫羊藿、生王瓜（即小栝楼红色者）等份，为末，每服5克，茶下，日服两次。

（3）治牙疼：淫羊藿不拘多少，为粗末，煎汤漱牙齿。

· 注意事项 ·

孕妇慎用。

植物形态

多年生草本，高30～40厘米。根茎长，横走，质硬，须根多数。叶为2回3出复叶，小叶9片，有长柄，小叶片薄革质，卵形至长卵圆形，长4.5～9厘米，宽3.5～7.5厘米，先端尖，边缘有细锯齿，锯齿先端成刺状毛，基部深心形，侧生小叶基部斜形，上面幼时有疏毛，开花后毛渐脱落，下面有长柔毛。花4～6朵成总状花序，花序轴无毛或偶有毛，花梗长约1厘米；基部有苞片，卵状披针形，膜质；花大，直径约2厘米，黄白色或乳白色；花萼8片，卵状披针形，2轮，外面4片小，不同形，内面4片较大，同形；花瓣4片，近圆形，具长距；雄蕊4个；雌蕊1个，花柱长。种子1～2颗，褐色。花期为5～6月，果期为6～8月。

生长特性

生长于多荫蔽的树林及灌丛中。分布于黑龙江、吉林、辽宁、山东、江苏、江西、湖南、广西、四川、贵州、陕西、甘肃。

采集方法

本品于夏秋间茎叶茂盛时采割，除去粗梗及杂质，晒干或阴干。

药材性状

本品干燥茎细长圆柱形，中空，长20～30厘米，棕色或黄色，具纵棱，无毛。叶生茎顶，多为一茎生三枝，一枝生三叶。叶片呈卵状心形，先端尖，基部心形。边缘有细刺状锯齿，上面黄绿色，光滑，下面灰绿色，中脉及细脉均突出。叶薄如纸而有弹性。有青草气，味苦。

药理作用

淫羊藿能增加精液分泌，刺激感觉神经。药理研究表明，淫羊藿提取物主要成分为淫羊藿苷，其他还有去甲基淫羊藿苷、葡萄糖、果糖，以及挥发油、生物碱、维生素E、微量元素锰等。淫羊藿提取液具有增加雄性激素的作用，其效力甚至强于海马和蛤蚧，可使精液变浓、精量增加。淫羊藿除作为壮阳之品外，对人体心血管及内分泌系统均有良好的保健作用，对防止衰老也有一定效果。

用法用量

煎服，亦可浸酒、熬膏，3～9克。

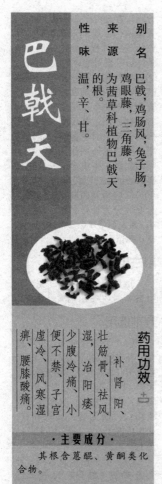

別名　巴戟，鸡肠风，兔子肠，鸡眼藤，三角藤。

来源　为茜草科植物巴戟天的根。

性味　温，辛，甘。

巴戟天

药用功效

补肾阳、壮筋骨、祛风湿，治阳痿、少腹冷痛、小便不禁、子宫虚冷、风寒湿痹、腰膝酸痛。

·主要成分·

其根含蒽醌、黄酮类化合物。

植物形态

缠绕或攀缘藤本。根茎肉质肥厚，圆柱形，支根多少呈念珠状，鲜时外皮白色，干时暗褐色。有蜿蜒状条纹，断面呈紫红色。茎圆柱状，有纵条棱，小枝幼时有褐色粗毛，老时毛脱落后表面粗糙。叶对生，长椭圆形，长3～13厘米，宽1.5～5厘米，先端短渐尖，基部楔形或阔楔形，全缘，下面沿中脉上被短粗毛，叶缘常有稀疏的短睫毛；叶柄有褐色粗毛；托叶鞘状。花序头状，花2～10朵，生于小枝顶端，罕为腋生；花萼倒圆锥状，长3～4毫米，先端有不规则的齿裂或近平截；花冠肉质白色，花冠管的喉部收缩，内面密生短毛，通常4深裂；雄蕊4枚，花丝极短；子房下位，4室，花柱2深裂。浆果近球形，直径5～9毫米，成熟后红色，顶端有宿存的筒状萼管。花期为4～5月，果期为9～10月。

生长特性

野生于山谷、溪边或山林下，亦有栽培。分布于广东、广西、福建等地。

采集方法

本品于冬春季采挖，洗净泥土，除去须根，晒至六七成干，轻轻捶扁，晒干；或先蒸过，晒至半干后，捶扁，晒干。

药材性状

本品干燥的根呈弯曲扁圆柱形或圆柱形，长度不等，直径1～2厘米。表面灰黄色。有粗而不深的纵皱纹及深陷的横纹，甚至皮部断裂而露出木部，形成长1～3厘米的节，形如鸡肠，故土名"鸡肠风"。折断面不平，横切面多裂纹；皮部呈鲜明的淡紫色，木部黄棕色，皮部宽度为木部的2倍。气无，味甜而略涩。

药理作用

①补肾壮阳作用：巴戟天是重要的补肾壮阳中药之一。近年来有人对其补肾壮阳的机理进行现代的药理研究，研究者认为巴戟天的补肾壮阳作用主要是通过内分泌系统和微量元素而起作用的。②对造血系统的影响：巴戟天中铁元素含量高达595.75微克／克，而铁参与血红蛋白、肌红蛋白细胞色素及多种酶系的合成和三羧酸循环，并在肝肾等脏器的细胞线粒内大量蓄积，具有较强的刺激生血作用。

用法用量

内服：熬汤，7.5～15克；入丸、散；浸酒或熬膏。

方剂选用

（1）治虚赢阳道不举、五劳七伤百病：巴戟天、生牛膝各1500克，以酒5升浸之，去滓温服，常令酒气相及，勿至醉吐。

（2）治妇人子宫久冷，月脉不调，或多或少，赤白带下：巴戟天150克，良姜300克，紫金藤500克，盐100克，肉桂（去粗皮）、吴茱萸各200克，为末，酒糊为丸。每服20丸，暖盐酒送下。

注意事项

阴虚火旺者忌服。

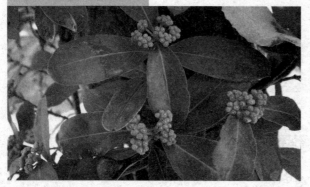

补骨脂

别名
破骨纸、破故纸、婆固脂、黑故子、胡韭子

来源
豆科植物补骨脂的干燥成熟果实。

性味
辛、苦，温。

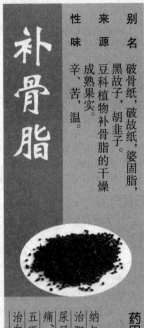

·主要成分·

其果实含挥发油、有机酸、一种甲基糖苷、碱溶性树脂、不挥发性萜类油、皂苷。种子含香豆类精补骨脂素和异补骨脂素共约1.1%，还含黄酮类补骨脂黄酮、甲基补骨脂黄酮、异补骨脂黄酮、查耳酮类补骨脂查耳酮、异补骨脂查耳酮、单萜烯酚衍生物补骨脂酚，尚含挥发油、树脂、脂肪油。花含脂肪油、挥发油、甾醇、生物碱等。本植物还含棉籽糖。

药用功效

温肾助阳，纳气，止泻，主治肾阳虚痿遗精、遗尿、尿频，肾虚作喘、腰膝冷痛、五更泄泻。外用治白癜风、斑秃。

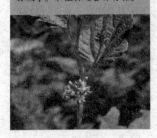

植物形态

1年生草本，高40～90厘米，全体被黄白色毛及黑褐色腺点。茎直立，枝坚硬，具纵棱。叶互生，枝端常侧生小叶1片；叶阔卵形或三角状卵形，长4～11厘米，宽3～8厘米，先端圆形或钝，基部心形、斜心形或圆形，边缘有粗阔齿，叶两面均有显著的黑色腺点；叶柄长2～4厘米，小叶柄长2～3毫米，被白色绒毛；托叶成对，三角状披针形，长约1厘米，膜质。花多数，密集成穗状的总状花序；花腋腋生，长6～10厘米；萼钟状，基部连合成管状，先端5齿，被黑色腺点；花冠蝶形，淡紫色或黄色，旗瓣倒阔卵形，翼瓣阔线形，龙骨瓣长圆形，先端钝，稍内弯；雌蕊1个，子房上位，倒卵形或线形，花柱丝状。荚果椭圆形，有宿存花萼，果皮黑色，与种子粘贴；种子1，气香而腥。

生长特性

栽培或野生。分布于河南、安徽、广东、陕西、山西、江西、四川、云南、贵州等地。

采集方法

本品于秋季果实成熟时采收，晒干，搓出果实，除去杂质。

药材性状

本品呈肾形，略扁，长3～5毫米，宽2～4毫米，厚约1.5毫米。表面黑色、黑褐色或灰褐色，具细微网状皱纹。顶端圆钝，有一小突起，凹侧有果梗痕。质硬。果皮薄，与种子不易分离；种子1枚，子叶2片，黄白色，有油性。气香，味辛、微苦。

药理作用

①对心血管系统的影响：补骨脂果实中的一种查耳酮（补骨脂乙素），可扩张豚鼠、兔、猫、大鼠离体心脏的冠状血管，其作用较凯林强4倍，并能对抗垂体后叶素对冠脉的收缩作用。②抗生作用：补骨脂种子提取液在试管内对葡萄球菌以及抗青霉素等抗生素的葡萄球菌均有抑制作用；补骨脂在沙保罗氏培养基上对霉菌有一定的作用，酊剂较煎剂作用强。③治疗白癜风、牛皮癣：补骨脂粗提取液能治疗白癜风、牛皮癣，可局部应用及内服，现已知其有效成分为补骨脂素，毒性很小，需大剂量才会形成畸胎（大鼠、豚鼠实验）。

用法用量

煎服，用量6～9克。外用20%～30%酊剂涂患处。

方剂选用

（1）治脾肾虚弱、全不进食：补骨脂200克（炒香）、肉豆蔻100克（生），为细末，用大枣49个、生姜200克（切片）同煮，枣烂去姜，取枣剥去皮核用肉，研为膏，入药和杵，丸如梧桐子大。每服30丸，盐汤下。

（2）治赤白痢及水泻：补骨脂50克（炒香熟）、罂粟壳200克（去瓤、顶蒂），为细末，炼蜜为丸如弹子大。每服1丸，以水化开，加姜2片、枣1个，煎，如小儿分作4服。

（3）治小儿遗尿：补骨脂50克（炒），为末，每服5克，热汤调下。

（4）治男女五劳七伤、下元久冷、一切风病、四肢疼痛，驻颜壮气：补骨脂500克，酒浸1宿，放干，却用乌油麻1升和炒，令麻子声绝即簸去，只取补骨脂为末，醋煮面糊丸如梧子大。早晨温酒、盐汤下20丸。

注意事项

阴虚火旺者忌服。

仙茅

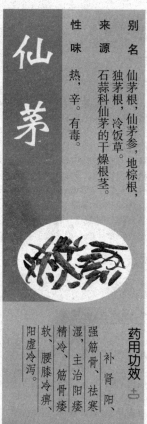

别名

仙茅根，仙茅参，地棕根，独茅根，冷饭草。

来源

石蒜科仙茅的干燥根茎。

性味

热；辛。有毒。

药用功效

补肾阳、祛寒湿，强筋骨，主治阳痿精冷、筋骨痿软、腰膝冷痹、阳虚冷泻。

·主要成分·

其根状茎含仙茅苷，苔黑酚葡萄糖苷，仙茅素A，鞣质，树脂，脂肪及淀粉。此外，尚含由甘露糖、葡萄糖、葡萄糖醛酸组成的黏液质，并含生物碱。

植物形态

多年生草本。根茎延长，长可达30厘米，圆柱状，肉质，外皮褐色；根粗壮，肉质，地上茎不明显。叶3～6片根出，狭披针形，长10～25厘米，先端渐尖，臺部下延成柄，再向下扩大呈鞘状，长4～10厘米，绿白色，边缘膜质；叶脉显明，有中脉；两面疏生长柔毛，后渐光滑。花腋生；花梗长1～2.5厘米，藏在叶鞘内；花杂性，上部为雄花，下部为两性花；苞片披针形，绿色，膜质，被长柔毛；花的直径约1厘米，花被下部细长管状，长约2厘米或更长，上部6裂，裂片披针形，长8～12毫米，内面黄色，外面白色，有长柔毛；雄蕊6个，花丝短；子房狭长，被长柔毛。浆果椭圆形，稍肉质，长约1.2厘米，先端有喙，被长柔毛，种子稍呈球形，亮黑色，有喙，表面有波状沟纹。花期为6～8月。

生长特性

野生于平原荒草地向阳处，或混生在山坡茅草及芒箕骨丛中。分布于江苏、浙江、福建、台湾、广东、广西、湖南、湖北、四川、贵州、云南等地。

采集方法

本品于秋冬季采挖，除去根头和须根，洗净，干燥。

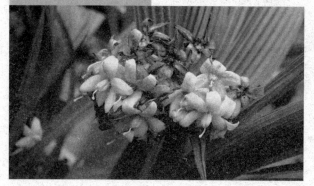

药材性状

本品干燥根茎为圆柱形，略弯曲，两端平，长3～10厘米，直径3～8毫米。表面棕褐色或黑褐色，粗糙，皱缩不平，有细密而不连续的横纹，并散布有不甚明显的细小圆点状皮孔。未去须根者，在根茎的一端常丛生两端细、中间粗的须根，长3～6厘米，有极密的环状横纹，质轻而疏松，柔软而不易折断。根茎质坚脆，易折断，断面平坦，微带颗粒性（经蒸过者略呈透明角质状），皮部浅灰棕色或因糊化而呈红棕色，靠近中心处色较深。微有辛香气，味微苦辛。

药理作用

本品醇浸剂对小鼠有明显的抗缺氧作用和抗高温作用；能明显延长戊巴比妥钠对小鼠的睡眠时间，能明显延迟印防己毒素所致小鼠惊厥的潜伏期；对巴豆油所致的小鼠耳郭肿胀性炎症有明显抑制作用。

用法用量

内服：煎汤，7.5～15克；入丸、散。外用：捣敷。

方剂选用

（1）治阳痿、耳鸣：仙茅、金樱子根及果实各25克,炖肉吃。

（2）治老年遗尿：仙茅50克，泡酒服。

（3）壮筋骨，益精神，明目：仙茅1千克（糯米泔浸5日，去赤水，夏月浸3日，铜刀刮锉，阴干，取500克），苍术1千克（米泔浸5日，刮皮，焙干，取500克），枸杞、车前各500克，白茯苓（去皮）、茴香（炒）、柏子仁（去壳）各400克，生地黄（焙）、熟地黄（焙）各200克，为末，酒煮糊丸，如梧子大。每服50丸，食前温酒下，日服两次。

注意事项

阴虚火旺者忌服。

海狗肾

别名
腽肭脐。

来源
海狮科海狗属动物海狗和海豹科海豹属动物斑海豹、海豹的阴茎或睾丸。

性味
热,咸;点斑海豹的。

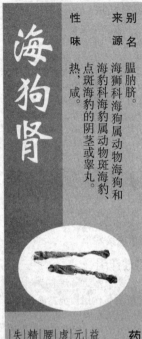

药用功效

暖肾壮阳、益精补髓,主治身体虚弱、精神疲乏、元阳不固、腰腿酸软、肾亏精冷、性欲减退、失眠健忘等。

·主要成分·

其含雄性激素、蛋白质、脂肪等。

·注意事项·

阴虚火炽及骨蒸劳嗽等候,咸在所忌。脾胃挟有寒湿者亦忌。

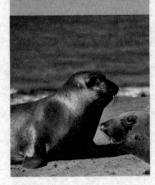

动物形态

其为海狗体肥壮,形圆而长,至后部渐收削。雄兽身长达2.5米,雌者身长仅及其半。头略圆,颧骨高,眼大,耳壳甚小,口吻短,旁有长须。四肢均具5趾,趾间有蹼,形成鳍足,尾甚短小。体深灰褐色,腹部黄褐色。海豹体肥壮,略呈纺锤形。身长1.3～1.5米。头圆,眼1对,大而圆,无耳壳,口须长,颊须刚硬,鼻孔和两耳均有瓣膜,可自由启闭。颈短。前后肢均具5趾,趾端有爪,趾间有蹼,形成鳍足;前肢较小,后肢大,后鳍足呈扇形,与尾相连,不能向前转动。尾短小,夹于后肢之间。体色随年龄而异,成体背部灰黄色或苍灰色,带有许多棕黑色或灰黑色的斑点;体腹面乳黄色,下颌白色少斑。

生长特性

海狗生活在寒带或温带海洋中,常随适当的水温而洄游。食物以鱼类和乌贼类为主。分布于北太平洋,常栖于千岛群岛一带,偶见于我国的黄海及东海。海豹生活于寒带或温带的海洋中。喜晒日光,多集于岩礁和冰雪上。分布于欧洲大西洋沿岸和北太平洋沿岸。我国见于渤海湾内沿海地区。

采集方法

本品于春季冰裂时捕捉割取,干燥,洗净,切段或片,干燥,滑石粉炒后用。

药材性状

本品海狗阴茎呈长圆柱形,先端较细,长28～32厘米,干缩有不规则的纵沟及凹槽,有一条纵向的筋。外表黄棕色或黄色,杂有褐色斑块。后端有一长圆形、干瘪的囊状物。睾丸2枚,扁长圆形,棕褐色,半透明,各有一条细长的输精管与阴茎末端相连。输精管黄色、半透明,通常缠绕在阴茎上。附睾皱缩,附在睾丸的一侧,乳黄色。

药理作用

具有温肾补阳作用,对于肾阳虚的机体具有显著补益功能,可明显增强机体的性功能和性行为。同时具有强大的抗疲劳和适应原样作用,可提高机体对多种有害环境因素(寒冷、过热、剧烈运动、放射线、异体血清、细菌、毒品、麻醉品、激素、药物等)的抵抗能力,迅速恢复体能、消除疲劳。

用法用量

研末服或浸酒服,用量1～3克。

方剂选用

(1)治五劳七伤、真阳衰惫、脐腹冷痛、肢体酸疼、腰背拘急、脚膝缓弱、面色黧黑、肌肉消瘦、目眩耳鸣、口苦舌干、饮食无味、腹中虚鸣、胁下刺痛、夜多异梦、昼少精神、小便滑数、大肠溏泄、时有遗沥、风虚痼冷:海狗肾1对(酒蒸熟,打和后药)、天雄(炮,去皮)、附子(炮,去皮、脐)、川乌(炮,去皮、尖)、阳起石(煅)、钟乳粉各100克、鹿茸(酒蒸)50克,独体朱砂(研极细)、人参、沉香(不见火,别研)各适量,上药为细末,用海狗肾膏入少酒,臼内杵,和为丸,如桐子大。每服70丸,空腹盐酒、盐汤任下。

(2)治下元久冷、虚气攻刺心脾小肠,冷痛不可忍:海狗肾(焙,切)、吴茱萸(汤洗,焙炒)、甘松(洗,焙)、陈皮(汤浸去白,焙)、高良姜各0.5克,捣罗为末,先用猪白胰1个,去脂膏,入葱白3茎,椒14粒、盐1捻,同细锉银石器中,炒,入无灰酒600毫升,煮食熟,去滓。每服3.5克,调药10克,日3次。

益智

别名 益智子。

来源 为姜科益智的干燥成熟果实。

性味 温，辛。

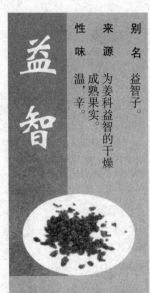

药用功效 ±

温脾止泻摄涩、暖肾固精缩尿，用于治疗脾胃虚寒泄泻、腹中冷痛、口多垂涎、肾遗尿、小便频数、遗精白浊。

· 主要成分 ·

其含挥发油，油中含桉油精及姜烯、姜醇。并含丰富的B族维生素和维生素C，以及微量元素锰、锌、钾、钠、钙、镁、磷、铁、铜等。

· 用法用量 ·

内服：煎汤，5～15克；入丸、散。

· 方剂选用 ·

治伤寒阴盛、心腹痞满、呕吐泄利、手足厥冷及一切冷气奔冲、心胁腹胀满绞痛：川乌（炮，去皮、脐）200克、益智（去皮）100克、干姜（炮）25克、青皮（去白）150克，上药为散。每服15克，加生姜5片、枣2个，同煎，去滓，食前温服。

· 注意事项 ·

阴虚火旺或因热而患遗滑崩带者忌服。

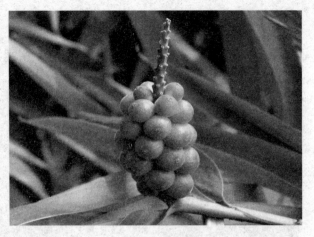

植物形态

多年生草本，高1～3米。根茎延长。茎直立，丛生。叶2列，具短柄；叶片披针形，先端尾尖，基部阔楔形，边缘具脱落性小刚毛，其残留的痕迹呈细锯齿状，上面深绿色，下面淡绿色，两面均无毛；叶舌膜质，长1～1.5厘米，被淡棕色疏柔毛。总状花序顶生，花序轴棕色，长10～15厘米，被短毛，下端具一环形苞片，包围花轴，小花梗长1～2毫米；小苞片极短，膜质，棕色；花萼筒状，长1.2厘米，一侧开裂至中部，先端3齿裂，外被短毛；花冠管长约1厘米，裂片3，长圆形，长约1.8厘米，上面一片稍大，先端略呈兜状，外被疏短毛，唇瓣倒卵形，长约2厘米，粉白色，具红色条纹，先端钝3裂；退化雄蕊锥状，长约2毫米，发育雄蕊1枚，花丝长约1厘米，花药线形，长约7毫米；子房下位，卵圆形，密被绒毛，3室，每室具胚珠8～9枚，花柱线形，柱头头状，上位腺体2枚，棒状。蒴果椭圆形至纺锤形，长1.5～2厘米，被疏毛，表面有纤维束线条，果柄短。花期为3～5月，果期为5～6月。

生长特性

生于阴湿林下，有栽培。

产于海南、广东、广西。

采集方法

本品于夏秋季间果实由绿变红时采收，晒干或低温干燥。

药材性状

本品干燥果实呈纺锤形或椭圆形，长1.5～2厘米，直径1～1.2厘米。外皮红棕色至灰棕色，有纵向断续状的隆起线13～18条。皮薄而稍韧，与种子紧贴。种子集结成团，分3瓣，中有薄膜相隔，每瓣有种子6～11粒。种子呈不规则扁圆形，略有钝棱，直径约3毫米，厚约1.5毫米，表面灰褐色或灰黄色；种脐位于腹面的中央，微凹陷，自种脐至背面的合点处，有一条沟状种脊；破开后里面为白色，粉性，臭特殊，味辛、微苦。

药理作用

①对心血管系统的作用：益智的甲醇提取物具强心作用，对兔主动脉具钙拮抗活性，还有抗胃损伤作用。②其他作用：益智醇提取物有抑制前列腺素的作用，可升高小鼠外周血液白细胞。

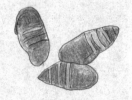

雄蚕蛾

别名　原蚕蛾。

来源　为蚕蛾科昆虫家蚕蛾的雄性全虫。

性味　温，咸。

药用功效　补肝益肾、壮阳涩精，治阳痿、遗精、白浊、尿血、创伤、溃疡及烫伤。

·主要成分·

其蚕蛾含蛋白质及游离氨基酸，后者有20种之多，但无 α-氨基异丁酸、脯氨酸及胱氨酸，又只有雌蛾有鸟氨酸。又含脂肪油。

动物形态

家蚕蛾雄蛾全身密被白色鳞片。体长1.6～2.3厘米，翅展3.9～4.3厘米。头部较小。复眼1对，黑色，呈半圆形。口器退化，下唇须细小。触角1对，羽毛状，基部粗，末端渐细，雄蛾的触角灰色，较雌者长。前胸节和中胸节吻合，翅2对，均被有白色鳞片；前翅位于中胸部，呈三角形，较大，有3条淡暗色的横纹；后翅生于后胸，较小，略呈圆形，有2条较深色的平行线。足3对。跗节5节，具1对黑褐色的爪，有绵状毛。腹部狭窄，末端稍尖。

生长特性

我国大部地区均有饲养。

采集方法

于夏季，取雄性蚕蛾，以沸水烫死，晒干。

药材性状

全体呈白色，密被白色鳞片。体长约2厘米，翅展约4厘米，头部小。复眼1对，黑色，半圆形。口器退化，下唇须细小。触角1对，黑色。胸部有翅2对，前翅较大，近三角形，后翅较小，近圆形。腹部较狭窄，末端稍尖。其触角、翅等多已残缺。质脆，易碎。气微腥。

药理作用

从家蚕蛾成虫体液中分离出一种肽，能抑制人和家养动物血清T细胞中DNA的合成，可用于治疗自身免疫性疾病。

用法用量

内服：入丸、散。外用：研末撒或捣烂敷。

方剂选用

（1）治阳痿：雄蚕蛾（未连者）一升，阴干，去头、足、毛羽。研末，做蜜丸如梧子。夜卧服1丸。

（2）治遗精、白浊：雄蚕蛾焙干，去翅、足，为末，饭丸绿豆大。每服40丸，淡盐汤下。

（3）治血淋、脐腹及阴茎涩痛：雄蚕蛾研为末，每于食前，以热酒调下10克。

（4）治刀斧伤及一切金疮，止血生肌：雄蚕蛾为末，掺匀，绢裹之。

注意事项

阴虚有火者咸忌之。

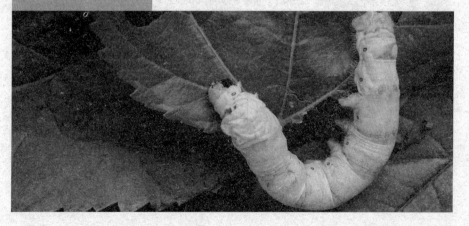

肉苁蓉

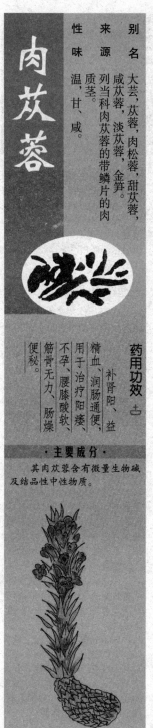

別名
大芸，苁蓉，苁蓉，咸苁蓉，肉松蓉，淡苁蓉，肉松蓉，甜苁蓉，金笋。

来源
列当科肉苁蓉的带鳞片的肉质茎。

性味
温，甘、咸。

药用功效 ±

补肾阳、益精血、润肠通便，用于治疗阳痿、不孕、腰膝酸软、筋骨无力、肠燥便秘。

・主要成分・

其肉苁蓉含有微量生物碱及结晶性中性物质。

植物形态

肉苁蓉为多年生寄生草本，高 15 ~ 40 厘米。茎肉质肥厚，圆柱形，黄色，不分枝或有时从基部分 2 ~ 3 枝。被多数肉质鳞片状叶，黄色至褐黄色，覆瓦状排列，卵形至长圆状披针形，长 1 ~ 2.5 厘米，宽 4 ~ 8 毫米，在茎下部者较短且排列较紧密，上部者较长，排列较疏松。穗状花序圆柱形，长 8 ~ 25 厘米，宽 6 ~ 8 厘米，花多数而密集；每花的基部有 1 枚大苞片和 2 枚对称的小苞片，大苞片卵形或长圆状披针形，先端尖，小苞片长圆状披针形，与花萼几等长；花萼钟形，淡黄色或白色，长 1 ~ 1.3 厘米，5 浅裂，裂片近圆形，无毛或多少被有绵毛；花冠管状钟形，5 浅裂，裂片近圆形，紫色，管部白色；雄蕊 4 个，花药倒卵圆形，先端有短尖的药隔，花药与花丝基部被被曲的长柔毛；子房上位，长椭圆形，花柱细长。蒴果椭圆形，2 裂。种子多数。

生长特性

生于盐碱地、干河沟沙地、戈壁滩一带。寄生在红沙、盐爪爪、着叶盐爪、珍珠、西伯利亚白刺等植物的根上。分布于内蒙古、陕西、甘肃、宁夏、新疆等地。

采集方法

本品于多于春季苗未出土或刚出土时采挖，除去花序，切段，晒干。

药材性状

本品呈圆柱状而稍扁，一端略细，稍弯曲，长 10 ~ 30 厘米，直径 2 ~ 6 厘米。表面灰棕色或褐色，密被肥厚的肉质鳞片，呈覆瓦状排列。质坚实，微有韧性，肉质而带油性，不易折断，断面棕色，有花白点或裂隙。气微弱，味微甜。

药理作用

肉苁蓉稀酒精浸出物加入饮水中饲养幼大鼠，其体重增长较对照组快。水浸剂、乙醇 – 水浸出液和乙醇浸出液试验于狗、猫及兔等麻醉动物，证明有降血压作用。肉苁蓉对小鼠有促进唾液分泌及呼吸麻痹的作用，促进唾液分泌的成分为某种有机酸样物质，促进呼吸麻痹的成分可能为苷类。

用法用量

内服：煎汤，10 ~ 15 克；入丸剂。

方剂选用

（1）治男子五劳七伤，阳痿不起，积有十年，痒湿，小便淋沥，溺时赤时黄：肉苁蓉、菟丝子、蛇床子、五味子、远志、续断、杜仲各 2 克，捣筛，蜜和为丸如梧子，平旦服 5 丸，日再。

（2）治下部虚损、腹内疼痛、不喜饮食：肉苁蓉 1 千克，酒浸 3 日，细切，焙干，捣罗为末，分一半，醇酒煮作膏，和一半入白中，捣丸如梧桐子大。每服 20 丸，加至 30 丸，温酒或米饮下，空腹食前服。

（3）补精败、面黑劳伤：肉苁蓉 200 克（水煮令烂，薄切细研），精羊肉分为四度，下五味，以米煮粥，空腹服之。

（4）强筋健髓：肉苁蓉、鳝鱼适量，为末，黄精酒丸服之。

（5）治虚损，暖下元，益精髓，利腰膝：肉苁蓉（酒浸 1 宿，刮去皱皮，炙干）、蛇床子、远志（去心）、五味子、防风（去芦头）、附子（炮裂，去皮、脐）、菟丝子（酒浸 3 日，晒干，别捣为末）、巴戟、杜仲（去粗皮，炙微黄，锉）各 50 克，上药捣罗为末，炼蜜和丸如梧桐子大。每日空腹以温酒下 20 丸，盐汤下亦得，渐加至 40 丸为度。

注意事项

胃弱便溏、相火旺者忌服。

杜仲

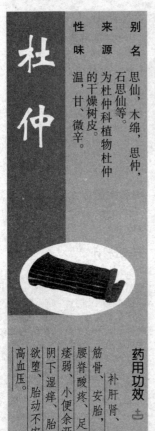

别名 思仙，木绵，思仲，石思仙等。

来源 为杜仲科植物杜仲的干燥树皮。

性味 温，甘、微辛。

药用功效 补肝肾、强筋骨、安胎，治腰脊酸疼、足膝痿弱、小便余沥、阴下湿痒、胎漏欲堕、胎动不安、高血压。

· 主要成分 ·

其树皮含杜仲胶，还含糖苷，生物碱，果胶，脂肪，树脂，有机酸，酮糖，维生素C，醛糖，绿原酸。种子所含脂肪油的脂肪酸成分为亚麻酸、亚油酸、油酸、硬脂酸、棕榈酸。果实的胶质易溶于乙醇、丙酮等有机溶剂。

· 用法用量 ·

内服：煎汤，15～25克；浸酒或入丸、散。

· 注意事项 ·

阴虚火旺者慎服。

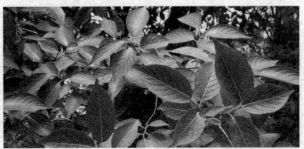

植物形态

杜仲为落叶乔木，高达20米。小枝光滑，黄褐色或较淡，具片状髓。皮、枝及叶均含胶质。单叶互生；椭圆形或卵形，长7～15厘米，宽3.5～6.5厘米，先端渐尖，基部广楔形，边缘有锯齿，幼叶上面疏被柔毛，下面毛较密，老叶上面光滑，下面叶脉处疏被毛；叶柄长1～2厘米。花单性，雌雄异株，与叶同时开放，或先叶开放，生于一年生枝基部苞片的腋内，有花柄；无花被；雄花有雄蕊6～10枚；雌花有一裸露而延长的子房，子房1室，顶端有2叉状花柱。翅果卵状长椭圆形而扁，先端下凹，内有种子1粒。花期为4～5月，果期为9月。

生长特性

生于山地林中或栽培。分布于长江中游及南部各省，河南、陕西、甘肃等地亦有栽培。

采集方法

本品于为了保护资源，一般采用局部剥皮法。在清明至夏至间，选取生长15～20年的植株，按药材规格大小，剥下树皮，刨去粗皮，晒干。置通风干燥处。

药材性状

本品呈板片状或两边稍向内卷，大小不一，厚3～7毫米。外表面淡棕色或灰褐色，有明显的皱纹或纵裂槽纹；有的树皮较薄，未去粗皮，可见明显的皮孔；内表面暗紫色，光滑。质脆，易折断，断面有细密、银白色、富弹性的橡胶丝相连。气微，味稍苦。

药理作用

①降压作用：树皮的提取物及煎剂对动物有持久的降压作用。用其浸膏5毫升（生药1～2克）给麻醉犬静脉注射后可产生显著的降压作用，作用可持续2～3小时，呈快速耐受现象。②利尿作用：杜仲的各种制剂对麻醉犬均有利尿作用，且无快速耐受现象，对正常大鼠、小鼠亦有利尿作用。

方剂选用

（1）治腰痛：杜仲、五味子各500克，切，分14剂，每夜取1剂，以水1升，浸至五更，煎三分减一，滤取汁，以羊肾3个，切下之，再煮沸，如做羹法，空腹顿服。用盐、醋和之亦得。

（2）治腰痛：川木香5克、八角茴香15克、杜仲（炒去丝）15克、水适量、酒少许，煎服，渣再煎。

（3）治腰痛不可忍：杜仲100克（去粗皮，炙微黄，锉）、丹参100克、川芎75克、桂心50克，上药捣粗罗为散，每服20克，以水煎，去滓，后加入酒，煎2沸，每于食前温服。

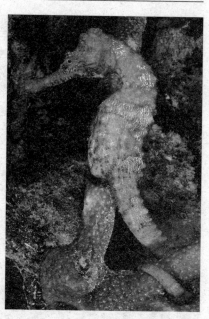

海马

别名

大海马，刺海马，海蛆，马头鱼，水马

来源

海龙科动物线纹海马、大海马等的干燥体。

性味

温，甘。

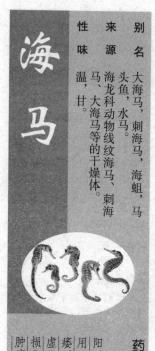

药用功效

温肾壮阳、散结消肿，用于治疗阳痿、遗尿、肾虚作喘、跌扑损伤，外治痈肿疔疮。

· 主要成分 ·

其海马含有大量的镁和钙，还含锌、铁、锶、锰等成分。

· 采集方法 ·

夏秋季捕捞，洗净，晒干；或除去皮膜及内脏，晒干。

· 药理作用 ·

海马的乙醇提取物给小鼠注射，可延长正常雌小鼠的动情期，还可使去势鼠出现动情期，并使雌小鼠子宫及卵巢重量增加。

· 用法用量 ·

内服：煎汤，5～15克；入散剂，1.5～5克。外用：研末撒。

· 注意事项 ·

孕妇及阴虚火旺者忌服。

动物形态

其为①大海马：体长20～24厘米。头冠较低，顶端具5个短钝粗棘。吻长恰等于眶后头长。骨质环体部11，尾部35～36；头部及体环与尾环上的小棘均不甚明显。背鳍17，臀鳍4，胸鳍16。体呈黑褐色，头部及体侧有细小暗黑色斑点，且有弥散细小的银白色斑点，背鳍有黑色纵列斑纹，臀、胸鳍淡色。②线纹海马：体形侧扁，腹部稍凸出，躯干部呈七棱形，尾部四棱形，体长30～33厘米。头冠短小，尖端有5个短小的棘，略向后方弯曲。吻长，呈管状。眼较大，侧位而高。眼间隔小于眼径，微隆起。鼻孔很小，每侧2个，相距甚近，紧位于眼的前方。鳃盖凸出，无放射状纹。鳃孔小，位近于侧背方。肛门位于躯干第11节的腹侧下方。体无鳞，完全为骨质环所包，骨质环体部11，尾部39～40；体上各环棱棘短钝呈瘤状。背鳍长，较发达，位于躯干最后2体环及尾部最前2体环的背方。无腹鳍及尾鳍。各鳍无棘，鳍条均不分支。尾端卷曲。全体淡黄色，体侧具白色线状斑点。

生长特性

主产于广东、福建、台湾、海南等地。

药材性状

本品体呈长条形，略弯曲或卷曲，长10～25厘米，上部粗而扁方，直径2～3厘米，下部细而方，直径约1厘米，

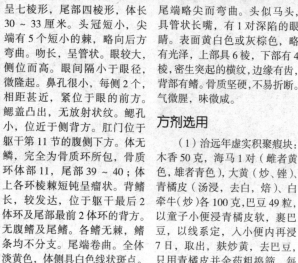

尾端略尖而弯曲。头似马头，具管状长嘴，有1对深陷的眼睛。表面黄白色或灰棕色，略有光泽，上部具6棱，下部有4棱，密生突起的横纹，边缘有齿，背部有鳍。骨质坚硬，不易折断。气微腥，味微咸。

方剂选用

（1）治远年虚实积聚瘕块：木香50克，海马1对（雌者黄色，雄者青色），大黄（炒、锉）、青橘皮（汤浸，去白，焙）、白牵牛（炒）各100克，巴豆49粒，以童子小便浸青橘皮软，裹巴豆，以线系定，入小便内再浸7日，取出，麸炒黄，去巴豆，只用青橘皮并余药粗捣筛。每服100克，水煎沸，去滓，临睡温服。

（2）治发背诸恶疮，兼治疔疮：海马1对（炙），穿山甲（黄土炒）、水银、朱砂各10克，雄黄15克，轻粉5克，脑子、麝香各少许，上除水银外，各研为末和合，入水银再研至无星。针破疮口，点药入内，1日1点。

补血药

本节药为主治血虚症的药物，如遇血虚兼气虚的，须配用补气药；血虚兼阴虚的，须配用滋阴药。本节药性多黏腻，应适当配伍健胃消化的药物，以免影响食欲。

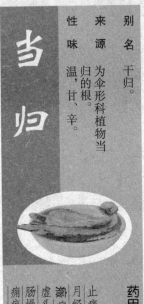

当归

别名 干归。

来源 为伞形科植物当归的根。

性味 温，甘、辛。

药用功效 补血和血，润燥滑肠，调经止痛，治月经不调、经闭腹痛、癥瘕结聚、崩漏、血虚头痛、眩晕、痿痹、肠燥便难、赤痢后重、痈疽疮窍、跌扑损伤。

·主要成分·

其根含挥发油，挥发油的化学成分包括亚丁基苯酞、邻羧基苯正戊酮。另含多量蔗糖，维生素 B12，维生素 A 类物质。根的皂化部分中含棕榈酸、硬脂酸、肉豆蔻酸、不饱和油酸、亚曲酸，不皂化部分中含有 β-谷甾醇。全草有芳香，可知各部分都含挥发油，而果实含量更多。

·注意事项·

湿阻中满及大便溏泄者慎服。

植物形态

多年生草本，高 0.4～1 米。茎直立，带紫色，有显明的纵直槽纹，光滑无毛。叶 2～3 回单数羽状分裂，叶柄长 3～11 厘米，基部叶鞘膨大；叶片卵形；小叶 3 对，近叶柄的 1 对小叶柄长 0.5～1.5 厘米，近顶端的一对无柄，呈 1～2 回分裂，裂片边缘有缺刻。复伞形花序，顶生，伞梗 10～14 个，长短不等；小总苞片 2～4 枚，线形；花瓣 5 片，白色，呈长卵形，先端渐尖，略向内折，无毛；雄蕊 5 个，花丝向内弯；子房下位，花柱短，花柱基部圆锥形。双悬果椭圆形，成熟后易从合生面分开；分果有果棱 5 条，背棱线形隆起，侧棱发展成宽而薄的翅，翅边缘淡紫色；横切面背部扁平，每棱槽中有油管 1 个，接合面有油管 2 个。花期为 6～7 月，果期为 7～8 月。

生长特性

生于高寒多雨山区。分布于甘肃、四川、云南、陕西、贵州、湖北等地。

采集方法

本品于一般须培育 3 年才可采收。秋末挖取根部，除净茎叶、泥土，放在通风处阴干几天，按大小分别扎成小把，用微火熏干令透即得。本品易霉败、虫蛀，必须贮存于干燥处。

药材性状

本品略呈圆柱形，下部有支根 3～5 条或更多，长 15～25 厘米。表面黄棕色至棕褐色，具纵皱纹及横长皮孔。根头（归头）直径 1.5～4 厘米，具环纹，上端圆钝，有紫色或黄绿色的茎及叶鞘的残基；主根（归身）表面凹凸不平；支根（归尾）直径 0.3～1 厘米，上粗下细，多扭曲，有少数须根痕。质柔韧，断面黄白色或淡黄棕色。皮部厚，有裂隙及多数棕色点状分泌腔；木部色较淡，形成层环黄棕色。有浓郁的香气。

药理作用

当归挥发油对子宫平滑肌具有双向作用，能够抑制多种机制引起的子宫平滑肌收缩。当归挥发油还能够降低血压、改善心肌缺血、抗心律失常，并且具有平喘、抑制中枢神经系统、提高机体免疫功能及抗炎镇痛等药理作用。

用法用量

内服：煎汤，7.5～15 克；浸酒、熬膏或入丸、散。

方剂选用

（1）调益荣卫，滋养气血，治冲任虚损、月水不调、脐崩中漏下、血瘕块硬、发歇疼痛、妊娠宿冷、将理失宜、胎动不安、血下不止，及产后乘虚、风寒内搏、恶露不下、结生瘕聚、少腹坚痛、时作寒热：当归（去芦，酒浸，炒）、川芎、白芍药、熟干地黄（酒蒸）各等份，共为粗末。每服 15 克，水煎，去渣热服，空腹食前服。

（2）治室女月水不通：当归（切，焙）50 克，干漆（炒烟出）、川芎各 25 克，捣罗为末，炼蜜和丸如梧桐子大。每服 20 丸，温酒下。

（3）治月经逆行从口鼻出：先以京墨磨汁服止之，次用当归尾、红花各 15 克，水煎八分，温服。

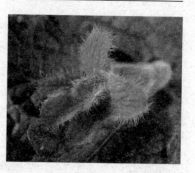

熟地

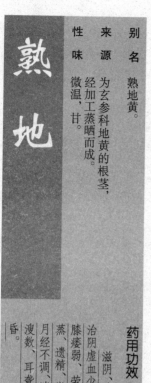

别名　熟地黄。

来源　为玄参科地黄的根茎，经加工蒸晒而成。

性味　微温，甘。

药用功效

滋阴、补血、腰膝痿弱、劳嗽骨蒸、遗精、崩漏、月经不调、消渴、溲数、耳聋、目昏。主治阴虚血少、腰膝痿弱、劳嗽骨蒸、遗精、崩漏、月经不调、消渴、溲数、耳聋、目昏。

·主要成分·

其根含地黄苷A、地黄苷B、地黄苷C、地黄苷D、二氢梓醇苷、桃叶珊瑚苷、梓醇苷。鲜根含梓醇苷，鲜根醇提物中尚含β-谷甾醇、甘露醇、胡萝卜甾醇、1-乙基-β-D-半乳糖苷和蔗糖。水溶性成分中含多种糖，其中以水苏糖含量最高，并含多种氨基酸，以精氨酸含量最高，另含γ-氨基丁酸、磷酸。

·注意事项·

脾胃虚弱、气滞痰多、腹满便溏者忌服。

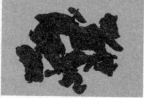

植物形态

多年生草本，全株有白色长柔毛和腺毛。叶基生成丛，倒卵状披针形，基部渐狭成柄，边缘有不整齐钝齿，叶面皱缩，下面略带紫色。花茎由叶丛抽出，花序总状；萼5片浅裂；花冠钟形，略2唇状，紫红色，内面常有黄色带紫的条纹。蒴果球形或卵圆形，具宿萼和花柱。花期为4~6月，果期为7~8月。

生长特性

生于山坡、田埂、路旁。主产于河南、辽宁、河北、山东、浙江，多为栽培。

采集方法

本品于取干地黄加黄酒30%，拌和，入蒸器中，蒸至内外黑润，取出晒干即成。或取干地黄置蒸器中蒸8小时后，焖1夜，次日翻过再蒸4~8小时，再焖1夜，取出，晒至八成干，切片后，再晒干。

药材性状

本品不规则的块状，内外均呈漆黑色，外表皱缩不平。质柔软，断面滋润，中心部往往可看到光亮的油脂状块，黏性甚大。味甜。

药理作用

熟地有促进骨髓造血系统、调节免疫、抗氧化、降血压等药理作用，可促进贫血动物红细胞、血红蛋白的恢复，加快多能造血干细胞、骨髓红系造血祖细胞的增殖、分化作用。对高脂食物引起的高脂血症、脂肪肝及大鼠内毒素引起的肝静脉出血症，均有抑制的作用。对甲亢型阴虚大鼠的实验表明，熟地黄不仅能改善阴虚症状，并能调节异常的甲状腺激素水平。

用法用量

内服：煎汤，20~50克；入丸、散；熬膏或浸酒。

方剂选用

（1）治男妇精血不足、营卫不充等：熟地（取味极甘者，烘晒干以去水汽）400克、沉香5克、枸杞（用极肥者，亦烘晒，以去润气）200克，可用高烧酒5升浸之，不必煮，浸10日之后即可用。凡服此者，不得过饮，服完又加酒3升，再浸半月，仍可用。

（2）治诸虚不足、腹胁疼痛、失血少气、不欲饮食，及妇人经病、月事不调：熟地（切，焙）、当归（去苗，切，焙）各等份，为细末后，炼蜜和丸梧桐子大，每服30粒，食前白汤下。

（3）治喑痱、肾虚弱厥逆、语声不出、足废不用：熟地、巴戟天（去心）、山茱萸、石斛、肉苁蓉（酒浸，焙）、附子（炮）、五味子、官桂、白茯苓、麦门冬（去心）、菖蒲、远志（去心）等份，上为末，每服15克，加水适量，生姜5片、枣1枚，与薄荷同煎，不计时候。

（4）治骨蒸体热劳倦：熟地、当归、地骨皮、枳壳（麸炒）、柴胡、秦艽、知母、鳖甲（炙）等份，为末，加水适量、乌梅半个，煎七分，和梅热服。

白芍

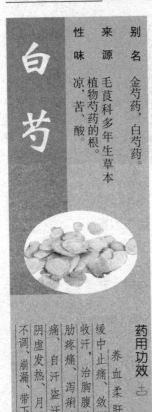

别名 金芍药、白芍药。

来源 毛茛科多年生草本植物芍药的根。

性味 凉，苦、酸。

药用功效

养血柔肝、缓中止痛、敛阴收汗，治胸腹胁肋疼痛、自汗盗汗、泻痢腹痛、阴虚发热、月经不调、崩漏、带下。

·主要成分·

根含芍药苷、牡丹酚、芍药花苷、苯甲酸（约1.07%）、挥发油、脂肪油、树脂、鞣质、糖、淀粉、黏液质、蛋白质、β-谷甾醇和三萜类。

·药理作用·

其有抗菌作用。

·用法用量·

内服：煎汤，10～20克；入丸、散。

·注意事项·

虚寒腹痛泄泻者慎服。

植物形态

多年生草本，高 50～80 厘米。根肥大，通常圆柱形或略呈纺锤形。茎直立，光滑无毛。叶互生；具长柄；2 回 3 出复叶，小叶片椭圆形至披针形，长 8～12 厘米，宽 2～4 厘米，先端渐尖或锐尖，基部楔形，全缘，叶缘具极细乳突，上面深绿色，下面淡绿色，叶脉在下面隆起，叶基部常带红色。花甚大，单生于花茎的分枝顶端，每花茎有 2～5 朵花，花茎长 9～11 厘米；萼片 3 片，叶状；花瓣 10 片左右或更多，倒卵形，白色、粉红色或红色；雄蕊多数，花药黄色；心皮 3～5 枚，分离。蓇葖 3～5 枚，卵形，先端钩状向外弯。花期为 5～7 月，果期为 6～7 月。

生长特性

生于山坡、山谷的灌木丛或草丛中。分布于黑龙江、吉林、辽宁、河北、河南、山东、山西、陕西、内蒙古等地。

采集方法

本品于夏秋季采挖已栽植 3～4 年的芍药根，除去根茎及须根，洗净，刮去粗皮，入沸水中略煮，使芍根发软，捞出晒干。

药材性状

本品干燥根呈圆柱形，粗细均匀而平直，长 10～20 厘米，直径 1～1.8 厘米。表面淡红棕色或粉白色，平坦，或有明显的纵皱及须根痕，栓皮未除尽处有棕褐色斑痕，偶见横向皮孔。质坚实而重，不易折断。断面灰白色或微带棕色，木部放射线呈菊花心状。味微苦而酸。

方剂选用

（1）治妇人胁痛：香附子200克（黄子醋2碗，盐50克，煮干为度），肉桂、延胡索（炒）、白芍各适量，研为细末，每服10克，沸汤调，不拘时服。

（2）治下痢便脓血、里急后重，下血调气：白芍50克，当归、黄连、黄芩各25克，槟榔、木香、甘草（炒）各10克，大黄15克，官桂12.5克，细切，每服25克，水适量，煎，食后温服。

（3）治妇人怀孕腹中疗痛：当归150克，白芍500克，茯苓、白术各200克，泽泻、川芎各250克，杵为散，和酒，日服3次。

（4）治产后血气攻心腹痛：白芍100克，桂（去粗皮）、甘草（炙）各50克，以上材料粗捣筛，每服15克，水煎，去滓，温服，不拘时。

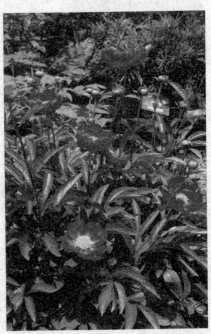

何首乌

别名　野苗，交茎，夜合，交藤，桃柳藤等。

来源　为蓼科植物何首乌的干燥块茎。

性味　微温，苦，甘，涩

药用功效　补肝、祛风、益肾、治肝肾阴亏、血晕、发须早白、血虚、头晕、腰膝软弱、筋骨酸痛、遗精、崩带、久疟、久痢、慢性肝炎、疮疖肿、肠风、痔疾。

·主要成分·

其根和根茎含蒽醌类，主要成分为大黄酚和大黄素，其次为大黄酸、大黄素甲醚和大黄酚蒽酮等（炙过后无大黄酸）。此外，还含淀粉、粗脂肪、卵磷脂等。

·药材性状·

本品呈团块状或不规则纺锤形，长6～15厘米，直径4～12厘米。表面红棕色或红褐色，皱缩不平，有浅沟，并有横长皮孔及细根痕。体重，质坚实，不易折断，断面浅黄棕色或浅红棕色，显粉性，皮部有4～11个类圆形异型维管束环列，形成云锦状花纹，中央木部较大，有的呈木心。

·注意事项·

内服：煎汤，15～25克。熬膏、浸酒或入丸、散。外用：煎水洗、研末撒或调涂。

植物形态

多年生缠绕草本。根细长，末端成肥大的块根，外表红褐色至暗褐色。茎基部略呈木质，中空。叶互生，具长柄，叶片狭卵形或心形，长4～8厘米，宽2.5～5厘米，先端渐尖，基部心形或箭形，全缘或微带波状，上面深绿色，下面浅绿色，两面均光滑无毛。托叶膜质，鞘状，褐色，抱茎，长5～7毫米。花小，直径约2毫米，多数，密聚成大形圆锥花序，小花梗具节，基部具膜质苞片；花被绿白色，花瓣状，5裂，裂片倒卵形，大小不等，外面3片的背部有翅；雄蕊8个，比花被短；雌蕊1个，子房三角形，花柱短，柱头3裂，头状。瘦果椭圆形，有3棱，长2～3.5毫米，黑色光亮，外包宿存花被，花被成明显的3翅，成熟时褐色。花期为10月，果期为11月。

生长特性

生长于草坡、路边、山坡及灌木丛中。分布于河南、山东、安徽、江苏等地。

采集方法

根：栽后3～4年春秋采挖，洗净，切去两端，大者对半剖开，或切厚片，晒干、烘干或煮后晒干。茎：带叶的藤茎，于夏秋采取，于秋季叶落后割取，除去细枝、残叶，切成长约70厘米的段，捆成把，晒干。

药理作用

①降血脂作用：给家兔同时喂饲何首乌和胆甾醇，其所形成的动脉粥样病变较单喂胆甾醇之对照组轻，血清胆甾醇水平亦较低。体外实验证明何首乌能与胆甾醇结合，减少兔肠道对胆甾醇的吸收。②降低血糖的作用：给家兔口服煎剂后30～60分钟内其血糖量上升达最高度，然后逐渐降低，6小时后血糖量比正常低0.03%。

方剂选用

（1）治骨软风、腰膝疼、行履不得、遍身瘙痒：何首乌（大而有花纹者）、牛膝（锉）各500克，以好酒1升，浸7宿，曝干，于木臼内捣末，蜜丸。每日空腹食前酒下30～50丸。

（2）治遍身疮肿痒痛：防风、苦参、何首乌、薄荷各等份，上为粗末，每用药25克，水、酒各一半，煎沸，热洗，于避风处睡一觉。

（3）治久疟阴虚、热多寒少，以此补而截之：何首乌适量，为末，加鳖血为丸，黄豆大，辰砂为衣，临发，五更白汤送下两丸。

注意事项

孕妇慎用。

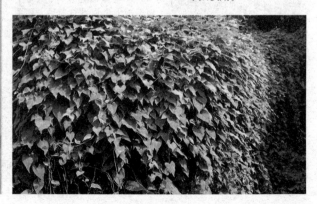

阿胶

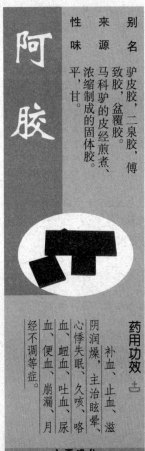

别名
驴皮胶，二泉胶，傅致胶，盆覆胶。

来源
马科驴的皮经煎煮、浓缩制成的固体胶。

性味
平，甘。

药用功效

补血、止血、滋阴润燥，主治眩晕、心悸失眠、久咳、咯血、衄血、吐血、尿血、便血、崩漏、月经不调等症。

·主要成分·

其多由胶原及其部分水解产物所成，含氮，基本上是蛋白质。水解产生多种氨基酸，其中包括赖氨酸、精氨酸、组氨酸等。从产生的氨基酸看，阿胶与明胶相似，但前者之赖氨酸较多，且含胱氨酸，但缺乏色氨酸。

·药材性状·

内服：黄酒或开水烊化，7.5～15克；煎汤或入丸、散。

·注意事项·

本品性滋腻，有碍消化，胃弱便溏者不宜用。

动物形态

其为体形如马而较小，成横的长方形。头大，眼圆，耳长。面部平直，头颈高扬，颈部较宽厚，鬃毛稀少。四肢粗短，蹄质坚硬。尾基部粗而末梢细。体毛厚而短，有黑色、栗色、灰色3种。颈背部有1条短的深色横纹，嘴部有明显的白色嘴圈。耳郭背面同身色，内面色较浅，尖端几呈黑色。腹部及四肢内侧均为白色。

生长特性

分布于山东、河北、浙江、河南、江苏等省。

采集方法

本品于一般10月至翌年5月为阿胶生产季节。先将驴皮放到容器中，用水浸泡软化。除去驴毛，剁成小块，再用水浸泡使之白净，放入沸水中，皮卷缩时捞出，再放入熬胶锅内进行熬炼。熬好后倾入容器内，待胶凝固后取出，切成小块，晾干。

药材性状

本品为长方形或方形块，黑褐色，有光泽。质硬而脆，断面光亮，碎片对光照视呈棕色半透明状。气微，味微甘。

药理作用

①对血细胞影响：大量抽血造成犬失血性贫血后，用阿胶溶液灌胃，其红细胞和血红蛋白增加的速度比对照组快。②对钙代谢的影响：阿胶能改善动物体内钙平衡，用阿胶灌动物的胃，同时在食物中加碳酸钙，能增加钙的吸收和在体内的潴留，使血钙略有增高。这种钙质载运作用可能与阿胶中所含甘氨酸有关。③防治进行性肌营养障碍症：用特别饲料喂养豚鼠，会使全部患进行性肌营养障碍症，加用阿胶者，仅20%发生，多数皆健全无症状。已发生此症后，再用阿胶，亦可使病症逐渐减轻。④其他作用：猫实验证明，在它创伤性休克危急期，用生理盐水亦难挽救的情况下，注射阿胶精制溶液，可使血压上升而转危为安。

方剂选用

（1）治小儿肺虚、气粗喘促：阿胶75克（麸炒）、黍粘子（炒香）、甘草（炙）各10克，马兜铃25克(焙)、杏仁7个（去皮、尖、炒），糯米50克（炒），上为末，每服10克，水煎，食后温服。

（2）治久咳嗽：阿胶（炙燥）50克、人参100克，捣罗为散，每服15克，加豉汤，入葱白少许，同煎3沸，放温，遇嗽时食用。依前温暖，备嗽时再服之。

（3）治大衄、口耳皆出血不止：阿胶25克（捣碎炒令黄燥）、蒲黄50克，上药捣细罗为散，每服10克，加水，放入生地黄，煎，不计时候，温服。

（4）治便血如小豆汁：阿胶（炙令燥）适量，赤芍药、当归(切)、焙各50克，甘草（炙、锉）25克，粗捣筛，每服25克，加水，放入竹叶片，同煎，去滓，食前温服。

（5）治妇人漏下不止：阿胶、鹿茸各15克，乌贼骨、当归各100克，蒲黄50克，上5味治下筛。空腹酒服，日3次，夜再服。

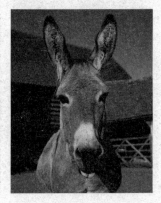

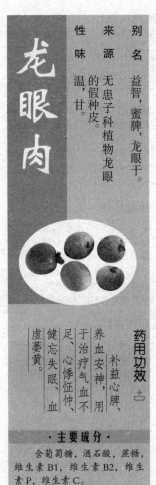

龙眼肉

别名 益智，蜜脾，龙眼干。

来源 无患子科植物龙眼的假种皮。

性味 温，甘。

药用功效 ☉

补益心脾，养血安神，用于治疗气血不足，心悸怔忡，健忘失眠，血虚萎黄。

·主要成分·

含葡萄糖，酒石酸，蔗糖，维生素B1，维生素B2，维生素P，维生素C。

·注意事项·

内有痰火及湿滞停饮者忌服。

植物形态

常绿乔木，高达10米以上。幼枝被锈色柔毛。双数羽状复叶，互生，长15～20厘米；小叶2～5对，通常互生，革质，椭圆形至卵状披针形，长6～15厘米。先端短尖或钝，基部偏斜，全缘或波浪形，暗绿色，嫩时褐色，下面通常粉绿色。花两性，或单性花与两性花共存；为顶生或腋生的圆锥花序；花小，黄白色，直径4～5毫米，被锈色星状小柔毛；花萼5深裂，裂片卵形；花瓣5，匙形，内面有毛；雄蕊通常8个；子房2～3室，柱头2裂。核果球形，直径1.5～2厘米，外皮黄褐色，粗糙，假种皮白色肉质，内有黑褐色种子1颗。花期为3～4月，果期为7～9月。

生长特性

分布于福建、台湾、广东、广西、云南、贵州、四川等地。

采集方法

本品于7～10月果实成熟时采摘，烘干或晒干，剥去果皮，取其假种皮。或将果实入开水中煮10分钟，捞出摊放，使水分散失，再烤1昼夜，然后剥取假种皮，晒干。

药材性状

本品由顶端纵向裂开的不规则块片，长约1.5厘米，宽1.5～3.5厘米，厚不及1毫米，表面黄棕色，半透明。靠近果皮的一面皱缩不平，粗糙；靠近种皮的一面光亮而有纵皱纹。质柔韧而微有黏性，常黏结呈块状。气香，味浓甜而特殊。

药理作用

龙眼水浸剂（1：2）在试管内对奥杜益氏小芽孢癣菌有抑制作用。

用法用量

内服：煎汤，10～25克；熬膏、浸酒或入丸剂。

方剂选用

（1）治思虑过度、劳伤心脾、健忘怔忡：白术、茯苓（去木）、黄芪（去芦）、龙眼肉、酸枣仁（炒，去壳）各50克，人参、木香（不见火）各25克，甘草（炙）12.5克，以上细切，每服200克，加水适量、生姜5片、枣1枚，煎后去滓温服，不拘时候。

（2）大补气血：剥好龙眼肉，盛竹筒式瓷碗内，每肉50克，入白糖5克，素体多火者，再加入西洋参片5克，碗口罩以丝绵一层，日日于饭锅上蒸之，蒸至多次。凡衰羸老弱、别无痰火便滑之病者，每以开水服1匙，大补气血，力胜参芪，产妇临盆，服之尤妙。

（3）温补脾胃，助精神：龙眼肉不拘多少，上好烧酒内浸100日，常饮数杯。

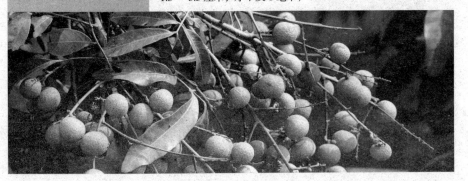

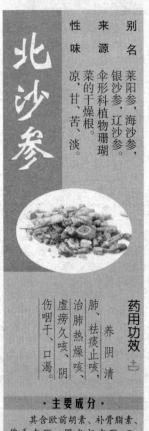

补阴药

本节药物主治阴虚。补阴的同时应注意制阳。且本节药物多具滋腻之性，使用时仍应注意防止碍于脾胃运化，避免呆补。

北沙参

别名
莱阳参，海沙参，银沙参，辽沙参。

来源
伞形科植物珊瑚菜的干燥根。

性味
凉，甘，苦，淡。

药用功效
养阴清肺，祛痰止咳，阴养阴清热燥咳、虚痨久咳、阴伤咽干、口渴。治肺热燥咳、

· 主要成分 ·
其含欧前胡素、补骨脂素、佛手内酯、圆当归内酯-7-0-β-龙胆二糖苷等多种香豆素，并含生物碱、淀粉、微量挥发油等。

· 用法用量 ·
内服：煎汤，15～25克；熬膏或入丸剂。

· 注意事项 ·
风寒作嗽及肺胃虚寒者忌服。

植物形态

多年生草本，高 5～35 厘米。主根细长圆柱形。茎大部埋在沙中，一部分露出地面。叶基出，互生；叶柄长，基部鞘状；叶片卵圆形，3 出式分裂至 2 回羽状分裂，最后裂片圆卵形，先端圆或渐尖，基部截形，边缘刺刻，质厚。复伞形花序顶生，具粗毛；伞梗 10～20 条，长 1～2 厘米；无总苞，小总苞由数个线状披针形的小苞片组成；花白色，每 1 小伞形花序有花 15～20 朵；花萼 5 齿裂，狭三角状披针形，疏生粗毛；花瓣 5 片，卵状披针形；雄蕊 5 个，与花瓣互生；子房下位，花柱基部扁圆锥形。果实近圆球形，具绒毛，果棱有翅。花期为 5～7 月，果期为 6～8 月。

生长特性

北沙参喜温暖湿润气候，抗旱耐寒，喜沙质土壤，忌水浸。分布于辽宁、河北、山东、江苏、浙江、广东、福建、台湾等地。

采集方法

本品于 7～8 月或 9 月下旬采挖，除去地上茎及须根，洗净泥土，放开水中烫后剥去外皮，晒干或烘干。

药材性状

本品呈细长圆柱形，偶有分枝，长 15～45 厘米，直径 0.4～1.2 厘米。表面淡黄白色，略粗糙，偶有残存外皮，不去外皮的表面黄棕色。全体有细纵皱纹及纵沟，并有棕黄色点状细根痕。顶端常留有黄棕色根茎残基，上端稍细，中部略粗，下部渐细。质脆，易折断，断面皮部浅黄白色，木部黄色。气特异，味微甘。

药理作用

本品水浸液在低浓度时能加强离体蟾蜍心脏收缩；浓度增高时则出现抑制作用，直至心室停跳，有一定升压作用。醇提取液有解热镇痛作用。北沙参多糖能抑制迟发型超敏反应。

方剂选用

（1）治阴虚火炎、咳嗽无痰、骨蒸劳热、肌皮枯燥、口苦烦渴等症：北沙参、麦门冬、知母、川贝母、怀熟地、鳖甲、地骨皮各 200 克，或做丸，或做膏，每早服 15 克，白汤下。

（2）治一切阴虚火炎、似虚似实、逆气不降、消气不升、烦渴咳嗽、胀满不食：北沙参 25 克，水煎服。

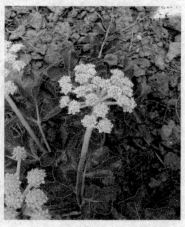

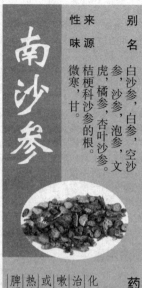

南沙参

别名 白沙参，白参，空沙参，沙参，泡参，文虎，橘参，杏叶沙参。

来源 桔梗科沙参的根。

性味 微寒，甘。

药用功效 古

养阴清肺、益气，主治肺阴虚的燥热咳嗽，症见干咳少痰，或痰黏不易咯出，或热病后气津不足，或脾胃虚弱。

·主要成分·

其沙参的根中含三萜皂苷和淀粉。

·药理作用·

(1) 祛痰作用：南沙参煎液对家兔的祛痰作用较紫菀等为差，但可持续作用4小时以上。

(2) 强心作用：1%南沙参浸剂对离体蟾蜍心脏有明显强心作用，7/9离体心的振幅增大（比原来高50%以上），作用可持续5分钟。

(3) 抗真菌作用：南沙参水浸剂（1：2）在试管内对奥杜盎氏小芽孢癣菌、羊毛状小芽孢癣菌等皮肤真菌有不同程度的抑制作用。

·用法用量·

内服：熬汤，15～25克（鲜者50～150克）；入丸、散。

·注意事项·

不能与含藜芦制品同服。风寒作嗽者忌服。

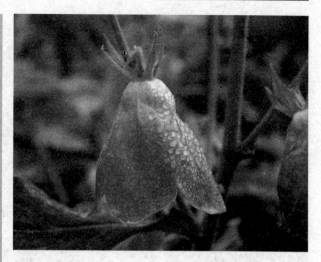

植物形态

多年生草木。根粗壮，胡萝卜形，具皱纹。茎直立，单一，高60～150厘米。叶通常4片轮生；无柄或有短柄；叶片椭圆形或披针形，长4～8厘米，宽1.5～3厘米，边缘有锯齿，上面绿色，下面淡绿色，有密柔毛。圆锥状花序大形；有不等长的花梗；每1花梗上有1小苞片；萼齿5个，细而直，绿色微带黑色；花冠钟形，蓝紫色，狭小壶状，黄色；子房下位，花柱伸出花冠外，蓝紫色，先端圆形，柱头9裂；花盘围绕在花柱的基部。蒴果3室，卵圆形。花期为7～8月。

生长特性

多生长于山野的阳坡草丛中。分布于东北和河北、山东、河南、安徽、江苏、浙江、广东、江西等地。

采集方法

本品于春秋两季，去须根，洗后趁鲜刮粗皮，干燥。

药材性状

本品干燥的根呈长纺锤形或圆柱形，上粗下细，有时稍弯曲或扭曲，偶有分歧。全长5～25厘米，上部直径1～3厘米。顶端有根茎（芦头）长0.5～10厘米，直径0.3～2厘米，偶有2个根茎并生，上有显著横纹。带皮者表面黄白色至棕色，有横纹，上部尤多，稍有短段细根或根痕；去皮者表面黄白色，有纵皱。体轻质松，易折断，断面白色，不平坦，有多数裂隙。气微弱，味甘微苦。

方剂选用

(1) 治燥伤肺卫阴分，或热或咳者：南沙参15克、玉竹10克、生甘草5克、冬桑叶7.5克、麦冬15克、生扁豆5克、花粉5克，水5杯，煮取2杯，日再服。久热久咳者，加地骨皮15克。

(2) 治肺热咳嗽：南沙参25克，水煎服之。

(3) 治失血后脉微手足厥冷之症：南沙参浓煎，频频而少少饮服。

(4) 治赤白带下，皆因七情内伤，或下元虚冷：米饮调南沙参末服。

(5) 治产后无乳：南沙参根20克，煮猪肉食。

(6) 治虚火牙痛：南沙参根100克，煮鸡蛋服。

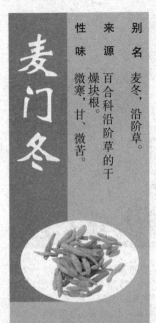

麦门冬

别名 麦冬，沿阶草。

来源 百合科沿阶草的干燥块根。

性味 微寒，甘、微苦。

药用功效 🔆

具有养阴润肺、益胃生津、清心除烦的功效，用于治肺燥干咳、吐血、咯血、肺痿、肺痈、虚劳烦热、消渴、热病津伤、咽干口燥、便秘等病症。

·主要成分·

其沿阶草块根含多种甾体皂苷，其苷元为罗斯考皂苷元；还含β-谷甾醇、豆甾醇、β-谷甾醇-β-D-葡萄糖苷。果实含沿阶草苷，为山柰酚-3-葡萄糖半乳糖苷。沿阶草变种块茎含多种甾体皂苷，分别称作沿阶草皂苷A，沿阶草皂苷B，沿阶草皂苷C，沿阶草皂苷D等，其中沿阶草皂苷A，沿阶草皂苷B，沿阶草皂苷D的苷元都为罗斯考皂苷元；还含β-谷甾醇、豆甾醇、β-谷甾醇-β-L-葡萄糖苷。

·注意事项·

患感冒风寒或有痰饮湿浊的咳嗽者，以及脾胃虚寒泄泻者均忌服。

植物形态

多年生草本，高15～40厘米。地下具细长匍匐枝，节上被膜质苞片；须根常有部分膨大成肉质的块根。叶丛生，窄线形，长15～40厘米，宽1～4毫米，先端钝或锐尖，基部狭窄，叶柄鞘状，两侧有薄膜。花茎长6.5～14厘米；总状花序顶生；苞片膜质，每苞腋生1～3花；花淡紫色，偶为白色，形小，略下垂；花被6片，开展，卵圆形；雄蕊6，花丝不明显，较短于花药，花药先端尖；子房半下位，3室。浆果球状，成熟时深绿色或黑蓝色，直径5～7毫米。花期为7月，果期为11月。

生长特性

生长于溪沟岸边或山坡树林下。全国大部分地区有分布，或为栽培。

采集方法

本品于夏季采挖，洗净，反复暴晒，堆置，至七八成干，除去须根，干燥。

药材性状

本品呈纺锤形，两端略尖，长1.5～3厘米，直径0.3～0.6厘米。表面黄白色或淡黄色，有细纵纹。质柔韧，断面黄白色，半透明，中柱细小。气微香，味甘、微苦。

药理作用

①对血糖的影响：家兔用50%麦门冬煎剂肌肉注射，能升高血糖；另外正常兔口服麦门冬的水、醇提取物，则有降血糖作用；对四氧嘧啶性糖尿病兔亦有降血糖作用，并可促使胰岛细胞恢复，肝糖原较对照组有增加趋势。②抗菌作用：麦门冬粉在体外对白色葡萄球菌、大肠杆菌等有一定抑制作用。

用法用量

内服：煎汤，10～20克；入丸、散。

方剂选用

（1）治吐血、衄血不止：生麦门冬汁、生刺蓟汁、生地黄汁各适量，相和，于锅中略暖过，每服150毫升，调伏龙肝末5克服之。

（2）治衄血不止：麦门冬、生地黄每服50克，水煎。

（3）治齿缝出血成条：人参4克，茯苓、麦门冬各5克，水煎温服。

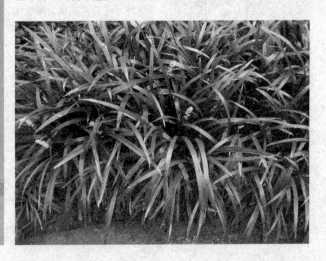

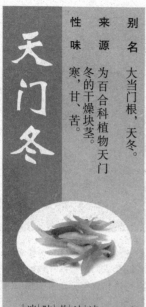

天门冬

别　名 大当门根，天冬。

来　源 为百合科植物天门冬的干燥块茎。

性　味 寒，甘、苦。

药用功效

滋阴、降火、润燥、清肺，主治阴虚发热、咳嗽吐血、肺痿、肺痈、咽喉肿痛、消渴、便秘。

·主要成分·

其含多种螺旋甾苷类化合物及天冬酰胺、瓜氨酸、丝氨酸等近20种氨基酸，并含有5-甲氧基-甲基糠醛。

·药理作用·

体外实验（亚甲蓝法及瓦氏呼吸器测定）表明，天门冬对急性淋巴细胞型白血病、慢性粒细胞型白血病及急性单核细胞型白血病患者白细胞的脱氢酶有一定的抑制作用，并能抑制急性淋巴细胞型白血病患者白细胞的呼吸。

·用法用量·

内服：煎汤，10～20克；熬膏或入丸、散。

·注意事项·

虚寒泄泻及外感风寒致咳者皆忌服。

植物形态

攀缘状多年生草本。块根肉质，簇生，长椭圆形或纺锤形，长4～10厘米，灰黄色。茎细，长可达2米，有纵槽纹。叶状枝2～3枚束生叶腋，线形，扁平，长1～2.5厘米，宽1毫米左右，稍弯曲，先端锐尖。叶退化为鳞片，主茎上的鳞状叶常变为下弯的短刺。花1～3朵簇生叶腋，黄白色或白色，下垂；花被6个，排成2轮，长卵形或卵状椭圆形，长约2毫米；雄蕊6个，花药呈"丁"字形；雌蕊1个，子房3室，柱头3枝。浆果球形，径约6毫米，熟时红色。花期为5月。

生长特性

喜温暖，不耐寒，较耐阴，忌烈日直晒。对土壤要求不严。

采集方法

本品于秋冬采挖，但以冬季采者质量较好。挖出后洗净泥土，除去须根，按大小分开，入沸水中煮或蒸至外皮易剥落时为度。捞出浸入清水中，趁热除去外皮，洗净，微火烘干或用硫黄熏后再烘干。

药材性状

本品呈长纺锤形，略弯曲，长5～18厘米，直径0.5～2厘米。表面黄白色至淡黄棕色，半透明，光滑或具深浅不等的纵皱纹，偶有残存的灰棕色外皮。质硬或柔润，有黏性，断面角质样，中柱黄白色。气微，味甜、微苦。

方剂选用

（1）治嗽：人参、天门冬（去心）、熟干地黄各等份，为细末，炼蜜为丸如樱桃大，含化服之。

（2）治吐血咯血：天门冬50克（水泡，去心）、甘草（炙）、杏仁（去皮、尖，炒熟）、贝母（去心，炒）、白茯苓（去皮）、阿胶（碎之，蛤粉炒成珠子）各25克，上为细末，炼蜜丸如弹子大，含化1丸咽津。

（3）治妇人喘、手足烦热、骨蒸寝汗、口干引饮、面目浮肿：天门冬500克、麦门冬（去心）400克、生地黄1500克（取汁为膏），前2味为末，膏子和丸如梧子大。每服50丸，煎逍遥散送下。逍遥散中去甘草加人参。

（4）治血虚肺燥、皮肤拆裂及肺痿咳脓血症：天门冬新掘者不拘多少，洗净，去心、皮，细捣，绞取汁澄清，以布滤去粗滓，用银锅或砂锅慢火熬成膏，每用1～2匙，空腹温酒调服。

（5）治扁桃体炎、咽喉肿痛：天门冬、麦门冬、板蓝根、桔梗、山豆根各15克，甘草10克，水煎服。

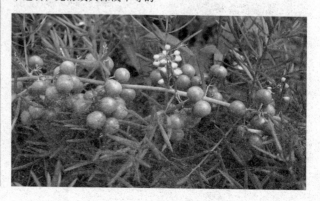

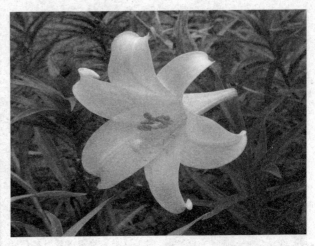

百合

别名 重迈，中庭，重箱，百合或百合蒜。

来源 为百合科植物卷丹、百合或细叶百合的干燥肉质鳞叶。

性味 平，甘，微苦。

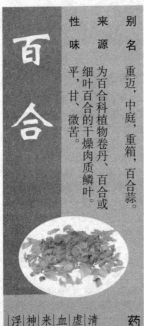

药用功效

润肺止咳，治阴虚久嗽、咳唾痰血、热病后余热未清、虚烦惊悸、神志恍惚、脚气浮肿。清心安神，

· 主要成分 ·

其百合鳞茎含秋水仙碱等多种生物碱及淀粉、蛋白质、脂肪等。

· 采集方法 ·

秋冬采挖，除去地上部分，洗净泥土，剥取鳞片，用沸水捞过或微蒸后，焙干或晒干。

· 药理作用 ·

百合煎剂对氨水引起的小鼠咳嗽有抑制作用。小白鼠灌服百合水提取液可抗应激性损伤，并能对抗组织胺引起的蟾蜍哮喘。

· 用法用量 ·

内服：煎汤，15～50克；蒸食或煮粥食。外用：捣敷。

· 注意事项 ·

风寒痰嗽、中寒便滑者忌服。

植物形态

多年生草本，高60～100厘米。鳞茎球状，白色，肉质，先端常开放如荷花状，长3.5～5厘米，直径3～4厘米，下面着生多数须根。茎直立，圆柱形，常有褐紫色斑点。叶4～5列互生；无柄；叶片线状披针形至长椭圆状披针形，长4.5～10厘米，宽8～20毫米，先端渐尖，基部渐狭，全缘或微波状，叶脉5条，平行。花大，单生于茎顶，少有1朵以上者；花梗长达3～10厘米；花被6片，乳白色或带淡棕色，倒卵形；雄蕊6个，花药线形，"丁"字着生；雌蕊1个，子房圆柱形，3室，每室有多数胚珠，柱头膨大，盾状。蒴果长卵圆形，室间开裂，绿色；种子多数。花期为6～8月，果期为9月。

生长特性

生长于土壤深肥的林边或草丛中。多数喜凉爽湿润环境，但少数种类能耐干旱环境。分布几遍全国，大部分地区有栽培。

药材性状

本品于干燥的鳞叶呈长椭圆形、披针形或长三角形，肉质肥厚，中心较厚，边缘薄而成波状或向内卷曲，表面乳白色或淡黄棕色，光滑细腻，略有光泽，瓣内有数条平行纵走的白色维管束。质坚硬而稍脆，折断面较平整，黄白色似蜡样。气微，味微苦。药用百合有家种与野生之分，家种的鳞片阔而薄，味不甚苦；野生的鳞片小而厚，味较苦。

方剂选用

（1）治咳嗽不已，或痰中有血：款冬花、百合（焙，蒸）等份，上为细末，炼蜜为丸，如龙眼大。每服1丸，食后临卧细嚼，姜汤咽下，含化尤佳。

（2）治支气管扩张、咯血：百合100克、白及200克、蛤粉100克、百部100克，共为细末，炼蜜为丸，每重10克，每次1丸，日服3次。

（3）治肺病吐血：新百合捣汁，和水饮之，亦可煮食。

（4）治背心前胸肺间热、咳嗽咽痛、咯血、恶寒、手大拇指循白肉际间上肩背至胸前如火烁：熟地、生地、归身各15克，白芍、甘草各5克，桔梗、元参各4克，贝母、麦冬、百合各7.5克，如咳嗽，初2服，加五味子20粒。

石斛

别名

川石斛，金石斛，霍石斛，枫石斛，环草石斛，鲜金石斛，鲜石斛，黄草。

来源

为兰科石斛属植物金钗石斛、黄草石斛、马鞭石斛的茎。

性味

微寒，甘。铁皮石斛、

药用功效

益胃生津、滋阴清热，主治阴伤津亏、口干烦渴、食少干呕、病后虚热、目暗不明。

·主要成分·

（1）金钗石斛：茎含生物碱类石斛碱、石斛酮碱、6-羟基石斛碱（又名石斛胺）、石斛醚碱、6-羟基石斛醚碱等。（2）环草石斛：茎含生物碱类石斛宁碱、石斛丁定碱、石斛酚等。另含有石斛宁定、石斛宁。（3）铁皮石斛：含有多糖，其单糖组分为D-木糖、L-阿拉伯糖和D-葡萄糖组成，多糖含量达22.7%。（4）黄草石斛：含生物碱类古豆碱、顺式和反式的束花石斛碱等。（5）马鞭石斛：茎含对羟基顺式桂皮酸的和对羟基反式桂皮酸的二十四醇酯、二十五醇酯、二十六醇酯、二十七醇酯、二十八醇酯、二十九醇酯、三十醇酯、三十一醇酯、三十二醇酯、三十三醇酯、三十四醇酯及三十烷基酯等。

植物形态

多年生附生草本，高30～50厘米。茎丛生，直立，黄绿色，多节。叶无柄，近革质；叶片长圆形或长圆状披针形，先端钝，有偏斜状的凹缺，叶脉平行。总状花序自茎节生出，通常具花2～3朵；花萼及花瓣白色，末端呈淡红色；花瓣卵状长圆形或椭圆形，与萼片几等长，唇瓣生于蕊柱足的前方，近圆卵形，先端圆形，基部有短爪，下半部向上反卷包围蕊柱，两面被茸毛，近基部的中央有一块深紫色的斑点；雄蕊呈圆锥状，花药2室，长约3毫米，花粉块4，蜡质。蒴果。

生长特性

附生于高山岩石或森林中的树干上。分布于四川、贵州、云南、湖北、广西、台湾等地。此外，各地尚有栽培。

采集方法

本品于全年均可采收，鲜用者除去根及泥沙；干用者采收后，除去杂质，用开水略烫或烘软，再边搓边烘晒，至叶鞘搓净，干燥。

药材性状

本品因品种及加工方法不同，通常分为金钗石斛、黄草石斛等数种。金钗石斛：为植物金钗石斛的加工品，干燥茎长20～45厘米，直径1～1.5厘米，基部为圆柱形，中部及上部为扁圆柱形，茎节微向左右弯曲，表面金黄色而微带绿色，有光泽，具纵沟纹，节明显，棕色，有时节部稍膨大，节间长2.5～3厘米，向上渐短。体轻而质致密，易折断，断面类白色，散布有深色的小点。黄草石斛：为铁皮石斛、罗河石斛、广东石斛、细茎石斛等的加工品。干燥茎长一般在30厘米以上，直径3～5毫米，圆柱形，略弯曲，表面金黄色而略带绿色，有光泽，具深纵沟纹，节明显。横切的厚片断面类圆形，边缘有多数角棱，形成齿轮状，中间散布有类白色小点。气无，味微苦，嚼之略带黏性。以条匀、金黄色、致密者为佳。

药理作用

①抗白内障作用：对半乳糖性白内障有延缓和治疗作用。②增强免疫力的作用：石斛多糖可增强T细胞及巨噬细胞免疫活性。③保肝作用：降低丙氨酸转氨酶、天氢氨酸转氨酶等酶的活性，使总蛋白、白蛋白升高，有效减轻肝脏的病理损害，对肝脏有明显的保护作用。④抗衰老作用：提高SOD水平，降低过氧化物酶的作用。

用法用量

内服：煎汤（须久煎），10～20克（鲜者25～50克）；熬膏或入丸、散。

方剂选用

（1）治温热有汗、风热化火、热病伤津、温疟舌苔变黑：鲜石斛、连翘（去心）各15克，天花粉10克，鲜生地20克，麦门冬（去心）20克，参叶4克，水煎服。

（2）治中消：鲜石斛25克，熟石膏20克，天花粉15克，南沙参20克，麦门冬10克，玉竹20克，山药15克，茯苓15克，广皮5克，半夏7.5克，甘蔗150克，煎汤代水饮。

注意事项

唯胃肾有虚热者宜之，虚而无火者忌用。

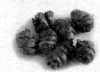

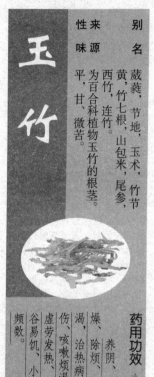

玉竹

别名 葳蕤，节地，玉术，竹节黄，竹七根，山包米，尾参，西竹，连竹。

来源 为百合科植物玉竹的根茎。

性味 平，甘，微苦。

药用功效 养阴、润燥、除烦、止渴，治热病阴伤、咳嗽烦渴、虚劳发热、消谷易饥、小便频数。

·主要成分·

其根茎含玉竹黏多糖及4种玉竹果聚糖，还含吖丁啶-2-羧酸等。

·用法用量·

内服：煎汤，10～15克；熬膏或入丸、散。

·方剂选用·

（1）治发热口干、小便涩：玉竹250克，煮汁饮之。

（2）治秋燥伤胃阴：玉竹、麦门冬各15克，沙参10克，生甘草5克，水5杯，煮取2杯，分两次服。

（3）治阳明温病，下后汗出，当复其阴：沙参15克，细生地、麦门冬各25克，冰糖5克，玉竹7.5克（炒香），水5杯，煮取两杯，分两次服，渣再煮1杯服。

·注意事项·

胃有痰湿气滞者忌服。

植物形态

多年生草本，高40～65厘米。地下根茎横走，黄白色，密生多数细小的须根。茎单一，自一边倾斜，光滑无毛，具棱。叶互生于茎的中部以上，无柄；叶片略带革质，椭圆形或狭椭圆形，罕为长圆形先端钝尖或急尖，基部楔形，全缘，上面绿色，下面淡粉白色，叶脉隆起。花腋生，花梗长1～1.4厘米，着生花1～2朵；花被筒状，长1.4～1.8厘米，白色，先端6裂，裂片卵圆形成广卵形，带带绿色；雄蕊6，着生于花被筒的中央，花丝扁平，花药狭长圆形，黄色；子房上位，具细长花柱，柱头头状。浆果球形，直径4～7毫米，成熟后紫黑色。花期为4～5月，果期为8～9月。

生长特性

生于山野林下或石隙间，喜阴湿处。全国大部分地区有分布，并有栽培。

采集方法

本品于春秋季都可采挖，除去茎叶、须根和泥土，晾晒至外表有黏液渗出，轻撞去毛，分开大小个，继续晾晒至微黄色，进行揉搓、晾晒，如此反复数次，至柔润光亮、无硬心，再晒至足干；或将鲜玉竹蒸透后，边晒边揉，至柔软而透明时再晒干。

药材性状

本品呈长圆柱形，略扁，少有分枝。表面黄白色或淡黄棕色，半透明，具纵皱纹及微隆起的环节，有白色圆点状的须根痕和圆盘状茎痕。质硬而脆或稍软，易折断，断面角质样或显颗粒性。气微，味甘，嚼之发黏。

药理作用

①对心血管方面的作用：离体蛙心实验证明，小剂量玉竹能使蛙心搏动迅速增强，大剂量则能引起心跳减弱，甚至停止。少数病例的临床观察表明玉竹对风湿性心脏病、冠状动脉粥样硬化性心脏病、肺源性心脏病等引起的心力衰竭有控制作用。临床上还用玉竹与党参合用制成浸膏，用于心绞痛治疗。②对实验性结核病的作用：感染H37RV人型结核杆菌的小白鼠，如在饲料中加2.5%玉竹，则可降低死亡率，但对病变减轻的作用则不明显。中医临床也常用玉竹治阴虚干咳，有一定效果。

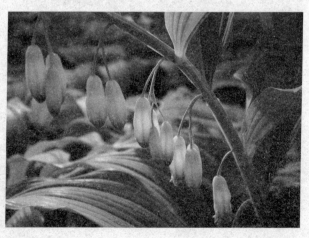

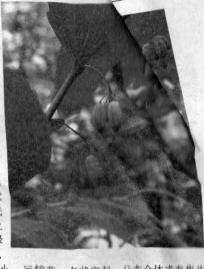

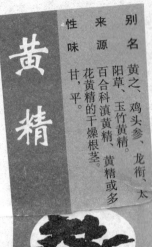

黄精

别名

黄之、鸡头参、龙衔、太阳草、玉竹黄精、黄精或多

来源

百合科滇黄精、黄精或多花黄精的干燥根茎。

性味

甘，平。

药用功效

补气养阴、健脾、润肺、益肾。用于治疗脾胃虚弱、体倦乏力、口干食少、精血不足、内热消渴、肺虚燥咳、精血不足、内热消渴。

·主要成分·

其黄精的根茎含黏液质、淀粉及糖分。叶含牡荆素木糖苷和5，4′—二羟基黄酮的糖苷。

·方剂选用·

（1）壮筋骨，益精髓，变白发：黄精、苍术各2000克，枸杞根、柏叶各2500克，天门冬1500克，煮汁，同曲5000克，糯米，如常酿酒饮。

（2）补精气：枸杞子（冬采者佳）、黄精等份。为细末，二味相和，捣成块，捏作饼子，干复捣为末，炼蜜为丸，如梧桐子大。每服50丸，空腹温水送下。

（3）治脾胃虚弱、体倦无力：黄精、党参、淮山药各50克，蒸鸡食。

·注意事项·

中寒泄泻、痰湿痞满气滞者忌服。

植物形态

多年生草本。根茎横走，肥大肉质，黄白色，略呈扁圆柱形。有数个茎痕，茎痕处较粗大，最粗处直径可达2.5厘米，生少数须根。茎直立，圆柱形，高50～80厘米，光滑无毛。叶无柄，通常4～5枚轮生；叶片线状披针形至线形，先端渐尖并卷曲，上面绿色，下面淡绿色。花腋生，下垂，着生花2朵；苞片小，远较花梗短；花被筒状，白色，先端6齿裂，带绿白色；雄蕊6，着生于花被管的中部，花丝光滑；雌蕊1，与雄蕊等长，子房上位，柱头上有白色毛。浆果球形，直径7～10毫米，成熟时黑色。花期为5～6月，果期为6～7月。

生长特性

生于荒山坡及山地杂木林或灌木丛的边缘。分布于黑龙江、吉林、辽宁、河北、山东、江苏、河南、山西、陕西、内蒙古等地。

采集方法

本品于春秋两季采挖，除去须根，洗净，置沸水中略烫或蒸至透心，干燥。

药材性状

本品干燥根茎呈不规则的圆锥状，形似鸡头，或呈结节块状似姜形。分枝少而短粗，长3～10厘米，直径1～3厘米。表面黄白色至黄棕色，半透明，全体有细皱纹及稍隆起呈波状的环节，地上茎痕呈圆盘状，中心常凹陷，根痕多呈点状突起，分布全体或多集生于膨大部分。干燥者质硬，易折断，未完全干燥者质柔韧，断面淡棕色，呈半透明角质样或蜡质状，并有多数黄白色小点。无臭，味微甜而有黏性。

药理作用

①抗菌作用：黄精在试管内对抗酸菌有抑制作用，其煎剂对实验性结核病的豚鼠，在感染结核菌同时给药或感染后淋巴肿大再给药，均有显著的抑菌效果，且能改善豚鼠健康状况，其疗效与异烟肼接近。对伤寒杆菌仅有微弱的抑制作用，对金黄色葡萄球菌无抑制作用。②抗真菌作用：黄精醇提水溶液2%以上浓度便开始对多种真菌有抑制作用，如堇色毛癣菌、红色表皮癣菌等，其水煎液对石膏样毛癣菌及考夫曼－沃尔夫氏表皮癣菌有抑制作用。③降压作用：黄精的水浸出液，和30%乙醇浸出液均有降低麻醉动物血压的作用。

用法用量

内服：煎汤，15～25克（鲜者50～100克）；熬膏或入丸、散。外用：煎水洗。

枸杞

别名： 枸忌，枸杞菜，狗牙子等。

来源： 为茄科植物宁夏枸杞的干...

性味： 平，甘。

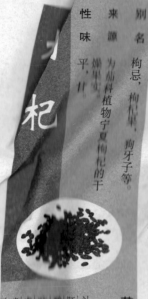

药用功效

滋肾、润肺、补肝、明目，治肝肾阴亏、腰膝酸软、头晕、目眩、目昏多泪、虚劳咳嗽、消渴、遗精。

· 主要成分 ·

其枸杞子中含胡萝卜素、硫胺素、核黄素、烟酸、抗坏血酸，尚分离出β-谷甾醇、亚油酸。采皮含酸浆果红素。

· 方剂选用 ·

（1）治肝肾不足，眼目昏暗或干涩眼痛：熟地黄、山萸肉、茯苓、山药、丹皮、泽泻、枸杞子、菊花各适量，炼蜜为丸，如梧桐子大。每服39～50丸，温酒或盐汤调下，空腹服。

（2）治劳伤虚损：枸杞子1500克，干地黄（切）、天门冬各1千克，细捣，曝令干，以绢罗之，蜜和做丸，大如弹丸，日服两次。

· 注意事项 ·

外邪实热，脾虚有湿及泄泻者忌服。

植物形态

枸杞为蔓生灌木，高达1米余。枝条细长，幼枝有棱角，外皮灰色，无毛，通常具短棘，生于叶腋，长约5厘米。叶互生或数片丛生；叶片卵状菱形至卵状披针形，先端尖或钝，基部狭楔形，全缘，两面均无毛。花萼钟状，先端3～5裂；花冠漏斗状，管之下部明显细缩，然后向上逐渐扩大，长约5毫米，先端5裂，裂片长卵形，与管部几乎等长，紫色，边缘具疏纤毛，管内雄蕊着生处上方具柔毛一轮；雄蕊5个，着生花冠内，花药"丁"字形着生，2室，花丝通常伸出；雌蕊1个，子房长圆形，花柱细，柱头头状。浆果卵形或长圆形，深红色或橘红色。种子多数，肾形而扁，棕黄色。花期为6～9月，果期为7～10月。

生长特性

生长于山坡、田埂或丘陵地带。主产于宁夏、新疆、内蒙古，其中宁夏产的最好。

采集方法

本品于夏秋果实成熟时采摘，除去果柄，置阴凉处晾至果皮起皱纹后，再暴晒至外皮干硬、果肉柔软即得。遇阴雨可用微火烘干。

药材性状

本品果实呈类纺锤形或椭圆形，长6～20毫米，直径3～10毫米。表面红色或暗红色，顶端有小凸起状的花柱痕，基部有白色的果柄痕。果皮柔韧，皱缩；果肉肉质，柔润。种子20～50粒，类肾形，扁而翘。长1.5～1.9毫米，宽1～1.7毫米，表面浅黄色或棕黄色。气微，味甜。

药理作用

①抗脂肪肝的作用：宁夏枸杞子的水浸液（20%，8毫升/天灌胃）对由四氯化碳毒害的小鼠，有轻度抑制脂肪在肝细胞内沉积、促进肝细胞新生的作用。②拟胆碱样作用：枸杞子的水提取物静脉注射，可引起兔血压降低、呼吸兴奋。它还能抑制离体兔心耳、兴奋离体肠管、收缩兔耳血管等。

用法用量

内服：煎汤，10～20克；熬膏、浸酒或入丸、散。外用：煎水洗或捣汁滴眼。

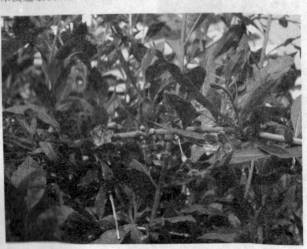